豚足に憑依された腕

高次脳機能障害の治療

本田慎一郎

協同医書出版社

目　次

01 豚足に憑依された腕
「自分でも本当にとり憑いているのかと鏡で見たんです」 …… 1

- はじめに …… 2
- 症例A …… 4
  - □ 経過（発症後3か月の介入時から） …… 5
  - □ 想像を超える患者の内的な世界へ：「豚足にとり憑かれた」 …… 7
  - □ 麻痺側の左腕が豚足に憑依されたという経験の奥底 …… 12
  - □ 症例Aから学んだこと：「学習」による経験の改変 …… 20
  - □ ここまでのまとめ（豚足が消えるまで） …… 22
  - ■ 物語には続きがある──咀嚼・嚥下の内なる世界 …… 22
  - □ 摂食機能評価（介入18か月目） …… 30
  - □ 摂食・嚥下障害の病態解釈と治療仮説 …… 31
  - □ 模擬食塊を初めて使った訓練 …… 31
  - □ 症例Aの記述と考察 …… 39
  - ■ 物語には、まだ続きがある──症例Aに会いに行く …… 42
  - □ 追跡インタビュー（自宅訪問） …… 42
  - □ インタビューで明らかになったこと …… 45
  - □ 改めて考えさせられたいくつか… …… 46

02 右側の左側は左側
半側空間無視の食べ残し …… 53

- はじめに …… 54
- 症例B …… 54
  - □ 訓練を構成する5つの視点 …… 55
  - □ 病態解釈と治療仮説 …… 63
  - □ 半側空間無視の訓練へ… …… 63
  - □ 約5か月介入した結果 …… 68
  - □ まとめと反省：残された課題 …… 70
  - □ 症例Bはなぜ、なかなか立てなかったか？ …… 70
  - ■ バラバラでも各パーツは描けている？ …… 78
  - □ 半側空間無視と身体表象 …… 79

03 「空間」の左右と「におい」の左右 ― 85
半側空間無視と嗅覚無視

- はじめに ― 86
- 症例C ― 86
  - 全体像を捉える ― 87
  - 嗅覚無視の話 ― 95
  - 嗅覚と味覚は関係があるのだろうか ― 96
  - 匂いの認知に方向性はあるのだろうか ― 97
  - 嗅覚検査の実際 ― 99
  - 結果の検討 ― 101
  - 症例Bの場合 ― 101
  - 残された課題 ― 103

04 「口の中で食塊が消えるんやわ」 ― 107
口腔内左半側空間無視の可能性と着衣障害そして妄想…

- はじめに ― 108
- 症例D ― 108
  - 作業療法開始初日：対象との接点をつくる ― 109
  - OT介入2回目：手の巧緻性を取り戻す試み ― 121
  - OT介入3回目：自己身体へ注意を向ける ― 132
  - OT介入4回目：半側空間無視の世界を語り始める ― 143
  - 嚥下に関連する口腔器官の検査へ ― 147
  - 驚愕の記述 ― 152
  - 患者の記述（意識経験）の解釈 ― 155
  - 総合的な病態解釈 ― 168
  - 訓練：食塊の存在性と空間性の再構築 ― 169
  - 最終的な嚥下訓練の様子 ― 174
  - 全般性注意と無視の変動要素という観点 ― 178
  - 結論として ― 179
  - 残された課題 ― 180
  - ■ 物語には続きがある――服がうまく着られない ― 181

- 訓練仮説：イメージの操作 ... 186
- 訓練道具の選択：箱（構造の理解から）... 186
- 箱から服へ ... 190
- 残された問題：妄想的思考について ... 193
- 妄想的思考につながるいくつかの仮説 ... 198

05 「僕の舌の先はないんですよ」 203
8年ぶりの妻とのクリスマスディナーまで

- はじめに ... 204
- 症例E ... 205
- 初回時："軽症"とはいえ… ... 206
- なぜむせるのか（認識論的視点）... 208
- どのように食べる（飲む）のか（認知的視点）... 209
- 病態解釈（舌の表象の変容と正中線の偏移）と訓練 ... 229
- パフォーマンスの変化 ... 238
- 再評価結果 ... 239
- 症例Eから学んだこと ... 241
- 症例の意識経験と私の意識経験 ... 243
- 摩訶不思議……そして症例特有の病理？ ... 246
- 投げかけられた謎の輪 ... 247
- この物語にはちょっとだけ続きがある ... 248

06 何をすべきかはわかる。どうすればいいのかがわからない 255
失行症患者と電動髭剃り

- はじめに ... 256
- 症例F ... 257
- 髭剃りから失行の本態を考えてみる ... 258
- 病理のまとめ（解離と錯行為）... 263
- 病態解釈（情報の統合あるいは変換不全）... 264
- 失行症の訓練へ ... 265
- 症例Fから学んだこと ... 270

- 当時解決できなかったが非常に重要な点 270

07 「見ないと足が床についている感じがしないんやわ」
非麻痺側で立てないわけ
273

- はじめに 274
- 症例G 275
  - 臨床思考の基礎（"何かを知るための3つの手段"） 275
  - 評価の実際（患者の世界の全体像を知るために） 276
  - ひとつの驚きの記述 278
  - 更なる評価 兼 訓練（"3つの手段"と行為のエラー） 279
  - 情報変換の障害 288
  - 最終的なパフォーマンスは… 294

08 見ることは言語で読み取ることではないか？
失語症患者の世界の理解へ
299

- はじめに 300
- 症例H 301
  - 視覚情報の量と質について 301
  - 見ることと読み取ること 309
  - 発症8か月の回復状態（介入7～8か月目） 316
  - 新たな問題 318
  - プラスアルファの観察点 323
  - 会話にみる回復の"指標" 324
  - 視覚情報における注意と言語の関係 326

09 失行症（？）で目が合わない…
「意図的に見る」という行為の異常に関するリハビリテーションは可能か？
331

- はじめに 332
- 症例I 332

- 初日：目が合わない… ………………………………………… 332
- 次の日：目の失行…？ ………………………………………… 333
- 行動の観察から症状を推定する ……………………………… 339
- 作業活動の観察から更に症状を検討する …………………… 348
- 行動観察からいえること ……………………………………… 358
- 神経心理学的な視点からの暫定的なまとめ ………………… 359
- 目の失行症と右半側空間無視へのアプローチ ……………… 365
- 右側の身体無視と上肢の失行症へのアプローチ …………… 374
- 介入から約4か月後のパフォーマンスの変化 ……………… 377
- 残された興味深い謎 …………………………………………… 379

10 「健側は健側にあらず」を認知過程から考える　389
片麻痺に高次脳機能の障害をみる必然性

- はじめに ………………………………………………………… 390
- 症例J …………………………………………………………… 390
- 入院中の特徴的なエピソード ………………………………… 391
- 5つの視点から考える ………………………………………… 393
- 病態解釈と訓練仮説 …………………………………………… 408
- 介入6か月の結果 ……………………………………………… 415
- 症例Jから学んだこと ………………………………………… 416
- 振り返りと反省 ………………………………………………… 416

11 「8年間変わらないものがそう簡単に治りますか！」　419
片麻痺患者が再び泳げるその日まで

- はじめに ………………………………………………………… 420
- 症例E …………………………………………………………… 420
- 訴え1：「うまく字が書けないんです。すぐ疲れてダメなんです」… 421
- 訴え2：「口まで運ぶ手前でこぼしてしまう。
　　　　エプロンをつけないと‥‥」……………………… 427
- 訴え3：「自転車に乗ると右へ右へ寄って
　　　　子供を轢きそうになります」 …………………… 429

- 訴え4:「足が重いんですよ」……………………………………………… 438
- 訴え5:「もう一度泳ぎたいんです」…………………………………… 451
- 症例E自身による意識経験の記録 ……………………………………… 466

12 整形外科疾患の本質的問題の在り処 ————————— 489
患者の意識経験が教えてくれること

- はじめに ……………………………………………………………………… 490
- 症例K ………………………………………………………………………… 490
  - 丸い化粧ビンを丸く感じない …………………………………………… 490
  - 運動器の障害の本質——そして脳との関係性 ………………………… 495
- 症例L ………………………………………………………………………… 497
  - 幻肢痛に対する、義足を健肢として活用したミラーセラピー ……… 498
  - 考察:幻肢痛が消失した理由について ………………………………… 505
  - 興味深い点 ………………………………………………………………… 505
- 症例M ………………………………………………………………………… 506
  - どのようにすればいいかわからない …………………………………… 506
  - 情報と代償運動そして学習 ……………………………………………… 509
  - システムアプローチ ……………………………………………………… 511
  - 症例K、症例L、症例Mから学んだこと ……………………………… 513

13 「触れられると思うだけで痛いです」———————————— 515
触れない慢性頸部痛患者への介入

- はじめに ……………………………………………………………………… 516
- 症例N ………………………………………………………………………… 516
  - 痛みという症状の解釈 …………………………………………………… 516
  - 訓練の展開(視線方向認知課題) ……………………………………… 525
  - 結果(介入11か月後) …………………………………………………… 529
  - 学んだことと残された課題 ……………………………………………… 531

14 「揺れる手は私の手じゃないみたい」 ――― 533
失調症状の回復と、残存した不思議な症状

- はじめに ――― 534
- 症例O ――― 534
  - 失調症状に関する初回評価 ――― 535
  - 5つの視点から ――― 536
  - 病態解釈 ――― 543
  - 失調症に対する訓練 ――― 543
  - 結果 ――― 544
  - 不思議に思った症状の数々… ――― 545
  - 再会して… ――― 549

15 リハビリテーションと羞恥心と自己意識について ――― 555

- はじめに ――― 556
- 症例P ――― 556
  - 症例Pから学んだ自己意識なるもの ――― 556
  - 人間の学習と自己内対話 ――― 559
  - 自覚の手前にある「気づき」 ――― 562
  - 訓練の経過の一部 ――― 563
  - 「気づき」と自覚の円環 ――― 573
  - 情動、とりわけ羞恥心のリハビリ上の意味 ――― 574
  - 結果 ――― 576
  - 症例自身のリハビリを介した意識経験 ――― 576
  - 対話（二人称の対話と自己内対話） ――― 577

- あとがき ――― 581

01

豚足に憑依された腕

「自分でも本当にとり憑いているのかと鏡で見たんです」

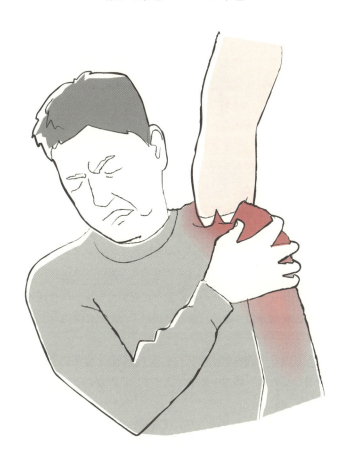

はじめに

　あなたは、「何かにとり憑かれた」という経験はあるだろうか？　おそらくほとんどの人はないであろう。でも「金縛りは？」と聞かれたら、少数の方は、いるかもしれない。

　私はその少数に入るレアな金縛りという体験を10代から30代半ばぐらいまで、一定の頻度で経験してきた。——ちょっと待てと。オカルト的な本か？と思う方、何のカミングアウトだと思う方、大丈夫。これはリハビリテーションに関する本である。

　もう少し金縛りの話に付き合ってほしい。思春期の時、ある時には、おそらく他人には見えないであろうものが見え、ときには謎の存在が身体の動きの一切を封じ込める。ときには、寝ている間に何度も連続で金縛りが起きることもあった。わかってくるのだ。「金縛りになる」というその一歩手前に‥‥。

　その時、私は頭の中で「(金縛りが) また来た！」と一瞬思った。声にはだしていない。しかしながら（謎の存在から）「また来たとはなんだ！！！」と叫ばれたのだ！私が頭の中で叫んだ言葉を覗かれ、見透かされたような、それはそれは恐ろしい声であった。このような現象は、夜寝る際に生じたのみであったが、これが毎日そして24時間続くようになると、私は精神科に入院していたかもしれない。

　ところで、このような事態を平易な表現で説明すると、脳は起きているが体は寝たままなので、金縛りになるというわけだ。今は「睡眠麻痺」というようだ。この睡眠麻痺はレム睡眠中に起こるため、自律神経の活動が不安定になり、心拍数や呼吸が乱れて苦しくなる場合があるという。その時、脳は、その恐怖心と辻褄が合うように、過去の記憶を引っ張りだし、幻覚などをつくってしまう仕組みがあるというのだ。だから、金縛りではよく「幽霊？が見えた」と幻覚を見たりしてしまい、怖い思いをするというわけだ。

　身体幻触‥‥これも、強烈な体験が一度だけだが私にはある。幻触といえば、誰かに撫でられているとか、体の中で虫が這っているとか幻覚の中でも触覚的要素のあるものだ。

　私の場合、17、18歳ぐらいのある日、夜寝ている時に、何かうっすらとした人影のようなものが自分にどんどん迫ってきて（幻視）、その直後、腹部あたりに「ゴボッ」と何かが入り込んできたことが一度だけある。その時、「確かに何かが入っ

た」と感じた。

「そう思った気がしただけだろう」という人も多いだろう。でも私は「確かに入った」という瞬間を経験したのだ。非常に怖かった。幸いその後、私の体に何か異変が生じて日常生活を脅かす事態は起きなかった。

あなたは、このような経験を理解できるだろうか？ 私のこのような体験は全て一過性で夜の就寝時に生じるのみで、それ以上持続しなかったので覚醒し起きている時間帯の日常生活には全く問題がなかった。幸いである。

部屋の壁・床すべてが私に迫ってきて空間が押しつぶれそうに感じ、このままでは死ぬと意識し、外へ脱出する。すると電信柱に止まっていた数羽のカラスが私のほうへ向かってきて罵倒してきた‥‥。これも私の体験であるが、意識的な経験であるともいえる。私のことだとそれほど心配もしてくれず、親身にならないだろう。だが、もし脳卒中後の患者さんが、あなたに「私の身体は何かにとり憑かれた感じがしてならないのです」「なんとかしてほしい」と言われたら、なんて答えてあげられるだろうか。その悲痛な訴えに手を差し延べることができるだろうか。

「気のせいです」「大丈夫。現代の科学では脳の誤作動です」と説得にかかりますか。おそらく、効果は低いかもしれない。そして患者さんにとって気休めにもならないとも思う。そればかりか、「もう、この人に言っても理解してくれない。話すのをやめよう。頼れない」となることが多いのではないだろうか。

患者さんが求めているのは、自分に生じている不快な体験に関する科学的な見解や客観性についての説明ではない。患者さんにとってはおそらく、どうでもいいことだ。

「そんなことはいい。この嫌な経験を消してくれ。治してくれ！ 理屈などいい」と言う可能性が高いだろう。

本人にとっては、非常に気持ち悪く、怖い経験であり、それは本当に生々しいものであろう。この生々しい経験は、他者からみればありえないとしても、「私」という、ひとりの人間そのものの存在を強烈に脅かせ、侵害する。

その人（患者）にとっては生々しい現実そのものであり、意識的な経験なのだ。

前置きが長くなったが、今から紹介する症例Ａは、治療の過程の中で自分の麻痺した左腕が「豚足に憑依されているようでならない」という悲痛な思いを伝えてくれた。そして私は初めて、運動麻痺で「動かない腕をもつことによるしんどさ」以上に「とり憑かれた」という身体的違和感、不快感により苦しんでいたことを知っ

た。このような症状は神経心理学的には身体意識の異常（半身幻覚および半身妄想）[1]と呼ぶことができるかもしれない。

　症例Aは、私との治療経過の中で、なんとか自分の左腕としての「実感」を得ていったこと、そして自らの左腕に対して「運動イメージ」を治療的に活用することで、その強烈な苦痛となっていた「豚足に憑依された腕」を消し去ることに成功したのだ[2]。

　つまり「とり憑かれた」という身体違和感から解放され、自分自身の身体を取り戻したのである。

　症例Aは、人が脳卒中に襲われた時、どのような意識経験をしているのかを教えてくれた最初の患者さんである。

　患者さんを理解するというのは、このような生々しい経験を受け入れることから始まる。記述をまず受け入れ、解釈を試み、治療仮説を立てよう。そう思わせてくれた最初の症例でもある。

　では彼の話を進めていこう。

■ 症例A ■

　60歳代、男性、右利き。

　X年12月、外出時に脳梗塞を発症した（右中大脳動脈領域）。他院にて翌年3月下旬まで入院し保存的治療および理学療法・作業療法を受け、更なるリハビリテーション（以下リハビリ）を希望し退院後、外来でフォローする運びとなり、私が担当することになった。

　その時の運動機能はブルンストロームステージ（以下Br. stage）でいうと上肢Ⅲ、下肢Ⅳ、手指Ⅲであった。感覚機能は表在・深部覚はともに中等度以上鈍麻であった。著明な高次脳機能障害はこの時点では気づけなかった。

　ADLは非麻痺側にて自立しており、歩行はT字杖にて屋内自立、屋外は家族近位監視にて可能であった。症例Aは「左手をもう少しなんとかしてほしい」と強く要望した。MRI画像は図1のとおりである。

ち悪く嫌な感じになりました。

豚のイメージは汚い、嫌なイメージです。

Th● その豚のイメージについてもう少し教えてください。

Pt◆ ある日、沖縄にいる友人が豚足を食べないかと、豚足を家に持ってきたのです。このおみやげが非常に気持ち悪かったのが印象的で記憶に残っています。肘から下に蹄があり、途中から皮が剥げていて白い骨が見えていました。私は結構ゲテモノ食いですが、なぜかあれだけは食べることはできなかったんです。

● そうですか。
そんな経験をされていたのですね。知らなかったです。すいません。

◆ いえいえ。

● あのー……豚足の気持ち悪い感じは、でてきたり、消えたりっていうことがあるのですか？ 字を書いているとき以外に（豚足は）消えることはありますか？ あるいは、どういう時に再び豚足は現れますか？

何かに集中して両手を使っているときは（豚足にとり憑かれているという感じは）消えてますね。あとは、入浴時の裸のときは豚足の嫌な感じは消えます。

現れるときは、風呂あがりに上着を着ようと思ったときから服を着てしばらく落ち着くまで続きます。

足を見た時の不快な視覚的経験による記憶と、発症時の強烈な不快な経験ということなどあるのだろうか。でも症例はそう語っている。本来、直が、2つの事象を結びつけて考えるようになる、ということは、これ連合という学習の結果、生じたということになるのか（図3）。セラピス初めてそのようなことを考えた。

直後、肌に残った水滴によって衣服がまとわりつくような密着感で、片着ることができないという話は他の患者さんから聞いていたし、真夏で、汗が引かないうちにシャツなどを着ようとすると、まとわりつくすることは誰でもある。このレベルは誰でも経験するところである。うまく着れないことを、麻痺した腕がいうこときかないからと、「こもんにならん！」という気持ちに駆り立てられるという心理も理解の麻痺側の痙性を増強させ、焦りといらだちという心理的因子から、

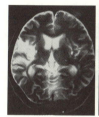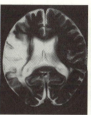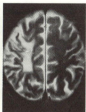

図1　MRI画像

経過（発症後3か月の介入時から）

当初は「左腕をなんとかしてほしい」という訴えが全面にでていたことから、上肢の訓練を実施していった。主な上肢機能の訓練としては、肩の運動覚を介して運動方向を認知したり、異なる円の大きさを認識する訓練を実施した（図2）。そうすることでリーチングに結びつけていけると考えたからだ。

手指の機能としては対象を知るという過程、すなわち脳内の学習過程としての認知過程の活性化を図ることを主眼に置いたので、指腹、手掌面の表在覚を介して表面性状を認識する訓練を実施した。

このような進め方をしたのは、脳卒中片麻痺に対する治療理論は様々ある中、認知運動療法（認知神経リハビリテーション）[3-6]の理論を学び始め、手ごたえを感じ始めていたからだ。

認知運動療法理論では、脳という生物学的な器官の損傷によって、思うように動けないという問題を抱えた患者に対して、脳内の情報処理過程、すなわち認知過程（知覚 - 注意 - 記憶 - 判断 - 言語 - イメージなど）の活性化を介して、その問題の解決にあたる。

そして患者の機能回復は、病的状態からの学習であると捉え、患者の抱えた問題がある身体部位に焦点を当て、その身体部位に関する問題を提示する（認知課題）。認知運動療法では、患者自らが思考し、解答するという意識的な経験によって回復を図ろうとしている。

患者に思考する経験を求めるのは、「思考器官としての脳は、生物学的な器官としての脳を変化させることができる」という仮説に

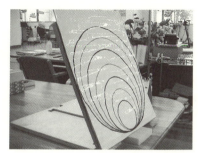

図2　肩の訓練の道具

拠るものだ。

その頃、セラピストとしてまだ臨床経験の浅い私だったせいか、運動麻痺の治療期間としては長期になった。しかし、なんとか介入19か月目には、肩甲帯～上肢の安定性が得られ、Br. stageでⅣ～Ⅴ、手指Ⅳと改善、手指の感覚機能としても運動覚、表在覚ともに軽度鈍麻に改善した。

これらの機能的な改善に伴い、左手で紙を押さえて字を書く程度のことが徐々に可能となり始めた。そして介入21か月目には、なんとか年賀状を書き上げるという現実的な行為も可能となっていった。

そんなある日、症例Aは、初めて左手について、そして左手を使用する行為について私に語り始めた。

> **Pt**◆左手を使用するのと、使用しないのとでは……全く違うんです……左手で紙を押さえるのと、文鎮で（押さえるのとで）は、全く違うのです。
> ※文鎮などの錘（おもり）は、リハビリにおいて、片手で字を書く際に紙を押さえるための目的で非利き手の役割としての固定としてよく用いられる。
>
> **Th**●何が違うのですか？
>
> **Pt**◆（実際の手で紙を押さえると）書いているという実感が湧いてくるんです。文鎮で紙を押さえて、右手で字を書くのとは全く違うのです。左手で紙を押さえて字を書くと、書きたいことがスラスラ頭にでてくるので、書くのにスラスラいけます。でも文鎮で押さえているとそうはいかないんです。文鎮で押さえていると、書かされているという感じが抜けないんです。でも左手で押さえると、書いているという実感があるのです。
>
> ——中略——
>
> **Th**●「書かされている」という感覚から、書いているという実感が伴い始めたのはいつ頃からですか？
>
> **Pt**◆手紙でも書ければと思っていた残暑の頃、先生から年賀状を書くための練習でも……と言われて、実際に練習し始めましたね。
>
> **Th**●はい。
>
> **Pt**◆でも、すぐには紙が押さえられず実感が薄いというか、実感はなくダメでした。その後、手の回復も少しずつあって、（左手の）指を伸ばして、（右手で）左手の甲を押さえてやると、左手の手のひらが紙に密着して、紙がずれなくなりました。この時点で肘・腕・手首に力が入るのを感じて書け

> るようになりました。文鎮などの錘を左手代わりに使い…他力で書かされている感じでした。自分の左手で押さえ…能も協力・共同で書いているという思いが強くなり、「実感」がでてきました。
>
> **Th**●実感がでてきたんですか。素晴らしいです。

同様のことを訴える患者は、少なくない。利き手が右手の…る左片麻痺患者が、本来の両手動作ができるようになってい…えば、「お茶碗を自分の左手で持ってご飯を食べるのと、そ…うんですよ！」とか「本当ですよ。好きなバナナの皮を右…で食べると美味しいんです。味が違うんですよ」などであ…係があるのだろうか。左半球損傷患者もそのような経験を…を合併しているために単に言えないだけで、同様の脳損傷…るのだろうか。

想像を超える患者の内的な世界へ：「豚足とい…

症例Aの語りは続いた。

> **Pt**◆実は、この練習（機能訓練のあとの年賀状を…いくうちに肩・腕が豚足に摑まれて縛り付…ずつ消えていく変化が湧き、書くことに対…
>
> **Th**●は？
>
> 豚足？！ですか？（戸惑いと驚きの混在）
>
> **Pt**◆そうです。豚足ですね。
>
> **Th**●もう少し詳しく教えてください。
>
> （自分の左腕が）豚足に摑まれて縛り付…つからですか？ 豚足とはAさんにと…ください。
>
> **Pt**◆倒れたときに（発症した時に）感じま
>
> **Th**●倒れたときですか？
>
> **Pt**◆そうです。肩から腕にかけてふぁー

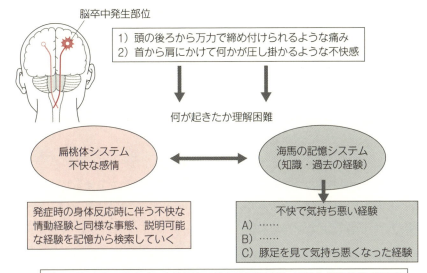

図3　発症時に生じた連合学習仮説

更にうまく着ることができないという連鎖が生じることも想像できる範疇だ。

　だが原因を外部へ帰結するような思考が働いたとしても、うまく服を着れないことが「とり憑かれているから」という経験になるのは、一般的には理解しがたい。しかしそういう仕組みが脳にあると思わざるを得ない、とその頃思ったわけだ。わざわざ、何もその苦痛を「豚足にとり憑かれた」と言わなくてもいいはずだからだ。

　一般的に、ある事象の原因を何に求めるのか、すなわち自分に求めるのか、他(者)に求めるのか、どちらかに原因を帰属させる傾向が私たちにはあり、それは個々人の認知の仕方によって異なると考えられる。例えば、病院で業務を失敗するたびに、その原因を「自分の責任だ」と強く考えると、抑うつ的な精神状態が持続されていく。そのような傾向を内的原因帰属が強いということができる。

　一方、その原因を「あの人が悪いんだ、あの人の責任だ」と他人に帰属させる傾向が強いと外的原因帰属が強いといえるわけだ。これは防衛機制的には「投影」ということになり、妄想的な症状につながる可能性があるとシュワーツが指摘しているという[7]。先ほどもいったようにある事象の原因を自己に向けすぎると、劣等感となり、抑うつになる危険を孕んでいる。しかし他者へ原因を向けることで、それは避けられる。

　妄想的な考え、つまり妄想的な思考になることは、その人にとって、自尊心を傷

つけることがないし、更に他人に邪魔されたなどと考えることが、自分は他者にそうされるに値する人間だからと解釈すると、自分自身を高めるような気持ちにさえさせてくれる、と指摘している研究者もいるようだ[7]。いずれにせよ、健常者であっても、今述べたような思考は程度の差こそあれ、日常生活でみられる理解できる認知的側面だ。

　症例Aの場合は、原因の帰属は他者という「人間」ではなく「豚足」であり、また「とり憑かれた」という経験だから、解釈が難解だ。

　とにかく、その時の私は、症例Aの「豚足にとり憑かれた」という経験がなぜ生じたかを横に一旦おきつつ、入浴後に生じるその不快な経験を変える助言などはできないものかと‥‥しばらく考えていた。

　閃いた‥‥運動イメージが使えないか。

　　　Th● ではお風呂から上がったとき、右手と同じように軽く気持ちよく着るイメージをしてみましょう。できるかもしれません。

更衣動作の中で、運動イメージの活用[5,6]を考え、右手から服の袖を通すイメージはどうかと考えたわけだ。その後、症例A自身で行うために、右腕同様に麻痺側の腕を袖に通す（肩甲帯が外転し、腕が伸展するような動き）という指導をした。

　更衣動作に関してそれ以上は直接介入できなかったのだが、それには理由があった。介入18か月目より本人の強い希望により、摂食・嚥下機能の治療に移行をしていたからだ。だから、まずは症例A自身で、できる範囲でやってみようかという話し合いを本人とした結果であった。

　　　Pt◆ はい、わかりました。やってみます（その日の外来リハは終了し、自宅へ戻られる）。

　　　　　　——後日——
　　　Th● 豚足はその後どうですか？
　　　Pt◆ 意識すればするほどダメです。考えないようにしようと考えていること自体がダメなんですね。気にしないようにと思えば思うほど‥‥‥

　　　　　　——更に数日後——
　　　Pt◆ それがなくなりました先生！！！　当たり前に着るんだ、以前のようにってやってみたんですよ。いやーイメージって大事ですね！（興奮気味に語り始める）

あんなに嫌だったのに、今では自分で風呂場に行って風呂を沸かすこともありますよ（笑いながら）。（豚足が）消えたんですよ。

発症後は風呂場に行くと、豚足にとり憑かれている感じが強く想起されるので、風呂場に行くのを避けていたという経緯があった。だからであろう。症例自身も喜びを隠せなかったのは。

Pt◆先生！　今は豚足をだしてやろう！だしてやろうと意図的に思いイメージするのですが、嫌な感じはもうでてこないんですよ。

嬉しそうに、そして半ば挑戦的な笑いを浮かべていた。当然であろう。発症後苦しめられていた不快な経験から解放されたのだから‥‥。

Th●当たり前に着るんだ、以前のようにと言っていましたが、具体的にはどのようなイメージをされたのですか？
Pt◆はい。まず豚足の嫌な張りついた感じは、自分でも本当にとり憑いているのかと鏡で見たんです。でも鏡で見ても見えないから、ないじゃないかと。でも感じるんです。それで‥‥自分を落ち着かせて‥‥改めて右手から服の袖を通す感じはどうかと一回やってみたんです。

発症後、基本的な着衣動作は原則麻痺側からである。運動のイメージ[5,6]を活用するという観点では、非麻痺側の動きは、麻痺側の運動を改善するお手本のような意味合いがある。なぜなら、基本的に非麻痺側の腕は、麻痺側の手にとって取り戻したい腕に限りなく近いし、非麻痺側の腕の運動プログラミングは、明らかに麻痺側よりも洗練されているだろうから、衣服が着にくい状況でも制御困難なほど過剰な筋緊張につながるようになっていないだろう。だからだ。

しかし、麻痺側の運動イメージを先に行って、それから非麻痺側を行うという場合もある。非麻痺側を後からするので、麻痺側の違和感や動きにくさなどに気づきを促しやすい場合もあるが‥‥とはいえ、今回は非麻痺側からだ。

Pt◆楽に着れる腕の動きや衣服が滑る感じで、ああ右では軽くできるじゃないか！！！と。で‥‥そのあとに左手で右腕と同じように軽いイメージをもちながら、ゆっくりやってみたんです。そしたら、腕もすっと動いて袖を通すことができたんです（興奮気味に）。軽い感じで。

その時にスーっと（豚足が）消えていったんです。消えていったんですよ。

興奮して症例Aは私に語った。

　　Th● そのあとは、一度も現れないのですか？
　　Pt◆ （それ以降）まったく豚足のような嫌な感じはありません。
　　　もうこれ以上、腕は良くならなくても（随意性の回復がなくても）いい。そう思います。豚足にとり憑かれた感じがない生活は非常にいいです。気が楽です。
　　Th● 発症後、初めて左手に服の袖を通したとき、どんな感じだったか覚えていますか？
　　Pt◆ はい、それがうまく着れなかったんです。左腕はまったく思うように動かない。また豚足が邪魔をしている、豚足が腕に張りついているからだ！だからうまくいかないんだ！　と強く思ったんです。
　　　本当にこれには悩まされました。寝るときもです。夜寝るとき、豚足が現れやしないかと、左肩は痛いけどいつも下にしていました（麻痺側を下にするような側臥位で）。今は気にせず寝れます（背臥位でも）。
　　Th● それはどうしてですか？
　　　麻痺側を下にするというのは、とり憑かれないようにという意味ですか？
　　Pt◆ そうです。こんなこと誰にも、家族にも言えませんよ。誰も信じてくれませんし‥‥。頭がおかしくなったと思われるでしょう‥‥でもここでこういう話ができて本当に楽になりました。腕が動く、動かないという問題よりもあの嫌な感覚から解放されるなんて精神的に違います。

麻痺側の左腕が豚足に憑依されたという経験の奥底

　その頃の私は、ひとつの仮説として、脳梗塞発症時の身体に生じた不快な身体感覚の経験と、豚足を見て気持ち悪くなったという不快な経験の記憶が連合されたと考えていた（図3）。
　つまり、脳梗塞の発症時の意識経験は、後に語られたのだが、「首あたりが万力で締め付けられるような痛みを感じ、首から肩そして腕にかけては何かが圧し掛かってくる不快な気持ち悪い感じが走った」と記述した。身体の外部から左側の身体へ触圧覚的な要素として強い、異常な体性感覚的な不快な経験の記述と解釈できた。

つまり、症例A自身は「脳梗塞を今発症した！」などと分析できる間がない瞬時に、何が起きたか理解困難な中（おそらくほぼ同時に）、初めて「豚足」を見た（という視覚情報）時に強烈な不快な感情を湧き上がらせたものと神経ネットワークがつながった可能性だ。これが一次的な原因と考えた。

　豚足に憑依された不快感と一過性にそれが消えることについてはどう考えていたかというと、症例Aの意図と結果が関係していたのではと考えていた。症例Aの「自分の腕として実感が伴う際に、豚足に憑依されている感覚が消失した」という記述を鑑みると、おそらく症例Aが語る「実感」とは、機能的な回復に伴う、左腕を動かそうという自らの意図と行為の結果の一致が重要な因子ではないかと考えられたのだ。

　言い換えれば、意図した運動の結果として戻ってくる感覚フィードバックとしての体性感覚的要素と、「そう、そうこの感じ、これが自分で動かせているって感じだよ！」という情動的要素、この２つがリアリティをつくりだすのではと。つまり、麻痺した世界を経験した人にしかわかり得ない、リアリティの感覚、それが症例Aの実感というものではないかと。

　そのひとつのきっかけが書字という行為に直接参加するという左手の経験であり、本来の自分を取り戻すことに結びついていったことが症例Aの記述からうかがえる。

　再び出現する豚足の嫌なイメージについてはどうであろう。発症後、初めて服を着ようとした時、皮膚を介した体性感覚情報が適切に処理されず、衣服が皮膚にまとわりつく不快な接触刺激となっていったのではないか？　不快な刺激に対する反応として麻痺側の上肢は異常な筋緊張を高めてしまうことになる。つまり、片麻痺患者と呼ばれる人には重く圧し掛かる、痙性という不快な身体運動経験だ。このような痙性に支配された身体運動経験の蓄積と、一次的原因として連合した豚足に憑依された記憶が重なり合って、新たな記憶となったと推察された（図4）。

　本来、豚足に憑依されているという不快感は、服を着るという行為の困難さとは無関係だ。

　彼の経験を、学習と捉えヘッブのシナプスの可塑性に喩えることはできるだろうか。学習とは、ある２つのニューロン間が変化することといえるかどうかだ。

　ニューロンの軸索の先は何千〜何万に分岐しており、それらのシナプスから電気信号が足し合わされ閾値を超えたら発火が起こる。それは、①刺激の強さ；②刺激の数；③刺激の頻度、によるといわれている。また反応には興奮と抑制がある。

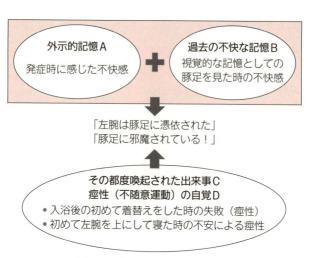

図4 新たな記憶（経験）の形成

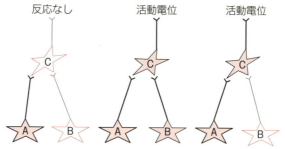

（ルドゥー：エモーショナル・ブレイン―情動の脳科学．東京大学出版会，2003，p.254より．一部改変）

図5 ヘッブのシナプスの可塑性

　例えば図5のAの神経細胞は通常Cの神経細胞を発火させることはできない。しかしBの神経細胞はCの神経細胞を発火させることができる。そこでもし、Bの神経細胞がCの神経細胞を発火させ、Aの神経細胞が同時に発火したとすると、AとCの間の結合に何かが起こり、Aの神経細胞の発火でCの神経細胞を発火させることができるような変化がみられる。おそらくこのような変化が可塑性というのだとすると、症例Aの不快な経験時と痙性との連合もそうなのではないか。痙性が上がると神経細胞Cが発火して、豚足に憑依される不快な記憶（神経細胞A）が想起されるという仕組みだ。

　あるいは恐怖条件づけのほうがイメージしやすいだろうか。情動に関する研究で有名なルドゥーが述べる恐怖条件づけに関する説明がわかりやすかったので、紹介

しておこう。

「恐怖条件づけでは、条件刺激（通常、音や光）に続いて、無条件刺激（代表的には、足への軽度の短時間ショック）が与えられる。この組み合わせ実験を数回続けると、条件刺激はさまざまな身体反応を引き出せるようになる。脳に生得的にプログラムされている自然界の危険に出会った時にも、同様の反応が起きる。たとえば、ラットは恐怖の条件刺激下あるいはネコの存在下では、すくみ、血圧、心拍数の変化や痛みへの反応性の変化、一層過敏な反射、下垂体からのストレスホルモン放出の上昇などを来たす。ラットはあらかじめネコに遭遇したことがなくてもこれらの反応を示すので、ラットにとってネコは防御反応の生得的な引き金であるといえる。また、恐怖条件づけが成立した後では、音だけでも防御反応は引き出されるので、音は学習された引き金ということができる。恐怖の引き金（生得的なもの、あるいは習得されたもの）に遭遇すると、人間でも他の動物でも同型の防御反応が起こる」[8]。

このような条件刺激を繰り返し与えなければ学習が成立しないというわけではなく、1回の条件刺激であっても学習はしうることも述べていることが重要だ。

症例Aの経験を理解するためには、上記の内容に加え、やはり脳卒中に伴う「痙性」という現象を含める必要があると思った。初めて服を着ようとした際に、麻痺側の腕へ袖を通す時は、思うように腕が上がらず袖の穴に通らない。そしてまとわりつく、痙性はただでも非麻痺側の努力性に引きずられるように亢進するのでうまく着れない。更に入浴直後ともなれば、肌も完全に乾いておらず、着る服と不必要にくっついてしまい、よけいにまとわりつく（不快な圧迫感）。つまり、このような行為の一連により、身体反応として、血圧、心拍数の変化やいっそう過敏な反射が引き起こされる。このいっそう過敏な反射は脳卒中片麻痺患者にみられる、いわゆる痙性の亢進と解釈できるわけだ。

このような身体反応によって、あたかもPTSDのフラッシュバックのように豚足に憑依されたという記憶が惹起され、「豚足が邪魔をしている、豚足が腕に張りついているからだ！ だからうまく着れないんだ！」と誤った認知的判断を下したのではないかと（図6）。

この記述からわかることは、運動の所有感の変質は認められるが、運動主体感が侵害されているわけでないことだ。あくまでも豚が私の腕を動かしているのではなく、豚足が邪魔をしているのだから。主導権を明け渡してはいない。

もし、彼が冷静であったら、「麻痺によってうまく腕は動かないだけだ。汗ばんだ

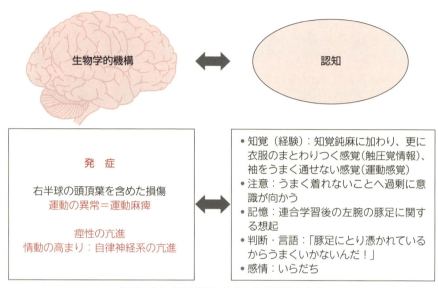

図6　生物学的機構の変化による認知の変容

肌には誰でも服はまとわりつくから、うまく着れないだけだ」と思考できただろうか。「〇〇に邪魔される」という外部へ原因を帰属させる妄想的な思考とはならなかったのだろうか。

　症例Aは右半球損傷によって、麻痺した自己身体に限局した妄想的思考の傾向がとりわけ強く、そして持続する事態に発展した可能性は否定できないと考えられた。後で紹介する症例D（「04」章「口腔内左半側空間無視の可能性」の症例）の項で妄想についてはもう少し述べていくが、症例Aの場合、あくまで右半球損傷による麻痺側上肢に限定された身体意識の異常性が考えられた（図7）。この「とり憑かれた」という意識が右腕にも生じていたら、つまり麻痺側ではない部位にも生じていたり、脳梗塞前からだとすると、違う解釈が必要となると思ったからだ。

　もしかするとそれは精神科的な疾患が引き金で生じうるのかもしれないし、先天的な問題が顕在化しうるかもしれない。例えば四肢切断希望者や身体完全同一性障害と呼ばれる症状をもっている人だ。健康な手足を切断してほしいと望むなどの症状があれば、様々な身体意識の異常を訴えるであろうから（今は右半球頭頂葉症候と定義されているようだが）。

　いずれにせよ、過去の経験である発症するという倒れた時の嫌な経験は、視覚的な不快な記憶とも言語でつながり、容易にイメージが湧き上がっていった。同時に

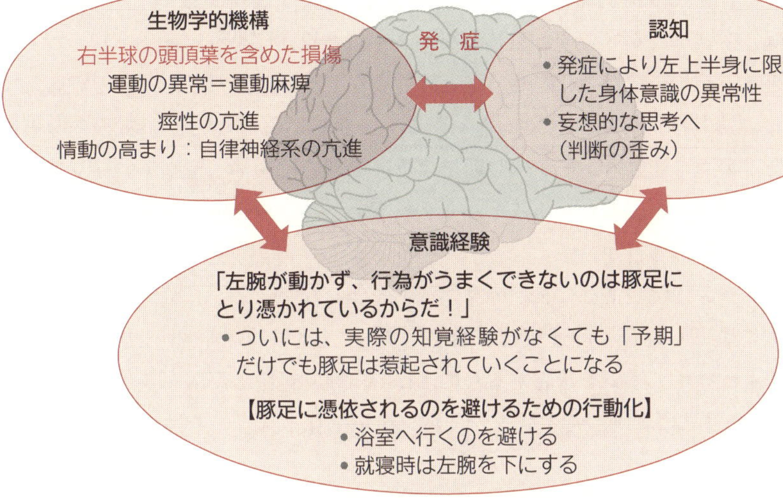

```
┌─────────────────────┐     ┌─────────────────────┐
│  生物学的機構        │ 発 症 │       認知          │
│  右半球の頭頂葉を含めた損傷  ↔  │ ・発症により左上半身に限局 │
│  運動の異常＝運動麻痺 │     │  した身体意識の異常性 │
│  痙性の亢進          │     │ ・妄想的な思考へ     │
│  情動の高まり：自律神経系の亢進│     │  （判断の歪み）      │
└─────────────────────┘     └─────────────────────┘
           ↕                           ↕
           ┌─────────意識経験─────────┐
           │「左腕が動かず、行為がうまくできないのは豚足に│
           │  とり憑かれているからだ！」                │
           │ ・ついには、実際の知覚経験がなくても「予期」│
           │   だけでも豚足は惹起されていくことになる    │
           │【豚足に憑依されるのを避けるための行動化】  │
           │   ・浴室へ行くのを避ける                   │
           │   ・就寝時は左腕を下にする                 │
           └──────────────────────────┘
```

図7　経験の変質

運動感覚・運動記憶的な情報（表象）が不快な感情を再び起こさせたとも考えた。例えば「また服を着るのか」という思考で生じる言語表象は、「また嫌な豚足が巻きつく」という不快な記憶に基づく感情とその時の運動感覚を想起、表象化させる。この予期された表象は条件づけ刺激となり、再び実際に同じ状況になった時と同様に麻痺した左腕は痙性という病理の高まりが生じ、直接的な接触刺激がなくても、何か圧し掛かっている感覚が蘇ってくる。そういう認知的な思考パターンと経験とが結びついたとも考えた（図7）。

　過去の外示的記憶A（発症した時に感じた身体感覚）と豚足の不快感の記憶Bは連合学習として、「豚足に憑依された腕」が形成され、その後、その都度喚起された新規の出来事C（発症後、初めての入浴後に服を着ようとした行為時に）、片麻痺の病理としての痙性の高まりの自覚Dと更に強い結びつきが生じていく。その結果、AからDは一つの統合された意識経験（作業記憶）として融合され、新しい外示的長期記憶として脳に刻まれていったのではないだろうか（図4参照）。

　外示的記憶は、その経験の際に何に注意していたかに密接に関連しているとルドゥーは述べている[8]。入浴後の着衣行為での服が身体にまとわりつくという経験は、身体に対する圧迫感として解釈され、寝ようとする時ですら、片側の思うように布団と関われない事態に、「豚足に憑依されるかもしれない‥‥」という不安が伴い、麻痺側の筋緊張が亢進していく。このように負の連鎖がイメージとして強化

されたのは、常に麻痺側の上肢への過剰な意識があったからだと考えられる。「意識すれば、するほどダメです。気にしないようにと思えば思うほど‥‥」。

　何かを学ぶためには意識化させることが重要なことは確かだが、一方で意識しすぎること、過剰な意識は、かえって、うまくいかないということがあるのも事実だ。またこの点は運動イメージの想起による運動機能回復や、運動イメージの活用による疼痛治療とも関連があることかもしれない。つまり患者の意識の志向性と強度とでもいえるだろうか。

　運動イメージに関しては、実際の身体運動を伴わない、しかし脳内では実際の運動と非常に類似した運動関連領域が活性化することが明らかになっているわけだが、どのようなイメージを想起するかによって自律神経系の反応も変化しているようだ[9]。つまりネガティブなイメージとポジティブなイメージでは一定の相関があるらしいのだ。

　ということを考えた場合、症例Aに関する初回の更衣の運動イメージの失敗は意識の志向性がネガティブの方向へ向かったのだろう。

　つまり「右手と同じように気持ちよく着る」という運動イメージに関する初回の失敗は、私にあった。イメージさせるための口頭指示、説明が不十分で大まかすぎたからだ。具体的には実際に非麻痺側の腕の自然な動きとはどういった感じか、当たり前の動きというものがどんな感じを想起させるのか、麻痺側が、「軽い・気持ちいい」という言語の表象とどの程度かけ離れたものか、サラサラの肌でシャツを着るとはどういう感じかなど、様々な行為に関する比較をほとんど行っていなかったし、意識の志向性ということについて、私自身がその当時よくわかっていなかったからだ。従って実際に症例が初回に非麻痺側の体性感覚情報から得られたイメージの内容を麻痺側へ転移できなかったことは、今振り返ると当然だと思う。

　そんな中、二度目の入浴時のことである。症例Aは自らの不快な経験を改変するイメージを自らつくりだしたのだ。正直驚きであった。

　実際の非麻痺側の運動感覚を通して、その体験された記憶が言語化され、言語化されたことが鮮明に過去の記憶から表象をつくりだすことに成功したと考えられる。

　症例Aの不快な経験の改変が生じた時、彼の脳内では何が起きていたのだろうか？　この手がかりは、ルドゥーの著書から得た。ルドゥーは、「前頭前野領域で組織される認知機能が扁桃体の恐怖反応を制御することが可能となる」、「前頭前野と扁桃体の間には相互補完的な関係があるようだ。扁桃体が恐怖刺激に応答するには、前頭前野は休んでいないといけない。同じ論理で、前頭前野領域が活動してい

るときは扁桃体の働きは妨げられ、恐怖を示すのが難しくなるのだろう」[10]と述べ、「病的な恐怖の治療には、患者が前頭前野の活動を増すことができるようになり、その結果扁桃体による恐怖の表現を抑制することを学ぶのが必要なのかもしれない」[10]という見解を示している。

　症例Aは、運動イメージを適切に想起しながら行為を遂行したことによって「豚足にとり憑かれた」という経験から解放されたのだが、この事実はルドゥーの示した見解と同様のことが脳内で生じたのではないか。つまり服の袖を通す際、非麻痺側上肢はどのように動かしたかという過去の記憶から適切な運動イメージが想起され、次に左腕を服の袖に通す（着る）ためには、どのように左上肢を動かせばよいか中枢神経系でプログラミングがなされ、適切に着る行為が遂行された（図8左）。言い換えると肩甲帯や肩関節を中心とした痙性が一部制御され、楽に着るために必要な筋収縮が再組織化されたということだ。このような一連の流れは、海馬から楽にスムーズに着ることに関する情報が引きだされ（表象化され）、その情報は前頭前野を活性化し、不快な情動経験を惹起させる扁桃体を制御したという可能性だ（図8右）。

　症例Aの、「当たり前に着るんだ。以前のように」という非麻痺側の右側からの着衣後の運動イメージが、不快な体験から「快」的な体験へと変化させることに成功したのだ。

　症例A自身の運動イメージの転移は「皮質が扁桃体を」コントロールし、「皮質を介した経験が扁桃体で生じていた不快な感情を湧き上がらせる表象を改変した」と

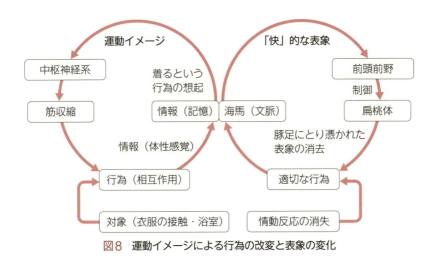

図8　運動イメージによる行為の改変と表象の変化

解釈できる。

　言い換えると「また服を着るのか」という思考で生じる言語イメージは負の身体反応に結びつく表象をつくりだし、連合されてしまった。しかしながら、条件づけされた低次な情動的な神経ネットワークで起こる変化も高次な脳の働き、すなわち適切な認知的情報処理がなされることで、不快で忌まわしい経験を改変したと考えられる。

　ただし、ルドゥーは、「(条件付けされた負の学習に関する) 消去は、条件刺激がもはや危険を予言しなくなり、恐怖喚起力を失うプロセスのことである」[10]と述べている。この意味を症例Aに置き換えると、消去とは、「とり憑かれた」という記憶そのものが抹消されるという意味ではない。つまり、不快な経験として意識に立ち上がらないとは言い切れないのだ。

　しかし興味深いのは、症例Aは介入後、不快な経験としての「豚足」が意識に立ち上がることはなかったということだ。「とり憑かれた」という記憶は抹消されないが、そう感じてしまう経験の想起につながるシナプス形成は生じないことを意味するのだろう。

症例Aから学んだこと：「学習」による経験の改変

　「豚足に憑依された腕」という不快な経験を有していた症例Aは特異例であろうか。もしかすると、右半球損傷の患者は、症例Aと類似した経験をしているのではないだろうか。ただ言える機会がないだけで（こちら側が聴かないと当然いわない）。

　ある訓練によって、中枢神経系の働きが改変され、ある目に見える運動の異常、つまり痙性が制御されるという改善だけではなく、患者の意識的な経験（図7参照）をいかに改変させる必要があるかを初めて知らされた。患者が何に一番苦しんでいるのか……。外から見ると手足が麻痺して動かないのだから、そこでしょう——これは安易で短絡的で実に患者の心の叫びを聴こうとしていない態度かもしれない、そう思わされた事例であった。

　症例Aは、おそらく脳の再組織化、つまり生物学的機構も変化したのだろう。なぜなら、行動の変化も明確にでていたからだ。

　行動の変化という意味は、非常に特殊な環境、つまり訓練室での書字という行為に左手が参加し始め、手掌面がしっかりと紙を押さえているという場面だけを意味しない。むしろその場面だけであれば、無意味に近い。なぜなら書字という行為に

左手が参加するという場面は、あくまでこちら側の提供した時間に限ったことだからだ。

　重要な行動の変化というのは、実際の生活の場で自然に手を使っているかに留まらず、豚足に憑依される不安、とり憑かれることに怯えていないかということが大事なわけだ。

　発症後は「風呂に入るのが嫌だった」と語っていたが、豚足に憑依された腕から解放されてからは自ら進んで風呂に入る準備をするようになり、逆に妻が心配するほどになったと報告を受けた。これは非常に貴重なエピソードであり、行動の変化である。

　更には「寝るときに麻痺側を下にあえてすることで憑依されるのを防ぐようにしていました。でも今はそんなことをしなくても良く眠れるようになった」とも語っていた。

　「憑依された感じがない生活は本当に楽でいい」、「こんなこと誰にも、家族にも言えませんよ。誰も信じてくれませんし。頭がおかしくなったと思われるでしょう‥‥でもここでこういう話ができて本当に楽になりました。腕が動く、動かないという問題よりもあの嫌な感覚から解放されるなんて精神的に違います」。

　このような記述があると、経験は変わった、もう大丈夫だ。その時はそう思った。しかし振り返ると「頭がおかしくなったと思われるから他人は勿論、家族にも言わない」というこのフレーズは右半球損傷例の数例で経験している。非常に、目には見えないが重要かつ、本人には悲痛な思いだ。患者の真の生きている世界は実は見えないのだ。

　ところで症例Aを通して、運動イメージの治療的有効性の幅の広さには驚いた。麻痺という運動機能の回復のみならず、心理的・感情的不快感を含めた経験の変化も期待できるのかとその当時思ったことを思いだす。

　疼痛の治療の際にも運動イメージの活用は有効な場合があるという報告は近年あるが（逆に悪化するという報告も）、類似点がある。つまり「痛み」は情報の不整合という経験の結果、すなわち学習されたものと解釈すると、学習されたのであれば、やりかたによって、再学習は可能だ。ルドゥー風にいうと「痛み」という経験は、新たな学習によって消去することができるということになるわけである。

ここまでのまとめ（豚足が消えるまで）

1. 脳梗塞など予期せぬ出来事に伴う身体反応（発症）と情動的な記憶（発症時の不快な体性感覚と不快な豚足を見たという経験）とが連合するような学習はありうるのではないか。
2. しかし仮に連合学習された不快な意識経験は、適切な認知処理の過程により払拭できる可能性があるのではないか。
3. その具体的な方法のひとつとして認知運動療法という理論に基づいて、運動麻痺の回復を図り、意図と結果を比較照合する過程が重要だったのではないか。
4. 加えて運動イメージによる中枢神経系改変は身体機能面のみならず、同時に情動面の改変の可能性も含まれているので、身体のイメージの改変から意識経験の変化へつながった可能性はあるのではないか。
5. イメージは予期機能であり、正のイメージ（患者にとって）でなければ治療的有効性はなかったのではないか。

Perfettiは、「回復とは学習である」、「意識的な経験によって中枢神経系は改変しうる」という仮説を提唱しているが[6]、上記のことから、不快な情動経験は消去できるというルドゥーの考え[8,10]をも包括していると、症例Aから実感した。

物語には続きがある —— 咀嚼・嚥下の内なる世界

症例Aは、「豚足に憑依（ひょうい）された腕」の違和感からも解放され、概ね左手は補助手として年賀状も書けそうだということで一応の本人なりの納得があった（介入18か月目）。人間は飽くなき欲求の生き物。次には更なる要望が当然ながらある‥‥それに真摯に応える。

 Pt◆先生。実は相談があります。
 Th●何でしょう。
 Pt◆実は食べこぼしをなんとかしてほしいのです。外食が恥ずかしくできないんです。

それから、風呂あがりに、おちょこ一杯程度の水を少しずつしか飲めない。なんとかしてほしい。思い切って飲みたいです。無理ですか？

　セラピストの私はそれに応えることにした。
　しかし、この当時、なぜ食べこぼすという事態が生じるのか、そしてなぜおちょこ程度の水しか飲めなくなっているのか、明確な答えをもっていなかった。
　文献を漁る‥‥私は、運動麻痺という治療に関する文献、症状の理解のための文献、そして摂食・嚥下に関する文献[11-24]にあたることにした。患者の訴えに応えるために‥‥。この、文献と訓練の反復はセラピストである以上一生続く。時にはしんどく、つらい。でもそのつらさは、患者さんの苦虫を嚙みつぶしたような顔が笑顔へと変わると快感に変わる。
　文献を漁ることで得た内容とその時の思考過程を紹介し、また最近まとめなおした内容を併せて紹介しておこう。

　食べ物を食べて飲み込むまでにはよく知られている分け方がある。先行期、準備期、口腔・咽頭期、食道期という分け方である。また食べる過程において、「認知」という言葉が登場するのは、この先行期においてのみ多くの文献で紹介されている。
　しかし、よくよく考えてみると「認知」的側面は先行期だけでなく、食べ物を口の中に取り込んでから嚥下するまでの過程に関与していると思った。つまり食べて飲み込むまでの一連の咀嚼・嚥下運動は、いかに「認知」的側面が関与し円滑な嚥下が行われているかということだ。
　まずは先行期からみてみる。先行期は認知期ともいう。当然食べ物か否かの「認知」は、視覚を介して瞬時になされるからだろう。対象を視覚的に捉えた瞬間には過去に食べたことのあるものであれば、自らの記憶を手がかりに、対象をどのように手に取り、どの程度口に入れるかという量的な問題に関する予測、実際に口の中に食べ物を入れる直前には、前歯で嚙むか、口腔内にダイレクトに入れてから奥歯で嚙むかなど、「どこ」の歯で嚙むかについての予測（シミュレート）がなされていると思う。食べ物によって「どこの口腔器官をいつ、どのように使い、嚙み、そして飲み込むか」ということがある程度予測されているということだ。
　リンゴを食べる例で簡単に説明しておこう。例えば、リンゴを丸かじりするのか、カットされたリンゴを食べるのか、すりおろしリンゴをスプーンで食べるのか、リンゴの食べ方は、その時の自分の気分や状況によって様々だ。もし丸かじり

したいと思えば、口唇と顎の開口度合いは大きくなるはずだ。しかしリンゴの皮を剝いて、ちょっと品よくカットされたリンゴを食べようというのであれば、それほど大きく口と顎を開く必要はない。

　その時にどのぐらいの大きさか形であるかによって、既に口は待ち構えているのである。また体調がちょっと悪く食欲もないので、すりおろしリンゴでビタミンCをとろうというのであれば、小スプーンで掬うので、更に口の開きは小さくてすむ。当然、丸かじりやカットの場合とは異なり前歯で嚙む行為ではないので、舌はスプーンに乗ったすりおろしリンゴを待ち構えた形で、迎え入れる準備態勢をとっている。これが予測されているという意味だ。

　嚙むという咀嚼についても少し述べておこう。すりおろしリンゴであれば前歯でかじるという必要性はなく、更にそのあとの、奥歯である大臼歯を用いて、嚙む、すりつぶすという過程も必要ない。だから、わざわざ、舌が捻転して、すりおろしリンゴを頰内側から臼歯へ移送するという運動は生じないわけだ。咀嚼運動は、過去の自らの経験の記憶により、意識せずとも、自動的な運動として成立しているようにみえるが、予測制御のもと、そのようにみえているといえる。

　このように健常であれば、過去の経験が参照され、視覚から得たリンゴに関する情報がきっかけとなり、過去の経験すなわち記憶を活用し、どのような運動を生じさせることが最善か瞬時に想起され、適切な運動のプログラムが形成され、嚙むという運動が口腔内の器官の巧みさによって実現されているわけだ。このレベルになっていると、いちいち意識化しないレベルで食べるという行為は実現されているのだ。

　このような仕組みがあるからこそ、口唇にリンゴが触れてから慌てて口を開けるということや、舌にリンゴが触れてから動きだすということはないのだ。

　しつこいのだが、今度はガムを食べるという例を準備期と口腔期で説明しておこう。付き合ってほしい。口臭予防のためや嗜好品としてもガムは一般的に食べられている（嚙まれている）。ガムには板状とタブレット型などがある。それを手に取って口に入れようとした瞬間には、リンゴの例と同様に既に口唇の形や顎の開き具合は異なることに気づく。そしてガムを嚙むという行為においても、板状のガムを奥歯で嚙んでいく過程とタブレット型では異なる。

　つまり、同じ「嚙むという行為」であっても、「どんな形か、大きさか、硬さか」によって咀嚼する時の運動プログラムが異なることを意味するのだ。プリンやクッキーといった異なる食べ物でも、この点は同様だ。当然丸のみできないものは、一

度噛んで粉砕し、唾液と絡ませながら一塊をつくって、嚥下していくわけだから。

　リンゴやガムを食べるという行為の実現は、円滑な咀嚼・嚥下運動のおかげといえる。ガムの場合、多くの人は味がなくなったら口から出すが、小さくて飲み込めるという判断が成立し、多少面倒と思えばごっくんと飲んでしまう人もいる。

　歩くという行為と比較すると、食べるという行為は、美味しそうな見た目（視覚）、噛んだ時の味と匂い（味覚、嗅覚）、噛み応え（圧覚）、舌触り（口腔内の舌や口蓋との間での触覚）など五感がフル活動しているのも特徴である。

　ところで、普段の生活の中ではいちいち、咀嚼する回数や咀嚼の方法、嚥下のタイミングなど意識していないし、咀嚼・嚥下は半ば自動的で半ば無意識のプロセスだといえる。しかし、それはあくまで、五感が正常に発達し、当たり前に正常な諸感覚が統合され、ごくごく当たり前に獲得して成立してしまったものだから、そう思い込んでいるだけではないだろうかと思ったりもする。

　一番簡単にそれを知る方法は、目隠しをして、他者に食べ物を口に入れられて飲み込むことをしてみることだ。そう、視覚を一旦遮断してみよう。そうすると、いかに口の中に入る対象へ強く注意が向けられ、その対象がどんな硬さか、大きさか、形か、弾性は、粘りはなど様々な性状を知覚するために、意識の高まりを経験するだろう。そして、過去の経験から想起し、「ああこれは○○だ」と言語化している自分に気づくだろう。

　そう、「ああ、これは○○だ」と仮に言語化していなくても、明確に「あれだ」という映像、「視覚表象」が浮かべば、もう安心。咀嚼・嚥下へ移行するに至るだろう。

　今度は体性感覚の遮断だ。一度でも歯の治療で麻酔をかけられた経験はあるだろうか。完全な感覚遮断経験ではないが、十分だ。この麻酔をかけられた経験のある方であればすぐにわかると思うが、ない方は想像してほしい。麻酔をかけられ治療が終わったあと、どんな感じになったか覚えているだろうか。そう、意識経験として頬が膨らんで、腫れているような、なんか嫌な感じだ。でも自分の顔は鏡で見たら、驚くことに全く普通だ。このギャップをひどく感じた人も多いのではないだろうか。それに「しばらく物を食べないでくださいね」と言われたが、待てずに食べた場合どうなったか。口の中に入った食べ物がどこにあるかよくわからない。誤って舌を噛んでしまったり、頬内側を誤って噛んでしまったりした。そう、この不快な経験。これがある意味、体性感覚の麻痺の世界だ。あくまで軽度で口腔内に限局された一過性の感覚麻痺だが、この違和感は非常に気持ちが悪い。

　もし、私たちが仮におぎゃーと生まれてから、口腔器官の体性感覚系の異常が出

01　豚足に憑依された腕

現していたとしたら、どうであろう。今のように、半ば自動的に、半ば無意識に咀嚼・嚥下は滑らかに遂行できているのだろうか。

　歯医者で起きた麻酔をかけられた口腔内器官の事態‥‥このようなことが24時間、片側の手足にも起きている。それが片麻痺患者の世界なのでは？　そう思った。壮絶な世界だ。

　だから、考えなくても、口の動きを一旦止めなくても、ためらわずに噛み、ためらわずに飲み込む。これができるというのは、健全な口腔内の体性感覚系が機能を果たしてくれている側面の大きいことがよくわかる。

　図9で更に補足しておこう。まずは「情報」というところは視覚情報としておこう。この視覚を介した食べ物に関する情報によって、どのように口腔内に食べ物を迎え入れるか、咀嚼するかが中枢神経系にてプログラミングされる。そして、そのプログラミングによって必要な口腔器官それぞれに筋収縮が生じる。筋収縮が生じるといっても、ある程度何を噛むのか、どのように噛むのかが予測された上での筋収縮である。そして実際に食べ物と接触することで（口腔内器官の体性感覚を介して）、対象の特性（硬さ・大きさ・形など）に関する情報が得られることを意味する。

　対象そのものに情報があるというよりも、対象を知覚する器官と対象物との間で情報が生まれると考えたほうが理解しやすい。

　歯医者での麻酔が切れずに体性感覚系の情報が変質していたら、口腔内器官では、食べ物に関する情報が適切に収集処理できないことを思いだすとわかりやすい。咀嚼運動は、口腔器官の状態（麻酔のかかっている感覚麻痺の程度）によって変化していたはずだ。誤って舌を噛んでしまったりするのは、拙劣な運動が生じた証拠であるともいえるし、咀嚼時に上下の歯の真下にいま舌があるという感覚がズレていたともいえる。「ある」と気づいていて、わざわざ噛む人はいないのだから。つまり、どのように咀嚼するかという咀嚼に関与する器官の運動プログラミングは乱れたのだ。当然嚥下に関する運動プログラミングも同様に考えることができる。

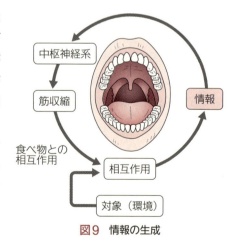

図9　情報の生成

ところで「情報」というキーワードがでてきたので、食べるという行為を捉えるポイントをいくつか提示しておこう。情報には、接触情報と空間情報があるということだ。

どういうことかというと、接触情報というのは例えば食物の性状のことを意味する。つまり高級プリンのなめらかさ、舌触りである。あるいはプルンプルンの弾力性などの要素のことである。空間情報というのはひとかけらのビスケットの形や大きさ、そして「どこ」にあるのかなどを意味するのだ。

このように口腔器官を単なる咀嚼や嚥下の運動器官と捉えるだけでなく、情報の探索器官であると捉えたほうがよさそうである。また口腔器官と食物の間で生じる空間情報は、視空間と手や足の空間情報とは根本的に違う点が一つある。それは接触を介して初めて空間情報が生まれるということだ（図10）。

視覚を介して情報が得られるのは口の中に入れる直前までだ。ちなみに、口腔器官の体性感覚情報としては、表面性状（舌触り）・圧（硬さ）・重量・方向（口の中のどこへ向かって行ったか、送り込んだか）・距離（口の中でどのくらい動いたか）・形状（大きさ、形）がある。

今度は簡単に口腔器官の各器官を情報器官として捉えてみてみた。そうすることで症例に対する病態や、どのような訓練を行うことが望ましいかがみえてくる。

口唇は、先行期から咀嚼期では、対象の形・大きさ・硬さに関する情報に合わせて、①口唇の形を作り食物を受け入れる準備；②吸うような動き；③咥えるような（保持する）動き；④咀嚼時、食物が口腔外へもれないよう防ぐ；⑤頬とともに口腔内圧を保持する機能、がある。口腔期においては、口唇を閉鎖することで、飲み込む際に嚥下を助けるなどの役割を担っているのがわかる（図11）。

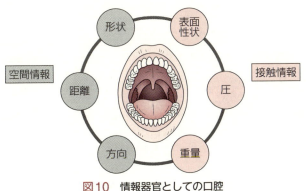

図10　情報器官としての口腔

舌は、先行期から咀嚼期にかけては、食物を迎えに行く、口腔内で待ち構える。口腔内では食物の性状を知る。嚙む必要があれば、臼歯へ送るために食塊を移送する、食塊を形成するという機能がある。口腔期では口蓋と協力する形で、食塊を圧縮するという機能が考えられる（図12）。

　口蓋は舌と異なり自ら動けないけれども舌と協力し、舌による食物の押し付けや圧縮で性状、硬さを知り、それによってすりつぶすことも行う。軟口蓋は嚥下時、鼻咽腔閉鎖に関与するが、随時、食塊の形成を行う役割も担っているといえる

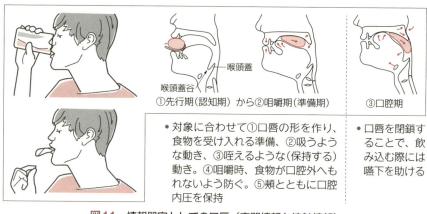

図11　情報器官としての口唇（空間情報と接触情報）

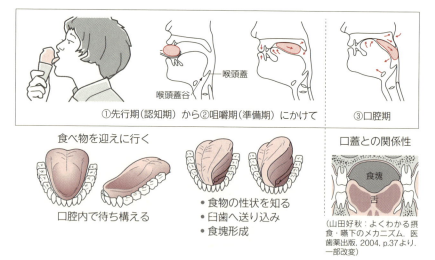

図12　情報器官としての舌（空間情報と接触情報）

（図13）。

　顎も接触情報と空間情報を得る。顎は先行期において食物を口腔内に入れるために、食物の大きさによって開口の度合いを調整している。咀嚼期においても、臼歯間に運ばれた食塊の大きさ・形・硬さの変化に合わせ顎関節を調整。口腔期においても、飲み込む際には、咬合力を高め、嚥下を助けるという役割があるのだ（図14）。

　頬も咀嚼時、舌と協調して食物を下顎の上に乗せ保持する。舌とともに口腔内を陰圧（吸い込む）、または陽圧（吹き出す）にしたりする。舌は食物を頬内側に押しやり保持しておく（頬張る）。食べながら会話しようと思うと、一旦頬内側へという働きに関与しているというわけだ（図15）。

　このような知識や、口腔器官は情報探索器官だという視点をもちながら、症例A

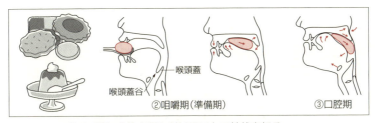

- 舌で口蓋に食物を押し付けることで性状を知る
- なめらかな食物を舌と協力し圧縮することで押しつぶす
- 軟口蓋は嚥下時、鼻咽腔閉鎖、食塊形成に重要

図13　情報器官としての口蓋（空間情報と接触情報）

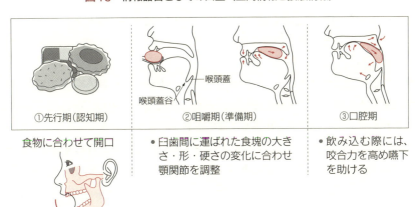

図14　情報器官としての顎（空間情報と接触情報）

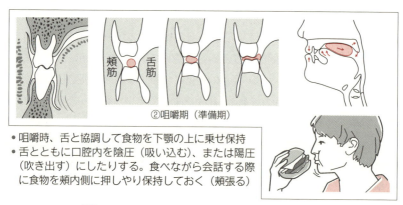

図15 情報器官としての頬（空間情報と接触情報）

について評価を始めていったのだ。

摂食機能評価（介入18か月目）

　まずは口唇表在覚を評価した。方法は爪楊枝の頭の部分で口唇に触れ、接触があったか否かを聴取した。結果は、左側の上下の口唇が鈍麻していることがわかった。また特に、左側の口唇間に爪楊枝8本を束ねて入れても挟まっているという知覚が生じにくいことも併せてわかった。更に、上唇のほうが下唇よりも鈍麻であったのだ。

　そして次に顎関節の位置覚を評価した。方法は舌圧子を4枚か2枚で上下の大臼歯間に挿入して、その差を認識できるか実施した。結果は、右側では即答するが、左側はよくわからないと答えた。

　更に咬合知覚の評価をした。方法は上下の大臼歯間に医療用の手袋の指の部分に硬さの異なるセラピーパテ（医療用粘土）3種をそれぞれ挿入し、硬さの違いを認識できるかを求めた。結果は、粗大な2種の認識は可能であった。

　対象に関する口腔内知覚についても評価をした。方法は大きさの異なるスプーン（中・小）を挿入して大きさの認識を求めた。そしてスプーンの凹凸の向きを上下逆さに変えた場合認識できるか求める課題を行った。結果は、大小の大きさも凹凸の向きも認識困難であることがわかった。

摂食・嚥下障害の病態解釈と治療仮説

　口唇の機能として、咀嚼時に食物が口腔外へもれないよう防ぐという機能、口唇閉鎖することで飲み込む際に嚥下を助けるという機能があるが、この当時の症例Aは脳梗塞に伴う感覚障害によって、その機能が低下していると考えられた。このことが食べこぼすという症状になったと解釈した。

　では、なぜ、おちょこ一杯程度の水しか飲めないのか。それは、口腔内の食べ物に見立てた対象の大きさや形が明らかだと思われた課題でも、認知できなかったことと関係があると思った。つまり、飲み込む際の舌の動き（舌と口蓋で食塊を圧縮して咽頭へ送り込むような舌の蠕動運動）や他の器官との協調的な動きがつくられないのではないかと仮説を立てたわけである。

　この時は残念ながら、更に重要な嚥下に関する知見は見つけることはできていなかった。後に私にとって重要な嚥下に関する知見と出合う。そして、その文献から自らの仮説に確信に近いものを得た。それはShiozawaらの研究である。嚥下誘発の必要条件は、①食塊の硬さの減少；②破砕性食品咀嚼時は"食塊が最も1つにまとまりやすい状態になった時点"；③付着性の高い食品咀嚼時は、咽頭や食道粘膜に付着しない程度まで減少した時点、という知見だ[25, 26]。

　よって特に口腔器官とりわけ口唇の感覚器官としての側面に着目したアプローチと、舌と口蓋を中心としたアプローチが必要と考えたのだ。

模擬食塊を初めて使った訓練

訓練1　口唇機能訓練（介入18か月目〜　図16）

目的：食べこぼしの原因は口唇の閉鎖不全が感覚障害によって生じているからではないかという仮説の検証作業。

①舌圧子の厚さ判別課題：1枚から5枚程度の差を設定し、右側と左側を比較しながら、何枚の舌圧子か認識する。また素材が軟らかく口唇の動きによって多少変化する材質のコルク素材でも同様の訓練を実施した。

②他動的に動かされる対象物の方向の識別課題：①で使用した道具を用いて、口腔内に押し込まれる方向、抜かれる方向、上唇に圧が強くかかる上方、下唇に圧が強くかかる下方、前後左右などの方向の認識を実施した。

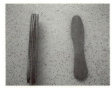
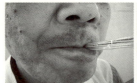
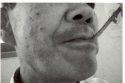

道具（舌圧子）　　　訓練1-①　　　　　　訓練1-②

図16　口唇機能の訓練

訓練2）口腔内機能訓練（嚥下訓練）（介入22か月目〜　図17）

目的：適切な一口量から咀嚼可能な量と大きさ、食塊の移動、保持改善。

①大きさ・形の異なる模擬食塊の形態を認識する課題：球、立方体、三角錐等の模擬食塊（図17上段）のいずれか1つを口腔内に挿入する。挿入部位は頬内側、口蓋‐舌間、大臼歯間で実施した。

②口腔内に挿入した模擬食塊を口腔外へ出す際に、口唇のどのあたりからどんなものが口腔外へ出たかについて求める課題。

※これを他動から自動へ移行すると舌操作も必要となり、連動した治療課題となる。

③模擬食塊を指示された口唇部位へ口腔内から移動させ口腔外へ出すという訓練。

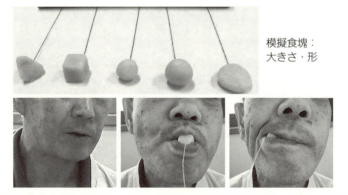

模擬食塊：
大きさ・形

訓練2-②③：中央の図は、上下の口唇を閉じたまま中央から、右は、右側の口唇から模擬食塊を口腔外へ出そうとしているもの（左は普段の様子）

図17　口腔内機能の訓練

訓練3）舌の触覚課題（介入31か月目〜　図18）

目的：食物の性状の認知、すなわち舌触りの改善および歯と軟口蓋などの差異の

認識に伴う食塊の圧縮の素地づくり。
①舌で表面性状の異なる模擬食塊を認識する課題（図18の左は波状の凹凸、中央は丸型のイボイボ凹凸、右は網目状の凹凸）。

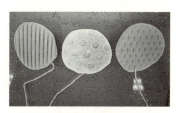

模擬食塊：表面性状
図18　舌の接触課題の道具

(訓練4) **舌・口蓋間での硬さの異なる模擬食塊課題**（介入34か月目〜　図19）
目的：模擬食塊（硬さ）による、舌と口蓋間で食塊を圧縮していくイメージをつくる。

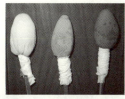

模擬食塊：硬さ

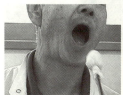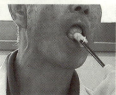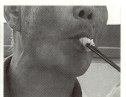

訓練4：上段の、模擬食塊に棒をつけたもので硬さを認識する
図19　硬さの識別

(訓練5) **舌の体性感覚を介した正中再構築課題**（介入36か月目〜　図20〜図22）
目的：舌が口蓋中央に対して垂直に挙上していく素地づくり。

舌の絵を提示し、舌の真ん中にも線を入れた（図20左）。いわゆる解剖学的な正中線だ。まず評価のため、症例の舌の正中を治療者が奥から手前になぞった（どこをなぞるかはこの時つげない）。すると‥‥明らかに左側をなぞられたと感じたと答

え、舌の絵に線を引いた。症例の舌の正中線は左に偏移しているのがわかる（図20右）。

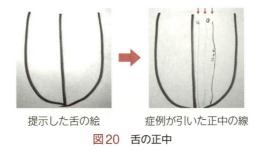

提示した舌の絵　　症例が引いた正中の線
図20　舌の正中

訓練は運動観察を治療に取り入れる。他者の舌の正中をなぞられているのを観察させ（図21）、その後自分の舌へイメージを転移させていく。その後、治療者が症例の舌の正中部をなぞっていくというものだ（図22）。

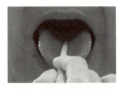

図21　観察させる

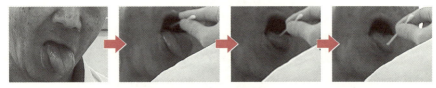

図22　正中をなぞる

訓練1～5のいずれも嚥下機能の改善にひと役かっていることがわかってきた。特に訓練4を進める中で、かなり硬さの違いがわかり始め、そのことに関して克明に記述してくれるようになった。その対話の一部を紹介しよう。

〈舌と口蓋で硬さの異なる模擬食塊を含んだ時の記述〉

　　Th●（一番軟らかい黄色い模擬食塊を挿入した時のことを）以前はヨモギのまんじゅうが少し硬くなってあんこがブチュウーってつぶれるような感じがしますねって言ってましたが、（1週間以上ぶりに来院した）今日はどうでし

た？　あるいは硬さについてでもいいのですが‥‥

Pt◆今日の硬さはね。つぶれるのにアゴの力が要りますね。その次にアゴで力を少し入れるとつぶせるんちゃうかなって感じましたね。そしたら舌とアゴの力が入って連係プレーのようなことが起きてましたね。

Th●なるほど‥‥それからそれから‥‥？

Pt◆（模擬食塊を入れた直前は顎関節は開口しているので）天井との間が最初は開いているんですが、アゴの連係が入ると（閉口）徐々に狭くなって、そこから奥にも横にも広がるのがよくわかりますね。奥のほうへビヨーンと広がりますね。

　今日はコンニャクに近いですね。やっぱりね。じわーっていきますけど、噛まんことにはつぶれませんね。手ごわいなって感じます。

Th●そうですか。ではちょっと口の中に含んだままじっとしておいてください。

模擬食塊の材料であるセラピーパテには常温より温めると軟らかくなる特性があるので、何度も連続して行うと硬度が違うように知覚してしまうという、混乱させてしまうマイナス面もあるが、今回はマイナスを逆手にとる。10秒ほど、口腔内の舌と口蓋間で含んでもらう。

Th●今はどうです？

Pt◆ヨモギになってきましたね。うまそうな感じに。美味しいもんが入った感じですね。

Th●ではこれは？（硬度の違う更に軟らかいものを挿入）

Pt◆これはアゴの力いらないですね。舌の力だけでいけますね。

Th●軽く触れるだけでもわかりますか？

Pt◆はい。舌と天井（口蓋）でつぶれて広がるさまが違うんですよ。
　でもごっくんと水を飲み込むときのイメージはこっちのほうがいい気がします。確かにごっくんするときに、水には形と硬さがあるというわけではないけど、イメージとしてアゴの連係プレーがあるぐらいがいいですね。

Th●どうしてそう思うのか、教えてください。

Pt◆軽く舌でつぶせるという、やわらかいという程度の感じでは、その飲み込める、いけるという感じは薄いのです‥‥アゴの連係がないとダメなんです。アゴの連係があると上の歯の天井に舌先がくっつく感じが強くなるし、それが働くと、まとまりとしてのものが奥へ進んで行きやすいので

す。そして喉が開いてくれる感じにつながる気がしますね。喉の奥が準備してくれる感じですよ。

これは上下の歯の咬合力の高まりに伴い舌が口蓋に挙上していく運動性を後押しすることを知覚した記述ではないかっ！　と思った。

　　Pt◆それから選択できるようになってから変わりましてね。
　　Th●どういう意味ですか？
　　Pt◆これは嚙まんとあかん。これはもう飲み込めるって感じが口の中でわかってきたんです。これは嚙まんでいいから液体と一緒やとかですね。以前はなんでもかんでもわからんからとりあえず嚙んでやらなって思ってましたね。舌と天井との間で感じるということやつぶすって感じがわからなかったから。これは嚙まんとあかんよ。これはもう大丈夫だよって教えてくれるようになったんですよ。

これは舌と口蓋間で生じる物性の認知のことを語っているじゃないか！　そう思った。

　　Pt◆先生、それは舌だけのことじゃないですよ。唇も関係してますね。前はしっかりしてなかったから。今はいったん入ったら逃がさんとこって働いているんですよ。

これは口唇の咀嚼・嚥下時の機能のことを語っている！！　そう思った。

　　Th●家での食事ではどう変わってますか？
　　Pt◆そういえば、ムセも減りましたね。うどんとかラーメンの太さとかもわかるようになったし、どの程度の量が口に入ったかというのも、どのくらいのメカタ（重さ）か、大きさかっていうのがわかってきたので‥‥完全に変わりましたね。
　　　　全部今までの訓練は関連していると思います。
　　Th●そうですか。それはよかったです。

訓練5を進める中での訓練4との接点がわかる対話の一部を紹介しよう。

　　Th●そういえば、お風呂あがりに水分補給といいますか、お水か何か飲みます？

Pt◆はい。

Th●どのくらいって言ってましたっけ？

Pt◆おちょこ一杯が精いっぱいですね。

Th●それは口に含んでから一気に飲むということですか？

Pt◆はい。構えてやらんといかんのです。これから飲みますよということを伝えるような準備を。意識をもたんと‥‥いくぞと。
のど仏のあたりで奥のほうでわかるんです。あっムセるなって。
でもこのセンター（舌の正中）がよくわかってきた感じから、その感じが変わってきましたね（図23）。

Th●この要素が大きいですかね？（硬さの異なる模擬食塊の道具を見せる）

Pt◆やっぱりこれは、私にとって一番飲み込もうとするときのイメージに良かったですね。

Th●それからこれで（訓練5を）したあとに、舌の真ん中の真ん中で捉えるという感じ、そして、前歯の裏の所で舌がついてそれからグチュッという感じもいいとおっしゃってましたが‥‥

Pt◆そうです。やっぱりね。くわえた瞬間にきれいに舌は捉えようとしていますね。それからペチャってつぶれかけるときには、最初に奥のほうへ伸びてつぶれていって、もう少し力が入っていくと、横へ頬のほうへ広がって

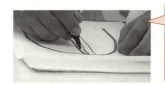

（訓練後）これでだいたいはっきりしてきましたね。真ん中ですね。真ん中を真ん中と感じられるようになりましたね。どこを走っとるのかがわかりやすいですね

図23　訓練後の舌の正中

100m/の水を一気飲み

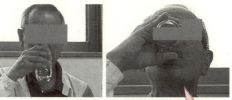

おちょこ一杯程度しか一気に飲めなかったが…

（飲み干した直後）きれいに入りますね

図24　パフォーマンスの変化

　　　　いくのがよくわかるようになりましたね（図19参照）。真ん中でしっかり
　　　　捉えながら‥‥。
　Th● 奥が最初で、あとから横ですか。
　Pt◆ そうです。
　Th● では、100mlの水やってみましょう。
　Pt◆ いけますね。きれいに入りますね。スーッと真ん中に入っていきましたね
　　　　（図24）。

約2か月の訓練の結果

- 口唇表在覚：左側軽度鈍麻～正常
- 顎関節位置覚：軽度～正常
- 咬合知覚：軽度～正常鈍麻
- 口腔内知覚：軽度～正常鈍麻
- 舌：正中軸（奥舌～舌尖）が概ね一致
- 舌の運動性：波状運動が滑らかになる
- 舌の偏移：顕著な左側偏移であったがやや偏移している程度に

パフォーマンスの変化

（摂食・嚥下訓練の開始時点から）

介入2か月目	妻と外食を試み、泊まりの旅行も行ってくる。口唇に米粒がついている時、「かゆいな何か‥」と違和感に気づき始める。
介入6か月目	歯茎についたパンが取れるようになる。
介入13か月目	イカ等滑るようなものを奥歯でしっかり捉え噛めるようになる。
介入15か月目	ご飯の食べこぼしなくなり頬張って食べれる。細切れの肉から一口大へ。缶コーヒーこぼさずに可能。ワカメの張りつきも舌で取れるようになる（舌先の素材感良くなってから）。
介入16か月目	麺類も口唇で切ること可能になる。豆腐の味噌汁気にせず飲める（液体と固体の混合嚥下）。
介入18か月目	飲み込める自信ついてから味わう余裕できた。
介入20か月目	100mlの水を一気に飲み込むこと可能になる。

今挙げたようなパフォーマンスの変化は、円滑な摂食・咀嚼・嚥下運動の一連に関連する脳機能が再構築された結果と解釈できる。仮説は、食べこぼしやおちょこ一杯程度の量しか嚥下できないのは、口腔・咀嚼に関する情報探索器官としての機能が低下しているからだというものだった。この情報探索器官の改善を図ることができれば、症例の要望が満たされるはずだと。

　とはいえ、セラピストとして咀嚼・嚥下運動の改善を目的とした訓練はほぼ初めての経験であったことから、症例Aに対する訓練内容、方法などは必ずしも適切ではなかった点はあったと思った。この点は次なる患者さんの訓練へ生かしていくこととなる。

症例Aの記述と考察

　食べこぼしの多くは、「気をつけて」「注意して」と助言し済ませることが特に慢性期と称される患者に対しては多いのではないだろうか。
　しかし気をつけ続けるということは、そのことに終始意識を向けるので、味わうことなど到底できなかったと症例は語る。

「小言を言われる。またこぼして！といつも心の中でそう言われると思っていて、食事は苦痛でつらかった。一番嫌だったのは他人からの視線で、これは堪らなかった」

そう語っていた。

〈摂食・嚥下訓練の中で得られた意識経験の記述について〉

　症例Aは非常に興味深い記述をしているので紹介しておこうと思う。

「自分の舌は死んでいるんです。まるで生レバーのようです」

　訓練5を実施していたある日のことである。私は症例Aの舌に関して運動イメージを介してリアリティをつくるために症例自身と治療者の役割を交替し、舌を圧する治療道具を介し指腹でその舌の触感を捉えてもらおうというやりとりを行った。
　治療者と役割を交代する目的と意味については、本来手がかりとなる正中軸そのものをどう感じさせるかと考えた結果であった。つまり、なぜセラピストの舌を視覚的に見させ触知させたかといえば、（その手段がどれほど有効であったかは定かではないが）正常な舌の弾力性を視覚的かつ体性感覚的な（手を介した触圧覚）情報と

しても収集することで、運動イメージへ情報変換が可能であると考えられたからである。

方法としては、箸の先端部を用いて舌背の中央部より後方から圧して「どう感じるか」をセラピストの舌と比較する形で聴取した。

以下は、患者自身の舌の右側と正中の比較、治療者の舌との比較の中で生じた記述である。

 Pt◆先生の（舌）は、生きた肉で、ザラザラです。私のは死んだ肉でなめらかです。

 Th●どういう意味ですか？　もう少し教えてください。

 Pt◆先生の（舌）は生きている肉なんです。それから虫とかの触角あるでしょ、獲物を捕らえようとするときにザラザラしていると、ザッてうまく獲物を捕らえられるという感じですね。そういう意味で私の舌の真ん中のなめらかなのは良くない意味なんです。

 だから自分の舌は死んでいるんです。まるで生レバーのようです。

 Th●よくわからないので、もう少し説明してください。

 Pt◆先生の舌を圧すると弾力性があります。その弾力はその次にすぐ押し返そうという反応を感じるんです。でも私の舌（正中舌背部、左側）は確かに先生に押されると弾力性はあって沈みは感じます。でも押し返そうという感覚はないんです。

上記のような記述は訓練とともに消失し、自分の舌も先生のような弾力が戻り、獲物を捕らえるような感覚がでてきたと語っていた。

症例Aの記述を聴いた時、私は、舌の上に対象物が乗る重量覚、あるいは触圧覚的な情報は知覚レベルとして瀕死の状態で、獲物と喩えているのは食物の性状についてだろうと考えていた。この、舌の知覚能力の欠如から、自らの生き生きとした実感が喪失していったのではないか。言い換えると、体性感覚情報の変質によって自分感の喪失に近いような事態が生じたのではないか。だから喩えとして「生レバー」という肉の部位（？）となったのは、もはや生きていない対象に喩えたのではないかと思った。

1）死んだ舌、生レバーの舌

これはイメージの転移——つまり症例が自分の手で箸を持ち私の舌を接触する行

為において、自らの手の身体の延長としての箸という道具から伝わってきた感覚を指腹で感じ、その感覚のイメージを自分の舌へ転移するという過程で生じた意識経験ではないかと考えた。訓練の過程で私の舌を触知した経験と、自らの非麻痺側と麻痺側の口蓋と舌の接触する知覚の違いに気づいた記述であったと解釈できる。

2)「生きている」と「死んでいる」とを隔てている差異について

これについては感覚－運動の円環性が途切れているような事態を想定していた。押し返そう、戻そうという反応がない事態、つまり動かそうという意図があって動かない、感じようと強く意識を向けても、それに応えてくれるものは返ってこない。そういう意識的な経験を「死んでいる舌」と記述したのではと思った。

豚足に憑依された腕の記述と同様、症例Aの記述にみられる喩えの類似性としては「動物・昆虫」という「生物」である。そして「生きている」と「死んでいる」とを隔てている差異は、本人にとっての舌が「自らの意図に伴う運動とそれに伴う感覚フィードバック情報、加えて情動も含めた存在感、リアリティ」の有無によるもの、つまり平たくいうと、自分自身の舌を生々しいと感じないという点が、体性感覚の異常（鈍麻）を中核として生じたのではないか、と考えた。

いずれにせよ、自分の身体を取り戻す作業として、視覚のみならず、体性感覚情報を含めた口腔器官の情報器官としての機能を取り戻すには、ある患者が抱えた身体に関する問題を治療者が提示し、患者が自らの身体を介した情報からその解答を探しだしていく過程が、リハビリテーションとしては大事ではないかと思った訓練経験だった。

物語には、まだ続きがある──症例Aに会いに行く

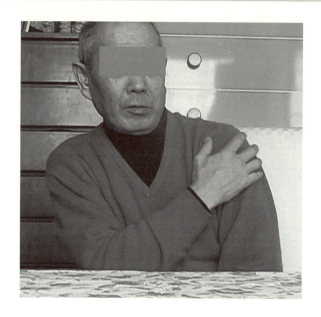

　実は症例Aの豚足に憑依（ひょうい）されたという意識経験について、振り返ってみるとまだまだ不透明な点は残っていた。だから話を少し戻したい。

　豚足に憑依された腕から症例Aは一旦解放された。しかしながら、リハビリを終了してもなおかつ、在宅生活で豚足に憑依された感じが消失したままの状態、つまり解放された状態が維持されているかが実は非常に重要な点であると思っていた。

　なぜなら、訓練室にいる時、麻痺は落ち着いている。しかし病室に戻った途端だめ。病院にいる時は大丈夫でも家に帰るとだめ‥‥そのような話は後を絶たない事実だからだ。つまり本質的には良くなっていないわけだ。そこで‥‥。

　追跡調査的な意味合いで症例Aに実際に会いに行くことを決意した。

追跡インタビュー（自宅訪問）

　実に約1年半ぶりの症例Aとの再会だった。自宅を訪れた目的は以下3点だ。

　1つ目は、治療期間を終了し（介入期間3年7か月）、その後リハビリを一切受けて

いない症例の意識経験がどうなっているかについての確認である。

2つ目は、「強い不快な感情を伴う経験が一度消去されると不快な経験を意識化させた情動系は切り離されて作動し、特異的病理（痙性）と連動しないのではないか」という自らの仮説の検証作業である。

3つ目は、認知の三項関係（生物学的機構－認知－意識経験）についての検討であった。

具体的な方法は、過去の記述（外来リハビリ時に得られたカルテ記載やビデオに残した記述内容）と、今日に至る自己身体に対する意識についてインタビューし、比較検討した[27]。その後、上肢の他動・自動運動の際に生じる経験の記述を聴取した（ビデオカメラで撮影し、映像と音声を記録した。なお家族、本人には全て承諾は得た）。

インタビュー内容の抜粋

Th● 倒れたとき（約5年前）どんな状況でどんな感じが身体で生じたか、覚えていますか？

Pt◆ 記憶あります。焼肉屋いっとってね。ちょっと部屋暑いなって。冬だからいいかと。そうしているうちに‥‥‥何か万力で締め付けられるような感じになって、後ろへ倒れたんです。

Th● 万力で頭が締め付けられていたって…首でしたっけ？ あったんですよね。（倒れて30分ぐらいは意識を失っているような時間があったと奥さんが語る。しかしその後意識が戻ったから酔っただけだと思ったので、その晩は病院には行かなかったらしい）。

Pt◆ 手とか足とかはあまり記憶にないのですが、頭が万力で締め付けられるようで、それから‥‥首の後ろから左の二の腕にかけて何か圧し掛かってきたんです。あれが一番嫌な気持ちでした。

Th● 万力で首が締め付けられる感じと同時に腕のほうにもあったんですね。

Pt◆ はい。そうです同時に‥‥あれが今思いだしても一番気持ち悪い記憶になりますね。

Th● その気持ち悪さっていうのが‥‥

Pt◆ あれがやっぱ、豚足‥‥冷たい豚足、骸骨が、骸骨が圧し掛かってきた感じですね。五本の指があるんじゃないんですよ（興奮気味に）。何か蹄の感じで‥‥豚足はぐっと磁石のようで逃げてくれないんです（左腕の上腕部を右手で鷲摑みにしながら訴えた）。

Th● それから他院で療養されて、そのあと外来で来られたわけですが‥‥。
——中略——
Th● いつごろ豚足が消えたか、そのことについて何か覚えていますか？
Pt◆ （訓練室で）紙を押さえられるようになった頃から、ちょっと力がでてきた頃から‥‥何か締め付けられているような意識がなくなってきたというのを覚えています。
Th● そうですか。それは、あれですか。圧し掛かってきたという感じは、身動きがとれないというか支配されているというか、牛耳られているというかそんな感じがあったのでしょうか。
Pt◆ ありますね。
Th● 腕の回復によって少し動かせるようになったという経験、つまり自分の意のままにといいますか、それで自分の腕になったような気がすると‥‥。
Pt◆ はい、まあそんな感じです。
Th● それから字を書くときに自分の腕を自分の腕と実感がでてきたことが大きいと言ってましたが‥‥。
Pt◆ 字を書くときに左手を置くと、書いているって実感が湧くのがわかりました。左手を置くと何を書こうとしているのか、わかりながら書けるんですよ。それがやはり、大きかったのでは‥‥‥。
Th● それまでは自分の腕ではなかったということですか？
Pt◆ そうです。自分の腕ではなかったですね。
Th● いわゆる「豚足にとり憑かれた腕」。
Pt◆ はい。豚足‥‥何かにとり憑かれた腕。
Th● では、今はそういう感覚はないのですか。豚足は今どうですか？
Pt◆ 今はもう（豚足は）ないです。でることもないです。
Th● でそうになることもない？
Pt◆ ないです。
Th● でも、それはよかったですね。仮に左腕がこれ以上‥‥、もっと動けばいいのにと奥さんの望むように使えなくってもいいと‥‥あの気持ち悪い豚足が消え去ったことで、以前言ってましたね。眠るときに左腕を上にしていると豚足がでてくるから、またわっと豚足がよみがえってこないように、とり憑かれないように左腕をいつも下敷きにしていたって言ってましたね（本人は何度も頷いている）。覚えていますか？

Pt◆あれは本当に悩まされました。今は普通に寝れてますよ。そんなことせんでも。
Th●お風呂のときも言ってましたね。着替えるときに‥‥
Pt◆またとり憑かれるんじゃないかっていう‥‥
お風呂のとき、裸になると重さが消えてるけど、服の重さが乗っかると、そう思えたのですよ。今はまったく消えてます。

――中略――

Th●では、今のことをもう少し聞かせてください（現在の意識経験）。今、豚足はないにしろ、自分の左腕はどんな感じですか？
Pt◆右はしっかりイメージが浮かびますが、左手は浮かびにくいですね。
左手は（閉眼すると）霧がかかった感じ。浮かぶのは手ですね。手でも親指が一番はっきりしてます。
Th●今度は私が少し動かさせてもらっていいですか？
これはどうですか？（動かしてみると、左肩関節の屈曲や肩関節外転、肘関節の屈曲伸展に対し、大胸筋や上腕二頭筋の痙性の高まり、抵抗感を感じる）。
Pt◆重い、抵抗感があります。引っ張られる感じ。右はスムーズですが左は荷物を抱えながら動かされた感じです。
強いゴムで体のほうに引っ張られる感じです（肩甲骨外側と上腕骨後部間）。それ以外は特に変な感じはないです。
Th●ありがとうございました。

インタビューで明らかになったこと

　再び豚足に憑依されたという意識経験は生じていないことが確認できた。更に麻痺した身体に限局した妄想的な思考に基づく行動化は認められなかった。
　つまり豚足に憑依されたという意識経験から、「左腕を常に下敷きにしなければ寝られない」、「なるべく風呂場へ行くのは避けていた」という回避行動は、その後、一度もとっていないことも確認できたわけだ。
　脳卒中によって生じた運動の特異的病理（伸張反射の異常、放散反応の異常、共同運動、運動単位の動員異常）は、訓練終了から約1年半経過し、訓練終了時より麻痺側上肢の筋緊張の亢進は若干認められた。
　しかしながら、意識経験として「何かが圧し掛かっているような重さ」や「何者

かがとり憑いて私の腕を引っ張っている」という麻痺側上肢に限局した妄想的な他者他物から侵害されるような不快な意識経験にはなっていなかったということだ。ただ自分の腕が「重く」「ツッパリ感」を知覚し、そして他動で肘関節を伸展されるような動きの際も「荷物を何か提げている中で動いている感じ」という違和感を感じているだけであった。

改めて考えさせられたいくつか…

1. 豚足に憑依されたという経験になったメカニズムに対する仮説の再考

　右中大脳動脈領域の脳梗塞（右頭頂葉を中心として）を発症することに伴う、不快な身体反応（触圧覚的情報を含めた情動経験）と、同等の不快な過去の経験が検索され、結果として視覚表象と連合された。そして右半球の頭頂葉損傷に由来すると考えられる「妄想」的解釈が生じ、「豚足に憑依された腕」を誕生させたと解釈できる。更に脳が恒常性を保つために「思うように動かない腕」とその「抵抗感（特異的病理に伴う）」を「邪魔されている」という解釈をしたと考えられる。

　症例の損傷部位との関連では、特定（上下肢に限定）の妄想が右半球損傷と関連があるという報告[28]、右頭頂葉損傷により知覚の障害が生じその結果、妄想的解釈になるという報告[29]などがある。身体の所有感覚に関する機能局在は一応、頭頂葉下部という報告が多いようであるので、病巣としては一部該当するとも考えられた。

　また小澤は、精神力動という観点から興味深いことを述べている。彼によると、妄想生成過程は喪失体験、喪失感、依存欲求と拒否という両価感情そして攻撃性という順序で構成されるという[30]。「喪失感を生み出す現実は、常に彼らの生活世界に存在し続け」る。「かくして、彼らは依存すべき対象への依存の心と攻撃的感情の両価性に苛まれ、喪失感と攻撃性の狭間で引き裂かれることになる。この如何ともしがたい状況を「解決」するには妄想を産出するのが、一つの有効な方法である。つまり「不可能な現実への強制が可能な非現実によって置換される」（クーレンカンプ）のである」[30]と述べているのだ（強調は小澤）。この言及は認知症のもの盗られ妄想に関する解釈であったが共感を覚えた。

　これらの考えに従うと、脳損傷による左側身体の麻痺は単に左側身体が「動かない」に留まらず、家族内・社会的役割も含めた自己喪失感も伴っていたことが推測される。

　症例Aは個人の性格と家族間の関係性から攻撃性を「他者」に向かわせることは

せず、自分自身の不快な記憶である「豚足」と「自己身体」を関係づけ、攻撃対象を創出したと解釈できる。

症例Aの妄想的な意識経験、すなわち「豚足に憑依された腕」という経験の引き金は、身体所有感の変質を生じさせうる右半球の頭頂葉を含めた脳梗塞である。そして「頭が万力で締め付けられ、首の後ろから左の二の腕にかけて、何かが圧し掛かってきた」という発症時の不快な経験と不快な豚足を見た時の経験とが連合した可能性は高いといえる。そして運動の意図に伴って動かないという左腕の麻痺に関する知覚と不随意的に高まって自らコントロールできない痙性（筋緊張の亢進）の状態、このなんともしがたい状態を自分なりに納得させる解決方法が「原因の外在化」であった。すなわち腕は「とり憑かれた」のである。また自分自身の尊厳に対する「喪失感」の穴埋めとして「とり憑かれた」という妄想は欠かせないものとなり、いらだちと不甲斐なさなどの攻撃的な感情を解消するための対象が豚足となったと解釈できる。

このような認知的判断は、右半球の頭頂葉を含めた損傷と損傷を逃れた左半球の相互作用の結果であることはまず間違いない。そう思った。

【発症場所と意識経験との関連】

ただもう一つどうしても気になることがあった。それは発症した場所を聴いて、その場所は「焼き肉屋」だったということだ。

豚足に憑依された意識経験となった背景に、視覚的に不快で情動的にも反応した「豚足」に関する記憶‥‥これはもしかしたら、焼肉屋での肉の匂い‥‥嗅覚を介して「肉」に関する不快な記憶が「豚足」へつながった可能性はないだろうか。確かめようのないことだが、もし、自宅で発症していたら、豚足に憑依されたという意識経験にならなかったのでは‥‥。そんなことを考えさせられた。これ以上は私の思考が妄想的だといわれかねないのでこのへんにしよう。

ただし、症例Aは、リハビリ室での訓練時に、自分の舌に関して「死んだ肉、生レバー」と記述している点を鑑みると、不快な情動的な経験を他の生物に喩えるという特徴があるのかもしれない‥‥。

いずれにせよ、認知過程の改変により、ある程度だが、「自らの腕」が自らの行為を予測的に制御できうるという自己所有感を伴う意識経験の変化によって、もはや「妄想的思考が伴う強烈な不快感は生じていない」ことを自覚したと考えられる。

そして本来、痙性（特異的な運動の病理）と妄想的思考は連動しないので、消去

後は特異的病理が増悪しても豚足に憑依された感情は惹起されず、影響されないことが示唆されたわけだ。

症例Aが「豚足に憑依された」という経験を払拭できたのは、自分自身の腕を自分自身のものであるという感覚をもつこと、自己の知覚と記憶を繋ぎ合わせることができたからだ。

自己の知覚と記憶を繋ぎ合わせたのは、症例Aの言葉でいうと「実感」が伴う経験をさす。「実感」とは、訓練によって、自分の上肢の体性感覚情報と視覚情報の一致を図っていくことによって、徐々に運動の意図と結果が一致していく感覚であったと考えられる。もう一つは運動イメージによって成されたと考えられる。運動イメージは、実際の運動を伴わないが、実際の運動をした際とほぼ同様の運動関連領域の脳の賦活が得られるからだ。

2. 消去という学習と訓練について考えていたこと

消去には、ルドゥーによると、内側前頭前野皮質と扁桃体が中心的な役割を担っており、海馬もその制御に重要な役割を果たす[8]ことが明らかになっているようである。

とりわけ内側前頭前野に注目してみると、「内側前頭前野の機能は自己の知覚と記憶を繋ぎ合わせて、自分が自分であるという感覚、即ち「自己感」を形成するのに重要な役割を担っている」[31]という報告があるようだ。このことと症例Aの訓練による消去（実感を伴う経験）を重ね合わせると矛盾しないように思う。つまり自己の喪失感から生まれた妄想、すなわち「豚足にとり憑かれた」という妄想の改善は「自己感」の再形成の結果に他ならないということだ。

小澤は、（もの盗られ妄想は）「馴染みの場、馴染みの関係、そして馴染みの自分が喪われたことが彼らの喪失感を生んでいる」と述べ、だから治療的には再び「馴染める」環境の提供や馴染む関係性の援助が重要だと指摘している[30]。「馴染む」という言葉の意味は、しっくりくる、違和感がなくなることだといえる。

だから症例Aの「豚足にとり憑かれた」という妄想は、馴染みの自己身体が喪われた状態から「違和感のない」自分を再び取り戻すような（馴染んでいくような）訓練であったから消失したと思う。なぜなら症例Aは体性感覚と視覚との一致、運動意図と結果との一致を図る訓練によって自分の「左腕」という「実感」を得ていったからだ。

3．消去とアップデートについて

　ルドゥーの「消去」は、過去の負の記憶の想起やある刺激によって不快な情動が惹起されないことを意味する。その記憶の消去は、パソコンでいうと、上書きのアップデートだ。ただし、単に上書きのアップデートでは何も変わらないのだ。新たな経験が上書きとなる必要があったのだ。

　アップデートという意味は誤解しないように注意が必要だ。通常パソコンがアップデートされていると表現する時、更新する、最新の状態にするという意味になることが多いと思う。脳もパソコンと同様にアップデートされていく、常に更新されていくと見做すことはできる。この点に全く異論はない。

　ただし、症例Aで明らかになったように注意しなければならない点は、最新の状態は、最良の状態を必ずしも意味しないということだ。症例Aの場合、発症してから、麻痺側の左上肢は豚足に憑依された腕となった。しかし、本来の自分の左腕を取り戻すまでの期間、脳は日々アップデートされていたはずだ。しかし、とり憑かれた腕のままであった。そして左上肢の運動機能回復に伴う書字行為の最中に、そして左腕に対する運動イメージを活用した日を契機に、自分の腕を取り戻したわけである。そして、その日以来、仮に痙性が治療終了時より亢進していても、豚足が再び現れることはなかったという事実だ。

　これで脳が最新の情報によって更新されたという意味は、本人にとっての最良の脳になっているとは必ずしもいえないという意味がおわかりいただけただろうか。

　本人にとっての不快感のない望ましい意識経験となるような、新たな経験をつくる。

　それが、本人にとっての最良の脳となるのだ！

追記

　身体所有感[32-34]（図25）は頭頂葉の機能と強く関連しているようだ。右の頭頂葉の損傷、とりわけ下頭頂小葉の損傷が生じると身体所有感の変質が生じることがあるのは確かだろう。ただ、興味深い点は、その部位を損傷したからといって、必ずしも身体失認が生じるわけでもない。「視覚と体性感覚の時空間的マッチングが身体所有感を生起し、それら実際の感覚フィードバックと遠心性コピーの時空間的マッチングが運動主体感を生起する」[34]ということが多くの研究から明らかにされているようである。

　身体所有感が一部であっても完全に奪われると、例えば自分の麻痺した左手を

> 身体所有感（sense of self-ownership）とは、
> 「この手は，私のものである」という意識
>
> 運動主体感（sense of self-agency）とは、
> 「この手の運動は、私自身が引き起こしたものである」という意識
>
> (Gallagher II: Philosophical conceptions of the self: implications for cognitive science. Trends Cogn Sci 4: 14-21, 2000より)

図25　身体意識

「お母さんの手」といって絶対に譲らない。そんなことが起こることもある。幸い症例Aは自己の所有感の喪失ではなかったと見做すことができる。とはいえ自己所有感は有していたが、侵害され侵食されるような経験であったことは間違いのない事実だ。

症例Aは、右頭頂葉の損傷は認められた。主に視覚と体性感覚情報の不一致、すなわち運動の意図は発動するが、（麻痺によって）動かないことが関係したのだろうか。「豚足に憑依された」という不快な経験は、視覚と体性感覚情報の一致を図るだけではなく、同時に情動的な記憶とも無関係ではないようだ。コインの表と裏のように経験が張りついているのだ。

私たちセラピストは、脳損傷による手足の麻痺という目に見える世界だけに心を奪われず、目に見えない世界にも心を向けるようにしなければ、患者の生きている世界へは近づけない。すなわちセラピストはその両方の世界を見ることのできる目を持たなければいけない。

そう強く思わせてくれた症例との出合いであった。

（再会から10年ほど経ったある日、Aさんが永眠されたことを奥様からの葉書で知った。心からご冥福をお祈りする。）

文献

1) 山鳥重：神経心理学入門．医学書院，1985.
2) 本田慎一郎，森岡周：豚足に憑依された腕．ポスター演題発表，第5回認知運動療法研究会学術集会関連資料，2004.
3) Carlo Perfetti，宮本省三，沖田一彦（小池美納・訳）：認知運動療法―運動機能再教育の新しいパラダイム．協同医書出版社，2000.
4) 宮本省三，沖田一彦・編：認知運動療法入門―臨床実践のためのガイドブック．協同医書出版社，1998.
5) Franca Pantè（小池美納・訳，宮本省三・編）：認知運動療法講義．協同医書出版社，2004.

6）Carlo Perfetti・編著：脳のリハビリテーション[1]中枢神経疾患．協同医書出版社，2005．
7）岡崎祐士・編：こころの科学 126－特別企画 妄想．日本評論社，2006．
8）ジョセフ・ルドゥー（松本元，他・訳）：エモーショナル・ブレイン－情動の脳科学．東京大学出版会，2003．
9）大石和男：運動イメージと自律反応．専修大学出版局，2006．
10）ジョセフ・ルドゥー（谷垣暁美・訳）：シナプスが人格をつくる－脳細胞から自己の総体へ．みすず書房，2004．
11）藤島一郎：口から食べる 嚥下障害 Q&A 第 3 版．中央法規出版，2002．
12）藤島一郎：脳卒中の摂食・嚥下障害 第 2 版．医歯薬出版，1998．
13）金子芳洋，千野直一・監修：摂食・嚥下リハビリテーション．医歯薬出版，1998．
14）金子芳洋・編：食べる機能の障害－その考え方とリハビリテーション．医歯薬出版，1987．
15）上田実：知っておきたい口腔からみた全身疾患の知識．医歯薬出版，1999．
16）中沢勝宏：症例で読む顎関節症－保存療法のすべて．クインテッセンス出版．1999．
17）加藤武彦：口から食べることへの支援－要介護高齢者の口腔ケア．環境新聞社，2002．
18）西原克成：顎・口腔の疾患とバイオメカニクス－歯科医学の新しいパラダイム．医歯薬出版，2000．
19）西原克成：内臓が生みだす心．日本放送出版協会，2002．
20）矢守麻奈：嚥下障害のリハビリテーション．失語症研究 21(3)：169-176，2001．
21）道健一，黒澤崇四・監修：摂食機能療法マニュアル．医歯薬出版，2002．
22）高橋未哉子：口腔筋機能療法の実際－指導のポイントとその効果，クインテッセンス出版，1991．
23）植田耕一郎：脳卒中患者の口腔ケア．医歯薬出版，1999．
24）山本隆：美味の構造－なぜ「おいしい」のか．講談社．2001．
25）Shiozawa K, Kohyama K, Yanagisawa K：Relationship between physical properties of a food bolus and initiation of swallowing. Jpn J Oral Biol 2003; 45: 59-63.
26）塩沢光一：「咀嚼に関わる体のしくみ」，「咀嚼中の食物の変化と飲み込み」．平成 16 年度日本咀嚼学会主催 健康咀嚼指導士研修会（平成 16 年 8 月 28～29 日），講義資料．
27）本田慎一郎：豚足に憑依された腕再考．ポスター演題発表，第 8 回認知運動療法研究会学術集会，2007．
28）Penelope S. Myers（宮森孝史・監訳）：右半球損傷－認知とコミュニケーションの障害．協同医書出版社，2007．
29）P・ガレティ，D・ヘムズレイ（丹野義彦・監訳）：妄想はどのようにして立ち上がるか．ミネルヴァ書房，2006．
30）小澤勲：痴呆老人からみた世界－老年期痴呆の精神病理．岩崎学術出版社，1998．
31）C・ジンマー：自己の神経生物学「私」は脳のどこにいるのか．日経サイエンス編集部・編：脳から見た心の世界 part2，日経サイエンス，pp.18-25．
32）Gallaghar II：Philosophical conceptions of the self: implications for cognitive science. Trends Cogn Sci 2000; 4: 14-21.
33）村田哲：模倣の神経回路と自他の区別．バイオメカニズム会誌 29(1)：14-19，2005．
34）信迫悟志：身体表象の神経基盤．森岡周，他・編：イメージの科学－リハビリテーションへの応用に向けて，三輪書店，2012，pp.32-99．

02
右側の左側は左側
半側空間無視の食べ残し

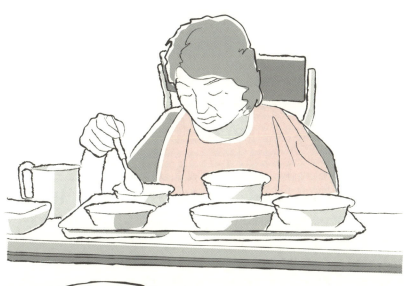
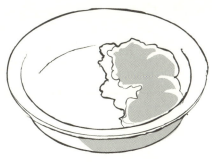

はじめに

　食べることに関する障害は、先に述べた症例A（豚足に憑依された腕）のように食べ物を口に入れてから飲み込むまでの問題、いわゆる摂食・嚥下障害がまず1つある。2つ目は、嚥下障害に直接つながる口腔器官の問題というよりも、食べ物そのものの存在に気づけず、食べ残すという事態が生じる問題がある。そう、半側空間無視（Unilateral Spatial Neglect、以下USN）による食べることの障害だ。
　さてこのUSNを呈する患者の食事場面を覗いてみよう。1) 左側の食事には気づけず手をつけない。2) 手をつけないまま「ご馳走様でした」と言う。3) 手をつけても右の器の中の左側を残してしまう。4) 対面している患者さんのご飯を見て「私のご飯、取られた」や、「今日はご飯がついてない」、「品数が少ない」などと感情的になってしまうなどが観察される。
　患者が食事を自ら食べられるようになるにはどうしたらいいのかと、セラピストであれば一度は悩んだことがあるはずだ。症例Bはまさにその典型例だ。

症例B

　80歳代、女性。
　X年8月に自宅で倒れ、その後すぐに病院に搬送された。
　病巣は右の島皮質、海馬傍回、扁桃体、上側頭回、中側頭回、紡錘状回、後頭回、縁上回、後頭回、角回と右頭頂葉から側頭葉全般、そして後頭葉の一部にわたる広範囲に及んでいた（図1）。
　リハビリの介入は比較的早期で発症から1週間以内にベッドサイドリハが開始された。介入当初は弛緩性の運動麻痺であったが経過とともにいわゆる痙性麻痺となり、日常的に使うレベルには程遠い状態のままの腕となった。感覚麻痺は注意障害の要素を除外しても重度の鈍麻が疑われた。高次脳機能としては著明な半側空間無視が認められ、治療対象の中核的なものとなった。ADLは初期から全介助レベルであり、端座位はとれず、常に介助が外せない状態であった。

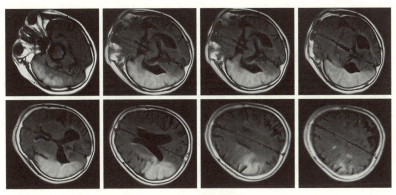

図1　MRI画像

訓練を構成する5つの視点

　患者の機能回復を目指す場合、セラピストは何らかの治療理論を用いて介入する。私には、私なりにいきついた治療理論がある。機能回復は病的状態からの学習であると捉えた認知理論だ。患者の認知過程（知覚 - 注意 - 記憶 - 判断 - 言語 - イメージ）の活性化を図ることを念頭に置きつつ、患者の身体を介した問題を提示し、患者自らが自らの身体について思考し、解答するという経験によって回復を図ろうとする考えの理論だ。

　患者に思考する経験を求めるのは、「思考器官としての脳は、生物学的な器官としての脳を変化させることができる」（Perfetti）という仮説に拠るものだ。

　患者に思考させる「経験」とは、セラピストが機能回復のために設定した「訓練」を意味している。そしてある1つの訓練を実施する場合「**認識論的視点**」、「**神経生理学的視点**」、「**認知的視点**」、「**作業的視点**」、「**教育学的視点**」の5つの視点で構成されていることが望ましいと考えられている（図2）。

　なぜなら5つの視点があることによって患者を多角的に検討することができ、訓練を常に洗練させ

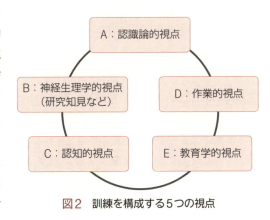

図2　訓練を構成する5つの視点

ていくことができると考えられているからだ。

まずは、認識論的視点についてだが、これは「問題-仮説-検証」という一貫した思考循環となっているか考える視点のことだ。患者一人一人の治療は、「どうして〇〇は、△△になってしまうのだろうか」と問題を提起し、「◇◇が□□だからではないだろうか？」と仮説を立て、治療で検証していくという「問題-仮説-検証」作業で成り立っている。このような思考循環は、セラピストの科学的態度といえると思う（図3）。

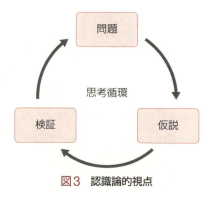

図3　認識論的視点

ではUSNについては、どのような問題を提起することができるだろうか。「どうして右側の視空間ばかり見て、左側の視空間をまるで気づけないのか、見ようとしないのか」、これが問題提起だ。

この問題提起に対して、「左右の身体を介した情報の統合不全が原因で、空間に対する正中軸が右側へ偏移しているからではないか」と仮説をひとつ立てた。

ただし、この仮説は突然でてきたわけではなく、この仮説に至る私自身の臨床経験と知見を漁る作業過程があった。USN出現の仮説はいくつかあるが、まずわかりやすいのは、WeintraubとMesulam（1987）による方向性注意説だ[1-4]。右半球は左右の空間に注意が向けられるが、左半球は主に右の空間への注意機能しかもたない。ゆえに右半球損傷が広範になればなるほど、左空間への注意は向かず、その一方で注意が右空間にしか向かない形になる（図4）。ただし、左半球損傷患者であっても半側空間無視が強固に残存する症例もいる。このような例は半球間抑制による注意障害説や機能解離という現象である程度説明がつくと思う（「09」章「目が合わない」症例で述べていく）。

Mesulam（1981）の空間性注意のネットワークモデル[1-4]も有名だ。彼は空間性注意については、頭頂葉、前頭葉、帯状回と皮質下の視床、線条体、上丘などの神経ネットワークから構成されており、頭頂葉では感覚表象を、前頭葉は運動表象を、帯状回は動機づけ（意識の焦点化、あるいは抑制）の役割をもつとしている。病巣としては右側の下頭頂葉や上縦束の損傷での出現率が高いとの報告[1,2]があるが、ネットワーク化されていることを考えると、どこを損傷されても出現する可能性はあるといえるので頷ける。

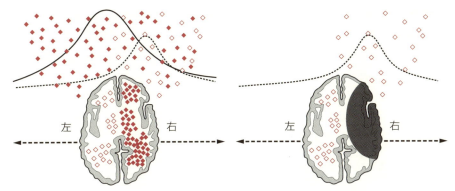

(石合純夫:失われた空間. 医学書院, 2009, p170より)

図4 方向注意説（右の図は右半球を損傷した状態）

また、右半球損傷が生じた場合、左右の空間に注意を方向づけられなくなり、左半球の右側空間へ注意を方向づけることが優位になる。そうなると左側空間へ注意を方向づける機能が低下しているわけだから、知覚される情報と運動が右側へ偏移することで左側を結果的に無視してしまう。このような空間性注意の右方偏移の中で、知覚と運動の相互作用は更に進んでいくという考え[1]も頷ける（図5）。この他、表象障害説[5]もある。この表象障害説に関しては「04」章「口腔内左半側空間無視の可能性」の症例で詳しく述べていきたい。

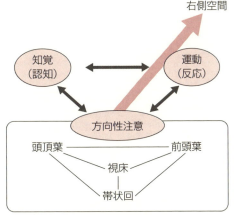

(石合純夫:失われた空間. 医学書院, 2009, p173より. 一部改変)

図5 注意の偏移による空間の偏移

いずれにせよ、今挙げた仮説はどれか一つで全ての症例の症状を説明できるものではないし、実際の訓練に結びつけられる思考に私の中ではつながらなかった。

そこに、訓練につなげられるヒントの多くが、イタリアからもたらされた。Contiら（1986）、Manzoniら（1989）の研究が注目されていたのだ[6]。Perfettiによれば、Contiらは、サルの第一次体性感覚野の体幹の身体再現領域のニューロンが両側性の投射を受けていることを明らかにした。つまり右半球の体性感覚の体幹に関するニューロンは、左側からだけでなく右半身の体幹からも

（同側性）投射を受けている（図6）[6]。Manzoniらは、ネコの感覚野の身体部位再現領域の体幹に関するニューロンは左右からの触覚情報を2つ受け取っていて、これらを合わせて正中線を表象していると述べている（図7）[6]。またこうもいっているという。「正中線は両方向性の半球間回路を介して調整される機能的ユニットである」[6]と。

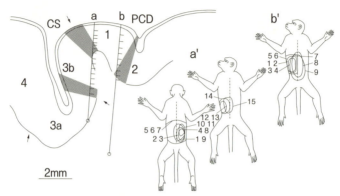

(Conti F, Fabri M, et al.: Bilateral receptive fields and callosal connectivity of the body midline representation in the first somatosensory area of primates. Somatosens Res 1986; 3(4): 273-289より)

図6　サルの体幹における両側性受容野

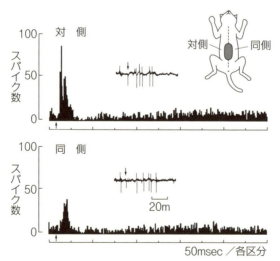

(Manzoni T, Barbaresi P, et al.: The callosal connections of the primary somatosensory cortex and the neural bases of midline fusion. Exp Brain Res 1989; 76(2): 251-266より)

図7　ネコの体幹における両側性のニューロン・スパイク

そしてIwamuraの研究も参考になった。彼は頭頂葉体性感覚野で身体左右の情報は統合されることを明らかにしている[7]。左右両側に受容野を持つニューロン、すなわちbilateral receptive field neuronは、体幹、頭部、肩甲帯・骨盤帯、手に受容野があるというのだ。このbilateral receptive field neuronは3・1野には認められないが、2野以降の高次連合野に行くほど豊かになり、ヒトは頭頂葉にあるbilateral receptive field neuronとその両側の合流を果たす脳梁によって、身体正中とその左右を形成していることになるという。これがbilateral receptive field neuronによるネットワークだ。

また田岡らは、上肢や下肢の近位の両側の統合は、主に関節の動きなどの深部感覚ニューロンで生じるが、遠位部（手掌面）は皮膚感覚ニューロンで生じると述べている[8]。

とどのつまりはこういうことだ。健常な生物にとっての空間認知は、身体の左右のつり合いがとれていることで規定されている。私たちが身体という時、肉体的な手や足や体をイメージするが、目も身体の一部であると見做すことができる。この目という視覚と身体を介した体性感覚を中心とした情報が統合されて、初めて歪みのない空間世界の広がりが生まれるといえる。その基礎には、どうしても身体そのものがあるように思えてくる。つまり空間認知の基礎は身体という体性感覚情報の存在に支えられているのである。

ちょっと視点を変えてみよう。そもそも、脳内には真ん中という概念が明確に存在するのだろうか（言語的な概念としても）。あるとすれば、二足歩行に至った人間とこの地球という重力下で生きる私たちの身体経験に根差しているのではないか（ちょっと壮大な感じはするが誇張していないつもりだ）。この身体経験によって、言い換えると私たちの左側と右側の身体を介した情報の統合の結果、真ん中はあるのではないかと。「あそこの上（下）に‥‥」「もうちょっと左（右）」「そこの後ろ（前）に‥‥」など言語的に表現することがあるが、これらの表現は基本的に自己身体を基軸としているではないか。つまり身体を介した情報に基づき、脳内に真ん中という概念が生まれ、表象化されているのではないか。

ということは、左側の身体を介した情報を適切に脳で情報処理できるように援助し、そして右側の身体を介した情報と適切に再統合できるよう導ければ、USNは改善するのではないか？　これが**神経生理学的視点**を踏まえて導いたUSNに対する、骨格となる訓練可能な病態仮説といえるのではないか。そう考えるに至ったのだ。これが認識論的視点で仮説として挙げるまでのセラピストの思考過程だ。

また、神経生理学的視点は治療仮説の後ろ盾となるものを記述していく視点でもある。仮に期待した治療結果が得られなければ、仮説は反証されたことになるので、他の知見を再度手がかりにしながら、新たな治療仮説を構築していくことになるのだ。

　さて次へ進もう。5つの視点の3つ目に**認知的視点**を挙げた。これは2つの観察が含まれた視点だ。1つは患者の関節運動、反射、痙性の出現部位や程度、実際の運動の状態などの一般的な観察だ。もう1つが患者の認知過程（知覚－注意－記憶－判断－言語－イメージ）についての観察だ。つまり、目に見える現象としての運動的側面の観察と、直接目には見えないが運動の異常の背後にあると考えられる認知過程の観察を行うわけだ。この2つの観察結果を統合した上で患者の病態を解釈していくのだ（図8）。

　では、USNの病態の中核には注意機能が強く関与していると考えられるので、この項では認知的視点の特に「どのように注意を使うのか」という点に着目しながら、食べる行為を中心に述べていくとする。

　症例Bは、左側の器には気づかず、右手は正中より右側の食事のみを摂取するようにしかリーチングが生じないことがまず挙げられる。これが外部観察的視点だ。

　症例Bにとって気づける視空間は主に右側へ限局しているので、自己身体の周辺空間内にある右空間の食器にしか気づけず、その食べ物のみを摂取する。これは方向性注意の要素が強いと見做すことができる。右空間であったとしても、必要に応じて他のお皿に適切な注意が向けられない。これは注意の転換性の問題だ。右側空間にある食事を摂取していても、容易に他の刺激に注意を奪われることになって食事が中断してしまう。これは選択的注意および持続性あるいは強度という要素も含

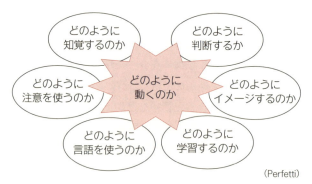

図8　観察のためのプロフィール：認知的視点

まれるかもしれない。そして右側空間であっても、摂取するのは常に同じ皿で、食べ物がなくなるまで、スプーンで掬い続ける。これは転換性や分配ができない現れと見做すことができる。当然楽しく会話しながら、ということは困難だった。これは分配性に相当する。右側の器の中の左側を食べ残すという物体中心無視も観察された。

このように半側空間無視の症状は方向性注意の問題のみではなく、全般性注意の選択性・持続性・分配性・転換性も密接に関連していることが明らかになった。

「どのように判断するか」という点についても少し述べておこう。食事の場面の一コマだ。

  Th● ご飯がきましたよ（個室内で食事が運ばれてきた）。
  Pt◆ はい。
  Th● テーブルに食事のお皿はいくつあります？
  Pt◆ （一応の見える右空間を見る仕草があり‥‥）4つぐらいあると思います。
  Th● 4つぐらいあると思う？？？

この「4つぐらいあると思う」という発語の意味は本来の知覚というよりも印象や記憶で答えているようだ。おそらく注意が途切れやすいので、病前に食卓で並べたお皿の数の記憶や、食事の介助を受けた時に記憶したお皿の数を手がかりにしたのだろう（なお、症例の右空間には皿が2枚あった）。

このように知覚された経験が、そのまま言語化されたというよりも、「あれ？ 2つしか皿がないなんて、おかしい‥‥」という思考が意識化されず、辻褄が合うようなストーリーが成立するような歪曲された判断がなされたと解釈することができる。

  Th● よーく探してみて‥‥本当に4つですか？
  Pt◆ ‥‥‥‥‥。まだ来てないんやわ（職員さんが残りの食事を運んできてくれていないから）。

と言い直す一幕。

このようにみていくと、単に左側の空間に存在している対象に気づけないだけでなく、注意障害を中核としながらも認知的な判断の歪みも生じている。

この他、興味深いことに、線分抹消課題（図9）などの神経心理学的検査を実施すると、右側の一行しか気づけない（抹消できない）が、目の前にカレンダーや

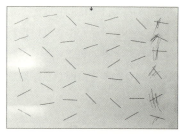
図9　線分抹消課題

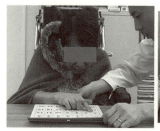
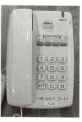
図10　興味・関心による注意の変化

　プッシュホンを提示し、任意の日付の指さしや、知人や自宅の電話番号を押すように指示すると、明らかに対象の最左側にまで気づくことができるという特徴があった（図10）。このように興味・関心のある対象が視覚的に提示された場合、選択的な注意が左側空間にも及び、課題がこなせる場面があったのだ（一方、抽象的な対象を提示した場合、そのようなことは一度も生じなかった）。

　今述べたことは食べる行為に関連した注意を中心にみたが、この他に自己身体に関する認識や記憶面や言語面などを含め、回復を阻害する因子と回復に促進的に働くであろう因子を対話しながら整理していった。症例Bの場合をまとめると、以下のとおり。

● **回復の阻害因子（Negativeな因子）** ●

- **自己身体へ注意が非常に向きにくい。**
- ある身体部位に注意が向いてしまうと、注意を一旦解放し、他の部位へ移動できない。
- 自発的に麻痺側身体部位の特に左手には接触は認められるも、こちらの求める身体部位に関する体性感覚には注意が向きにくく、連続的に関節部位の定位を求めるとできない。
- 右側の視覚・聴覚的刺激に注意がそれやすく、私が正面にいて話をしていても、つい反射的に右側の対象を見てしまう。
- ある対象を追視するよう求めると正中より左側に向くことができるが、持続しない。
- 問いに対する困難さが生じた場合、話を変えたり、異なる動作をしてしまう。
- 対象が何であるか知っているが、言語化が不適切または困難なことがある。
- 内的な事柄が半ば無意識的に想起され、注意の集中が奪われやすい。

- 共同注意の利用は困難で対象物に対する注視、追視の持続時間は延長しない。
- 複数の身体部位に注意を向けることが困難（例：立てない）。

●**回復の促進因子（Positiveな因子）**●
- 興味・関心がある聴覚的言語情報または視覚対象だと注意が向き、持続性もある（職業歴的要素としてスケジュール管理の話の延長線上でカレンダー、顧客などの話から電話番号、食欲的な要素としての果物や、好きな動物などで鳥）。
- またその時は自発話だけでなく、会話の持続も可能となりやすい。
- 過去の経験で強く印象に残っている事柄は会話が長く続く。
- **麻痺側の身体失認傾向があったがそれほど強固ではない。**
- 言語的な援助があると、視覚的に確認しにくい身体部位である肩にも注意を向けることはできる。
- 短期記憶の著しい低下はみられない。
- 問いに対して自信がない時、やりたくない課題は「わからない」と述べたり、「嫌、もう帰ろう」など明確に意思表示することはできる。

病態解釈と治療仮説

　右半球損傷によって認知過程（知覚－注意－記憶－判断－言語－イメージ）の主に注意機能の異常が、より引き起こされ、①視空間全体には注意が向きにくく、身体に関する空間および接触に関する情報が適切に選択できず；②必要に応じた情報へ切り替えることもできず；③自分にとって容易にアクセスできる情報に限局され（右空間の視覚・聴覚情報と記憶情報）；④身体を介した様々な左右の情報を関係づけられなくなったのではないか。そのため、視空間の歪みが生じ、USNが生じたと解釈できた。この気づけない左側の世界を再構築するには、左右の身体からの情報の統合が必要だと考えた。

半側空間無視の訓練へ…

　症例Bの一番の問題は、身体そのものへ注意を向けさせようと思うが、非常に症例の脳は抵抗するかのような状態があるようにみえたことだ。

> **訓練1** 共同注意の利用

　この、自己身体へそもそも注意が向きにくい一方で右空間への注意は容易に向き、しかも容易に他の視覚・聴覚刺激に反応し、注意はそれてしまうという症例Bの特徴はどのように改善していけるか。そのヒントは過去のUSN患者に対する臨床経験にあるはずだ。それは、①治療者との共同注意を介したほうが対象物への注視時間や、追視が正中を越えて可能であること；②空間的な課題に用いる対象物は、抽象的な対象よりも興味のある対象のほうが注意の持続も転換も可能であることだ。

　次にどのように訓練をつくっていくか具体的にする視点、これが５つの視点の４つ目、**作業的視点**だ。

　まず、1) 身体のどの部位に対して訓練を行うかを明確にする。視覚を活用した共同注意の訓練なので、対象部位は目（視覚）である。

　次に、2) どのような異常要素の克服を狙うのかである。片麻痺の場合は、いわゆる痙性ということになるが、今回の場合は左側空間を無視するという異常の克服を狙うということになる。

　では、3) どの感覚モダリティを使ってその克服を狙うのかである。これは、視覚ということになる。

　そして、4) どのような認知作業（訓練課題）を行うのかを決める。これは、身体の関節を介した接触的な問題ではないので空間問題ということになる（図11）。

　更に、5) どのような治療道具を使用するか、6) どのような肢位が適切かも決める必要がある。

　また５つの視点の５つ目、**教育学的視点**では、訓練を構築する際には、1) 患者に

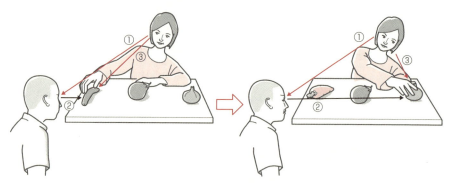

治療者の立ち位置は、本人にとってしんどくない右空間の側から、そして共同注意の対象物も右空間に配置されたものから開始し、徐々に正中位置、左空間へ移行する。

図11　段階づけの一例

何を教えたいかという内容、2) どのようにそれを教えるかという方法と段階づけ、3) パフォーマンスとしての目標を明確にしていく。更に、どのようにして効果を検証していくかを記述していく視点でもある。

　この訓練の場合の内容は、「共同注意」を介して段階的に、身体周辺空間の広がりがあることを自覚していけるのだということ。方法は、患者には、①治療者の目を注視 → ②治療者の目の動きを追視 → ③対象を探索し対象を特定化 → ④指さし、言語化へ、という流れで進めていく。目標は、左側の机上にある対象に気づけること。生活レベルの目標は、テーブルに用意された食事の摂取自立だ。

　この訓練のポイントは、視線の転換をいかに起こすかという点だ。視線の転換を起こすことは、そこに治療者と対象を共有しようという患者との三項関係がある。この視線の転換を起こすという行為は、①現在注意を向けている注視対象（治療者の目）から注意を解放する；②次の注視対象を選択（複数提示されている対象のうちどれかを治療者の視線の方向から推測）し、そこに視線を定位する、というプロセスにより構成されると考えられるからだ（図12）。

　訓練を実際に行うには、まずは当たり前だがセラピストと患者の信頼関係が重要である。視覚的共同注意を繰り返し行うので、目と目を合わせていくことが頻繁に必要だから重要だ。更にはこの訓練では、症例は、私の意図を汲み取り、内言語化させる要素も内在している。例えば「先生は何を見ているの‥‥？　○○？　▽△？　それとも‥‥」など。

　つまり、自ら他者の意図的な作業に付き合い、その課題に自らの脳を能動的に働かせ、認知過程を活性化させていくことを狙っていくのだ。このような認知的作業によって、他者の意図を汲んでいけるようになり、半ば無意識的に想起される記憶を抑制したり、他者とのコミュニケーションとして成立しうる時間を確保できるような注意機能の再獲得をも目論んでいるのである。

　次には興味・関心の抽出である。これは症例にとって注意のコントロールを考えた場合に重要だ。この興味関心があるかないかによって、空間的に提示した対象を持続できるか否かに差がでることは、過去に経験した患者によって確実な手応えを得ていた。興味・関心・価値があるもののほうが対象を選択できたあと注意の持続性が得られやすかったのだ（図13）。

　この点は後に、半側空間無視の背後には注意の持続性に問題があるというロバートソン（Robertson）らの報告[9]や、無視と動機（motivation）の結びつきは材質特異的（material-specific）なものだというMesulam（1999）の報告を知って[4]、自信

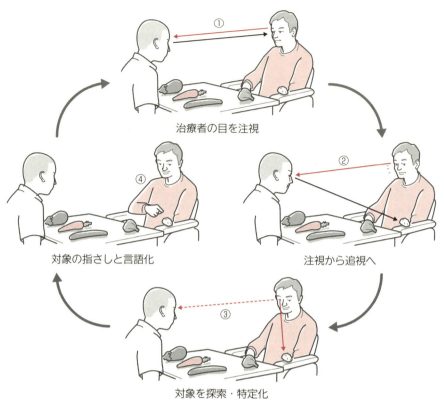

①治療者は、患者の目線が自分の目と合っているか確認する。
②その上で、机上の対象物へ目線を移す。
③患者は治療者の目が自分から他のものへ移ったことに気づき、治療者から目を離し、視覚的な探索へ移行する。
④患者は、①〜③の過程で、内言語化(思考)し、視覚探索の結果、同じものを見ているであろう対象物をポインティングする。

図12 共同注意を使った視線の転換

を得たのを覚えている。

そして、共同注意の利用である。実際、どのように活用するかの例は以下だ。

- 「私は○さんと一緒に同じものを見たいのです」《言語的理解の確認をする》
- 「一緒に見てくれますか？」《共感的な情動レベル》
- 「私の目を見てください」《注視しているか、その注視の持続時間》
- 「今私が見ているのは何ですか？」《治療者は症例の目から机上にある興味のある対象物へ目を移す、この時に症例の注視対象が治療者から対象物へ移行する

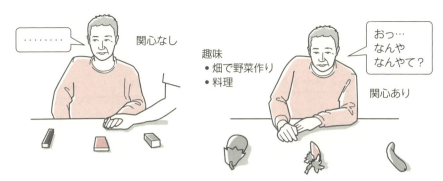

図13 注意の選択と持続性

かを確認》

　この訓練は、一旦外部の対象を設定し、段階的に対象物から自己身体へという本来の狙いへ近づけるために必要な段階づけだ。なぜなら、その当時の私には、いかなる方法を試みても、担当したどの症例にも自らの身体そのものへ注意を向けさせることが困難だったからだ。

　この訓練1では、症例自身の周辺空間の右側かつ遠い場所から始め、徐々に視覚的共同注意を求める場所を身体空間の近くへ、つまり物理的距離を詰めていき、最終的には治療者の視線は症例の身体部位へ移行していくという戦略だ。過去の経験ではこれが功を奏した。だから訓練2へ進めることができた。

　しかし、そういつもやすやすと進ませてはくれない‥‥。これが現実だ。訓練1について長々と述べたが、実は症例Bには適用が困難だった。なぜかについての考察は後に述べる。

　ともかく他のUSN症例らは、訓練1によって、ある程度自己身体へ意識が向くようになった時点で、訓練2として、視覚的な対象物から自己身体が対象となるように訓練を進めていけた。だが訓練1がうまくいかなかった症例Bの実際の訓練は、ここからの介入が中心となった。

訓練2　正中線の再構築
［作業的視点］

　訓練2の治療対象となる対象部位は肩であった。

　なぜ肩という部位を選択したか。Iwamura[7]や田岡ら[8]の研究知見を思いだしてほしい。左右両側に受容野を持つbilateral receptive field neuronのことだ。つまり

非麻痺側の肩関節の深部感覚と麻痺側の深部感覚を介して、「どこ」という外空間と自己身体の中心とを結びつける思考をさせることで脳内の正中線の再構築を図るというわけだ。

だから、克服させる異常要素は左空間の無視となり、感覚モダリティは肩の運動覚となる。

左右の肩関節の運動覚を介して、それぞれの上肢の動く空間的な左右の距離が概ね机の中央にある対象物の空間的位置と等しいと知覚しうる場所、それが身体の正中位置の前方だということを学習させようという狙いなのだ。

認知作業は空間問題であり、治療道具は模擬的な果物ということになる。肢位は座位で行った。

［教育学的視点］

訓練の具体的内容は、視空間および身体空間の広がり（左側）があることを気づかせたい（自己中心座標系から捉えた場合）ということになる。

方法は、第1段階として非麻痺側上肢の肩の運動覚を介して、対象は自分にとって「どこ」にあるかを認識させる（図14上段）。第2段階として麻痺側上肢の肩の運動覚を介して同様に進め、概ね運動覚を介した空間的距離が等しい場所（右上肢と左上肢の内転した距離の正中位）が、身体の真ん中であるということにつながるよう導いた（図14下段）。

目標は食事の際に、左側にあるお皿に自らリーチして摂取することであった。

約5か月介入した結果

症例Bは、物体中心性の無視が著明であり、食事場面においては、右側の食器であっても器の中の左側を著明に食べ残すということが認められたが（図15上段）、右側から正中位置までの食事であれば、言語的援助がなくても全て摂取可能となった（図15下段）。残念なことに左側の食事は声掛けが必要なレベルに留まったものの、器の左側も全て摂取できるようになった（図16）。

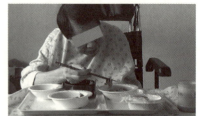

図16 左側は声掛けが必要

1-1）健側開眼から始める　　1-2）健側閉眼へ移行

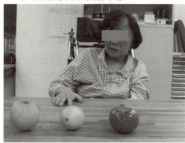
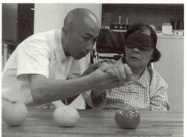

2-1）患側開眼から始める　　2-2）患側閉眼へ移行

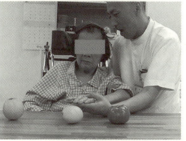
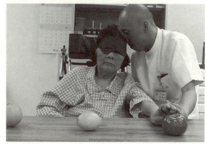

図14　空間情報の認識訓練（1.健側から始める → 2.患側で比較 → 3.左右で比較）

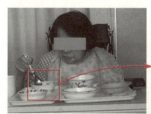
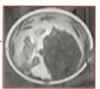

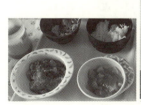
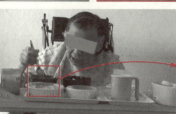
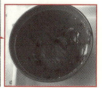

介入前は、常に右側の器にしか気づけない（上段左）、そして更にその皿の左側に気づけず食べ残す（上段右）。下段は介入後。

図15　介入前と介入後の食べ残し（右空間）

まとめと反省：残された課題

過去のUSN症例において左側の食事に気づけないという障害に対する具体的な介入は、視覚的な共同注意を活用した周辺空間の無視の再構築であった。続いて両側性支配に関与している上肢の肩の運動覚に着目しながら、両上肢の左右の運動覚を介して身体空間の正中化を図っていく治療の流れであった（表1）。

表1　USNの段階的な治療およびその要素

1) セラピストと患者の信頼関係
2) **興味・関心**の抽出
3) **共同注意**（視覚性）と言語の利用
4) 訓練は**対象物**から**自己身体**へ
5) 訓練は**右側自己身体**から**左側**へ

しかし、症例Bには訓練1は適用外となった。その原因は何か、いくつか検討した。まずは、右目は白内障、左目は緑内障だからと片づけたい自分がいた。しかし、もう少し粘った。後頭葉の一部が病巣に含まれていたからだと。でもこれでは自分でも納得感がない‥‥。

視覚的共同注意に関与する領域はどこか調べた。するとSTS（superior temporal sulcus：上側頭溝）領域が病巣と関連づけられた。一応のしっくり感だ。STSは生物学的な運動の検出だけでなく、他者の視線の知覚と処理に関連するという研究報告があった[10,11]。そしてSTSの構造的機能異常によって他者の目に注意を向けることが妨げられるという報告もあり[10,11]、一応の納得はあった。

この点に加えて、訓練1には治療者への視線転換の要素がある。前述のとおり視線転換という行為は、①注意を向けている注視対象から注意を解放する；②次の注視対象を選択し、そこに視線を定位する、というプロセスにより構成されている。つまり、この訓練1のやりとりは前頭－頭頂葉系の注意の制御能力の改善とかなり関係していて、訓練2の前段階として注意を向け続けるという点において重要だったのではないかと。この点は実は次に述べる、立つ、立ち続けるという行為（例えば、トイレでの立位でズボンの上げ下ろしができるまでの時間）と関係はありそうだ。

症例Bはなぜ、なかなか立てなかったか？

症例Bは、食事を提供された環境設定下であれば、食事を概ね摂取できるようになった。ただ移乗動作の自立には至れなかった（図17）。発症から半年を経過してもなお‥‥声掛けがあれば見守りレベルで立てるようになったが‥‥。

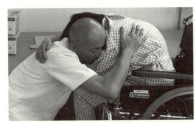 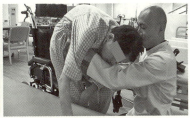

図17　移乗動作

　なぜ彼女はなかなか、立てるようにならなかったのだろう。この点は少し述べておこう。なぜなら左半球損傷患者の立てなさ、いわゆる失行症要素とは質的に異なるような気がするからだ。
　「立つ」という目に見える行為の背景を運動プログラムという観点で検討してみた。何かの内的な欲求や外的な要請によって「立つ」と自分が決めたら、頭の中でどのような運動プログラムが立ち上がるだろうか？
　立つための運動プログラムを作る際には、正確な体のそれぞれの位置関係、順序、タイミングなどが必要だ。つまり立つために必要な情報の統合だ。
　立つ場合、例えば今の足の位置は、膝の位置を基準にするともう少し後ろのほうが立ちやすいとか‥‥。これは自らの過去の経験の記憶が参照され、今の足の状態のままでいいか？と知覚対象となる部位へ注意が向かい、これでいい…とか、いやまずい…とか内言語でつぶやく自分がいるはず——つまり認知過程の活性化が必要だ。次にはどのように、そしてどの程度体幹の前屈（お辞儀）はしたほうがいいかについても同様だ。頭は膝の位置ぐらいまで前へ倒したほうがいいとか‥‥これも過去の経験の参照と現在の自己身体の状況のモニタリングが必要だ。順序性も大事だ。例えば体幹の前屈をしてから、膝の伸展、この直後ぐらいに体幹は今度は伸展相へ向かうなどだ。筋出力の調整やタイミングも忘れてはいけない。膝の伸展の筋出力を一気に上げる瞬間と体幹の屈曲相が伸展相へ変わるのがどの時期かなどもだ。これらの身体の各関節の空間性と時間性の適切な形成が運動プログラミングであり、その意識化された想起が、立つことに関する運動イメージだ。
　この他に、左麻痺によって両足で立ち上がることができない場合、おのずと、右足のみ、あるいは右足優位で立つという運動プログラムの変更が求められる。つまり、先の基本形の立ち方からどのように足底の重心を変化させるかを思考するか——立ち方の順序性は変化しないものの、身体部位にそれぞれかかる重心が変化し異なる形で立つことが求められる。例えば左足がほとんど使えない場合、左足の足

底全体へ重心が乗っているのではなく、立ち上がろうとしてから次第に右足の小趾球側に重心が寄っていき、体幹は右側へ若干寄るだろう。じゃないと左へ倒れてしまうという予期がなされる必要がある。このような情報の統合はUSNを呈する症例Bにとって難易度は高く、「立てない」のも頷ける。明確な意図とその持続、適切なプログラミングの選択とその指令と維持、そして比較照合過程‥‥このようなことが立てない背景にあったと思う。なぜなら彼女の非麻痺側の筋力に著明な低下は認められなかったし、関節の拘縮があったわけでもないし、痛みがあったわけでもないからだ。

■ 症例Bの身体失認傾向について

　脳卒中によって自分の手足が自分の手足に感じない、他人の手足のように感じてしまうと訴えるのは右半球の損傷患者に多いと思う。ガザニガ（Gazaniga）は、分離脳患者の実験によって、ある課題を解決するような場面に直面した際には「推論」が必要だが、左半球はやすやすと課題をこなす一方、右半球だけではそれができないことを明らかにしている[12,13]。また脳内で「情報」の不整合性があった場合、本来右半球は「あれっ？」とその矛盾を検出し、左半球は状況に合わせた矛盾のない後づけの答えをつくろうと働く。左脳はこのように情報を解釈するという機能分担があるのではないかと述べている。ガザニガによればラマチャンドラン（Ramachandran）らも、「右頭頂葉には異常検出器ともいうべきシステムがあり、食い違いが著しくなると騒ぎ出す」というわかりやすい表現をして説明しているようである[13]。

　このような彼らの考えに従うと、右半球に広範の損傷があると「推論」がうまくできず、また「あれっ？」という矛盾を検出する働きが生じないので、損傷をのがれた言語機能の活動を許された左脳としては、その情報に一貫性を見出すよう、本人にとって、もっともらしい解釈を求める。そこで症例Bの食事の際に「4つぐらいあると思う」とか「まだ食事が来てない（後から職員が持ってきてくれる）」という発語がみられたことも頷ける。そして時には一般的には理解しがたい独特の物語が生まれることも想像できる。またこのような仕組みで身体意識の変容が生じると、最初の症例Aのような経験をすることになるのではないだろうか。

　ガザニガが述べている内容で共感できるのは、「インタープリター（解釈装置）は、データ以上のことはできない」[13]ということである。つまり、（人生観・価値観・物事を捉える傾向性など）過去の経験の記憶と知識を総動員して、自分に生じ

ている現象を語るのである。故に独特の物語も当然類似している共通項があったとしても、非常に個性があるといえよう。

さて症例Bは介入初期には自分の左手を持ち、「この手は自分の手ではないみたい」と訴えることがあった。その発言を受けながら、私は必ず、治療時間の最初に彼女自身の右手で彼女自身の左首から左肩、左肘、前腕、手と触れ、擦り、撫でるという体性感覚情報を知覚することを実施した（図18）。

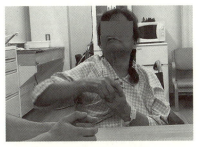

図18　自分で自分に触れる

①まずは非麻痺側の手（右手）で私の手を握ってもらい、他者の身体を触れているという知覚経験を確認してもらう。
②次に非麻痺側の手を誘導し、症例自身の首筋に触れてもらい自分の首に触れている感じがあるか確認する。
③この時に自分の手が自分の首を触れているという知覚経験が生じていることを確認し、確認できているようであれば、症例の右手が首から左の肩、肘、前腕、手と動いていく間、触覚経験を途切れさせないように注意を持続させるように言語的援助をしていく（私の手が私の腕を触れ続けているという知覚）。
④重要な点は、身体の所有感は視覚と体性感覚情報の統合といわれているが、自らの手が自らの他の身体部位を知覚しているし、自らの身体部位が自らの手で触れられているという二重性を感じ続けさせることである。

これによって、例えば左上肢に感覚障害があったとしても、「何かちょっと変な感覚で鈍い感じはあるけど、自分の右手は左側の身体部位の肩を（今）触れているし、逆に左側の肩は（今）右手に触れられている」という概ねの時間的・空間的な同期が生じる経験に導くことになり、そして、右手で触れている身体部位を近位部（遠位部）である肩（/手）から遠位部（/近位部）である手（/肩）へ辿っていく途中で、この触れられている感覚が続くということは、肩（/手）の次には肘が触れられるという体性感覚的な触・圧覚を介した予期を生む経験に導くことになると思い介入した。

そのことがどの程度影響を与えたかは定かではないが、介入1週間でその訴えは消失し、「動かないけど自分の腕」という認識へ変化していった。

自分の身体を自分のものと認めない症状を一般的に身体失認という。ファイン

バーグ（Feinberg）は身体失認が出現するメカニズムに関する2つの仮説を述べているが[14]、これはとても重要に思っている。それは、

1つは身体失認の思い込みは、個人的な関係性の解消であると同時に挿入である、

2つ目は身体失認自体を身体部位に関するカプグラ症候群とみなすべきである、

という考えだ。

彼の言葉を一部引用しながら症例Bに落とし込んでみよう。

まずは1つ目。右半球頭頂葉を中心とした損傷によって身体に関する情報が途絶えることで、感覚麻痺、運動麻痺に加え身体所有感の変質が生じた。その事実は今までの自分自身の手との関係性が解消されることを意味する。今までの関係性の疎外だ。この疎外を埋める意味が挿入、つまり自分との関係性が消えたので他からそれを補うものを挿し込むということだ。この挿入という考えを導入すると、自分の腕が豚足に憑依されたという症例Aの記述もしっくりくる。

また以前は、自験例で「この手はお母さんの手」と言って信じて疑わなかった症例と、「豚足にとり憑かれた。そう思えてならない」と語った症例Aとは、本質的に違うのではと思っていたが、症例Bを含めて考えると、右の前頭葉と頭頂葉に関連したネットワークの障害が生じた場合で、急性期から回復期までの期間にどのような経験をしてきたか（治療を含める）によるのではないかと思うようになった。

次は2つ目。身体部位として、これは「腕」だとか「手」だという認識ができたとしても、情動的な記憶としての「自己の身体部位」の熟知感が伴わない‥‥「でも、この親近感、かけがえのない対象であった」と想起される記憶が残っている。そこで自分ではない、このかけがえのない対象を心のどこかで探したら‥‥自分の、情動的に親近感をもつ誰かが挿し込まれる対象となるのではないかと見做すことができる。

あるいは情動的な今の体験が、この不快な感覚は‥‥「私は受け入れるわけにはいかない」。そういうことが潜在的なレベルであった場合、挿し込む対象は、親近感とは別の感情の‥‥不快な記憶と連合することがあるのではないか。この場合が症例Aのようになるのではないか。そう思えてきたのだ。

あとは程度問題なのではないかと思えた。とはいえ右半球損傷特異性という側面はあるとは思っているが‥‥。

■右半球の損傷がより悲劇的な出来事と受け止めているのか？

ラマチャンドランらは、記憶が選択的に抑圧される場合が現実にあり、それは精

神分析理論の抑圧現象ではないかと考えているという[15]。彼は、右頭頂部に損傷を負って病態失認（麻痺した左手足に対しての否認、無関心）を呈した患者に対して、右半球を人為的に刺激すると、麻痺した手について気づいたり、発症時からの記憶を想起できたという症例を経験したのだ。

個人的に共感できる点は、実はこの「抑圧」という点だ。一般的に、左半球損傷患者は自分が脳卒中になったことについて嘆き、悲観的で抑うつになることが多く、一方、半側空間無視が残存するような重篤な右半球損傷患者は逆にあっけらかんとして、自らの病気や後遺症を抱えた今後の自分の生活に対して無頓着で楽観的だという見方が多いのではないだろうか。

しかし実は右半球損傷患者で半側空間無視や身体失認を呈している患者は、自分に起きた事態を顕在化した時に、自分自分が自分自身として保てなくなる可能性を潜在的な意識のレベルでは認知していて、その結果、だからこそ、脳はその事態を顕在化させないようなシステムが働き、結果的に楽観的な振る舞いをしているのではないか？　という考えをもっている。

もうひとつある。これは後で紹介する症例D（「04」章「口腔内左半側空間無視の可能性」の症例）に当てはまる気がするのだが‥‥。

神経心理学者のフォトポローは、自分の記憶の欠損を作り話で埋めてしまうという症状を示す患者に対して、ある実験を12日間連続で行ったという[15]。その患者は自分の記憶障害の原因を思いだせず、毎日会う彼についてもいつも初対面のような対応で、毎日同じ質問をされるが、その都度異なる回答であったらしい。しかし、その際に生まれた作話155を解析したところ、何の根拠もなくでたらめに語られたわけではなく、フロイトの快感原則に基づいて作りだされていたというのだ[15]。

ここで私がいいたいことは、症例Dにも認められた、うまくいかない行為の原因をその都度、妄想的な発言で説明していたことと類似しているということだ。

つまり、右半球損傷患者で認められる奇異な発言が含まれる症状の多くは、潜在的認知と顕在的認知の解離があるという見方もあるが、私は、顕在化しないよう脳が選択して機能している可能性があるのではないかと思っている。

じゃあ、USN患者の無視は‥‥関心が向かず、気づきが生じにくいのも、脳が本人の自己生存にとって保護する働きをしているのか？　個体が生命を脅かす脳卒中になった事態に対する緊急措置であり、オートロックシステム的なのか？

いずれにしても、ここで訴えたいのは、「気楽でいいよね。右半球損傷患者はあっけらかんで！！」という見方へのちょっとした異議申し立てだ。そう振る舞うこと

しかできない現実が、私たちには視覚的に見えない患者の内側の世界で起きている可能性を考慮してみると、関わり方や病態の解釈は変わるかもしれない。そう言いたいだけだ。なので提言には至らないものかもしれない。いずれにせよ患者を理解する視点の話である。

　ちなみに私よりよほど説得力があり、わかりやすい書籍を著しているのがソームズ（Solms）やターンブル（Turnbull）という研究者だと思う。二人の共著が『脳と心的世界』[16]という本だ。これを読んだ時の感動は覚えている。

　ファインバーグの著書『自我が揺らぐとき』[14]も個人的には患者理解に貢献した書籍のひとつだ。彼は興味深いことを述べている。一部紹介しよう。「脳が混乱をきたした場合には、最も機械的に行われる行動―複雑な思考を一番必要としない行動―が優勢になる」あるいは「脳に損傷を受けた患者は、原初的で、反射的、機械的な思考モードに頼る。もっとも柔軟性の低い、よくしみついた連想が支配的になる」[14]と述べている。

　このことを踏まえると、USN患者は反射レベルの視覚的・聴覚的な情報や、限局された注意の向きやすい情報のみで、生きている世界が構築され、潜在化されている記憶（情報）へも必要に応じてアクセスできないので、突発的な感覚情報や記憶情報が立ち上がり、そしてそれらが優位になり、その中で損傷をまぬがれた左脳の言語機能を介して解釈されていくので、独特な偏った妄想的な発言も生まれてくるのだろうと表現することができる。

　また、後に紹介する症例E（「05」章「僕の舌の先はないんですよ」の症例）は、非常にファインバーグの述べたことと関連があることを伝えてくれたので、忘れないうちにここで述べておこう。

　彼が脳梗塞を発症して約1か月半経過した頃の話だ。彼は療養生活をしていたようだが、発語は問題ない。ある地方の強い訛りのある方言で娘に語りかけたらしい。

娘　　　：お父さん。何語を話しているの？
症例E　：は？
娘　　　：お母さん！！（呼んで助けを求める）
　　　　　お母さん、お父さんの言葉、何語？　わかる？
母　　　：え！？これは〇〇地方の昔の方言よ。今の人はもう使わないぐらい古い方言ね。

（症例Eも妻も、ある関西より東の〇〇地方の出身者だった。娘は生まれてからずっと関西の地で育った。そして、父の〇〇地方の強い訛りを聞いたことは一度

もなかったらしい。だから「何語？」と聞いたようだ。日本語には聞こえなかったらしい)。

　発症してから約1か月半頃まで、症例Eは、〇〇地方の強い訛りのある言葉の発語がかなり自動的にでていたらしい。その言葉しか浮かんでこない感じだったとのことだ。また、娘に指摘されるまで、本人は全く気づかなかったようだ。娘も最初は、脳梗塞によって舌とか口の器官も動きにくくて、そう聞こえたのではと思っていたようだが‥‥。

　おわかりだろうか。ファインバーグの述べた考えと重なり合うではないか。症例Eは、大学までは関西より東の〇〇地方で生まれ育った。就職の関係で関西に来たのだ。それ以降は、関西で40年以上生活している。そして、日常的には関西風の言葉で会話するのもしっかり板についたようだ。しかし、発症してしばらくは、青年期まで過ごした地方の強い訛りのある言葉が自動的にでていたというから、驚きだ。

　ファインバーグの述べた考えといったが、オリジナルはおそらくJackson（ジャクソン）だろう。彼の著書『神経系の進化と解体』[17]には、情動的で、機械的なレベルは、「機能の崩壊」に対して最も強靭であり、高位の最も自発的なレベルは脳の損傷による破壊にもろい、とあり、ファインバーグが述べる核心が詰まっていると思う。

　右半球損傷による身体意識の異常について、また半側空間無視の視空間の問題も述べてきたし、蛇足にも一部付き合ってもらった。ところで、半側空間無視（USN）の症例に、身体像を描いてもらうことで、脳内の身体表象の変質がうかがえることは承知のとおりだ。症例Bの描画検査をしている時、「フッ」と気づいたことがあった。とても興味深い点なので紹介しておこう。

バラバラでも各パーツは描けている？

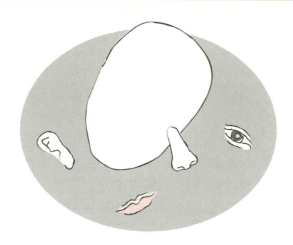

　身体像の評価について述べる前に、症例Bについて、おさらいしておこう。症例Bは左半側視空間無視、左半側身体無視が行動観察上著明であった。ADLとしても半側空間無視の影響を強く受け、介入当初、食事は左側の器には気づけず、右側の器であってもその器の左側を食べ残す物体中心無視も呈していた（図15上段参照）。

　神経心理学的検査もいくつか紹介しておこう。BIT検査にある食事のメニューを読むような課題では、左側空間の食品名の全てを無視するだけでなく、右側空間の食品名の無視性失読が認められた。例えば「ビーフカレー」は「カレー」、「さくらもち」は「もち」と読んでいたのだ。

　文字を読むまでの過程は、文字という視覚情報が眼球から、後頭

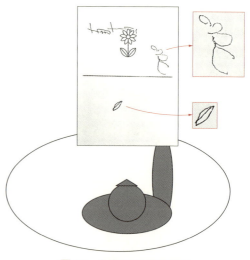

図19　身体周辺空間の無視

葉の視覚野、そして側頭葉上部、頭頂葉下部、前頭葉を介して「発語」されるというものだが、興味深いのは、症例Bに対して、目の前に固定電話を置いて、ある知人の「電話番号を押してください」と指示すると、左側の番号をためらわずに押せたり、正面にカレンダーを置いて任意の曜日を指さすように求めると比較的できるという事実だ。これは解離だ。

線分抹消課題（図9参照）と描画検査（花の模写）も実施した。症例Bの身体の周辺空間の無視が見て取れる（図19）。

BITの描画試験では、「各々の絵について左右のバランスを考慮し、絵の主要な部分がどこか脱落している場合を半側空間無視の所見とする」[1]とされているので、症例Bの所見もUSNの表れと見做すことができる。

では身体像はどうだろうか。

半側空間無視と身体表象

症例Bに対して、介入1か月の時期に何度も書いてもらった。「頭の中で浮かぶ自分自身を書いてください。頭、顔、腕、体、足などです」と指示した。図20の左側が症例B自身で書いた頭部および顔である。

書かれた各パーツの描画の大きさはそのままで、配列と傾きを変えてみると顔に見えてきた。違う日にも書いてもらった。別の日には「頭、目、鼻‥‥口、胴体、手、足は？」などと少し言語的にサポートしてみた。その時の描画が図21の左側である。

また違う日も‥‥（図22）。

介入約4か月経った頃にも書いてもらった。この時は、顔の輪郭、目と眉、鼻、口とそれぞれが書き終わることを確認しながら書いてもらった。やはり各パーツの大きさはそのままで、配列と傾きを変えてみると、顔に見えてきた（図23）。図20以外に共通するのは左右対称に存在する目、耳、眉の左側が欠けていると解釈できることである。つまり、顔という身体表象の変質だ。

左半側空間無視に加えて身体無視の傾向がある患者は、左側の身体の無

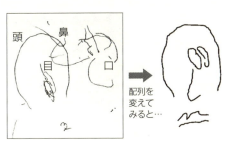

図20　自分自身のイメージ

視、すなわち上肢・下肢であれば、起居動作は移乗時の忘却傾向による危険性が取り沙汰される。当然訓練の対象となる。しかしこの描画から読み取れることは、左側の顔面部にも訓練を展開する必要性が示唆されているということである。

この点は、行為のレベルでは食べるという行為、歯磨きという行為、洗顔という行為、女性であれば化粧などの行為、男性であれば髭剃りという行為への影響が考えられ、視空間の無視に加えてセラピストは訓練として想定しなければならない対象となるのではないだろうか。残念ながら、この時の私はそこまで考えられていなかった。この点は今後の担当症例で検討していきたい点である。

また、身体の各部分は概ね描画できるのだが、個々を全体の中でまとめあげていくことができないという結果は、右半球損傷患者は全体的な情報処理が障害されるということに通じるものがあるような気がする。

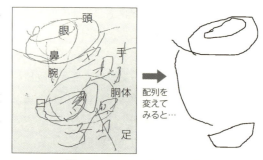

図21　自分自身のイメージ2

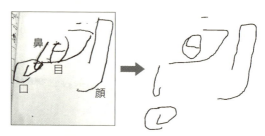

図22　自分自身のイメージ3

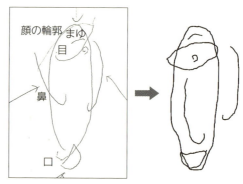

図23　自分自身のイメージ4

今回顔に着目したのだが、顔といえば、右半球損傷症例では相貌失認や表情認知障害が症状としてありそうなものである。この点も実は評価していた。興味深いので簡単に述べておこう。

相貌失認と表情認知の障害

　人の顔が特異的にわからなくなるという症状が自分の担当患者に出現しているなんて、この症例Bに出合うまで気づかなかった。症例Bは愛する対象の顔を認知できないようで、声や服装で判断しているようなことが観察されたからだ。

　相貌失認の定義はいくつかある。Bodamer（1947）は「顔および表情現象の認知に関する失認」、大橋（1965）は「人物の顔貌ないし表情に対する選択的な認知障害」としているという[18]。まとめて平易に表現すれば、視覚失認などの他の失認と同様、相貌失認の患者も目・鼻・口といった個々の顔のパーツや輪郭などを知覚することはできるが、全体として「一つの顔」として正しく認識することができないため、人間の顔の区別がつかない（覚えられない）といった症状や、男女の区別、表情がわからないといった症状を訴えることがあるようだ、といえる。

　症例Bにいくつか写真を見せて評価を試みた。初めは私の顔写真だ。「先生！」と、私と認知できている発言だった。そこで男子学生（OTS）の写真を見せた。その学生は私が過去に勤務していた病院の実習生であったので一度も会ったことのない人物であった。すると彼女は「知っています。○○さん」。なんと自分自身の名前を言って、「写っているのはわたし」だと言うのだ。「どうしてそう思うの？」と尋ねた。すると、「髪の形が似ている」そう答えた。

　再度私の、しかし今度は横顔の写真を見せた。すると先ほどより時間を要し、なんとか正解するといった具合だ。この他、同年代の男性、女性それぞれ何枚か見せたが、既知、未知かも曖昧であることがわかった。

　表情認知についても、みてみた。目の前にいる私の顔で表情をいくつかつくってみた。「怒っている表情」「笑っている表情」「泣いている表情」のいずれも正確に認知していた。その一方、写真で同様のことを確かめると、手に取り上下を逆さにしたりしながら、笑っている顔の写真は「悲しい顔？」、普通の顔の表情では「よくわからん」、泣いている顔では「普通の顔」と認知していることがわかった。

　症例Bの損傷部位は、右の島皮質、海馬傍回・扁桃体、上側頭回、中側頭回、紡錘状回、後頭回、縁上回、後頭回、角回であることから、相貌失認や表情認知障害[10,11,18,19]が出現してもおかしくはない。顔認知に特異的に関与するのは、紡錘状回といわれているからである[10,11,19]。また主に、静止した顔の認知や目の動きに関与するといわれ、右半球優位ともいわれている。顔や顔の部分の動きに関与するのは側頭葉側面の上側頭溝とMT/V5野で、ヒトのMT/V5野で「目の動き」に対する特異的な活動が起こるようだ。他者の視線方向の判断は右STSでなされ、他者の視線

方向に沿って自身の注意を転導するようなので、前述のように症例Bにおいて共同注意が活用しにくかったのも、一部頷ける気がしたわけだ。

　相貌失認では表情認知は障害されないのが原則という見解もある[20]が、症例Bは、相貌失認と表情認知の障害が重複した可能性があった症例かもしれない。ただし標準高次視知覚検査（VPTA：Visual Perception Test for Agnosia）のように、厳密な評価をしていないのでそれ以上のことはいえないのだが。

　また表情認知の検査では、症例Bに加え、実は半側空間無視を呈していた症例C（次章で紹介）も、写真では誤認するが実際の顔では誤認しないという傾向が明らかであった。この点は興味深いので今後も担当症例に還元できるようにしていきたい。

<div style="text-align:center">~~~~~~~~※~~~~~~~~~</div>

　ところで、右半球損傷患者で視空間のUSNを呈している場合、他の感覚モダリティには無視は生じていないのだろうか？　嗅覚無視はあるのだろうか？　そういうことを考えさせてくれた初めての患者が症例Cだ。紹介しよう。

文献

1) 石合純夫：失われた空間．医学書院，2009，pp.140-179（方向性注意説），pp.40-51（病巣について）．
2) 石合純夫：半側空間無視の発症機序と責任病巣．水野勝広・編，Monthly Book Medical Rehabilitation No.129 半側空間無視のリハビリテーション，全日本病院出版会，pp.1-9，2011．
3) Penelope S. Myers（宮森孝史・監訳）：右半球損傷－認知とコミュニケーションの障害．協同医書出版社，2007，pp.50-56．
4) 鎌倉矩子，本多留美（鎌倉矩子，他・編）：高次脳機能障害の作業療法．三輪書店，2010，pp.146-163．
5) Bisiach E, Luzzatti C：Unilateral neglect of representational space. Cortex 1978; 14: 129-133.
6) Carlo Perfetti・編著：脳のリハビリテーション[2]整形外科的疾患．協同医書出版社，2007．
7) Iwamura Y：Bilateral receptive field neuron and callosal connections in the somatosensory cortex. Phil Trans Royal Soc Lond B Biol Sci 355: 267-273, 2000.
8) 田岡三希，戸田孝史：大脳皮質体性感覚野の情報処理機構と触知覚．神経進歩 48(2)：239-247，2004．
9) イアン・H・ロバートソン，ピーター・W・ハリガン（佐藤貴子，他・訳）：半側空間無視の診断と治療．診断と治療社，2004，pp.106-107．
10) 森岡周：リハビリテーションのための神経生物学入門．協同医書出版社，2013，

pp.288-342.
11) 岩田誠，河村満・編：ノンバーバルコミュニケーションと脳―自己と他者をつなぐもの. 医学書院，2010, pp.23-92.
12) マイケル・S・ガザニガ（柴田裕之・訳）：人間らしさとは何か？―人間のユニークさを明かす科学の最前線. インターシフト，2010, pp.392-454.
13) マイケル・S・ガザニガ（藤井留美・訳）：〈わたし〉はどこにあるのか―ガザニガ脳科学講義. 紀伊國屋書店，2014, pp.60-177.
14) トッド・E・ファインバーグ（吉田利子・訳）：自我が揺らぐとき―脳はいかにして自己を創りだすのか. 岩波書店，2002.
15) M・ソームズ：よみがえるフロイト. 日経サイエンス編集部・編，脳から見た心の世界, pp.125-132, 2005.
16) マーク・ソームズ，オリヴァー・ターンブル（平尾和之・訳）：脳と心的世界―主観的世界のニューロサイエンスへの招待. 星和書店，2007.
17) John Hughings Jackson（秋元波留夫・訳編）：ジャクソン 神経系の進化と解体. 創造出版，2000.
18) 鳥居方策，玉井顕：相貌失認. 失語症研 5(2)：854-857, 1985.
19) 岩田誠、河村満・編：社会活動と脳―行動の原点を探る. 医学書院，2008, pp.49-63.
20) 河村満，望月聡：相貌失認・表情失認. 脳の科学 22(2)：183-190, 2000.

03

「空間」の左右と「におい」の左右

半側空間無視と嗅覚無視

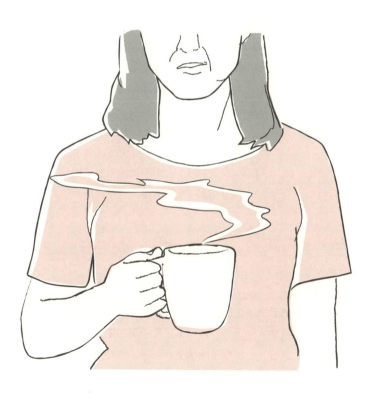

はじめに

　右半球損傷によって生じる高次脳機能障害の代表格は先ほど紹介したように半側空間無視がある。この症状の多くは視空間の無視をさすことが多いが、無視は視空間のみならず、各感覚モダリティにも生じることが報告されている[1]。臨床的には、半側空間無視を呈する症例の多くは、閉眼する条件で、セラピストが「どこから私の声が聞こえますか？」と尋ねると、正しく空間を定位できない。特に左側から声掛けしても、「斜め後ろのほうから聞こえた」とか「前から聞こえた」などと答える。これは聴覚の空間の無視に伴う症状といえる。あるいは麻痺側の左側身体に対して接触しても、つまり触覚を介しても、全く反応しないことも多々ある。つまり無視が身体に生じることは、半側身体無視として臨床的にもよくあることだ。特に動作時では著明となり、寝返りや起居時に下敷きにしてしまったり、移乗動作では柵などに引っかかってもお構いなしだ。着替えにおいても服の袖を通したつもりになったり、延々と袖に腕が通らない動作を繰り返すなどわかりやすい。では左半側空間無視を呈する患者は、嗅覚に関しても左側を無視するのだろうか。自験例としてはなかったので、本当だろうかと思っていた。

　この素朴な疑問に初めて答えてくれた症例Cを紹介していこう。そして次には再び症例Bを紹介しよう。なぜ2例だすのかといえば、症例CとBに嗅覚検査を実施したが、結果、症例Cは、右側の鼻腔空間からの嗅覚情報を無視していると解釈しうる結果が得られた。しかし、症例Bは、嗅覚情報の誤りは認められるも、無視することはなかったのだ。

症例C

　80歳代、女性、右利き。
　発症：X年6月。
　病巣：右中大脳動脈領域の後半は、出血によって計4度にわたる手術を行った。その結果、前頭葉、頭頂葉、側頭葉、後頭葉の皮質から皮質下にわたるほぼ全域が損傷していることがMRI画像上からもよくわかる（図1）。

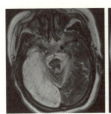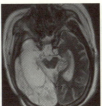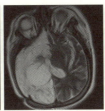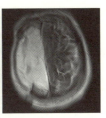

図1　MRI画像

全体像を捉える

　まずは、症例Cの全体像を捉えるために、本章のテーマまで少々長い前置きになるが紹介していこう。

　私が担当となったのは発症から約4か月経過した時点からだ。当初は麻痺側の左股関節臼蓋部の亀裂骨折が発覚した経緯から、しばらくベッドサイドでの介入となった。

　挨拶を交わして、書字という行為を観察してみた（図2）。

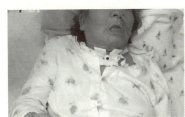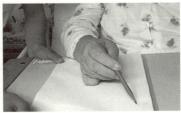

図2　書字の様子

　すると、手元を全く見ないで書いていくのだ。重篤な麻痺であったために、寝たきりの状態であり、頭部、体幹も随意性が乏しいので、ギャッジアップ下でも頭部を前屈させ、テーブルの紙を見ることが難しいことがわかった。見ないで彼女は、「今日は　はじめまして　Cです。宜しくお願いします」と自分の名前も書いてくれた。字は十分読めるし、文字の左側を書き損じるようなこともない（図3）。

　次に「こちらを見れますか？」と私は彼女の右側に立った。「一番見やすい場所を探しますね。見やすい場所って思ったら、「そこ」って

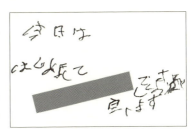

図3　症例の文字

言ってください」。すると、正中よりも明らかに右側で、「そこ」っと言ったのであった（図4）。

次に線分二等分線の検査用紙を見せた。「この紙の線は何本見えますか？」と尋ねた。すると彼女は、「線は3本見えます」と語ってくれた。では、その3本に印をつけるように求めると、どうなるだろうか。実際に印をつけたのは真ん中の線のみであった。症例Cの注意は、真ん中の線1本のところへ固執してしまったようだ（図5）。

彼女は「3本」と答えてくれたのだが、私が提示したのは明らかに彼女から見て右側での提示だったので（図6）、念のために正中に提示した時にどうなるか確かめた。当然ながら「3本あります」と答えてくれた。しかし、「3本」と言いながら、実際には1本の線のところにまた3か所印をつけてしまうというエラーがでていた。当然本人はそのことにおかしいと気づいてはいないようである。

また「3本」と言葉で答えた時、同時に右手の3本の指を伸ばして本数を表していたので、言語と同時に手の運動が連動しており、あてずっぽうではないことわかる（図7）。

今度は模写をお願いしようと、花が描かれた検査用紙を見せた。この絵を見せた時には「花です」と答えることができたことから、視覚対象である二次元に描かれたものは何かという認識ははっきりしているようだ。しかし結果は、右側の花びら数枚の断片と右側の葉の一部を描いたのみであった（図8）。

先ほどの書字の際は、書いている字を全く見ていなかったにもかかわらず、文字の左側を書かないということは認めなかったので、脳内の文字の表象の無視はない

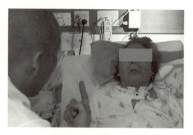

図4　見やすい位置

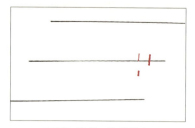

図5　線分二等分検査

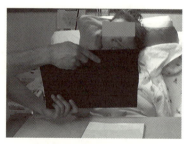

図6　検査用紙の提示

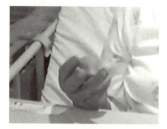

図7　言葉と動作の連動

が、絵の模写では明らかな無視の所見と解釈できる結果となった。書き方を注意深く観察すると、注意が一旦途切れたような動きが生じると、違うところにまた描き始めるようだ。だが違うところに描き始めたという気づきはない。文字の表象化はできたが、花の絵は非常に断片的で構成ができておらず、表象の変質と解釈できる状態といえる。つまり視覚対象の各要素を統合的に表現化できないのだ。

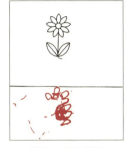

図8　花の模写

　Bisiachらは、半側空間無視は表象障害によって生じているという仮説を提唱した[2]。しかし、Meaderら（1987）は、イメージにおける左側の無視は表象障害ではなく、MAP自体は保たれていても、左側への探索が障害されているのではないかと批判的だという[3]。これは、イメージにおける無視を呈した症例に対して、頭部、頸部、眼球を左方へ向けることによって、左方の物体の想起が改善したという彼らの研究結果に基づいた反論のようで、視空間的な記憶の左側がactivateされないためだとされている[3]。どうだろう。正直なところ、臨床的にはどちらもありではないかと思う。

　とりあえず、他の検査の話へ戻ろう。今度は線分抹消課題も試みた。結果は、図9のとおり右の一列程度しか抹消できていないのがわかる。

　症例Cの特徴のひとつは、ちょっとした時間的な間があると、関わっていたセラピストとの今の状況から離れ、意識が違うところへ行ってしまう——つまり、能動的な注意の持続性と注意の強度が弱く、何か不意な刺激に反応してしまったり、自分の中で無意識的に想起されてしまう事柄に心が奪われてしまうのだ。

　だからこちらとしては、注意の持続が図れるような環境設定は勿論、注意の制御能力をサポートしていくことが当面求められるのだ。

　今度は一旦背臥位になって視空間性の検査を行った。すると、座位では軽度右回旋していた頭部が概ね正中位をとることができた。症例Cに対して、床頭台のラジオを右側から提示して「目で追ってください」と指示してみた（図10）。すると右空間では「見えます」と答えていたラジオは左空間へ移行し始めると、「なくなりました」と答えた。わかったことは座位よりも背臥位のほうが、頸部の回

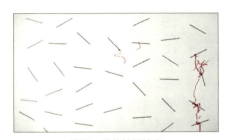

図9　線分抹消検査

旋が伴い眼球そのものも若干左側へ移動することだ。つまり無視の範囲が若干軽減するということだ。再び正中位に戻すと「ラジオあります」と見えたことを知らせてくれた。

症例Cの夫は「いつも、右側ばかり向いているのですよ。こっち（左側）から話しかけても見てくれません」と一連の検査を見ていて、そううつぶやいた。

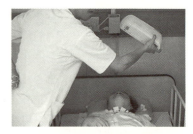

図10 「なくなりました」

今度は、3cm四方の紙に数字を書いて、見せて、数字は何か当ててもらう課題を行った。

すると、「5」を「5」、と正答するが「18」を提示すると、「3」と答えた。なるほど‥‥左側半分を無視か‥‥。私が「さん？」と語尾を上げると、その声のトーンを読み取り、今度は「3」ではなく「8」と答える。なるほど注意の影響が反映されているなあ‥‥（図11）。

でも実際は「18」。なるほど‥‥やはり「無視性失読」はある、そう思った。

対称性のものと非対称性のものがあった場合、右側の対象の形状から、全体をイメージしている可能性が見て取れた。しかし、それは軽度であることがわかる。なぜなら語尾を上げ、更に「よーく見てください」と注意を促すと二けたの数字を正確に言うようになったのだ。

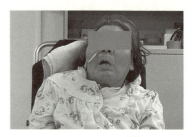

図11 「さん」

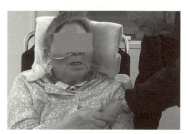

図12 「先生の手」

つまり、方向性注意の問題はあるものの、全般性注意として注意の強度を求めるように言語的な援助をすることで正答率が上がったのだ。提示する空間も、左側空間へと徐々に広げていくと正答し始めた。面白いことに、課題と課題の合間で1秒程度、わざと間隔をあけると注意が途切れてしまい、また二けたの数字の左側を無視する傾向となった。

左側の身体についても追加して聞いた。「これは誰の手？」と聞いて、私の手か夫の手か症例自身の手かの認識を求めてみた（図12）。

まず夫の手を握らせた。すると、「これはおじいさんの」と答えた。「どうしてそ

う思ったの?」と聞くと、「しわがあるから」先生の手ではない。「ではこの手は?」と一旦夫の手を離して再び同じ夫の手を握らせると、「先生の‥‥私の手ではない」。「どうして?」と聞くと、「私のやったらもっとごつい」。そう答えたので、今度は症例自身の手を握らせた。でも「お父さんの手」と答えた。

　この事実は何を意味するだろうか。いずれも曖昧なまま視覚的な印象で答えているのだ。つまり自己身体からの触覚、重さなどへ注意が向かっていないのだ。自分の手でも触れている手と触れられる手という二重接触の感覚には気づいていない。

　この二重接触に関して表象の発達過程と身体の認識でみていくと、症例のような状態は、意識の低いレベルということができ（覚醒という生理的な意識ではなく）、自己身体の体性感覚表象化が難しいということがいえよう。言い方を換えると、このような低いレベルに部分的にはあるということを想定して介入する必要性があるといえないか（図13）。

　今度は、顔の写真を見せて、知っている人か知らない人か、そして誰かという課題を行った。すると、私と同職種の男性セラピストとの違いを時折誤ることはあったが、修正は可能だった。他の女性などの写真でもやってみた。性別の誤りや、明らかに年齢が異なれば年齢の誤りもなかった。

　しかし、表情認知課題で問題が現れた。実際の人物に対する表情認知では異常は認められなかったが、二次元の写真（泣き顔、笑顔、怒った顔、普通の顔の4種を各2回）では、悲しい表情を「瞑想している」、怒りの表情を「考えごとをしている」

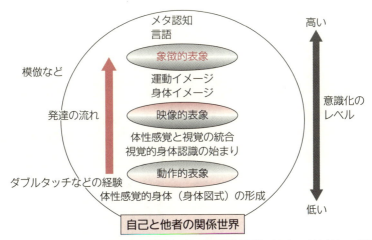

（浅野大喜：リハビリテーションのための発達科学入門．協同医書出版社，2012．p.103より．一部改変）

図13　表象の発達過程と身体認識

と誤認が疑われたのだ。

やはり三次元では、微妙な表情の変化の移り変わりや顔面の動きなどで認識しやすいのだろうか。

また模擬的な果物などの認知はどうか確かめてみた。提示した模擬の果物は、ラ・フランス、オレンジ、モモ、イチゴ、ブドウなどだ。それぞれの果物の名前の呼称は可能だった（図14）。

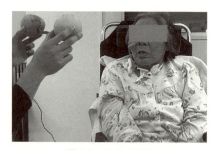

図14　呼称は可能

しかし、例えば最初にラ・フランスと正確に対象に対する呼称ができたのに、2回目ではラ・フランスをあえて縦ではなく横にしたらどうなるかみてみると、「リンゴ」と言ったのだ。「よく見て」と言うと今度は「へちま」と答えた。つまり視覚対象を認知するまでの過程が粗く、拙速の印象だ。右側の部分から全体を想像する傾向が強いため全体の構成を見誤るのか‥‥。それだけではない。ラ・フランスを「リンゴ」そして「へちま」と答えてしまうところをみると、思考の道筋として、形状の類似を記憶から探索して連想していく戦略をとるが——言い換えると過去の記憶から類似した対象の探索を「形状」というキーワードで検索をかけていくが、吟味に乏しいのだ。「ちょっと待てよ。本当にそうかな？」という。大事なのは、果物を提示されていたはずなのに「へちま」なわけがない、など「あれ？」が起きないことなのだ。やはりこのような傾向は、右半球症状の特徴の一つだろうか？

また私が、なぜ症例に対象物の呼称を求めているか‥‥。一つの理由は相貌失認様の症状を感じていて微妙な感じがしたからだ。そして、仮に訓練として半側空間無視をターゲットにする場合、ある指標に対する呼称は必要だし、その指標は抽象的なものより、より日常生活に登場するもので本人にとって興味関心のあるものが望ましいということを、過去に経験したUSN症例で確認していたからだ。

また視覚的な共同注意の能力はどうかも検討したかったので、その際、どの対象を私が見ているかを言語化してもらうために、対象物の呼称は重要だからだ（図15）。

そして過去に共同注意を用いた訓練を実施した何人かの症例との比較をしてみた。

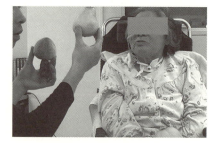

図15　共同注意は？

症例Cの場合も彼らと同様に、本人にとって注意が向きやすい対象の選択は必須であり、抽象的なものよりも果物や野菜といったもののほうが、注意の持続がしやすい傾向があった。

　また過去の症例を通して気づいていたことは、本人にとって得意な空間を見つけ、そこから介入を図る必要性だ。右半球損傷患者で左半側空間無視を呈するこれまでの経験例と比較すると、症例Cは右上の空間の対象に気づきやすいが、それよりも右下方だと注意を向けることが困難だったのだ。

　だから症例Cの場合は、容易な空間である右上方から下方、そして左方へと広げるようにするべきで、当面は右上方とそれより若干の上下左右の狭い空間で実施し、机より下に対象を設定することは難しいということがわかった。

　身体の認識についても検討してみた。介入当初は左側の肩の運動覚を介した動きは、なんとか粗大な上下左右を感じられる程度であったが、注意を肩に集中させると、身体を介した体性感覚情報から視覚表象化が可能であることがわかった。この事実から、今後形状の表象化ができる能力があり、その基盤となる注意の持続性もある程度有していると考えた。予想どおり2か月後には、視覚を介さなくても左側の肩の運動覚を介して、丸や三角、四角などの形を辿るような動きを認識できるか検査したところ、いずれも可能と変化した（図16）。

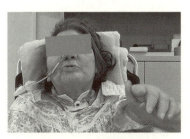

図16　肩の運動覚の検査

　「右手で左手の親指を握ってみてください」という指示に対しては、自ら摑み他の指との差異を認識できるが、小指は摑むことができなかった。そして私の指を握り、「これが小指です」と答えた。つまり左上肢への注意も向き、上肢や手の認識は可能だが、左手の左側にある小指には注意を向けることが困難で、無視したような形となった（図17）。

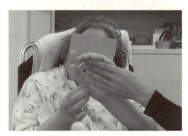

図17　左手の右と左

　このように、単に体幹を挟んで左側と右側と分けてみた場合、左側身体全般というだけでなく、左側の身体にも更に右側と左側が存在し、その部分を無視するということもあるのだ。

　この点は、左側空間にある外的な対象物の存

在そのものを無視するということもあるが、認識可能と思われている右側にある対象の、更に左側を無視する可能性もあることを意味する。このような症状は前章で紹介したように症例Bが著明で、食事の際には、右側の器であっても中の左側のご飯はきれいに残すということが観察された。つまり自己中心座標系と物体中心座標系の2つの観点からみる必要があるのだ。

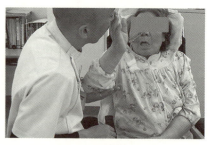

図18　顔へのリーチ

ただし、症例Cで非常に興味深いのは、顔面部位だけが特異的であったということかもしれない。右側空間にいる私の顔の左側でも右側でも任意のところへリーチできたし、同時に自分の顔の左右のリーチも可能であった（図18）。

整理すると、《どのように注意を使うか》は以下のようになった。

1. 見なくても、自らの書きたい事柄を言語化することは可能。または指示されたことに関しては、言語化することは可能（書字の行為）。
2. 言語的な指示内容は理解が早い。
3. しかし視空間上でそれを遂行する過程で注意がそれ、その時一番注視できた対象で求められた課題を処理する傾向がある（線分二等分線）。
4. 他者との関わりで時間的な隙間ができると、意識が他者との関わりで成立していた空間性を保てない。
5. 座位に近い状況よりも、背臥位のほうが、視空間の広がりがつくれる可能性（対象の追視課題：ラジオの追視）。
6. 他者からの空間性の注意の促しが言語的にあると、視覚対象の提示のみより左側への広がりを更につくれる（対象の追視課題：ラジオの追視）。
7. 二次元の対象の視覚的認識は可能（花の模写）。
8. 模写を描く場所は、明らかな紙面の右空間偏移、物体の左側は無視傾向（花の模写）。
   注意が途切れると、違う空間上に描く（花の模写）。
9. 無視性失読の傾向は著明（視覚的対象の数字を読む課題）。
10. 課題の始まりは注意が向きにくいが、一旦向き始めると持続はある程度可能。しかも、視空間性の広がりも左側へ可能（視覚的対象の数字を読む課題）。

11. 果物などの三次元の対象認識の誤りは基本的になし（模擬の果物課題）。
12. しかし注意が途切れるか、問われている課題の意味を時系列的に自ら振り返ることができないと、全く異なる発言をする。
13. 過去の経験をもとに、記憶へアクセスして探索する注意機能を有し、思考そのものは可能（ラ・フランス → リンゴ → へちま）
14. それほど強い注意を要求しなくても、左側身体へ注意を向けることは可能だが、視覚優位であることに変わりはない。
15. 体性感覚的に自他の認識へスイッチすることは難しい。
16. とはいえ、運動覚に注意が向かうと運動の方向性の認識は可能で、しかも触覚を手がかりに、左の自己身体への身体部位のマッチングは可能。

※症例の最大のPositiveな因子（回復の促進因子）は言語だ。

- こちら側の援助があれば、概ね視覚対象へ選択的注意（注視）および追視（持続）も可能。
- 持続性に関しては、課題中に約1秒以内の空白が生まれなければより良い。

では半側空間無視の症状についてまとめると——神経心理学的な検査、および行動観察からも著明な半側視空間の無視、半側の身体無視が軽度から中等度認められた。しかし、こちら側の言語的援助と共同注意を介することで、半側空間無視の改善を図れる可能性がうかがえたのだ。

訓練は、身体を介した両側の情報の統合不全が空間無視の本態であるという考えに準じて行った。

■ 嗅覚無視の話 ■

やっと嗅覚無視の話をするところまで来たようだ。

まずは、嗅覚について、押さえておこう。嗅覚の最大の特徴は、他の感覚器と異なり視床で中継されることなく、大脳皮質の一部へ伝えられることだ。匂いに関する情報の流れを神経解剖学の力を借りて簡単に説明しておこう[4]。

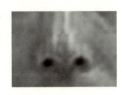

匂いは、鼻の中にある化学物質に感受性のある嗅覚の受容器からの情報として、嗅神経を介して嗅球へ、そして嗅球内にある嗅索を通っていく。嗅球に到達した情報は、①前嗅核（嗅球における情報伝達へ両側性に調整する働

き)、②扁桃体(匂いによる行動調節としての働きがあり情動に重要)、③嗅覚結節(匂いによる行動調節としての働き)、④梨状葉皮質(嗅覚の認知に重要)、⑤内嗅領皮質(海馬傍回に存在し嗅覚の記憶に重要)の5つの部位へ直接投射されている。また、これらを総称して一次嗅皮質という。

ではこの一次嗅皮質のいずれかに問題が生じると嗅覚の障害が起きることになりそうだ(図19)。

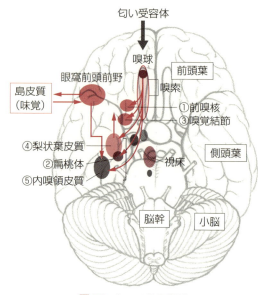

図19　匂いの神経機構

西田らの報告によると、先天性嗅覚障害の頭部MRI所見では、嗅球、嗅溝、嗅索の無形成ないしは低形成を認めたという[4]。よって神経解剖学的な側面の一つとして、嗅覚の一次中枢の機能不全を局在的な側面としてみることができる。

嗅覚と味覚は関係があるのだろうか

味覚と嗅覚は共同して働くようだ。そう、食べ物を口の中で噛むことによって、風味(フレーバー)として感じる化学物質は食物から放出されて鼻腔へ流れ、鼻腔で嗅覚系を刺激するということが神経解剖学的にはいえるらしい(図20)。風味を認知するには前頭葉眼窩面皮質が重要のようだ。どういうことかというと前頭葉眼窩面皮質は、匂いの知覚につながる最初の情報処理において重要とされる梨状葉皮質から投射を受けている。そして島味覚皮質からの情報も受け取っている。つまり前頭葉眼窩面皮質の働きによって多感覚的な情報の統合がなされるからだ。逆にいうと食べ物の美味しさは、いわゆる味覚のみではないことがわかる。嗅覚も関連していることは事実だ。風邪をひいた時などは、鼻水で鼻はつまるし、食欲もないし、たとえ食事をしても美味しく感じない。これは、熱があるために味覚そのものが鈍っているとの見方もあるが、嗅覚が鈍くなって、香りが十分に味わえないため

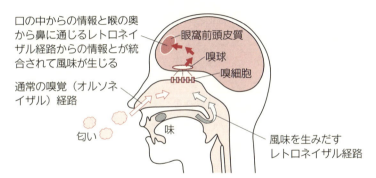

図20　匂いと味と風味の関係

（ゴードン・M・シェファード：美味しさの脳科学－においが味わいを決めている．インターシフト，2014，p.44．また日本味覚協会「味覚ステーション」http://mikakukyokai.net/2015/05/25/mikakuwoyokusuru_2/ より（2017.2.27アクセス）．一部改変）

に食欲が刺激されない面もあるわけだ。

　嗅覚と味覚の共通する特徴は、なんといっても他の感覚系の脳内投射は基本的に片側性であるが、味覚と嗅覚は同側性の脳内投射をしている[5]という点だ。つまり、左の鼻からの情報は基本的に左半球へ投射していることになる。ということは、左USN患者は左空間（左の鼻腔）からの嗅覚情報は無視するのだろうか？

　半側空間無視を呈していなくても、嗅覚無視と考えられる症例は実は報告されている。シェファード（Shepherd）によれば、ゴットフリート（Gottfried）は、右頭部外傷で右眼窩前頭皮質に限局した損傷を負った患者が、匂いの意識的知覚において異常を呈したことを報告している[6]。この患者は左右の鼻孔からの嗅覚の知覚検査では、高濃度の匂いでさえ一切嗅ぎ取れなかったようだ。しかし、無臭の対照試料との比較検査では左側に匂いの検知能力があるという結果が得られ、更にこの時、左の嗅皮質、眼窩前頭皮質、扁桃体の賦活があったという[6]。つまり匂いの認知は右半球に側性化されている可能性が示唆されたのだ。

匂いの認知に方向性はあるのだろうか

　目・耳と同様に左右の情報の差異によって、匂いも三次元的に方向づけられているのだろうか？　見知らぬ土地を彷徨うように歩いていたとしよう。すると潮風を感じる。潮風は見えないが潮風を感じることができるはずだ。

　Kikutaら[7]によると、以下のようなことが述べられている。鼻の中にはニオイの

情報を受け取る「嗅上皮」という感覚器が左右に1つずつあり、左右の鼻の一方にのみニオイの刺激を与え、嗅上皮とつながっている脳の神経細胞の活動を調べた。その結果、大脳の左右に1つずつある「嗅皮質」という部分に、左右のニオイの強さを比較する神経細胞があることがわかった。例えば、右側の嗅皮質の神経細胞は、ニオイのもとが右にある時には強く活動し、左にある時には活動が弱くなるというのだ[7]。また細胞の活動の強弱をもとに、食べ物や外敵の方向を正確に知ることができるというのだ。これは聴覚での「音の方向」を感知する神経回路とよく似ているとも述べている[7]。耳と鼻は異なった感覚器だが、脳は同じような情報処理ロジックを使って、左右2つの感覚器からの音情報や匂い情報を比較し、音源や匂い源の位置情報を得ているということだ。こう考えると三次元の空間性を嗅覚も有しているといえる。

ところで、嗅覚を客観的に検査するには、匂いのする物質を様々な濃度に希釈したものを鼻孔に近づけて調べることが一般的だが、中枢性嗅覚障害というのをご存じだろうか。脳腫瘍など症例検討10例、病変部位前頭葉5例に対して、木村ら[8]が報告している。以下に内容を抜粋して紹介しよう。

嗅覚に関して正常と自覚していた症例は7例であった。しかし、①実際の嗅覚検査では正常であった症例は認められなかった；②左右差のあった症例は8例あった（基本的に同側性支配）；③検査全体として検知（匂いを感じたところ）と認知（どんな匂いであるか）の差が2.0以上あった解離例が5例であった。そして中枢性嗅覚障害10例のうち、どの嗅素とも解離を示さなかった例はなかった。そしてこの解釈として、第三次中枢の障害、そして嗅覚の情報伝達量が不足した場合がありうる。あるいは第二次中枢までの情報伝達量が不足すると、第三次中枢にて解析が困難なので、「認知障害」が生じる。中枢性嗅覚障害の特徴はこの「解離」であると述べている[8]。

ちなみに、第一次中枢は嗅上皮から嗅球まで、第二次中枢は嗅球から前嗅核・嗅結節・前梨状葉皮質・扁桃核などだが、特に前梨状葉皮質が重要。第三次中枢は眼窩前頭皮質をさしている。

この論文内容と神経のネットワークという観点で捉えると、第一次中枢から第三次中枢までのいずれかに病変があるか、あるいはその関連部位で病変が認められれば、嗅覚障害が生じるということだ。そして検知（匂いを感じたところ）と認知（どんな匂いであるか）の解離の解釈としては、当然、認知のレベルは第三次中枢との階層性の考えが成り立つ。同側性支配であろうと、対側性であろうと対象の認知の

レベルには、能動的な注意機能を含めた前頭葉、頭頂葉、前部帯状回、視床を含めたネットワーク全体の活性化が必要であるということがいえる（嗅覚は他の感覚系とは異なり、原則、視床を介さないが）。この意味において、脳卒中片麻痺患者において嗅覚の無視、つまりどんな匂いであるかの以前、何か匂うか否かのレベルで「何もにおいません」ということが生じることになる。なぜなら、空間を無視している症例は、左側にある対象が何であるかが認知できないのではなく、対象そのものの存在に気づけていないのだから。

嗅覚検査の実際

では症例Cの嗅覚の話に入ろう。まずは嗅覚検査である。検査道具は、基準嗅覚検査（T＆Tオルトファクトメーター）は用意できなかったので、異なる匂いとなる、カレーのルーの粉末、バナナ、こしょう、コーヒー、バニラ（バニラエッセンス）、キムチ、チーズ、醤油、酢の計9種を用意した。

オリエンテーションとして、まず内容を説明し検査の理解が得られたことを確認して実施した。

方法としては私が一側の鼻孔を指で塞ぎ、もう一側の鼻孔に直径3cm大のカップに載せた検査の品を1種ずつ近づけ嗅いでもらった。検査は9種×1回（5秒提示）を行った（図21）。

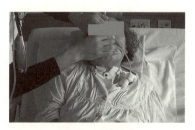

図21　嗅覚検査

【結果】

結果を図22に示した。

まずは、左側から実施した。左の鼻腔に関しては全て誤答であったが、拡大解釈でいくと、何らかの匂いの認知はしていた。カレーを醤油かキムチと答えたのは、刺激の強い匂いという解釈が可能だ。バナナは甘い匂いがするはずが酢の匂いであった。こしょうはゴム、コーヒーはお茶、バニラはお菓子、ポン菓子

	右側	左側
カレー	わからん	しょうゆ、キムチ
バナナ	〃	ス
こしょう	〃	ゴム
コーヒー	〃	お茶
バニラ	〃	おかし
キムチ	〃	ジェリー
チーズ	ジェリー	〃
醤油	わからん	おかし
酢	〃	わからん

図22　結果

と答えた。甘い菓子‥‥は解釈可能だ。キムチはジェリー。これはちょっとかけ離れている。チーズもジェリー。醤油はお菓子。酢はわからないと答えた。

　右側の鼻腔に関してはどうか。右では検知のレベルで著明な異常が認められた。9種のうち8種が「ちょっとでも何か匂えばいいのに、匂いがないから手がかりがない。何も感じない。だからわからない」と症例Cは記述した。唯一、チーズだけがジェリーと答えた。

　このことから、同側性支配である右側の鼻腔からの匂いを検知するレベルでも著明な障害があったので、先行研究のような左側の空間としての嗅覚無視は認められないのではないか、という結果であった。

　ちなみに、同じ検査を健常者10歳代の男性1名、40歳代女性1名、20歳代男性1名で行ったが、唯一10歳代の男子がチーズを「何かわからないが臭い」、酢を「リンゴ？　なんか酸っぱいような」と記述した。それ以外の7種は即座に答えることができた。他の2名では著明なエラーはなかった。迷った答えは酢と醤油、チーズだったが類似したものの認識だった。

【再検査】

　約1か月後、再検査を実施した。

　検査2回目では、右側の嗅覚情報は全て誤答だが、答えることができた。左側において3分の1の種類は認知可能となっていた。

　右側ではカレー、コーヒー、バニラ、キムチは（感じないから）わからないと答え、バナナをオレンジゼリー、こしょうを抹茶ゼリー、チーズをオレンジ、醤油をバニラ、酢を抹茶と答えた。左側では、カレーを抹茶、バナナをバニラ、こしょうを抹茶ゼリー、コーヒーをコーヒー、キムチをキムチ、チーズをオレンジゼリー、醤油をわからない、酢を酢と答えた。

　つまり、右側では9種のうち正答はなし。わからないが4つであった。左側では9種のうち3種を正答、その他はエラーだった（図23）。

	右側	左側
カレー	まっ茶 わからん	まっ茶
バナナ	オレンジゼリー	バニラ
こしょう	まっ茶ゼリー	まっ茶ゼリー
コーヒー	わからん	コーヒー
バニラ	〃	わからん
キムチ	〃	キムチ
チーズ	オレンジ	オレンジゼリー
醤油	バニラ	わからん
酢	まっ茶	す

図23　再検査の結果

結果の検討

　症例Cに対し、外空間としての視空間無視に対する治療アプローチは、2回目の検査を実施するまでの間おこなったが、嗅覚に対しての直接介入は何もしていない。嗅覚検査を再度実施すると、右側、左側ともに検知、認知に改善が認められていた。

　神経解剖学的に嗅覚に関する情報は、基本的に同側性支配であるが、左側の嗅覚情報を無視するのは、左側の空間を無視していると解釈できるとするものである[1]。空間無視は各感覚モダリティにおいて想定しうるが、症例Cのように右半球全廃に近い状態では、残存した左半球の嗅覚が際立って、認知できてもいい、はっきりとしていてもいいと思った。しかし、結果はむしろ逆で、左側の嗅覚にも影響がでていると解釈しうる。つまり検知のレベルは可能でも、認知するレベルには能動的な注意が必要なのだ。そう考えると、頷けもする。じゃあどっちなんだといわれても難しい問題だ。

　症例は遠位空間、周辺空間と比較し、身体空間の変質が重篤でないという点、更に他の身体部位よりも顔面部位の認識が良かった点を鑑みると、検査は顔面部位の一つである鼻の、更に鼻孔の直近で匂いを嗅ぐことを要求したことが関連していると考えられた。また直接介入していないが一部改善したと解釈できる結果は、左半球損傷患者であっても半側空間無視が生じるが比較的改善をみる方向に収束していくという考え方と同様に解釈している。

　右側の鼻腔から匂いを検知できなかった点は、他の感覚系の脳内投射は片側性か両側性であるが、味覚と嗅覚は同側性の脳内投射をしており、その関連領域が損傷することによる病理と捉えると結果はわかりやすい。しかし左側の結果は十分な理解へ至っていない。

　左側の味覚、嗅覚に関しても確かに神経解剖学的には、同側性であっても匂いを嗅ぐために鼻から息を吸うという行為に注意をそがれたとすると、認知が正確にできない病理であるという解釈はできるが‥‥。

症例Bの場合

　前述したが、実は症例Bにも匂いの検査を試みている。彼女も著明な半側空間無視、半側身体無視を呈していたので、同様に行ってみた。症例Bは左右のどちらに

おいても検知のレベルでは無視傾向は認められなかった。

彼女の病巣は、島皮質、海馬傍回、扁桃体、上側頭回、中側頭回、紡錘状回、後頭回、縁上回、角回と広範囲だ（p.55「02」章の図1参照）。

ここでは症例Bの病巣の一つ「島皮質」について考えてみた。両方の島皮質からの情報は右前島皮質へ転送されるとクリッチュリー（Crichley）は述べているという[9]。そして脳卒中になりその部位を損傷した場合、自己嫌悪感が生じにくく、口に入れた食べ物を吐き出すひとの表情を見ても、そして同じものを食べたとしても、「美味しいね」というふうになるらしい[9]。

しかし症例Bはそれとは違っていた。明らかにまずい、美味しくないというものがほとんど（病前に好きだったジュースなど以外）だった。ということは次のように解釈できないか。

クリッチュリーが主張したのは、適切な情報処理ができなくなることで両極端の判断が生じる可能性があるということではないか？　そうすると症例Bは特異例ではなく、むしろ指摘どおりとなる。また症例Bがほとんどの食べ物を「美味しくない」と訴えた仮説の一つとして眼窩前頭皮質や扁桃体の機能に着目して考えてみた。

不快な匂いに暴露されるとその不快の程度に応じて左眼窩前頭皮質の活性が高まり、同時に両側の扁桃体も活性化する。左眼窩前頭皮質は嗅覚に限らず、視覚・聴覚刺激の快不快によっても活性化し、左扁桃体は他の感覚系よりも不快な嗅覚刺激で最も活性化するという報告がある[10]。また島皮質は快不快の情動に対して意味をもった匂いに暴露された際に活性化するが、島皮質の左右にラテラリティがあるか否かは文献によって異なるといわれている[10]。

症例Bの病巣は島皮質や扁桃体が含まれていて、島皮質は眼窩前頭皮質と機能的に関連がある[10-12]。そして島皮質は「美味しい」という感覚を生みだす多感覚の統合の場所[12]でもある。これらのことからいえることは、「美味しい！」と感じるのは多感覚情報の統合の結果だとすると、それを構成するはずの右側からの情報は、欠如ないし変質し、更に快不快の判断材料となる領域が左側に偏重した結果、「まずい」となったのではないだろうか。今後更に検討を進めていきたい。

しかし症例Cの、右側の嗅覚情報に対して「何もにおわない」という記述は理解できる。しかし後で紹介した症例Bは、左側にある食事は時折言語指示を与える程度で自ら摂取できるレベルになった時期に嗅覚検査を行ったことが、検知レベルでは無視のなかった結果と関係があるかもしれない‥‥。

とはいえ、損傷が右半球のほぼ全域にわたる左片麻痺患者症例Cにおいて、外空間としての左側空間の無視の改善に伴い、嗅覚無視の改善も認められた事実は、非常に興味深い。

残された課題

認知神経リハビリテーションでは、両側の情報の統合不全が空間無視の本態であるという仮説に立った介入をしている。視空間無視や身体無視の改善を中核として、嗅覚情報がどのように食事や整容、更衣などのレベルへつなげていける材料となるか、今後さらに検討していきたい。

■疑問：嗅覚の障害について

なぜ症例Cは嗅覚、味覚が極端に低下したか、あるいはなぜ症例Bはほとんどのものに不快な臭いと味を訴えたのだろうか。

1. 他の感覚系の脳内投射は片側性か両側性であるが、味覚と嗅覚は同側性の脳内投射をしており、その関連領域が損傷（右島皮質、下頭頂葉の損傷による可能性）したためなのか？
2. 加えて左側の味覚、嗅覚に関しても左側身体（口腔内）への注意が低下していることから、認知が困難であるため（口腔内器官の体性感覚情報の変質、口腔内の複数の器官による立体認知の異常によるもの）なのか？

~~~~~~~~※~~~~~~~~~

ところで、半側の空間を無視するという時、多くは視覚を介した身体をとりまく外空間を想起することであろう。では半側の身体を無視する場合、身体は空間と見做すことはできるだろうか。ロバートソンら[13]は身体も個体空間として見做しているが、身体は空間か？と異議を唱える方はいるであろう。

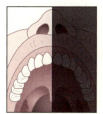

では口の中はどうであろうか。口の中、すなわち口腔は、口の「腔」と表現するところからも空間と見做すことはできるし、口は閉じれば、まさに空洞としての空間はあるようにも思える。

というふうに考えると、口腔内の半側無視というより、左半側空間無視といったほうがしっくりくる。

ではどのような条件がそろえば、あるいは、どのような症状が観察できれば、口腔内半側「空間」無視といえるのだろうか。次はそんなことを深く考えさせてくれた症例Dのことを述べていこうと思う。

文献

1) Penelope S. Myers（宮森孝史・監訳）：右半球損傷－認知とコミュニケーションの障害. 協同医書出版社, 2007, pp.32-57.
2) Bisiach E, Luzzatti C：Unilateral neglect of representational space. Cortex 1978; 14: 129-133.
3) 杉下守弘・編著：右半球の神経心理学. 朝倉書店, pp.17-18.
4) 西田幸平, 小林正佳, 足立光朗, 他：先天性嗅覚障害の2症例. 日耳鼻 107(6)：665-668, 2004.
5) ジョン・H・マーティン（野村嶬, 他・監訳）：神経解剖学 テキストとアトラス. 西村書店, 2007, pp.168-184.
6) ゴードン・M・シェファード（小松淳子・訳）：美味しさの脳科学－においが味わいを決めている. インターシフト, 2014, pp.304-307.
7) Kikuta S, Sato K, Kashiwadani H, et al.：Neurons in the anterior olfactory nucleus pars externa detect right or left localization of odor sources. PANAS 2010; 107(27)：12363-12368.
8) 木村恭之, 土定建夫, 他：中枢性嗅覚障害の臨床的検討－脳腫瘍症例を中心に. 耳展 36(6)：709-716, 1993.
9) サンドラ・ブレイクスリー, マシュー・ブレイクスリー（小松淳子・訳）：脳の中の身体地図－ボディ・マップのおかげで、たいていのことがうまくいくわけ. インターシフト, 2009, pp.295-298.
10) 奥谷文乃, 村田和子：島皮質と嗅覚. Clin Neurosci 28(4)：388-390, 2010.
11) 山本隆：島皮質と味覚. Clin Neurosci 28(4)：391-393, 2010.
12) 永井道明, 加藤敏：島皮質：総論. Clin Neurosci 28(4)：372-379, 2010.
13) イアン・H・ロバートソン, ピーター・W・ハリガン（佐藤貴子, 他・訳）：半側空間無視の診断と治療. 診断と治療社, 2004, pp.106-107.

● 匂いについての"こぼれ話"〜マドレーヌと車酔い ●

　プルースト現象というのを知っているだろうか。例えば、街中を歩いていて、ふと昔付き合っていた彼女と同じ香水をつけている女の子とすれ違ったとしよう。その瞬間に、その当時の楽しい思い出や、甘酸っぱい？苦い？記憶が思いだされた。そういうやつだ。つまり、匂いが記憶を呼び覚ます生理現象のことだ（ちなみにプルースト現象というのは、マルセル・プルーストの『失われた時を求めて』で、主人公がマドレーヌを紅茶に浸し、その香りをきっかけとして幼年時代を思いだすという描写から名づけられたらしい）。

　ついでに、もうひとつ。ある男の子の車酔いと匂いについてだ。友人Yは、妻と息子の3人家族、自家用車は2台。1台は軽自動車、もう1台はかなり大きな3ナンバーの車だ。Yの息子は3ナンバーのほうに乗ると、車酔いになりやすかった。対策としては、好きな本を読ませる、音楽を聞かせる、ゲームをさせる、同乗者と常に話をして楽しい気持ちを持続させる、酔い止めを飲ませる。しかし、どれも決定打にはならず車酔いで気分を悪くする。時には吐くこともあったのだ。「何が嫌か聞いてみた」そうだ。すると、「なんか乗り心地が嫌」「車内の匂いが嫌」と答えた。更に食い下がって、「どちらがより嫌なん？」と聞くと「匂い」だったとのこと。「どんな匂いがすると感じているのか？」確かめた。すると、「変な甘い匂い」と息子は答えたそうだ。ではどんな匂いが好きかを聞くと、「土の匂い」と答えたそうだ。「土？」。Yは悩んだが、車内に置く芳香剤が売っているコーナーに息子を連れて行って、一番好きな匂いと感じるものを選択させた。そして、早速遠出の機会にその芳香剤を車内へ入れ家族で出かけた。そうすると、酔いはなく、片道200キロ前後の長距離の旅が可能となった。

　なぜ船や車で酔うのかという素朴な疑問に対し、Harrisは情報の不一致説を提唱したが、これは適用できそうだ。車の揺れと前庭系、車の景色の流れゆく速度という面と視覚、これらとシートから伝わってくる体性感覚系ばかりがクローズアップされがちだが、車に酔った時の匂いの潜在的な記憶を、今まさに快に感じている匂いがYの息子の経験を改変したのだ。

04

「口の中で食塊が消えるんやわ」

口腔内左半側空間無視の可能性と着衣障害そして妄想…

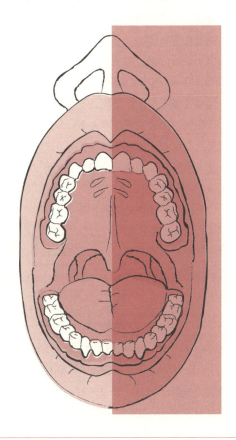

はじめに

　脳卒中片麻痺患者に、食べこぼしや流涎、ムセなど摂食・嚥下機能に問題がある時、多くは口腔器官の運動障害、または感覚障害を疑うだろう。

　また、左片麻痺患者で半側空間無視を呈している場合の食事場面で誰もが知っているのは、出された食事の左側の食べ物に気づかない、あるいは右側の食器であっても、その器の中の左半分を食べ残すことである。

　ここで紹介する症例Dも視空間に対する半側空間無視を呈していたという経緯がある。症例Dの食事に関する主訴は、食べこぼし、流涎、ムセ、飲み込みにくさ、喉の違和感、味のわかりにくさ等であった。

　そこで各口腔器官の運動機能と感覚機能の検査を実施したわけだ。しかし著明な運動障害および感覚障害は各口腔器官からは認められなかった。ということは他にどんな問題が考えられるだろうか。

　うまく食べられないという症例Dの主訴を再度確かめるために、食物を口腔内に取り込んで適切に嚥下するまでには食物の物性認知[1-3]が重要である、という知見を手がかりにして、模擬食塊を作製して検査を実施することにした。

　すると驚くことに「左側で模擬食塊が消える」「左の口蓋の実（身）がない」など口腔内の左半側空間無視を示唆する特徴的な記述がでてきた。

　半側空間無視という時、多くは視空間の問題を意味することが多い。では口の中は空間と見做すことはできるだろうか。

　症例Dの記述は、口腔内の左半側空間無視を表していると私は見做した。そうすると症状が解釈しやすく、治療介入できたからだ。

　でも口腔内の半側空間無視の話をする前に、それまでの症例Dについての治療に関する経過についてお付き合いいただこう。そのほうが、より症例Dの世界を理解できるであろうから。

症例D

　60歳代半ば、女性、右利き。既往歴は特になし。
　現病歴はX年1月の寒い早朝、仕事の最中に脳梗塞を発症し他院へ緊急搬送された。そして他院で投薬治療およびリハビリ目的で入院となった。入院約1か月後、ADL全般は自立に至っていないが、本人の強い希望により他院を退院

し、以後は外来リハビリでフォローすることとなった。病巣は右中心前回、中心後回、中前頭回、下前頭回の一部、島葉の皮質および皮質下にわたっていた。

作業療法開始初日：対象との接点をつくる

　症例Dは、娘の付き添いはあるが、杖を使わずに一人で歩くことはでき、作業療法（以下OT）室へ入ってきた。彼女は、私が案内したプラットホームに腰を下ろし、コートを自ら脱いだ。コートを脱ぐ動作の拙劣さは多少気になったものの、左片麻痺患者としては、自ら行為を遂行できる点では自立度が高いと感じた。また自発的な左手の使用と左側のコートの端を摑んだりする行為が観察されたので、著明な半側空間無視は認められなかった（図1）。更に私が正面に対座しても、左側から話しかけても、しっかりとこちら側を注視することはできるし、質問にハキハキと答えてくれる、協力的で意欲的な態度で臨んでくれたので違和感は感じなかった。とはいえ後ろから聞こえる他患者の笑い声や前の扉から出入りする人に注意を奪われやすいという、全般性注意の問題はあった。しかし、いわゆる方向性注意の著明な問題はこの時点では認めることはできなかった。

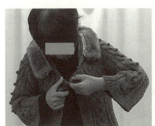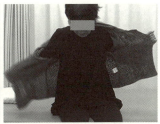

図1　自発的に左手を使う

「指が重たい」

　OT初回時のやりとりを抜粋し、簡単に説明していこう。
　簡単な挨拶を交わし‥‥。

　　Th● さて、Dさん。今自宅の生活で何に一番困っているのですか？
　　Pt◆ 左目が見えにくいことと、左手がうまく動かないことです。
　　Th● そうですか。では少しずつみさせていただきますね。
　　　　まずは、右手万歳はできますね。

Pt◆はい（当然ながら難なく挙げる）。
　　Th●同じように左手でもできますか？

早速簡便に上肢の麻痺の程度をみてみた。

　　Pt◆はい（多少の速度と動きの緩慢さはあるものの、右上肢の肩屈曲と同様に挙上できた）。
　　でも右と比べると重たいです。右のほうはふぉわーってあがります。
　　Th●重たいのですか。わかりました。

その後、順次それぞれの関節の動きをみせてもらった。著明な運動の異常はなかった。

　　Th●今度は右手の指を1本ずつ、動かせるか見せてください。こういうふうにできますか？

右手の指を親指から1本ずつ屈曲してもらう。これはわけなくできた。

　　Th●今度は左指も同じようにやってみてください。

すると努力性が強く、既にMP関節（中手指節関節）の伸展が強い状況でPIP・DIP関節（近位指節間関節・遠位指節間関節）を曲げようとする動きになっていた（図2）。

　　Th●その動かし方しかできないですか？　右手と違う感じはないですか？
　　Pt◆先生。指が重たい、重たいねん。曲げようと思ってもいかへんねん。
　　Th●本当ですね。では、握りこぶしはつくれますか？
　　Pt◆上手にできません（指尖、爪先は、手掌面へ全くつけない）。
　　Th●まずは右手ですが、親指と人差し指でこう（対立動作）できますか？
　　Pt◆こうですか（簡単にできる）。
　　Th●では、今度は左手。
　　Pt◆……ちょっと難しいです。

非常に努力性が強く、時間を要する。母指の掌側外転がしにくく、橈側内転してしまう対立動作となる。

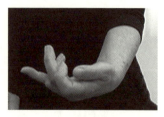

図2　指の屈曲

Th● 今度はコップを持つ動作を見せてください。まずは右手で。
Pt◆ はい（難なく持つことはできた）。
Th● 左手では持てますか？ 一度見せてください。
Pt◆ はい。

コップを持とうとした瞬間には肩関節の外転、内旋が伴うリーチング、いわゆる放散反応（当該関節以外の不必要な関節運動が生じてしまう反応）が出現した。更にMP関節が過伸展、PIP・DIP関節も必要以上に伸展した。そしてその肢位から把持の動きへ移行するという運動の異常が認められた（図3右）。

Th● 持てますね。
Pt◆ はい。なんとか。
Th● では持ち上げることはできますか？
Pt◆ でも、重たい重たいわ‥‥こっち（右）は軽かったのに‥‥。

体幹は無意識に右側に側屈してコップを持ち上げるような代償が著明であった。

Th● どんな感じで持ってました？ 右とは違いますね。
Pt◆ 左では、もう体じゅうに力いれて踏ん張ってるわ！ こっち（右側）のお尻のほうで力いれて、持ってる感じするわ。
Th● そうですか。わかりました。

症例Dは物を把持する際に、やはり片麻痺患者に多く見られる、力で持つという意識が強いあまり、筋出力の過剰さがでていると思った。更にはコップという対象と接する指腹や手掌面の触覚を介した知覚については、ほとんど意識は向けられていないことが推察されたのだ。

私が過去に経験してきた片麻痺患者の多くは、コップなどをうまく把持・操作で

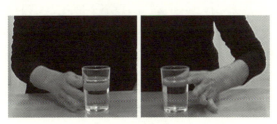

図3　コップの把持

きない場合、以下のような機能的な観点を考慮することで、パフォーマンスが一気に変化することが度々あった。この変化については感覚障害が重度の場合であっても、その日になんらかの気づきが生まれると、一部病理（痙性）が制御された。また注意障害の要素が強いことが原因である場合は、適切に注意が向くように仕向けていける課題設定をすることで、その日の訓練で著明な質的変化が得られることがあることを経験していた。

1. 結果的な粗雑な把持動作は、摑むという運動に意識が強く働いてしまうあまり、指の各関節の運動覚を介して対象の形に合わせられないことが主な原因の場合がある。この場合、指の関節の運動覚を介した対象の認知に焦点を当てることで改善した。
2. 結果的な粗雑な把持動作は、とにかく「どのように」という意識以前に、「持つ」「摑む」という結果に意識が向いていることが多く、対象の性状に合わせるために触覚を介して包み込むという経験をしていないことが原因の場合がある。この場合まずは触れる、そして感じ取るということに意識を向けることで改善した。
3. 対象を摑む際には、指先の指腹の触覚を始まりとして対象を捉えることができないことが多いが、指先の指腹の触覚に注意を焦点化させ、手掌面に向かって対象を包み込むようなイメージをつくらせることで改善した。
4. 逆に手掌面とMP関節部の触覚を介して対象を受け止める、包み込むという運動のイメージをつくることで改善した。

これらの中で、最も症例に必要なことはどれかを探りながら進めていった。つまり評価であり治療そのものであるという進め方である。

そのやりとりの一部を紹介しよう。

意識の向かう先は…

Th● これ、見たらガラスのコップですね（まずは視覚的にコップを見させる）。指の指紋の部分で持った感触、触れた感じ、握った感じっていうのかな。それは右と左で同じかどうか比べて教えてもらいたいのですが‥‥。まず左いきましょうか？

右手、左手‥‥どちらから介入するかは患者によって異なる。

「別になにも感じません。普通です」と言うような患者の場合、まず麻痺側で実際に触れて、感じてもらった後で、非麻痺側で行ってもらう。そうすることで、非麻

痺側ではこんな感じがあった。でも麻痺側にはそれがない‥‥。だから、感じられるということに変われば、非麻痺側と同じようなことができるかもしれません、という流れをつくれる。逆の場合もある。

 Pt◆はい（何度か確かめていく‥‥）。
  重たい重たいわ‥‥

意識は重量に向かい‥‥触覚には向かわない‥‥。

 Th●ありがとうございます。重いことについてはわかりました。
  すいません。ツルツルとかザラザラとかコップの表面の材質というか、何か感触の差についてはないでしょうか？
 Pt◆（再度何度かグラスを把持し確かめる）右手は何か、グラスにピシッとつく感じがあります。‥‥でも左にはそれが全然ないです。
 Th●それは、密着感というか、しっかりグラスの面と指の面がくっついているという感じでしょうか？
 Pt◆はい。そんな感じかな。
 Th●わかりました。

触覚としての密着感は、当然左手はないに等しいだろうと思った。なぜなら自動運動で指の緊張は高まり伸展傾向だから（図3右）‥‥そう思っていた。
そこで、コップのまま進めてもいいのだが、次につながる課題設定をしたかったので、直径の異なる円柱を5種用意して、他動で触れた場合、どうなるか進めることにした。

 Th●ちょっと見てください。目の前にいくつかの筒を用意しましたね。表面は全て同じにしてあります。手のひらで、感じてほしいのですが、手のひらの皮膚で触れている面積というのでしょうか。握った感じ‥‥さっきグラスを握ったとき、ピシッていう感じがあるって言いましたね。おそらくですが、筒の大きさが変わっても、そのピシッていう感じはあると思うのですが‥‥‥確認してくれますか？
 Pt◆はい。右はあります。
 Th●では、今からですね。その右手で練習しておきたいのですが、この目の前の5つの筒のどれか1つを握ってもらいますので、どの筒を握ったか目

使わずに答えてほしいのです。指でさしてくれていいです。やってくれますか（350mlのジュースの缶、トイレットペーパーの芯、ラップの芯、太いマジック、細いマジック。全てガムテープで巻いてあり表面の性状は同じ）（図4）。

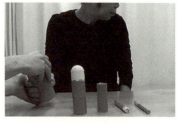

図4　円柱の識別

Pt◆はい。
Th●ではこれは？（一番左の350mlの缶）
Pt◆これ（350mlの缶）。
Th●正解！
　　では次はどうでしょう？（トイレットペーパーの芯）
Pt◆これ（トイレットペーパーの芯）。
Th●正解。

計5種の筒状のものをそれぞれ太いものから順に一度ずつ行うと全て正解することはできた。

しかし、ランダムに行うと、トイレットペーパーの芯とラップの芯という直径の違い（差異）が小さいものは混乱が生じていった。麻痺していない右手で、このようなエラーがある。やはり注意の問題は考慮していかないとまずいな、そう思ったのである。

そこで、先ほど病気になる前の職業は清掃業という情報を得ていたので、その清掃業にまつわるもので、何か課題をつくっていけないかと考えた。つまり具体的な経験の記憶を使って、今握っている対象とちょっと前に触れた対象との差を脳内に留め、比較照合していく過程を助けることはできないか、と考えたのである。太さの違いを見出すためには、何に注意すればよかったか明確化し、選択的な注意および持続性をなんとか保たせるようにするためのひとつの策。

Th●では、（トイレットペーパーの筒を握ってもらい）これは掃除をする道具のモップの柄の太さに似てますか？
Pt◆いやー。それはちょっと太いかな？
Th●では、これは？（ラップの芯）
Pt◆これは似てます。
Th●では、今度はモップの柄を握ったときの感じに近いか、それよりも太いか

　　　　　細いかということを判断の基準にして考えてみましょう。
Pt◆はい。
Th●では問題。これはモップの柄ですか？
Pt◆違います、モップより細いです。
Th●これは？
Pt◆これも違います。今度はモップより太いと思います。
Th●よくわかりますね。正解。

正答度が高まって、次第に迷うことがなくなっていく。

Th●では今度は同じ要領で左手でもやりますよ。
　　　触れている感じに意識を向けてくださいね。
　　　ではこれは？ 指の形は私がやりますから。手は預けて‥‥。

そういうも、なかなか完全にリラックスして左腕をテーブルに下ろしておくことができず、体幹が右に側屈、右回旋してしまう。左上肢全体としても、握る意識が高まりすぎてしまい筋緊張が高まってしまう。幾分かは仕方ないと判断し、進める。

Th●ではこれは？（350mlの缶）
Pt◆缶。
Th●正解。
　　　ではこれは？（モップより太いと言ったトイレットペーパーの芯）
Pt◆モップの柄？
Th●はずれ。もう一度いきますね。
　　　今自分のお仕事のことを思いだして‥‥柄を握ったときのしっくりくる感じがあるか、感じることに集中してください。柄を握る指の形は私がやります。

でもうまくいかない‥‥。

これでわかることは、過去の経験としての手の記憶を活用し、言語化していくことは治療的に有効であるということが、健側で、ある程度確かめられたということだ。
　また、これまで他患者において、このような進め方で麻痺側へイメージを転移す

ることができたので、症例Dへも適用できるかと思ったが、そのまま適用できるわけではなかった。手指の屈曲の度合いの差異によって対象物の認知へ導き、視覚的に見た対象の大きさや形によって各関節の度合いは変えていく必要があるのですよ、という流れを作っていこうとしたわけだが、うまくいかなかった。そこで、指先の触覚のほうへ切り替えていく。

Th● では今度は、モップの柄と言ってくれた筒を使ってやってみますね。指先の指紋のところに柄をまず触れてみます。わかりますか？
Pt◆ はい。
Th● では今度は指先で触れている筒を転がしてみます。感じられますか？
Pt◆ はい。
Th● 動かそうと思わなくていいです。とにかく、今はモップの柄の触れる感じに意識を向けてみてください。
Pt◆ はい。
Th● ではいきますね。コロコロと指先から手のひらのほうへ転がるのがわかりますか？
Pt◆ はい。
Th● では、コロコロと転がすことは私がやりますし、指を動かすのも僕がやります。Dさんにやってほしいことは、転がり（触覚を介して知覚し続ける面が変化するということ）を追い続けてくれることです。指のどのへんかな？って。
Pt◆ はい。
Th● では転がしますよ。

Th● では今度は、気持ちだけでいいんですが、転がる筒に合わせて指先というか爪先がついていきたいなあって、気持ちが追えるかやってみましょう。では転がしますよ。ついてきて、ついてきて‥‥。
いいですか。頑張っているので、そんなに頑張らないで‥‥‥

MP関節の伸展の緊張の高まりがでる。

Th● お願いしたいのは、握ろうという意識ではなく、慣れ親しんだモップの柄に触れてるわ、今の触れてるわ、離れてないわ。という感じでいいです。僕が動かしますので、ついていきたいわ。ぐらいでいいのです。

　　　　感じることに集中してください。動かそうという意識ではなくて……
　Pt◆はい。やってみます。

でもこれも今一つ、うまくいかない。ではそれほど無意識に指を動かそうと動いてくるならば、どの程度動いてくるのか、症例の注意の制御能力をみてみよう、そう思ったので……。

　Th●では、ほんの少しだけ手伝ってくれます？　僕が動かしますが、コロコロとついてきて、ついてきてその中でどれか当ててください……。これは？
　Pt◆モップの柄です。
　Th●正解。ではこれは？
　Pt◆モップより細いです。
　Th●正解。ではもう一度、これは？（太いマジック）
　Pt◆これは太いマジック……
　Th●正解。ではこれは？（細いマジック）

指が運動として、ついてこない……。

何度か試みる。そうすると握るという運動に関してDIP・PIP屈曲は生じてくるが、MP関節は屈曲してこない。更には左上肢全体に過剰な筋収縮が入っているのが外部観察的にもわかるし、触知もできた。つまり病理が強まっているということだ。動いてくるのは、半ば潜在的な認知のレベルで触覚を介して指の関節運動が生じてくるのではなく、ある触覚を介した刺激のレベルでパターン化されてしまった異常な関節運動が生じているだけだということが見え隠れした。

感じながら動かすということは、注意の持続と分配という観点からも当然難しい。この課題の設定は良くないのか……。そこで、もうひとつ違う方向へ訓練を切り替えていく。

そうすると、一気にモップの筒、それよりも細い筒など、どんな5種の筒でも瞬時に適切な握りの形で把持できるようになる。

どんな訓練と言葉掛けに変えたのか……みてみよう。

手の形がつくれる

　Th●Dさん、ここ手相でいうとなんていう線か知ってます？
　　　僕もよくわからないのですが、ここです（手相でいうと感情線、解剖学的に

はMP関節に意識を向けてもらう)。
　ここに触れられたら、はいって言ってください（右手に触れる）。
Pt◆………はい。
Th●そうですね。
　では次、触れられたのを感じたら、そこからその触れたものを優しく包み込むイメージがつくれるかやってみましょう。右はどうでしょう。
Pt◆右はできます。やさしくですね。
Th●では左でも触れられたのを感じられるかやってみます？
Pt◆はい。
Th●では、触れられたのを感じたら、はいと言ってください。
Pt◆わかりました。………はい。今触れました（何度か行う）。
Th●では触れたのを感じたら優しく包み込んでみるイメージをしてみてください。
Pt◆はい。これならできそうな……わかりませんけど。
Th●ではやってみましょう。
Pt◆……ああ、握れるわ。初めて握れるわ！
　それにそんなに重たいことないわ！
Th●つまり、自分の手のひらの面（MP関節の手掌面）から始まって全体でやさしく触れて包み込む感じが大事なのです。その中でもこの窪み（MP関節の屈曲）から始まって、優しく包み込むのです。
　やわらかいものや大切なものを包む感じで、つぶしても、傷をつけてもだめな感じです。
Pt◆しっかりしますね。
　なんぼ、自分でしても自分では、この手の形つくれんかったんよ。
　重たかったし……。
Th●他のものでもできるか、確認してみましょう。
　握りしめる意識ではなく、優しく包み込む感じでいいのです。
　では今度は、目で見た瞬間に先ほどの手のひらの窪みのところを始まりとして、そして優しく包み込んで持てるかやってみましょう。
　優しく包み込むということは、相手をよく感じてあげるということです。
Pt◆軽い軽いわ……ふわっていけるわ。
　どれでもいけますね（図5）。

全体に受け止めようとする感じがこの辺で（頭を触れ）浮かんできました。

【訓練直後（40分後）】

　　Th● では、訓練前にはグラスが重いと言ってましたし、ピシッていう感じが左手にはなかったですね。今一度やってみましょう。

　　Pt◆ はい（訓練前と同じ設定でグラスを持ってもらう。図6は訓練直後。訓練前の図3と比較すると著明にPIP・DIP関節の過伸展は消失していることがわかる）。おおー！　おおきに。持てますね。全然重くないです。

　　こんなところにも、何も力いれて踏ん張ってる必要ないです。ひきつる感じもないです。

右側へ体幹を側屈しながらお尻で踏ん張っているという筋緊張の高まりは認められなかった。

　つまり、適切な筋出力は、触覚を介して対象を知覚し、その対象を包み込むような柔らかな把持をなしとげるために必要な関節運動で生じる。触覚に導かれながら運動覚を介した運動が連動していくようなものだ。それぞれというよりは2つの情報化によって適切な運動プログラムが形成されていくことで、不必要な筋出力がでないので、経験として重くないということになったと考えたのだ。

　あとはそのきっかけを、手掌面から触れ、動いていくというところから介入するか、指腹の面から触れ、手指で動いていくというところから介入するかの違いだ。

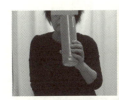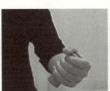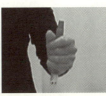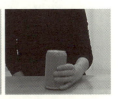

図5　優しく包み込むイメージで

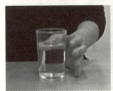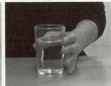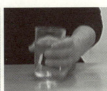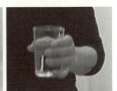

図6　コップの把持（訓練後）

最終的にはどちらの動かし方も状況に合わせてできるようになる必要があるのだ。

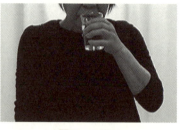

図7　口元へ

Th● 口元まで持っていけますよ。やってみてください。

Pt◆ はい。‥‥‥。うわー。できますわ（図7）。
でも、家帰ったらできなくなるんちゃう？　先生の前だけちゃう？(夫を見てそう言う)

Th● はい。家ではどうかな？という心配はあるでしょうが、大丈夫だと思います。お父さんどうですか？

Ptの夫▶ 家と全然違います。家ではこんなふうに持てませんでしたから‥‥。

Th● コップだけちゃうの？というふうになるのも嫌ですので‥‥‥訓練前は味噌汁のお椀も変な持ち方だったので、味噌汁のお椀でもやってみましょうよ（実際の味噌汁を想定して、お椀の中に水を7割程度入れた）。

Pt◆ やってみます。

Ptの夫▶ おお！！　あがった。あがった！！(家では、お椀を左手で持つということをしたことがなかったので、驚いたらしい)

Pt◆ できますね。
包み込むゆうことは‥‥優しく物に触れることなんやね。私は服とか物とか馬を蹴散らすようにしてやってきたわ。人生もそう生きてきたやろ。波瀾万丈。乱暴にしてきたわ‥‥それと一緒かな‥‥人にも優しくするわ！うわー。ほんまいけるわ（何度も確かめる）。

お椀‥‥持てるわ（図8）。前は両手で抱え込むか（胸に抱きかかえるようなしぐさをしながら）‥‥犬食い‥‥持てないから‥‥しまいにゃ、この手使って（右手で）食べてた。

Th● 今度はその手は物だけでなく、自分の体とも優しくできるはずですよ。
例えば、そうですね。手櫛で髪の毛を梳いてみましょうか？
優しくするというのは、頭の場合、自分の手の指先や手掌面で撫でる感じに

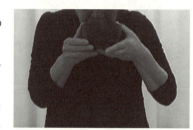

図8　お椀の把持

近いですよ。こすりつけるとは違うと思います。

Pt◆撫でる？……

Th●あかちゃんの顔や体をなでなでするとき、手に力いれんでしょ？

撫でるときは、相手の撫でる場所、頭だったら、頭の輪郭に手の形を合わせるようにしながら、やるでしょ。そのとき強く押し付けたら不快でしょ。軽く触れて擦れるような‥‥。

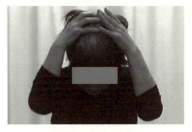

図9　髪を梳く

Pt◆なるほど、やってみます。‥‥わかってきました（図9）。

訓練の前は、手をどのようにすれば、うまく物をつかめるのか、触れるのかなんてよくわからなかったんけど、もういけそうやわ先生！

Th●今日学んだことは、左手の指先は物を優しく感じることが大事。そして物は包み込むようにするんです。感情線のところから‥‥。

では今日はここまでにいたしましょう。ありがとうございました。

OT介入2回目：手の巧緻性を取り戻す試み

Th●前回、左手の訓練をしましたが、家ではどうでしたか？

Pt◆魔法にかかってます。使えてます。

Ptの娘▶先生はマジシャンやゆうてます。

Th●それはよかった。

Pt◆優しくするってやつ。今のところ、できてます。

Th●それはよかった。でも一応見せてください。前回これ（手指の柔らかい動きの5指屈曲と伸展の交互運動）ができなかったですね。

Pt◆はい。できます。

朝起きるやろ。そうすると、前は番線張っているみたいに硬くて、こんなんしても（顔を歪め体をひねりながら）指は曲がらんかった。それが今どうもないんやわ！！

※番線とは、丸太など建材を結束するときに用いる針金のワイヤーのこと。

Th●ではコップを持つのも‥‥

Pt◆はい。できます。

Th● (娘さんへ) 家でもこんな感じでできてます？

Ptの娘▶ はい。先生のリハビリ受けてから、結構、大きなお皿も上手に片手（左手）で持つようになって驚いてます。花瓶とかもです。

Pt◆ それから、前は犬食いってゆうてたやろ。今は、ちゃんとほら、こういうふうに持てんねん（図10）。

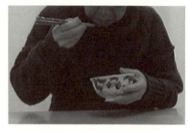

図10　左手でのお椀の把持

Th● すばらしい。では先に進みましょうか。

Pt◆ お願いします。

Th● では今日は、物に触れて、相手を感じるということをやってみましょう。

前回の効果はあくまで触れるという対象と自分の接点をつくっただけであったので、どのような対象物であっても正確な巧緻動作のできる手を取り戻そうと思ったわけである。

絨毯、タオル、お母さんのコート

Th● ちょっと、目を閉じてください（右手で生地を触らせる）（図11）。この生地は（青と紫のチェック柄で一番毛足が長く、硬い毛の質）、どんな感じがしますか？　以前清掃業をしていたということですので、ちょっと掃除をすることをイメージしながら‥‥絨毯、フローリング、玄関マット、いろいろあると思うのですが‥‥なんかこの感じに近いものありそうですか？

Pt◆ 絨毯。

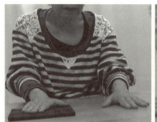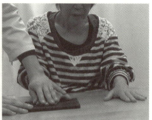

図11　健側での接触感

Th● 右手では絨毯ですね。
　　　ではこんどは左手で感じてみましょうね。これはどうです？（同じ青と紫のチェック柄）（図12）
Pt◆ ちょっと違うような‥‥タオル生地かな‥‥‥。
Th● ではもう一度確認してみましょうね。右では絨毯。絨毯ってどんな感触があるのですか？
Pt◆ 絨毯はザラザラな感じ。
Th● ではもう一度左手に戻りますね。指先の指紋のところに意識を向けてくださいね。
Pt◆ はい。さっきはタオルって言ったけど、右に近い感じですね。絨毯に‥‥。
Th● 大事なことはねえ‥‥指紋のところで感じることが大事で、比べるというのが大事です。
Pt◆ ‥‥‥‥
Th● あたりはずれは大事ではないですよ。
Pt◆ ‥‥‥‥
Th● 言葉がでない感じなので、少しお助けしますね。絨毯よりやわらかいですか？　同じ感じですか？
Pt◆ やわらかい‥‥。
Th● 毛足はどうです？　感じられますか？
Pt◆ 左のほうが毛足は少しないかな‥‥。

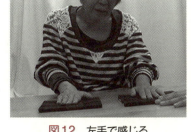

図12　左手で感じる

麻痺側の触覚を介した対象の認識は、感覚障害による鈍麻、あるいは注意障害による対象の認識に至る性状への意識の焦点化が難しい可能性が見て取れるような気がした。

Th● では、目をあけて見てみましょう。
Pt◆ あれ？　一緒ですか。なんでやろ。
Th● では、もう一度右手の指の指紋で感じてみましょうね。ちょっと問題を変えてみますね。さっきは同じ生地を左右で比べたのですが、今度は右手だけでいくつかの生地の違いを分けることができるかとい

うことをやってみましょう。

Pt◆はい。

Th●では、これは何の生地の感じか覚えていますか？

Pt◆絨毯です。

Th●そうですね。ではこれは？（白い生地：絨毯と言った青いチェック柄の生地とは異なり、毛足が短く柔らかく感じる生地）（図13）

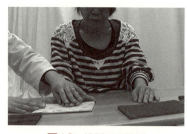

図13　健側での識別

Pt◆さっきの絨毯とは違います。布‥‥‥。

Th●どうしてそう思いますか？　見てないのに。合ってますよ。心配しないで。大事なことは目を使ってなくても、感じとって頭の中に何か浮かんできたのではないでしょうか？　だから違うと言えたんだと思うのですが‥‥。

Pt◆‥‥‥‥

Th●絨毯だったら、もう少しどんな感じになっているのでしょう。

Pt◆ザラザラと‥‥‥

Th●そうですね。言い方をかえるとこれ（白い生地）はザラザラしてないんだ。ではもう一ついってみます。これだとどうですか？（赤い生地で、白い生地よりももっと滑らかで柔らかい生地、コーデュロイあるいはビロードと呼ばれる生地）

Pt◆吸い付くような感じの生地。

Th●さっきのは（白い生地）ザラザラしてないやわらかい布。

これで3種類になりました。整理しますね。ザラザラの絨毯のような生地、それよりはやわらかくて、毛足があまり感じない生地、そして吸い付くような生地。

3種類のどれかまたやりますから、感じとってみてください。

これは？（絨毯の生地）

Pt◆絨毯。

Th●正解。では‥‥これは？（白い生地）

Pt◆布。

Th●正解。ではこれは？（赤い色のコーデュロイ、ビロードの生地）、同じものがもう一度続けてくるかもしれませんよ。注意して、思い込みはだめです

　　　　よ。感じとって！
　　Pt◆絨毯。
　　Th●そうですか。ちょっと待っててください。

誤ったので、ここで絨毯の生地を感じてもらい、なぜ、赤のビロードの生地で柔らかいのに、ザラザラとした絨毯と間違ってしまったか、一度振り返りをつくる必要があると考えた。そしてどう答えるかみることにした。

　　Th●絨毯はこれですよっていわれたら？
　　Pt◆‥‥‥はい‥‥‥ザラつきね‥‥。
　　Th●では先ほどやってみたものをもう一度感じてみましょう（赤い生地）。
　　Pt◆絨毯‥‥‥ザラついているわ。大きくザラついているわ。

ビロードの生地の凹凸をザラつきと捉えたのだろうか。

　　Th●おお。そうですか。ではこれと同じですか？（青と紫のチェック柄でザラザラしている生地に替えてみる）
　　Pt◆これは小さいザラつきやな。
　　Th●なるほど‥‥先ほどザラついていると言ったのは絨毯でしたが‥‥。
　　Pt◆これはザラつきの細かいの‥‥。
　　Th●ザラつきの細かいのは、吸い付くって言ったほう？　それとも絨毯？
　　Pt◆吸い付くほう。

さっき赤い生地のビロードに対して大きなザラつきを感じると答えていたので、答えがテレコになった？　混乱したのか‥‥。

　　Th●ちょっと、頭の中がゴチャゴチャしてきたみたいですので、整理しますね。これは絨毯って言ってきたものです。
　　Pt◆はい。
　　Th●ではこれが、細かいザラつきって言った絨毯ですよ。生地替えます。これはどうです？（赤の生地）
　　Pt◆‥‥‥
　　Th●これはどうでしょう？　一般的にコーデュロイとかビロードとかいわれている生地に近いでしょうか？
　　　　ビロードの生地で服か何か持ってませんでした？

Pt◆お母さんが着てたわ。
Th●では、お母さんが着ていたビロードの生地と呼びましょう。
　　お母さんはそのビロードでどんな服を持ってたの？
Pt◆コート。
Th●コートね。では思いだしてみて。お母さんが着ていたコートの手触り。ビロードの生地。もう一度思いだしながら感じてみて。
Pt◆そうやね。似てるわ。
Th●じゃあこれは？
Pt◆絨毯。
Th●正解。絨毯です。
　　じゃあこれは？（白い生地に替える。毛足が短く柔らかい生地）
Pt◆これもビロードじゃないわ。
Th●いいですよ。ビロードではないです。
　　では、もう一度確認しますね。大事なことは感じることに集中して。これは？（赤の生地）
Pt◆ビロードの母のコート。
Th●正解。ではこれは？（白い生地）
Pt◆薄い生地のやわらかいやつ？
Th●正解。ではこれは？（赤い生地）
Pt◆‥‥‥‥やわらかい生地。

わからなくなってきたようで再度混乱してくる。

Th●休憩‥‥。

――中略――

Th●たくさん触っていくうちに、言葉と結びつけようとすると混乱してくるのでは？と思いますが‥‥。
　　いいほうの手で感じる練習しているのですが‥‥。
Pt◆そうかもしれません。
Th●すごく気持ちを向けようとするのですが、感じてわかっているはずなのに、言葉でそれを表そうとするとゴチャゴチャしていくこともあるのではと思います。
　　頭の中では今まさに指先の触覚を介して感じとった経験と、ちょっと前に

触れた生地の記憶を比べることだけでも、非常に難しいのかなと思います。そこにさらに言葉で表現しようとするとわけがわからない‥‥そういうふうになっているのかなと‥‥。

Pt◆そうです。だんだんわからなくなります。

Th●日常の生活の中でも、何か感じたことがあっても、それをうまく言葉にしようと思ったときに、うまくいえなかったりすることがあるかもしれませんね。どうですか？

Pt◆ありますわ。ギーッともどかしくなることあります。

Th●大丈夫です。それは少しずつ、落ち着いていきますから。大丈夫です。
でもね。本当にそうか、ちょっと確かめてみますね。
では今度は言葉で表そうと思わなくていいです。どれかを触った瞬間、感じたまま、パッと指をさしてくれるだけでいいです。

閉眼で実施。

Th●ではこれは？（白い生地を触れ、その直後布生地を手から離して、テーブルの他の生地のあるところへ戻す）。目をあけて！

Pt◆これ（白い生地を指さす）。

Th●正解。

Th●では2問目、これは？（青と紫のチェック柄）

Pt◆これ（一瞬、白い生地を触れるが、違うと感じたのか青と紫のチェック柄に手を移す）いやこれ！
今ここに触れたんじゃなくて、この上に何か乗ったな、触れたな！

私が他動的に誘導した時に症例Dの左手の真上に重ねるように触れ動かした（図14）。私の手の接触感の知覚に関して述べているようだ。

Th●それは私が手を持ったので、触れましたが‥‥‥

Pt◆えらいこっちゃ！（なんでそんなふうに感じてしまうんだろうという表情をする）

Th●確かに上に触れられたっていう感じがあるのはいいですけど、今感じてほし

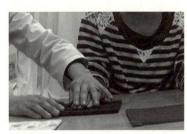

図14　どこに注意を向けるか

いのは、上ではなくて下。指先の
　　　指紋のところと生地のことね。
　Pt◆はい。
　Th●ではもう一度、指先の指紋のとこ
　　　ろで感じたことですよ。
　　　ではこれは？（白い生地）（図15）
　Pt◆これ（白い生地）。
　Th●正解。ではこれは？（青と紫の生地）
　Pt◆これ（白い生地を選択してしまう）。
　Th●はずれー。

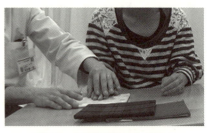

図15　指先の指紋のところで

経験の言語と注意機能

　訓練を進めるにあたっては、どんな感触がしたかを過去の経験と結びつけていくことが、学んだ事柄を鮮明に記憶させる意味において有効なことが多い。つまりタグ付けするようなものだ。しかし、それには段階、時期があるのかもしれないと思った。過去にも左片麻痺患者の訓練において類似した状況を経験していたからだ。

　つまり前頭葉と頭頂葉との相互のネットワークとして注意機能の負担が大きいと考えたわけだ。おそらく体性感覚野における情報の複雑さが求められるような状況は、注意の影響を受けるし、手指で知覚した経験を言語化するということは頭頂連合野で情報変換が必要なので、この際にも注意の機能にそもそも問題がある場合、しんどいのではないかと。

　言語というと左半球損傷患者を想像するが、このように感じた経験を言語化する過程での混乱は、注意機能を含めると右半球損傷患者であっても、臨床的には起こりうる現象で考慮しなくてはいけない点だ。私はそう考えた。

　更にもうひとつ考えられたのは、注意の向かう先がその都度違ってしまったり、常に違うところへ注意が向かってしまうということがあるという可能性だ。つまり選択的な注意のエラーである。それから保続という現象。でも保続も注意の要素は含まれているといえる。

　　Pt◆なんや、先生おかしいわな。生地が二重になっている感じや。この生地
　　　（表面）のことを知ろうとしているのに、なんやその奥を知ろうとしてし
　　　まう感じなんやわ。この生地（表面）はそっちのけで‥‥。

注意が適切に向かうのには、こちら側の援助が必要であることを意味している。つまり症例Dの注意は道具として用いている生地の差異ではなく、その下地に使っているところへ向かっていたのだ。下地は段ボールで作ったのだが、この訓練道具は、手作りで使用頻度が高かったため、平らな面の段ボールの一部がへこんでしまい、凸凹になっている場所があったのだ。なんと症例Dはそこへ注意が向かってしまい混乱している可能性があったのだ。逆にいうと道具の劣化による設定の不手際を指摘してくれたようなものであった。

また、症例Dは知りたいという思いによって、他動で行う中でもしばしば指を生地に対して押し付けるような運動も触知した。通常、生地（対象）の性状を知りたい場合、押し付けるような垂直方向ではなく水平方向の運動が必要[5]なのに‥‥。

 Th● この訓練で、手がかりにしてほしかったのは、あくまで布生地の表面です。ビロードは、生地そのものには均一な凹凸がありますね。でも白い生地にはありません。でもその下地となっているのは段ボールなのですが、使っているうちにヘタってしまって混乱させてしまったかもしれません。もうしわけありません。

 それから、強い押し付けがあると、触れている対象の性状を知るのは難しいかもしれませんので、優しく撫でますね。

訓練では下地の凹凸が生じていない場所を確認して行うことも注意して再度実施した。

 Th● ではもう一度やってみましょう。
  この感じですよ（布を他動で触れさせながら）。
  はい。目を開けて。指さしてください。
 Pt◆ これ（青と紫のチェック生地）。
 Th● 正解。ではこれは？
  表面ですよ。奥ではありませんよ。優しくですよ（赤の生地）。
 Pt◆ ビロード。
 Th● 正解。ではこれは？
 Pt◆ 白。
 Th● 正解。ではこれは？

04 「口の中で食塊が消えるんやわ」

  Pt◆チェック。
  Th●正解。次はどれかわかりませんよ。ではこれは？
  Pt◆ビロード。
  Th●正解。
  Pt◆なるほど。優しく触れる、感じるという意味がわかってきたわ。

非麻痺側であっても、何に注意すればいいのか、どのように感じればいいのかという点が明らかにならなければ、正解できない。言い方を換えれば、注意のコントロール全般に対して治療は考慮していく必要性を感じた時間となった。

  Th●では今度は左手でやってみましょう。
    奥を感じるのではなく、表面です。感じるためには優しくです。

3つの素材を確認するところから始めた。

  Th●これは一番やさしい生地です。次は、絨毯です。最後にお母さんのコートです。わかりますか？
  Pt◆はい。大丈夫そうです。
  Th●ではこの3つの中でどれかわかったら、目を開けて、指さしてくれたらいいです。言葉で言わなくてもいいです。
    では感じてみます。これは？（白い生地）
  Pt◆これ（白い生地）。
  Th●正解。ではこれは？（赤の生地）
  Pt◆ちょっと、右とは違うけど‥‥これ。
  Th●正解。
  Pt◆‥‥‥右より全部ちょっと感じ方違うけど、3つの違いわかってきた感じします。

3つの差異を分けることができるようになって、自信がでてきたように見えた。

  Th●では、最後にちょっとだけ難しいかもしれませんが‥‥言葉でも言えるかやってみていいですか？
  Pt◆はい。
  Th●では大事なことは、表面です。そして優しくです。いきます。これは？
  Pt◆ザラザラのチェック。

Th● 正解。ではこれは？（赤の生地）
Pt◆ ビロード。
Th● 正解。ではこれは？（白い生地）
Pt◆ 白。
Th● 正解。ではこれは？
Pt◆ チェック。
Th● 正解。次はどれかわかりませんよ。ではこれは？
Pt◆ ビロード。
Th● 正解。

【訓練直後（40分後）】

Th● では今日はこれぐらいにして、前回やったグラスをまた持ってもらって、持ったときの感じを教えてください。
Pt◆ ああ、前より持ちやすい気がします。これなら美味しいやろな。ピタッていう感じがはっきりします。
前（の方）は腕開いても、開かんでもできるわ。前はタコ紐でピーンっと突っ張った感じやって。

「タコ紐でピーンと突っ張った感じ」という表現は、指先でコップを持とうとした瞬間から、痙性という病理によって放散反応として異常な緊張が波及していくさまを表しているようだった。そういう体の表現をしていた。

――中略――

Pt◆ それからねえ。先生。（左目が）見えにくいから、なんか瞼も落ちてくる感じがするし、それで見にくいんよ。だから昼から眼科へ行こうと思っていたんですが‥‥。
でもなんか今は、よう見えるようになってきてる気がするわ。前はもっと注意せんとこっち側（左空間をさして）が見えにくかったんやわ。
Th● そうですか。それはよかった。この数回ね、かなり自分の左側、特に左手に気持ち（意識）を向けて、右と比べてってずっとやってきましたね。それが関係しているんだと思います。
Pt◆ すっごい見えてきた。こっちは見えにくかったんよ。今は普通にしてても、こっち（左側）が楽に見える感じするわ。私の目はちっさな目と違う

から‥‥‥‥。
目と手が関係しているの？
Th● はい。目の玉と手がということではないのですが、脳みその中では、左側の見える世界と左側にある手の存在を意識して、右側と比較して、捉えなおしていく作業は関係がありそうです。
Pt◆ よう‥‥わからんけど‥‥‥そうですか。

OT介入3回目：自己身体へ注意を向ける

「シャンプーがうまくできない」

Th● どうですか？
Pt◆ だいぶ手は自然に使えるようになったけど‥‥。どうも頭あらうときに、指は動く感じするけど‥‥うまくシャンプーができない。
Th● シャンプーがうまくいかない？
Pt◆ そうなんです。左手が‥‥なんかゆうこときかないの。左手は魔法が解けた感じ‥‥（やってみせてくれる）（図16）。

指は頭頂部で動いているが、左上肢がほとんど動いていなかった。シャンプーをするという洗髪という行為に左上肢はあたかも無関係のように‥‥意識が向いていなかった。そう見えた。

Th● どんなふうにやっているか真似でいいので、右手と左手それぞれ見せてください。ゴシゴシって‥‥。
Pt◆ はい。

そうすると、やはり左手の指の動きはあるものの、頭頂部、後頭部などの部位へ動かす際の左肩の動きが乏しいことが観察された。

Th● 右手だけでもう一度。
Pt◆ はい。
Th● 大元締めはどこでしょう？
Pt◆ ‥‥‥‥ん？

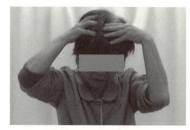

図16　シャンプーの動作

Th● 確かに頭皮は指先が擦ってます。でもその指先を擦りたいところへ導くのはどこの関節が動いているの？
Pt◆ 指先ちゃうの？
Th● 指かな？‥‥
Pt◆ 腕？
Th● 腕は腕でもどこかな？
Pt◆ 肘ですか？

やはり視覚的に動いていることが確認できるのは、近位部より遠位部だ。患者の多くは視覚的に見えるところへ意識が向きやすいが、見えにくい部位には意識は向きにくい。

Th● ああ、たしかに見た目は、肘の位置が変わりますね。
　　　肘の位置が前に行ったり、外へ行ったりするのは、どこが根っこかな？
Pt◆ ‥‥‥‥
Th● ではちょっと私が動かしてみますね（観察させる）。
　　　先ほど肘と言ったので、肘を動かしてみますね？
　　　頭から離れたり、近づいたり‥‥‥これが肘なんですね。
Pt◆ ああ、そう違いますね。
Th● では、違うところを探してください。
　　　では動かしてみますよ（症例Ｄの右上肢を他動で動かすことに切り替える）（図17、図18）。どこから動いているかな？

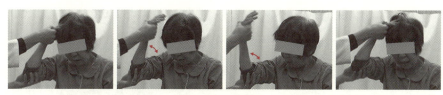

図17　肘の動き

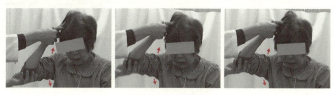

図18　肩の動き

Pt◆肘ですか。
Th●そうですね。肘も動いていますね。でももう一つ探してほしいな。もう一つないですか？（再度他動で動かす）
Pt◆肩？
Th●おお！　そうかもしれませんね。
Pt◆ああ、そっか！！
Th●では、もう少し動かしてみますね（前後、左右へ）。
Pt◆ああ。なるほど。
Th●では、左でも同じことをやってみましょう。まず見ててくださいね。腕が前に行ったり、左に開いたり‥‥。
　　このとき肩という付け根をちょっと触りますね。触られているのわかりますか？（図19）
Pt◆感じが鈍いですね。
　　でも触られているとわかりやすいです。
Th●では目で見ていると、腕が動かされているのがわかりますが、目を使わなくてもわかるか確かめてみますね。触っておきますから。目を閉じて。
Pt◆ああ、わかります。なんとか感じます。
Th●ではしばらく、動かすとき肩は触っていますね。
　　これは前ですか後ろですか？（肩の屈曲）
Pt◆前です。
Th●ではこれは？（肩の外転）

Th●では肩に触れている手は離します。でも目は閉じたままで動きを感じてみましょう。
　　これは？　肘かな、手首かな？
Pt◆手首。
Th●これは手首かな、肘かな？
Pt◆肘。
Th●これは？（肩の屈曲伸展）
Pt◆肩？
Th●当たり。ではこれは？（肩の回旋）
Pt◆肩だけど‥‥‥でも肩だけどさっきと

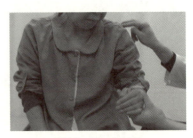

図19　肩＝付け根

違いますね。
Th● そうです。
Pt◆ 捻じれるような？
Th● そのとおり。
Pt◆ はい。
Th● 今度はシャンプーシャンプーゴシゴシをしてみますが、頭の後ろへ動かす動きか、前か、耳のほうか、考えてみてください。僕が動かしますから、楽にしてね。
Pt◆ はい。
Th● 頭のてっぺんからうなじまでゴシゴシしたいとき、肩ってどう動いてるかな？
Pt◆ 肩が開いている感じで、捻じれるような……
Th● すばらしい。そうですね。
　　　では頭の前髪あたりで右左にゴシゴシしたいときは？
Pt◆ 肩はちょっと閉じて‥‥肘が前に来てる感じ‥‥で、捻じれはあるね。
Th● じゃあ、私は手を離しますが、自分でやってみよう。
Pt◆ ああ。最初は動かないっていったけど、シャンプーのゴシゴシは指だけではないんですね。肩ですか……
　　　家ではこんなふうにいかなかったわ、なあ（娘へ語り始める）。
　　　ああ。それから軽いわ！！
Th● 今やったことは、頭への動かし方ですが、この問題は頭のシャンプーだけではないんですね。たとえば取りたいお皿を棚から取るときは、目を使っているから目で補えると思いますが、実のところ思ったところへ手を伸ばすというのは考えなくてもできるようになるということは大事なことなんですね。
Pt◆ はい。
Th● ではちょっと見てください。私の指触れますね。
Pt◆ はい（図20）。
Th● では、今度は目を閉じて同じ僕の指を触ってください。
Pt◆ はい。

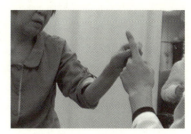

図20　リーチング

ちょっとずれて、肩の屈曲度合いが少し足りなかったようだ。

 Th●では、肩に注意して。
  そのずれを修正するのに、どうしたらいいかな。考えて。
  もう一度。
 Pt◆はい。

修正ができてほぼ指先に触れられるようになる。そしてどの方向であっても、瞬時にリーチングが概ねだができるようになっていった。
つまり、まずは肩にはリーチングに必要な方向性という機能があることを受け止めてほしかったのだ。

 Th●じゃあちょっと休憩‥‥。
 Pt◆（娘に小声で話し始める）だいぶ楽になったな。こっち側がよう見えるようになったわ。
 Ptの娘▶先生。母が、よう目が見えるようになったってゆうてます。
 Th●ほんとに？
 Pt◆昨日あそこ行ったやろ。眼科いったけど、（眼科の先生の）言ってること（が）よくわからんから適当に「はい。はい」って言ってた。（眼科の先生が）星が見えてきますから、見えたら、見えたって、言ってね！って言ってたけど、見えんかったわ（笑）。何のこと言ってたか、何の検査かよくわからんかったわ。
 Th●眼科の先生の検査の詳しいことは、私は専門ではないのでわかりませんが‥‥。わからないことはわからないって言わないと‥‥。
  でもリハビリにおいては、左側の空間に非常に気持ちが向きにくいようなことは、前の病院からの書類にもありましたので。
  当初は注意も散漫で半側空間無視という症状があったようですので、これをちょっとやってもらっていいですか？　その検査で私なりの説明をしてみますね。
  ではちょっとこれ見てください（線分抹消課題の検査用紙）。この紙にはたくさんの短い黒い線があるのはわかりますか。
 Pt◆はい。
 Th●その線をこういうふうに（見本を見せる）印をつけてほしいのです。この

紙にある全ての線に印をつけてください。わかりました？
Pt◆はい（全て問題なく抹消できた）。
Th●すばらしい。全部できてますよ。
　　先ほど、こっち（左側）が見えんかった、先生のリハビリへ来てから見えるように変わってきたって言いましたね。右の脳みそが傷を受けると、目の玉に問題がなくても、反対の左側の世界に気づきにくくなるという症状があります。おそらくそういうことが起きていたせいではないかと。私とのリハビリは——前回も少し言いましたが、右側の体で触れたり、動いたりした情報は、左側の脳へその情報が伝わる仕組みになっています。同じように左側の体に触れたり、動かしたりすると、そこで感じた情報は右の脳へ行くんですね。でも右の脳みそに傷を負うと、それがうまく受け取れないようになる。つまり脳が対処できないと、左側の世界を感じられなくなったり、気づけなかったりします。目から入った情報についても同じ仕組みが基本的にあります。でもそのような仕組みは一般の人は知らないので、左目が見えんと思っていたのでは？と思いますが‥‥‥。それが変わってきたというのは前より良くなってきた証拠ですね。

　私は、こう説明したものの、それまでにもっと著明な半側空間無視に気づけない、常に右側の空間に頭部が、目線が向いているような症例を経験していたことから、どこかで半側空間無視を語る症例Dの世界について、あまり深く考えていなかった。だから、この時点では症例Dの抱えた重く、深い問題に私は実は気づいていなかった。

意図的なリーチングへ

Pt◆そうやわ‥‥。
Th●でも、そうだとすると、何回か訓練をやってきたことをもう少ししっかりやっておきたいのですが‥‥。
Pt◆はい。
Th●では始めます。右側の腕や手と左側の腕と手の在り方といいますか、感じ方を比較していく方法でやってきましたね。今からやるのもその手順は同じです。
　　目の前に、赤と黒の円がたくさんあるのはわかりますか？

直径の異なる円が書かれた紙を目の前に提示した。一番小さな円は直径10cm、次は一回り大きな円で直径15cm、というように5cmずつ直径を大きく設定し、合計7つの円、最大は40cmの円とした。視覚的にわかりやすくするために、円が1つずつ大きくなるたびに黒色、赤色と互い違いにしているものを使った。

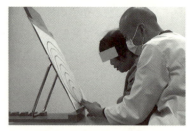

図21　軌跡を辿って考える

Pt◆はい。

Th●大きな円から小さな円とたくさんあります。どの円を腕で辿ったかということを自分の腕の動きを使って考える訓練です（図21）。

では見てて。この円を時計に見立てて、そして円の上で止まる場所を時計の針がさす場所に喩えてみます。時計でいうと6時に相当するのはこの円のどこですか？指をさせますか？

Pt◆はい。

指を正確にさせる。9時、12時、3時においても問題はなかった。

Th●では、見たままでいいので、一番小さな円を右手で6時からスタートして1周してみます。動かしてみますよ。

Pt◆大丈夫です。

Th●円の大きさが変わっても、12時の場所の手の向かう先は同じなのはわかりますか？（一番小さな円から1つずつ大きな円を辿って説明した）

Pt◆はい。

Th●では右手のままですが、今度は目を閉じてやってみますよ。

閉眼で異なる円の大きさを辿って、それがどれかを正答するには、開眼時に見ていた円の大きさと対応する、自分の上肢の体性感覚の情報を手がかりにする必要がある。特にこの場合は、肩関節と肘関節の運動覚情報を手がかりにする必要がでてくるわけだ。

なぜ、左手の前に右手でオリエンテーションを行ったのか。それは麻痺側の上肢が取り戻したい腕の動きは、右の上肢の動きが参考になるからだ。お手本といって

もいいだろう。お手本とはどういう意味か。それは、麻痺していない右上肢のように、左上肢が意図的にリーチングしたい対象の場に手をもっていくためには、右上肢同様に主に肩関節で方向、そして肘関節で距離という2つの組み合わせでその軌跡をつくりだす必要があるからだ。"つくりだす"という意味は、意図的なリーチングに必要な運動の組織化には脳内で運動のプログラムをつくりだすということだ。

　まずは非麻痺側の上肢の動きを参照し、麻痺側の上肢で閉眼であっても自分の意図した運動の組織化を体性感覚を介して学ぶという段階を踏んでいく、そういう流れというわけだ。

  Pt◆はい。
  Th●では真ん中くらいの円を辿ります。だいたいでいいので、まずは12時か3時か6時か9時か。だいたいでいいのでわかるかやってみます。
  Pt◆はい。
  Th●ではこれは？（9時で止まる）
  Pt◆10時？
  Th●だいたいそうですね。ではこれは？（3時）
  Pt◆9時？

少し混乱が見受けられたが‥‥進めてみた。

  Th●じゃあ今度は左手でやりましょう。見ていていいですよ。
   今から真ん中の円を辿ります。右手と同じようにやってみます。
   では、これは何時？（9時）
  Pt◆9時。
  Th●そうですね。ではこれは？（12時）
  Pt◆12時。
  Th●目で追ってくれてますね。大丈夫ですね。

他動であっても上肢の筋緊張の亢進が触知できた。動かそうという強い意識が働くと多くの患者がそうであるように、痙性が高まったのだ。
筋緊張の異常は視覚的に動かそうという意識が強まることによって増強することもあるが閉眼して、身体のいわゆる体性感覚へ意識を向けるということによって、一部制御されうることも経験として知っていたので、今度は閉眼でそれが可能かという評価を兼ねて実施することにした。

Th● では今度は目で追うのではなく、肩の動きで追ってみましょう。最初は6時か12時かです。

Pt◆ はい。

Th● これは？（12時）（図22）

Pt◆ 12時。

Th● 正解。ではこれは？（6時）

Pt◆ 6時。

Th● 正解。では今度は2週目で止まります。9時か12時か3時か、6時か‥‥。これは？

Pt◆ 3時？

Th● 正解。

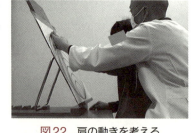

図22　肩の動きを考える

閉眼することによって身体部位に注意が向き、痙性の増強は開始時より軽減するも、他動で動かすという運動に伴う痙性の高まりが制御できるまでには至っていなかった。つまり他動であっても、左上肢の放散反応は出現し続けたのだ。そこで課題の設定も一部変更した。

それほど左上肢自体の重さがかからない低い所で行う方向に切り替えた（図23）。痙性という病理の出現は、自分の非麻痺側の上肢を動かすイメージを参照し、麻痺側を動かすイメージをつくることで制御される場合もあるし、意識を自己身体に向ける注意機能によって制御しうる場合もあるし、上肢が重力と自重を含めた重さに対しても制御できない場合、腕をどの方向（上方や外方）まで動かすかということを変化させることで制御しうる場合もあることを臨床を介して知っていたからだ。

Th● では今度はこの設定で行います。テーブルに台拭きをするような動きからやってみます。これはテーブルの奥のほうか（12時）、手前（6時）のほうかわかります？

Pt◆ はい。手前（6時）。

Th● では、今度は？（12時）

Pt◆ 奥。

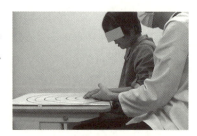

図23　痙性を制御しながら

Th● そうですね。
では今度は真ん中の大きさの円の12時か、大きな円の12時かです。ではこれは？（真ん中の12時）
Pt◆ 真ん中の12時。
Th● 正解。ではこれは？（大きな円の12時）
Pt◆ 大きいほう。
Th● では今度は、真ん中の大きさの円の9時か、大きな円の9時か。
Pt◆ ……さっきよりちょっとわかりにくいです。

　時計の針でいうと12時の空間的位置、肩の屈曲と肘伸展だが、どちらかというと主に肘の要素が多いとエラーが少ないということが頻度として明らかになった。つまり9時や3時の空間的な方向の時に、9時だと思うけど10時頃に感じるとか、3時なのに4時だとか誤りに傾向があり、3時、9時の方向性ではより認識の自信のなさがでていたのだ。
　ということは逆にいうと、肘よりも肩関節の関与する要素のほうが問題となりそうだという予想がついた。単純な肩の屈曲、伸展の動きではなく、内転、外転、内旋、外旋の要素が入ってくるからだ。異常な筋緊張の制御を考えた場合、それだけ多くの要素を含めた組織化が必要だとみることができる。

――中略――

Th● では今度は、目を閉じたままですが6時、12時、3時、9時の4つのどこに手が止まるかだけではなく、どの円の何時の方向か当ててください。
Pt◆ はい。
Th● ではいきます。まずは感じることに集中して。動きますよ。
……はい。今の円は何時の方向で止まり、何番目の円の大きさですか？
Pt◆ ………

　訓練は、ある身体を介した問題を提示する。そして患者はそれに答える。結果として円を当てるということがあてずっぽうではなく、自分の肩・肘関節の運動覚を介して当てるということが求められるわけだが、症例Dにとっては、ある仮説を立てることになる。自分の身体を介して、こんな感じが腕でしたから、何時の方向か……でもこの腕の動きと伸びだから、さっきの大きさの円より一回り小さい円だ……など。

このような自らの身体を介した仮説は知覚仮説と呼ばれるわけだが、随意運動を行うために必要なシミュレーションの訓練ともいえる。

　　Th●では今日、最後に食事のあとの台拭きをする練習をして終わりにしましょう。
　　Pt◆はい。
　　Th●最後の最後に目を閉じても、台拭きの真似事はできそうですよ。
　　Pt◆本当ですね。どこを拭いてるか、だいたい浮かびます（図24）。
　　Th●いいですね。その浮かぶっていうのが大事ですね。
　　Pt◆はい。
　　Th●（やっている最中に）今度はテーブルの四隅を感じて拭いてみよう。
　　Pt◆はい。
　　Th●今のは空返事でしょう。
　　Pt◆どうして？
　　Th●空返事で、よくわからないときに動かしていると、手の動きが硬いです。見ててもわかります。

　症例のような軽度な運動麻痺があってもある程度動かせる場合、自動介助で動かしている際に注意が途切れなければ、滑らかに動かせる。つまり痙性を制御できた中で動かせることが触知されるが、注意が途切れた瞬間に、動きが硬くなり拙劣になるか、運動が止まることさえあるからだ。

　だからどの大きさの円であるか認識を求める場合、徐々に慣れてきて円のある1点を見つけることができると、他には注意していなくてもよくなる。この場合、丁度9時のところへ来たら「はい」と返事をしてもらう、あるいは途中で違う円になる場合があるという設定など、自己身体への注意を持続させなければ答えられないように仕組んでいくことが必要になることもある。

　　Pt◆当たり。今違うことを考えてました。

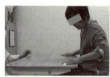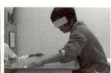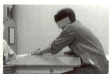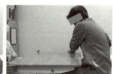

図24　「どこを拭いているか、だいたい浮かびます」

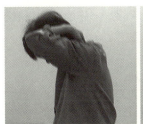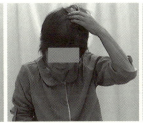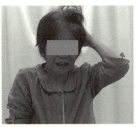

図25 首の後ろまで届く

Th● やっぱり‥‥。
　では、ちょっとシャンプーシャンプーゴシゴシの動きをもう一度やってみますか？
Pt◆ はい（そう言いながら、左後ろの頸部に貼ってあった湿布をはがす）（図25）。先生自分で取れたわ。いっつも貼ってもらってた。

　このような認知運動療法理論に基づいたOTの介入を3回実施した。
　そしてOT介入4回目の来室時（発症から約1か月半頃）、症例Dは、当初セラピストに訴えていた自分の意識的な経験が変化したこと、つまり世界の見え方、捉え方が変化したと伝えてきたのだ（実は何度か来るたびにその兆しと解釈できる内容を伝えてくれていたが、私自身もまだしっかりと受け止めていなかったし、本人の話も感情がのっていない印象を受けていたので‥‥）。

OT介入4回目：半側空間無視の世界を語り始める

Pt◆ 先生。目がとにかく‥‥ありがたいことに、よく見えるようになったんよ。
Ptの夫▶ これまでは全然あかんかった。自分からあんまり左手の袖を通すこともせんかった。先生のところへ来てから、家でも左手をうまいこと使っているのを見ます。
Pt◆ それから、先生‥‥前の検査（前院で実施した線分抹消課題の検査を想起し）、あれが‥‥こっち側（線分抹消課題の左側）が隠れとったし、廊下の脇（左側）から人が出てきても、見えなかったから危なかった。だから気をつけて渡ってるわな。
Th● 前はぶつかってた？

Pt◆ぶつかりはしないんやけれども、（不安なので）歩くのに勢いがないんやわ。自分の足に‥‥。

Th●ああ、なるほど。

Pt◆（前は）自信がもてなかったんやわ。耳はよー聞こえるんやけど、目が‥‥見えにくかったんやわ。それが、もう昨日、おとといのリハビリ（3回目の訓練）したあとから、怖くなくなった。

こっち側が（左側をさして）、見えるんやわ。

Th●そうですか！！ それはよかったですね。気持ちがちゃんと左手や左側に向くようになったんですね。

Pt◆ほんまによー見えるんです。

ほんで、携帯で電話をかけるとするやろ！ でも、その時こっちの側（3列の番号が配列されている左側）は全部消えとったんやわ。それでも（電話を）かけようとするやろ。こっち側（左側）の番号があらへんねん。

早よ来てって、娘に電話をすんねん。病院から。（番号が）消えてしもてんねん。電気（照明）つけてるんやで、せやのに、携帯のこっち側（左側）が全部消えとんねん。

Th●あの数字が3つずつ並んでいる、こっち側（左側）が消えていたと。

Pt◆そう。

Th●その頃、おかしいなと思いませんでした？

Pt◆‥‥‥‥‥。

しまいに、（娘に対して）こんな携帯持ってきて！！！こんなもん、あかんわ！！！年寄りによけい悪いわ！！！ と言ってしもた。でも結局、自分が悪かったんやね（携帯ではなくて）。明かりがつかん、この携帯があかんと思ってた。

でも、違ったんやね。私の目‥‥いや、こっち側（左側）半分の体に問題があったんやね。

でも、昨日、先生に検査（線分抹消課題）してもらったやろ。そしたら、こっち（左側）が見えるんやわ。注意せんでも勝手に（机上の左側の線の全てが）見えるんやわ（正中から左側の身体位置をジェスチャーで表現）。

Th●よかった。注意せんでもっていうのがいいですね。前は注意しても見えんかったよね。

Pt◆（先生らから）あんたは、こっち側（左側の身体）が悪いんやでって言われ

ても、そのことは頭に入らへんわな。ここが（頭を指さし）パニック起こしよるから。
　　　結局、（左側の身体が）悪いんやでって言われても、その時は、「はい」って言うんやけど。わからんねん（言われている意味が）。
　　　でも、ホント怖かったんやで。夜は、寝れんかった。こわーて。こわーて。それがもう、先生のリハビリ受けてから‥‥ホッとして。
Th● えーーと。それはリハビリを受けるまでは、何が怖かったの？
Pt◆ 目を閉じると自分のこっち（左側）が消えよんねん。
Th● 目を閉じると消える？
Pt◆ そう。
　　　あらへんねん。鏡で見たら（左側の上半身があると）わかるけど、（目を閉じると）こっちから半分あらへんねん。こわーて。不安で、不安で。でも、人には言えんかった。私負けん気が強かったから‥‥。
Th● でも、前の病院にいたとき、誰にも言えなかったってこと？
Pt◆ そう。
　　　そんなん、言えへんかった。しゃべる間ないしな（娘に相槌を求める）。聞いてくれへんし‥‥。現実上のこと（自分の経験していることは生々しい現実のこと）やけど‥‥。ほんと、半分あらへんかったんよ。
Th● こっち半分って腕全体のことですか？
Pt◆ こっちからもう半分（左上半身）消えてあらへんかった（ジェスチャーで表現）。（目閉じて）ベッドで寝るやろ。‥‥こっちから半分（左上半身）がないねん‥‥。ほんで、朝起きたら‥‥ティッシュが散らばってて‥‥ぎゅーって手の中に丸めてたやつが‥‥。
Th● それはどういう意味？
Pt◆ ティッシュを丸めてな、左手に握らせるやろ。そうすると、持ってるって感じがするねん（左手で握りしめていると）。
Th● 持っているという感じがするってどういうこと？
Pt◆ 握っていると（私には）自分の手があるって感じがするねん。
Th● 握ることで、私の腕があるわ！という安心感？
Pt◆ そう。不安やねん。

眠る時に「ティッシュを左手で握るという意識的な行為」が、閉眼すると消えて

しまう左腕に（手の触覚・圧覚という体性感覚情報を介して）リアリティを与えると同時に、心理的な安定も得たことは記述から明らかだ。そう思ったのである。

この事実は自己身体の無視症状の改善の一つの要素として、体性感覚情報を介した意識的な経験が重要であったと。同様に、症例に対して行った模擬食塊を識別する体性感覚情報を介した意識的な訓練という経験によって、口腔内に関する陳述は回復を意味する内容に変化している（後述）。つまり適切な個体空間の広がりを再組織化する一つの手立てとして体性感覚情報の意識化が重要であることが示唆されたのだ。

Pt◆そうこうしているうちに精神病院に連れて行かれると思って。（でも）朝起きると、もうそれがよくわからなくなってて‥‥なんでティッシュがこんなに丸めて散らばってるんやろって思うこともあったわ。握りしめてたんや。

Th●今はどうなの？

Pt◆もう今は大丈夫。今は左側も見えるし、目を閉じても体も消えないから寝るのも怖くないわ。普通に寝れてます。

Th●そうですか。それはよかったです。
ところで、家ではご飯とかはうまく食べられてます？

Pt◆こないだまで、ここに（左側）ご飯やおかずがあっても、なんでここに残ってるの？　という感じでした。でもそれも今はなくなったわ（発症から約1か月半）。

このような対話によって、症例Dが視空間および自己身体の半側無視に苦しめられていたことを初めて知ることとなった。

Th●生活上で他に困っていることはないですか？（私は、症例Dがいつも、ハンドタオルを右手に持ち、話しているのに気づいていた。症例Dは話しだすと途中に何度か流涎が左口角からでて拭くという行為が度々あったからだ）（図26）

Pt◆（実はという雰囲気で）食べることですか‥‥（重たい口を開くような感じ）

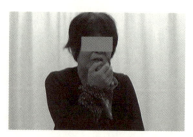

図26　流涎を拭く

‥‥飲み込むのが怖いし‥‥飲み込むときの喉がすごく嫌な感じなの！ヨダレがでるし、食べこぼすし、むせてご飯粒やおかずを吹きだしてしまうねん！（発症前は婿とよく対面して座って食事をしていた。しかし、発症後は）汚いから家族と向かい合って食べられないの！

Th● わかりました。では食べることについて一緒に考えていきましょう。

嚥下に関連する口腔器官の検査へ

そこで、以下3つの口腔器官の検査を実施した。

評価1として、舌圧子の尖端を口唇に接触しその部位の特定化を求めたり、口唇間に複数枚重ねた舌圧子を挿入し、その厚さの特定化を求め口唇の感覚について確認した（図27）。

なぜ、そのような評価をしたかというと、以前、流涎がでてしまったり、食べこぼしたりしてしまう患者に対して評価したところ、感覚障害を呈しており、流涎に気づけなかったことがあったからだ。しかし、症例Dの結果は、著明な異常は認めなかった。

そこで、次に**評価2**として、舌の前方突出および口角に舌尖を到達させる運動性について確認してみた。当然舌の運動が麻痺によって障害されていると、嚥下運動に支障がでる可能性はあるからだ。

結果は軽度左顔面下部の表情筋下垂が観察される中、舌の前方突出の運動性においては軽度の左偏移、および舌尖が左口角へ適切に到達していない状態が若干観察

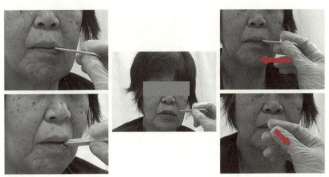

口唇間で厚さの認識　　　　　口唇間で舌圧子の動く方向の認識

図27　評価1：口唇の体性感覚評価

される程度の異常が認められるのみであった（図28）。

　そこで、今度は評価3として、舌圧子の尖端を舌背に接触し、その部位の特定化を求め、舌の体性感覚地図について確認してみた。この評価は、体性感覚を介した対象物の知覚は非常に重要だと考えていたので実施した。しかし結果は著明な異常は認められなかった（図29）。

　つまり、上記3つの評価結果からは、嚥下の障害につながる著明な異常は認められなかった。

　そこで、症例Dの記述に立ち戻った。

> 「食べることですか‥‥飲み込むのが怖いし‥‥飲み込むときの喉がすごく嫌な感じなの！　ヨダレがでるし、食べこぼすし、むせてご飯粒やおかずを吹きだしてしまうねん！　汚いから家族と向かい合って食べられないの！」

「飲み込むのが怖い」これは、ムセが非常にしんどいので、飲み込むという行為の

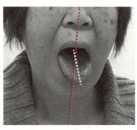
舌を前方へ突き出す課題

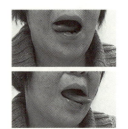
舌尖を口角につける課題

図28　評価2：舌の運動性

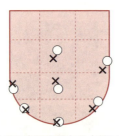

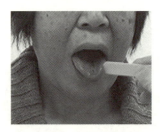

治療者は舌の表面を図左の点線に示すような縦4列横3列の計12ブロックに分割し舌圧子を症例Dの舌背へ接触した。症例には舌の絵を机上に提示し、12分割されたブロックから接触部位のポインティングで特定化を求めた。治療者が接触した部位（×印）に対して、症例が知覚した部位（○印）がブロック内に収まると正答とした。

図29　評価3：舌の体性感覚地図の検査

怖さを表していると考えた。「飲み込むとき喉が痛い」というのは、魚の骨など尖ったものを誤って飲み込むことで喉を通過する時に感じる不快さや、本来しっかり咀嚼してから飲み込まなければいけないような食べ物（大きいもの）を丸のみにした時と類似した状況ではないかと考えた。

　だから、ムセという問題に加えて、飲み込む直前の口腔器官の機能が関係あるのではないかと考えていた。そして過去にも様々な文献などを漁っていたことを思いだした。

　その一つがShiozawaらの研究報告[1]だった。このことは症例Aの「01」章でも触れたが、嚥下誘発の必要条件として、①食塊の硬さの減少；②破砕性食品咀嚼時は、"食塊が最も１つにまとまりやすい状態になった時点"；③付着性の高い食品咀嚼時は、"咽頭や食道粘膜に付着しない程度まで減少した時点"の３点が挙げられていた。

　そして食物を口腔内に取り込んで適切に嚥下するためには、各口腔器官の協調的な関係性の中、物性認知[1,3]が重要であることを過去の症例から既に学んでいた。

　そこで、まずは模擬食塊（硬さ）を認知しうるかをみていった。つまりShiozawaらの研究で明らかにされた①に着目したわけだ。物性認知に関係する要素の硬さを認知できなければ、嚥下に問題がでる可能性があると考えたわけだ。そこで硬さの異なる模擬食塊を作製し検査を実施した。

硬さの認知の検査

　硬さの異なる模擬食塊という道具をどのように作ったかを説明しておこう。リハビリ治療の道具で用いられる硬さの異なるセラピーパテ（医療用粘土）を材料として使用した。そのセラピーパテを概ね縦２cm、横１cm、厚さ１cm程度の大きさとなるよう量を調整し、カットした医療用手袋の指の部分に挿入し模擬食塊を作製した。その大きさは治療者が口腔内に挿入し、症例Ｄが軽く舌背と口蓋間で押しつぶせる程度となるよう成形を図った（図30上段）。

　評価の方法は、視覚的に何が口腔内に挿入されるかを確認した上で、他動で症例の口腔内の舌背の上に挿入し、その後、舌と口蓋間で軽く押しつぶすよう指示した。そしてその際に硬さの違いの識別課題を実施した（図30下段）。

　結果は、舌背に挿入された模擬食塊を口蓋へ圧縮していく際に、舌尖は正中位置に定まらず左側から右側上方へ向かうという傾向はあったが（図31）、硬・軟・中間の硬さの認知は可能だった。

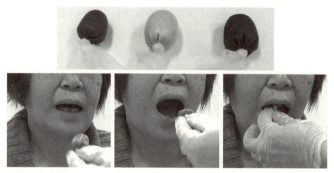

模擬食塊の概ねの硬度のイメージとして、硬いものは熟していないバナナ、中間のはちょっと硬いバナナ、軟らかいものは軽く圧するとつぶれる程度まで熟したバナナ程度である（上段）。
硬さの異なる模擬食塊を視覚的に確認し、舌と口蓋間で硬度を識別する（下段）。

図30　模擬食塊（硬さ）の検査

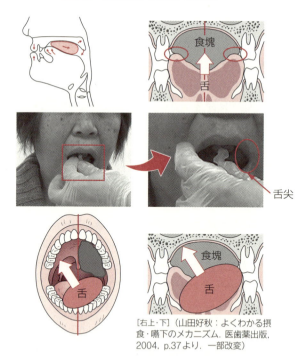

[右上・下]（山田好秋：よくわかる摂食・嚥下のメカニズム. 医歯薬出版, 2004, p.37より. 一部改変）

安全に食塊を奥舌へ送り込むには、上段のイラストのように舌尖が上歯裏に接触し、舌が垂直に挙上する中で蠕動運動が必要だが、症例Dが模擬食塊（硬さ）を押しつぶす様子をみると、舌背が右側へ向かいながら左側へ偏移し、舌尖が正中より左側に流れている（挙上に従い右側へ）。

図31　食塊を押しつぶす

形・大きさの認知の検査

では今度は、Shiozawaらの研究で明らかにされた、②について調べてみようと思った。つまり、破砕性食品咀嚼時は"食塊が最も1つにまとまりやすい状態になった時点"で嚥下反射は誘発される可能性があるということについてだ。平たくいうと大きさと形の認知はどうかという疑問に対する仮説‐検証作業だ。

すなわち、症例Dの訴えている口腔器官に関連した報告内容は、ひとまとまりとしての食塊を認知できていない故に生じている現象ではないかという仮説に至ったということだ。この仮説を検証するには、まず道具が必要だ。

そこで、直径1〜2cm程度の、大きさや形（球、三角錐、立方体など）の異なる模擬食塊を作製した。材料は義歯や仮歯などの型や矯正装置などの製作で利用されている歯科印象トレー用レジンを使用した。なお模擬食塊は材料の特性上無味・無臭であり、評価の際に、味覚や嗅覚が結果に影響を与えることはないと考えた。

評価の方法としては、開眼にて視覚的に何が口腔内に挿入されるかを確認した上で、右側の頬内側部に模擬食塊を挿入した。そして模擬食塊の大きさ・形は視覚的に確認できない口腔内でも同一に識別できることを確認した。その後、症例を閉眼させ、異なる大きさ・形の模擬食塊のいずれかを症例の左右口腔内の頬部内側、大臼歯間（または舌背）に挿入し、①存在の有無；②形；③大きさの程度に関して、それぞれ左右別に認知できるかみていった（図32）。

結果は、他動にて舌背および右側の口腔内へ模擬食塊を挿入すると、何度実施しても存在が明確で視覚的に確認したとおりの形、大きさとして認識した。自動においても同様であった。

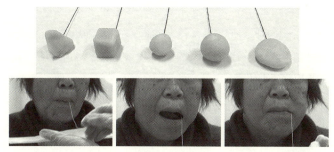

大きさ・形（三角錐、立方体、大・小の球、扁平な丸など）の異なる模擬食塊（上段）。口腔内に挿入された模擬食塊は、自動運動において右側頬部から正中位置へ移動するまでは存在するが、正中位を越えて左側へ移動すると消えると陳述した（下段）。

図32　模擬食塊（大きさ・形）の検査

今度は、左側頬内側に他動で模擬食塊を挿入するとどうだろう。当然そう思う。実際に形と大きさの誤りが生じるのだろうか。

 Th● あーん（口を開けて模擬食塊の1つを口腔内に挿入するための口頭指示）。
   今口の中に何か入ったのはわかりますか。さっき目で見た形で今。
 Pt◆ 三角。
 Th● どうしてそう思ったか教えて。
 Pt◆ 角がとがっているように思います。
 Th● では奥歯で噛み、噛みして。それから頬でほおばったときは？ ベロではどう？
 Pt◆ はい。丸や。
 Th● 本当は･･･････
 Pt◆ 先がとがっているわ。

明らかに左側口腔内では大きさと形の誤りが観察された。そして何度も、形や大きさを求めていくと次第に存在感の不明瞭さを訴え始めた。

■ 驚愕の記述 ■

 Th● では、今度は右側に入れたものを自分で左へ移動させて左の頬でほおばってみて。

自動運動で、模擬食塊の1つを右側頬内側から左側頬内側へ移動させようとした際に、症例Dから次のような驚愕する記述がでてきた。

 Pt◆ 先生！ ここから、こっちへもっていくと（右頬内側部から舌背に模擬食塊を乗せ正中位置から左側頬内側へ移送する過程で）、ほんとに品物がすっかり変わりよんねん。
 Th● 左側に行く瞬間に？
 Pt◆ 別物になんねん。丸とか四角とか感じへんねん。
   全然わからへんようになる。
   この真ん中で変わりよる（顔面正中位である鼻－口－顎のラインに重なるように右手を立てて。半側空間無視の世界を表現した時のジェスチャーと同様の手の動き）。**ここからあらへんようになる、消えよんねん**（図33）。

言えるのは、ここで（右側で感じた形
　　を）頭に置いとけばいいのに、いつし
　　か何回も（右から左へ舌を使って模擬
　　食塊を移動させようと）すると左では
　　消えよる。
　　ここでは丸やん！（球形の模擬食塊が
　　右側頬内側にある時）、でも（正中位か
　　ら左側へ移動させると）、ここ（左側）
　　で（模擬食塊が）消えんねん。

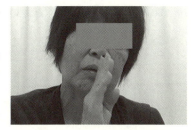

図33　「ここから消えよる」

　　先生、半分あらへんねん。ここでもう消えんねん。丸はもうあらへん。
　　こっちに行った途端に消えよんねん！！
　　それから、右側では見てなくても、頬に入った瞬間に、それがどんな形
　　か、大きさかすぐ頭に浮かぶんやわ。でも、でも**左では浮かばへんねん**
　　（泣きだしてしまう‥‥‥）。
Th●口の中でもそういうことが起きてるんですね（冒頭に述べたように、視空
　　間の半側無視、左半側身体の無視に加えて）。
　　右と左ではこんなふうに違うんですね。

症例Dは模擬食塊の訓練直後に口蓋についても語り始めた。

Pt◆先生がこっちからこっち（右から左）へもっていきなさいってゆうたろ。
　　その時、初めてここ（左側の口蓋）がないことに気づいたんよ。天井がな
　　いことに。ここが**半分あらへん**（口を開け左口蓋を指さしながら）あ‥‥‥。
　　ホンマにスコーンとなっている。消えてしもてる（図34）。

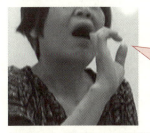
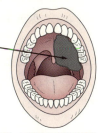

実がない、ここ（左口蓋）
があらへん、ごそーっと
ない。骨だらけで洞穴に
なってる

（本田慎一郎，鈴木則夫：左半側口腔内に特異的な症状を呈した脳梗塞の1症例―口腔内左半側空間無
視の可能性．高次脳機能研究34(2)：252-259，2014より）

図34　左の口蓋についての記述

Th●ちょっと待ってください。聞き逃しました。天井がない？？？ もう一度教えてください。

Pt◆前回、これ（模擬食塊）をこっちからこっちへ（右から左へ）もっていって（移動させて）って言いましたね。

丸いのは転がって行ったと思うけど、三角のやつは引っかかって行かへんのよ。**実（身）がないのよ**（左側の口蓋には肉が削げて、ない）。それで動かへんのよ。

Th●消えてなくなるって言ったのは口に入れた物だけかと‥‥。

天井（口蓋）もないの？ 削げて実がないの？

Pt◆そう。ギーって（食塊を）そっち（左側）へもっていこうとして、うまくいかんかったんだけど（移動させることができなかったけど）、実感としてはここがなかったんよ（左側の口蓋を指さし）。

すこすこなんよ（すかすかして空洞という意味）。泳ぎよるって言ったやろ。そういう意味やねん（しっかり舌と口蓋で模擬食塊を押しつぶすような動きができないという意）。

頭の中で、ここだけ実がないんやんか（左側の口蓋が）。

それから先生、（模擬食塊の訓練の中で）目を閉じて何か浮かびますか？ってゆうたろ。その時、手と同じで（左口蓋が）骨だらけだったんよ。

左手の機能訓練の際に、症例Dは、左手の身体表象化をした際に、自分の左手は肉が削げて骨だけになっているように思うと記述していたことがあった。

Pt◆手と同じで左から半分あらへんねん。

（左側の口蓋は）骨だらけで、だから動かへん。滑らへんのよ。

自分の神経があるやん右側は。だけど左の上（左側口蓋）にはそれがないねん。寒気するわ。気持ち悪いわ。

これらはえらいことやって思ってたんよ。

Th●物が消えただけではなくって、口の中の天井の左半分がないってことなのですね？

Pt◆そうやねん。

症例Dの身体表象について、絵で表現できるだろうかと思った。そこで今度は口腔内の描画検査を行った。なぜなら、症例Dの記述内容と描画で示されるものには

一定の相関があると思ったから。つまり、身体像の描写検査は従来から半側空間無視を疑う患者に対して、ある程度表象の無視を反映するとの解釈がなされていたし、BIT行動性無視検査日本版でも採用されているから、これを口腔内に応用して実施する意味はあると思った。

検査道具としては、紙とペンを用意した。方法としてセラピ

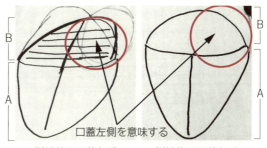

(本田慎一郎, 鈴木則夫：左半側口腔内に特異的な症状を呈した脳梗塞の1症例―口腔内左半側空間無視の可能性. 高次脳機能研究 34(2)：252-259, 2014より)

図35 症例による舌と口蓋の描写

ストが対座して口腔内を視覚的に確認させた。そのあと閉眼してもらって「頭の中で自分の口の中を想像してみてください。頭の中で浮かぶベロ（舌）と天井（口蓋）を、頭の中で浮かんだまま書いてください」と指示した。その上で描いてもらうという手順でやってみた。

図35に示した口腔内の身体像の描写は、模擬食塊の検査時（発症から約1か月半後の時点）の口腔内を想起したものと治療介入後（発症から約4か月後）の口腔内を描写してもらったものだ。図中のAが舌を表し、Bは口蓋を表している。訓練前（左）の描写にある横線が、模擬食塊の訓練時に症例Dが記述した左口蓋の歪んだイメージを表している（しかしながら症例自身は、どちら側が自分の左口蓋に相当するか混乱し、右口蓋部に相当する場所まで誤って線を引いてしまっていた）。訓練後（右）には、左口蓋の部分を描きながら「ここがゴボーッと深かったです。ここの半分がひどかった」と記述した。

患者の記述（意識経験）の解釈

ここで大事な意識経験の記述を整理しておこう。

記述1：「こっちから左へもっていくとまん中からあらへんようになる（模擬食塊）」

記述2：「何回もやると右では丸とわかってても、左では消えよる。浮かばへんねん」

記述3：「実（身）がない、ここ（左口蓋）があらへん、ごそーっとない。骨だら

けで洞穴になってる」

　これらの主要な記述は最終的に脳内における口腔内の空間表象の障害および身体意識の異常の結果生じたと考えるに至った。すなわち空間表象の異常によって口腔内左半側空間無視が生じていたという解釈に落ち着いた。そこに至るまでのセラピストの思考過程を辿ってみる。

1．感覚障害の可能性は？

　まず、なんといっても、口腔内の左側に感覚障害が少なからずあれば、原因は感覚障害によって生じた可能性は当然あると考えるのが自然だ。

　つまり、口腔内に挿入された模擬食塊の表象化が困難であった事実は認めるにしても、感覚障害によって表象化できないことはありうるというわけだ。

　でも各口腔器官の要素的な運動・知覚検査の結果から運動障害および感覚障害は軽度に認められたのみだった。

　神経解剖学的視点からいえることは、顔面神経核下半と舌下神経核の2つを除く脳神経起始核は皮質延髄路による両側性の支配を受ける。言い換えると顔面神経核下半と舌下神経核は、反対側大脳皮質からの片側性支配である。このため上位運動ニューロンの一側性損傷の場合、顔面下部の表情が下がり、舌の運動麻痺も示すことがあり、舌を前へ突き出すようにさせると舌尖は患側へ向かうという現象が認められる。だから症例Dの舌の体性感覚地図の評価で著しい異常は観察されなかった。とはいえ軽度の左顔面下部の表情筋下垂と舌の前方突出の軽度左偏移という臨床所見は、神経解剖学的には整合性があるものと解釈できる。

　しかし口腔内に模擬食塊を挿入した際の報告内容が、脳梗塞に伴う運動神経麻痺または感覚神経麻痺が反映した本質的問題であったとは考えにくいと思った。

　なぜなら舌の三分の二と口腔内の口蓋と頬内側の粘膜の感覚は、共に三叉神経支配（両側性）だからである。だから左側口蓋が変質したという報告、並びに口腔内正中位置から左頬内側間において「（模擬食塊が）なくなる」（記述1）という報告の解釈は神経解剖学的視点のみでは解釈は困難だと思ったからだ。

　視点を変えてみた。「模擬食塊が消える」という対象物の消失に関して口腔内の立体認知という視点でも検討してみたのだ。どのような機構になっているのであろうか。

　田岡らは、サルの頭頂葉の口腔内体性感覚情報処理機構の研究成果から、口腔器官を介した対象の立体認知には、異なる組織間の情報の統合（例えば舌背右側とそ

れに対応した上顎右側の歯および歯肉）が強く関係していると考察している[4]（図36）。
　つまり舌や口蓋などの複数の器官からの体性感覚情報を統合する過程と運動探索が必要であることを示唆しているのだ。
　この点は手で対象物の全体の形を知るためには、手を対象に対して包み込むような探索行為が必要であるというLedermanらの触運動知覚の研究[5]と同様の機構と解釈できる（図37）。彼らは手の動きを探索行為と呼び、手を横方向に動かす探索はテクスチャーを調べる場合に、手を押し付ける動きは硬さを調べる場合に、そして全体の形を知るためには手を対象に対して包み込むような探索行為をすることなどを明らかにしている。この点は先ほどの田岡らの研究と併せて考えると、口腔内

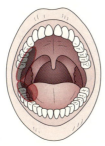
「どこ」と「どんな」

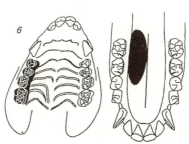
（田岡三希，戸田孝史：大脳皮質体性感覚野の情報処理機構と触知覚．神経進歩48(2)：239-247，2004より）

サルの口腔内の体性感覚情報処理機構（右）：2野において口腔領域の異なる組織間の統合がなされる。異なる組織間の情報を統合したニューロンは、口腔内組織の協調的な動きの制御や食物の立体認知に関係しているのではないかと田岡らは考察している。

図36　異なる組織間の情報統合による立体認知

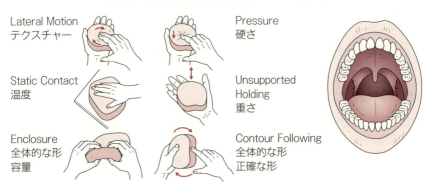

（Lederman SJ, Klatzky RL：Hand movements：A window into haptic object recognition. Cognit Psychol 19: 342-368, 1987より改変）

図37　「知る」という観点から口腔器官と手は共通点がある

において対象物のテクスチャーや硬さの識別および立体認知の機構は手と同様、多くは複数の接触部位によって、また適切な運動方向の中で探索し情報を統合するメカニズムであると解釈できる。

症例Dは介入初期（発症当初）から顔面神経麻痺が認められたので、感覚障害が重篤であれば、触覚を介した立体認知ができず「消えた」という解釈はできないわけではない。しかし各口腔器官の要素的な運動・知覚検査の結果から推察されるように、運動障害および感覚障害は軽度であり、重篤な異常は認められなかった。従って本例の「模擬食塊が消える」という陳述の原因を感覚障害に帰するのは妥当ではない。そう思ったわけだ。

2．半側空間無視の定義との関連性

次に症例Dの報告内容を半側空間無視の定義との関連で考えてみた。半側空間無視の定義は、損傷脳の反対側の空間に現れる新奇または有意味な情報について、それを報告したり、それに向かったりすることの失敗であり、しかもその失敗を感覚や運動性欠損のいずれにも帰することのできない場合である[6]。

もっと端的にいうと大脳半球病巣と反対側の刺激に対して発見したり、報告したり、その方向へ向いたりすることが障害される病態ということだ。これは承知のとおりだ。

症例Dは、口腔内に挿入された模擬食塊を「（右側から）左へもっていくとまん中から、なくなる」（記述1）や「実（左側口蓋部）がない、骨だらけで洞穴になっている」（記述3）と報告している。これらの意味は、対象物と口腔内の自己身体部位を発見できないことを報告しているわけである。

これらの事実は、患者自身が自らの身体で生じている異常な事態を明確に内省でき、かつ発見できないことを言語化できている非常に稀なケースなのではと思った。

3．空間の広がりについて

ロバートソンらは空間を、身体（個体）空間（personal space）、手の届く（個体周辺）空間（peripersonal space）、遠位（外個体）空間（extrapersonal space）の3つに分類している[7]。彼らが述べている内容や症例についての報告は参考になった。

ロバートソンらは身体（個体）空間の具体例として、「左足がいつも車椅子の足板の下に引っかかったり、眼鏡が左側の耳の後ろにはまらなかったり、顔の左側には化粧をしなかったり、左側の髪は整えたことがなかった」という症例Rachelを紹介

し、「彼女の無視のタイプは通例の身体（個体）無視といわれるものである」と述べている[7]。彼らの考えに従うと、半側身体無視は個体空間の無視であり半側空間無視と別の概念ではなく、自己身体も空間の概念に内包されている。そう見做すことは可能だ。症例Dの記述も身体空間の無視と見做すことが可能なのだ。

どういう意味かというと、個体空間の左側に無視が生じた患者の場合、左側上衣の襟や裾の乱れを直そうとしないことや排泄行為後に左側の下着を上げようとしないなどの行為の失敗は稀ではない。つまり身体に接触している対象物（衣服）も共に無視するという例と同様に、舌背上に存在していた模擬食塊が口腔内空間の左側へ移送する際に「消えた」と陳述した事実は、先の例と矛盾しないのではないか、という解釈である。

このように「左側では模擬食塊が消えた」という点は、空間の広がりとしての個体空間無視という観点から説明可能となるのではと思ったわけである。

症例Dは、個体空間における無視に関しては何と言っていたかというと、「鏡を見ると左側の身体はあるとわかるけれど、目を閉じると左側半分あらへんかった」と記述していた。個体周辺空間の無視に関しては、「携帯の左側の数字がみんな消えてなかった」や症状としては軽度であるも、「昨日の検査（線分抹消課題）を以前したときはこっち側（左側）が、隠れて見えなかった」と意識経験の変化を記述していた。そして遠位空間の無視に関しても、「今も廊下の脇から（左側から人が）出てきても、気をつけて渡れました。前は見えなかったから自信がなかった」と気づきが生じている中で記述しているのだと思った。

症例Dの記述は、ロバートソンらの考えに従うと、いずれの空間の広がりにも無視が生じていると見做すことができた。「左側の口蓋の実（身）がない」という陳述は、個体空間の無視と解釈でき、経過において左側の遠位空間、手の届く空間、個体空間（半身）の無視から口腔内左側の個体空間へ無視が収束していったと解釈できる。

その中でも個体空間における無視は自己身体に属するものとするならば、口腔器官も自己身体の一部である。また口腔内は空間と見做すこともできると考えたわけだ。

4. 半側身体無視を半側空間無視と区別している立場

山鳥は、半側空間無視を視空間性知覚障害のひとつとして捉え（主に視覚性の問題を取り上げると断りをした中で）、そして半側身体無視（半身無視と表現）は半身

性の身体意識の異常のひとつとして捉えた分類をしている[8]。また、自己身体については体性感覚の問題でなく、自己の身体が空間にどう展開し、身体部分が相互にどう関係するかということの知覚の問題であると言及し、基本的に自己身体を空間の概念に内包させていない[8]。山鳥の考えに準拠すると、症例Dの記述内容は身体意識の異常ということになる。

また実際に脳梗塞を発症し、半側空間無視を呈した言語聴覚士の関も、自らの体験をつづった著書の中で左半側身体に生じた無視を半側身体失認と位置づけ、自己身体を空間の概念に内包させてはいない[9]。しかしその記述からは、ロバートソンらが分類した個体空間の無視と解釈できる症状を呈していたことがうかがえた。また自己身体をpersonal spaceと捉え、英語では空間を意味する用語を用いていた。

とはいえ、空間と自己身体の捉え方は、研究者によって見解がかなり異なる場合があったり、症状としては同様であっても用語の使用が一定ではないという点において非常に厄介だ。

5. 半側空間無視という症状と脳内の空間表象化の障害との関係について

そしてManly（2003）の半側空間無視の定義では、空間の一側からくる情報について、それを発見したり、働きかけたり、ときにはイメージ（心像image）をつくったりすることの困難をいい、それも基本的な知覚損失をもっては完全に説明できない場合をさすという[10]。

Manlyの定義にあるイメージをつくる困難さについては、脳内における表象化障害と考えることができた。最もわかりやすいのが、Bisiachらの研究[11]との類似性だった。実は左半側空間無視を呈する多くの患者は、外空間（external space）に存在する人や物などの左半分を無視するが、脳内の空間表象における半側を無視する場合もあるということを最初に指摘したのは彼らである。

Bisiachらは、半側空間無視患者2例に対して、ミラノの大聖堂広場を想起させる際に、大聖堂を背にした場合と向かい合った場合を想定させて広場について詳しく述べさせた。研究結果は、いずれの場合も患者から見た右側については詳しく述べられたが、左側についての詳細は述べられなかったと報告した[11]。この研究成果の重要性は、視覚を介した無視のみならず、心的表象によっても半側無視が生じうることを明らかにした点である。言い換えると、彼らは記憶からの視覚表象化においても左側無視を呈することを明らかにしたのだ。

症例Dも同様に考えられないかと思った。脳内において身体表象（口腔内）から

視覚表象化することが困難であったのではと。

特に症例の記述2の、見てなくても右側の頬では模擬食塊が挿入された瞬間にそれがどんな形か大きさか頭に浮かぶが、「左側では浮かばない」という記述がまさにそのままではないかと思った。言い換えると口腔内左側から入力された情報をもとに、脳内において物体の属性の表象化をすることが困難であったということではと思った。

この脳内における空間表象化および身体表象化の障害が中核的な問題だと思った。

6．脳内の身体表象化の障害と描画との関係について

記述3の「実がない、ここ（口蓋左側部）があらへん。骨だらけで洞穴になっている」という記述は、身体の無視を如実に表していると思った。それは、BIT行動性無視検査日本版[12]の人物描写の応用として実施した口腔内のボディイメージ（身体像）の描写結果がまさに一致したからだ。症例Dが「実がない」と表現したのは図35の横線部（の右側）で、それは「ない」左口蓋を意味していた。また口蓋の左側も描写できている点で、無視ではないとも思った。でも石合は、多くの無視患者の花の絵の模写の実例を提示し、無視の重症度によっても花びらの枚数や葉の歪みなど様々なバリエーションがあり、左側の無視は単に欠損、欠落のみを意味するのではないことを教えてくれている[13]。だから口蓋の描写の歪みは表象化の障害の結果だといえるじゃないかと思ったわけだ。

本例の口腔内の描画は、左口蓋の左方と後方に相当する表象が変容しており、面積も狭小化している。石合は、BITの描画検査に関して「各々の絵について左右のバランスを考慮し、絵の主要な部分がどこか脱落している場合を半側空間無視の所見とする」[13]と記している。また従来から、模写や描画検査に見られる結果は、表象の無視がある程度反映されると考えられている。だから症例Dの描画結果は、口腔内という三次元空間の左側無視の結果の反映と解釈できた。

7．半側空間無視とモダリティ

また、半側空間無視とモダリティという観点からも考えていた。Penelopeは「半側空間無視は視覚無視のみならず、モダリティ全般に認められる」という多くの研究者の報告を紹介している[14]。

その中でもとりわけ「触覚無視に着目した場合、左側の触覚的な気づきの低下は食事までおよび、嚥下困難の要因とみなされる。無視のある患者は口内の左側に溜

まった食べ物に気づかないかもしれず、例えば食事の時など、なかなか思うように呑み込めないかもしれない」[14)]と口腔内の左半側無視が生じた場合の臨床像について述べている。

8. 嚥下障害との関係性について

　嚥下障害と関係があると思った報告はAndréらの報告[15)]であった。彼らは右中大脳動脈領域における梗塞性の頭頂葉損傷の12例で口腔器官を含めた半側空間無視と嚥下障害の関連を検討している。その中で身体像の描写検査では口周囲の表象の変質、消去現象の有無に関する検査では左側の頬・唇・口蓋に触覚と味覚の消去現象が認められたと述べている。そして臨床症状としては症例D同様に流涎、ムセや飲み込みの困難さおよび味覚に関する異常が観察されている。

　これらの点と症例Dの検査時の陳述内容を鑑みると、口腔内の触覚無視の可能性は否定できず、触覚無視が摂食・嚥下機能低下へ影響を与えているのではないかと思ったと同時にやはり表象障害という点は外せないと思ったのだ。

9. 大脳皮質の体性感覚情報処理機構と注意の観点

　上記1. の感覚障害の項で一部述べたが、改めて田岡らによるサルの頭頂葉の口腔内体性感覚情報処理機構[4)]について述べていく。田岡らは、岩村の研究成果[16)]（図38）と同様に3a、3b野から後方の1、2野に向かうにつれ階層的に情報処理が進み、後方へ行くほどニューロンの受容野の拡大と刺激選択性が増大することを明らかにしている。そして2野では視覚と体性感覚の統合や両側の情報の統合も進むことを明らかにしている[4)]。

　ただし田岡は、口腔組織は他と大きく異なる特徴があると述べている。それは、①上肢・下肢の両側の統合は2野、5野であるのに対し、口腔組織は3b野で既に両側の統合が生じていること；②3b野に同側の刺激だけに応じる同側性ニューロンがあること；③口腔内の異なる複数の組織間における情報の統合は2野で著しいが、物体への接触時に同時に刺激される場所が統合されやすいこと、である[4)]（図36参照）。加えて両側の統合は、身体のどのような部位にも生じるのではなく、左右の身体部位が同時に協調的に働く部位で生じるのではないかとも述べている[4)]。

　これらの点を実際の食べる過程で考えてみた。多くの場合、食物を嚥下する前には、食塊を形成するために咀嚼が両側で行われる。そして左右の口腔内の食塊はひとまとまりにされ、安全に嚥下できると判断されると（舌と口蓋間で一塊にされ）順

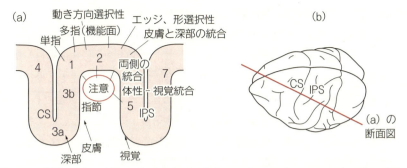

(Iwamura Y : Dynamic and hierarchical processing in the monkey somatosensory cortex. Biomed Res 14: 107-111, 1993)

(岩村吉晃:タッチ. 医学書院, 2011, p.196より. 一部改変)

体性感覚情報処理機構:田岡ら(2004)はIwamura(1993)の研究成果同様に、3a、3b野から後方の1、2野に向かうにつれ階層的に物体認識の情報処理が複雑化することを明らかにしている。視覚と体性感覚の統合や両側の統合は2野と5野、特に口腔器官での物体認識は2野で情報処理している。

図38　情報処理の階層性

次咽頭へ送られる。

　従って食塊が不安なく嚥下されるためには、左右の各口腔内器官からの体性感覚情報が迅速に処理されていくこと、すなわち迅速な情報の統合が必要なのだ。安全かつ協調的な咀嚼と嚥下が同時的に進むには、食物(食塊)が今「どこにあるか」という点、すなわち3b野のレベルで口腔内の体性感覚地図として触覚を介した情報源が頼りになるのでは?

　そしてそれが「どんな大きさ・形」であるかという点も加わり、認知に至る情報処理の過程が迅速に行われる必要があるのではないだろうか。これらが田岡らの述べる「他とは異なる特徴」としての研究結果が示す意味と解釈したのだ。

　この食物の大きさ・形の認知に関連して重要な点が、注意機能の関与である。それは岩村が、触対象に注意が向いた時に体性感覚ニューロンが選択的に活動することを明らかにしている[16]ことからいえる。つまり症例Dによる「右側に挿入された模擬食塊はすぐに形・大きさがわかるが、左側はそれがわからない」等の報告内容は、単純な要素的な感覚障害というより、むしろ注意機能障害に伴う表象化障害による結果と解釈することは可能だと思った。

10. 他の症例での検討

　とはいえ、自分の中で十分に満足がいってなかった部分はあった。そこで、症例

Dと同様の模擬食塊の課題を同時期に左片麻痺患者3例で簡便に試みた。

1例目は30歳代男性、左片麻痺で高次脳機能障害として注意障害は著明だが、机上および行動面での半側空間無視はなかった。また食事は自立し、杖歩行が可能な患者である。2例目は70歳代女性、軽度の左片麻痺だが食事も自立で、歩行器歩行が可能、高次脳機能として半側空間無視や注意障害はみられない患者である。3例目は60歳代女性、左片麻痺、運動麻痺は重度～中等度、異常知覚として口腔内に痺れあり、感覚麻痺重度、高次脳機能障害として注意障害は著明な患者である。

3名は模擬食塊を口腔内に挿入されてから、①存在の有無；②どんな形か；③どの程度の大きさか；④左右の差はあるかという質問をセラピストから受けた。

3例の結果をまとめてみると以下であった。

1) 模擬食塊の存在感について認識する課題

3症例とも、半側空間無視の症例のような、右側から左側へ移行する過程において消えるというような、模擬食塊の存在が揺るがされているような記述はなかった。

2) 模擬食塊の大きさ・形について

大きさの違いについては麻痺側頬内側では、共通してより大きく認識する傾向があった。大臼歯間では症例によっては大きく認識したり、小さく認識したりという差異は認められた。形の誤りはなかった。

3) 模擬食塊（硬さ）を認識する課題

舌の運動性として左側へ若干偏移しているが、模擬食塊を圧縮する過程において、症例Dのような拙劣さはなく、垂直方向へ運動していた。またこの3例は数種の硬さを認識することはできた。

症例Dは舌－口蓋間で模擬食塊を圧縮していく過程で舌の運動は拙劣であった。この点に着目する理由は、舌尖は食塊形成から送り込みの過程で上前歯裏から硬口蓋に向かい、そして舌全体を上方向へ挙上させる動きが通常あるからだ。

症例Dの舌尖は左側へ偏移しながら安定せず、舌背は右側へ向きながら捻転が生じていた。結果的には舌全体としては右斜め上方へ挙上していく状況が何度も観察された。

また3例の共通点として、反復して右から左へ移動させる課題で混乱することはなかったし、左側の口蓋部が削げて「ない」というような身体表象の変質に関する記述もなかった。

11．空間という意味を再考し表象障害を捉えなおす

　ある対象が消えるという現象自体、私たちの日常ではまず経験しない。同様に、自己身体の実在感が揺らぎ、身体の一部が「ない」あるいは「消える」という現象も日常的に経験することはなく、自発的に語ることもまずない。

　だが症例Dは「左側の天井（口蓋）の実（身）があらへん」という記述をした。口腔は口唇・歯・歯茎・舌・口蓋・頬内側粘膜等の各器官で包み込まれているところだ。

　今までのリハビリの分野において、空間無視というのは主に視空間を意味するようになっていたといっても差し支えない。しかしよく考えてみた。

　――空間とは何か。

　空間とは「上下・四方の広がり」と定義され、三次元とは「上下・左右・前後の三つの独立した方向の広がりをもっていること」と定義されている（大辞林 第2版）。空間は三次元を意味するといえる。

　そして空間知覚とは、「空間または拡がりを視覚・聴覚・触覚などの感覚系を通して知覚すること。また方向・位置・大小・形状・奥行き・距離の諸側面が含まれる」と定義されている（広辞苑 第4版）。

　これらの定義を確認した上で、半側の空間を無視するという場合、上下・左右・前後という3つの方向の広がりを無視することを意味する。

　これを先ほど述べた口腔内器官に当てはめて考えてみる。舌に対して口蓋は上方に位置し、舌に対して硬口蓋と軟口蓋とが前後方向に併走し、口蓋は口蓋縫線を境に左右へと広がっている。頬は舌に対して左右に位置している。舌は前歯－奥歯という名称を与えられている歯と並行し、舌の先端を前とすると食道につながる舌の部分は後ろということになる。このように仮に舌を中心に考えた場合、口腔内は上下・前後・左右という3つの方向に広がっているといえる。

　三次元とは上下・左右・前後の3つの独立した方向の広がりをもっていることであるから、口腔内は、口唇を閉じれば一応のひとつの閉ざされた空間と見做すことはできるのだ。

　とここまでくるとBisiachらの表象障害説[11]との共通性があることがよくわかるようになる。前述のとおりBisiachらの説は、単に視覚を介した空間の無視だけでなく、イメージ（心像）空間においても左側無視が生じることを明らかにし、その基本的な障害は心的表象をつくる際、あるいは操作する際の問題であるとするもので、様々な研究をもとに提唱されたものである。

通常、口腔内を自ら視覚的に捉えることはないが、私たちが空間として脳内表象している口腔という空間を、症例Dは無視していたと解釈することができるのだ。
　そして、「左側の口蓋の実がない」という記述は自己身体部位の視覚表象化の困難さを、「左側では模擬食塊が浮かばない」という記述は自己身体部位である口腔内器官の体性感覚を介した対象の視覚表象化の困難さを表し、その原因は口腔内空間の表象障害によるものと解釈できた。更に突っ込むと、脳内の表象化には非常に注意機能の関与があると解釈していたわけだ。自動運動で著明となった、口腔内に挿入した模擬食塊はなぜ消えるかという点においても、納得がいく。
　本例の場合、特に左側での口腔内器官の自動運動の際に著明な症状が出現していた。この点は岩村や田岡らの研究と擦り合わせると納得できた。まず岩村は、体性感覚情報処理には階層性があることを明らかにしたわけだが[16](図38)、症例Dの舌の体性感覚地図の検査は、舌のどこに刺激が与えられたか（触れられたか）を答える要素的な感覚検査だったので体性感覚野の3bレベルに表象化され、模擬食塊の識別では2野、5野において表象化されると考えられる。この2野、5野の領域以降は注意の影響を受けると考えられており、模擬食塊の識別は、舌が静的な状態で知覚するだけでは困難で、運動要素と知覚要素が同時に要求される課題である。能動的な探索活動において何に注意を向け、何を抑制するかという選択的注意の内在性が当然問題になりそうだ。加えて田岡らの研究からも明らかになったように、口腔内の立体認知は複数の異なる組織間の情報の統合が強く関係している[4]ことから（図36参照）、認識に至るまでの過程では方向性注意と全般性注意（選択性・持続性・分配性）という注意機能の活性化があって初めて適切な表象化がなされるといえるのだ。

12. 臨床的直観（ジェスチャー）

　科学性や妥当性を追求していくには過去の論文などが非常に重要なのは明らかだ。しかし、臨床的には非常に価値のある現象を見つけたと直観的に感じても、それに対応する論文を見つけられない時、その自分自身の感じたものを容易に破棄することができないことも多い。妥当性はないと疑われてしまうが‥‥。
　しかし、実際の臨床の現場では、患者から見出す様々な現象に対して、論文の知識が常に頭に浮かぶわけでもない。核心に迫る感覚（直観）は実は別の所にあった。実は半側空間無視の症状であるとの確信に至ったのは、症例Dのジェスチャーだった。

どういうことかというと、症例Dに認められた左視空間の無視、左上肢に関する無視について本人が表現したジェスチャーと、口腔内の無視と解釈できる内容を報告してくれたジェスチャーは酷似していたのだ（図39）。

　つまり、いずれも右手を丁度正中位置に運び、そこから左半側の方へ「見えない、消えてなくなる、浮かばない」等の報告で、その言葉とジェスチャーとが同期していたのだ。

　「同期」という用語を使うと厳密さが問われるのであれば、人がある振る舞いをしているさまを観察していた場合、肉眼で見る範囲において非常に一致していたということだ。

　この点は、ビデオカメラで評価の実際を記録していたので（本人並びに家族には同意を得て撮影）、評価時の撮影記録を再生し、前述した左視空間の無視および左上肢の半側無視の報告時に確認されたジェスチャーと、上記3つの研究報告との関係性を検討してみたので、その結果は、酷似というよりも、むしろ無視を表現する時の動きと一致しているようにしか見えなかった、といっていいほどだ。

　ここでジェスチャーの意味について、その時に調べて考えたことを述べておこう。
　イアコボーニ（Iacoboni）は、「自分の言いたいことを表現するのに適切な言葉が

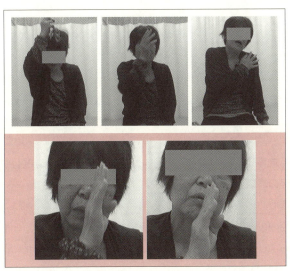

上段は左側の上半身がないと語った時、下段は左へ行くと模擬食塊がなくなると語った時のもの

図39　ジェスチャーの一致

見つけられないとき、手振りはその見つけられない言葉を埋め合わせるために役立つ」[17]と述べている。また喜多は、道案内の中にでてくるジェスチャーの観察に基づいた研究から、「ジェスチャーによる方向指示のための手の動きが身体感覚としての右・左の意識を高める」あるいは「表象的ジェスチャーをするということは身体で考えることである」と述べ、情報の組織化仮説を提唱している[18, 19]。

　これは、身体を介した左右の概念化が基盤にあることを意味していると思った。つまり症例Dは比較的残存した左脳の言語機能を活用し、自らの半側空間無視の世界の言語化を図ったのだと思った。

　その際、言語化しきれない内的世界を相手に伝えようとする表れが同期した「ジェスチャー」の意味であり、同時に自らの混沌とした思考を整理していこうとした表れが同期した「ジェスチャー」の役割であったのではないかと思ったのである。

　これらのことから一人のセラピストとして、ある確信に至ったわけだ。
「‥‥あなたは口の中の左側の空間に無視が生じている」と。

総合的な病態解釈

　以上のような思考過程により、症例Dの記述は口腔内空間の無視の可能性があると思ったわけだ。

　症例Dにとって右半球の頭頂葉を含む脳損傷は、特に注意機能の変質（方向性注意に加え、全般性注意）をもたらすこととなり、左空間に存在する対象物および自己身体の左上肢に加え、左口腔内空間の世界も揺らぐ事態を生じさせていたのではないか。

　その体験世界を表現したものが「記述」であり、更には視覚的に見えない、わからない内的世界の表現が「ジェスチャー」ではないか。

　症例の特にムセ、飲み込み時に生じる怖さや喉の不快な違和感は、視覚的に確認が困難な左口腔内の無視によって生じた現象で、脳内における、口腔という身体を介した対象物および口腔という自己身体がつくりだす空間表象化の障害の結果ではないか？　と思ったわけである。

訓練：食塊の存在性と空間性の再構築

Shiozawaらの知見を手がかりに "食塊が最も1つにまとまりやすい状態になった時点"[1]で飲み込もうという意識を生みだすには、まず食塊の存在性そのもの、そして食塊の「大きさ・形」および「どこ」という空間性を再構築すれば、ムセ、喉の違和感はなくなるのではないか？ そういう仮説を立てた。

観察した内容から訓練において考慮すべきことは、症例Dは訓練中、何に注意すべきかを焦点化できていないという点（選択的な注意）、仮に選択的注意を向けていても、容易に視覚・聴覚・嗅覚情報に注意がそれやすく、内的な事柄が無意識的に想起されやすく、注意の集中が奪われやすい（注意の持続性）という点である。つまり非空間性の注意にも配慮が必要だ。これらは多くの半側空間無視を呈する患者と共通するところである。

訓練1 模擬食塊（図32参照）を用いて対象物の存在の知覚および、対象物の形態の認知課題を実施した。

［作業的視点］
1) 対象部位：口腔内の複数器官（舌‐口蓋‐頬など）
2) 異常要素：無視による対象の消失
3) 感覚モダリティ：触覚
4) 認知作業：空間問題（形態）
5) 治療道具：模擬食塊
6) 肢位：座位

［教育学的視点］
1) 内容：左側口腔内においても、対象が存在することが自覚され、対象の形態の認知ができるようになるという経験の反復が適切な嚥下反射を誘発し、むせないで嚥下できるということを教える。
2) 方法：非麻痺側の口腔内で模擬食塊を知覚した経験を参照させ、左側口腔内へ（比較照合）。患者には、適切に口腔内器官の舌および他部位に注意を向けさせる中で対象を知覚できるよう導く。患者の注意は途切れやすいので、対象の存在が薄れないよう、注意の持続を治療者の言語で援助する。また対象の形態認知には、複数部位が関与していることに

段階的に注意を促していく。更に、模擬食塊の形態の違いをどのように見出しているかなど認知に至る過程を意識化、言語化させ記憶を鮮明にしていく。

〈経過における重要な記述〉

右側の口腔内に挿入された模擬食塊の形や大きさの識別に至る過程を参照し、左側口腔内でもその識別が可能となるよう導く治療の経過の中で、症例Dは更に興味深い記述をする。

約1か月半を過ぎていた時点では、左口腔内に模擬食塊が挿入されても頭に浮かばないと陳述していたが、発症から2か月弱の時点で以下のような記述がでてくる。

Th● あーん（三角錐を口腔内に挿入する）（図40）。
　　　よーく考えて。さっき言ってくれましたね。
Pt◆ 目で見た形‥‥同じように瞼に浮かびます。形が‥‥。
　　　おそらく、三角。
Th● そうですか。浮かぶんですね。それ以外で他に感じたことはありましたか？
Pt◆ 四角やと、動かへん。三角は倒れる感じが違う。
Th● なるほど。念のために、じゃ右にもっていって確認しましょう。
Pt◆ べったりついてくるし、この感じは三角。
Th● では出して。すばらしい、正解。
Pt◆ 間違いないわ。
Th● では反対側でこれもどうぞ。
Pt◆ おそらく三角。
Th● おそらく三角？　どうして四角じゃないと？
Pt◆ 四角だと、歯茎のところで落ちない。動かない。歯の後ろに戻ってきた。
Th● 奥歯ではどう？　四角と比べてみて。
Pt◆ 四角だったら、こんな感じ（上下の奥歯では、四角との角が平らだからぐらぐらしない）になっているのに、三角はそうならないから。

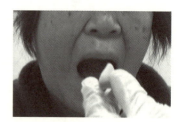

図40　形の識別

三角だと、倒れる。
Th● では右で確認しましょう。
Pt◆ ‥‥‥‥
Th● どうですか？
Pt◆ 下だけがべったり、ついてるし。三角。
Th● 今度は左側から（模擬食塊を）出して。
　　　休憩。
Pt◆ ああ、よかった。前は不安で不安で。
　　　（でも今は）浮かんでくるんやね。ぺちゃこい（つぶれて平たい形）とかいうのが。前まで浮かんでこなかった。消えてた。
Th● 今は浮かぶ？
Pt◆ 目で見た感じと同じ、口の中で入ったものが‥‥同じです。
Th● ではもう一度やってみましょうか。これは？
Pt◆ ほんまに三角。昨日や一昨日なんにも浮かばなかったのに、今は浮かぶんやわ、脳みそのこの辺に（前頭葉から頭頂葉部を手で触れ）。脳みそがどこにあるかわからんけど、浮かぶんやわ。だから三角。
Th● 正解。すばらしい。

　また発症から約2か月半から3か月の時点では、模擬食塊の存在が揺らぎ消えることはなくなり、模擬食塊の立体認知が確実になった。
　更に発症から約4か月後の時点では、セラピストが自動運動にて右側から左側へ模擬食塊（大きさ・形）を舌で移送する指示をした介入初期時のことを想起し、以下の興味深い記述をする。

　　Pt◆ 先生がこっちへもってきなさいって言ったやろ。そのとき初めてここがあらへんことに気づいたの。実（左口蓋部）がほんまにスコーンとなってあらへんかった（図34参照）。骨だらけで、肉がなく骨しかなかった。でも今はあるで！
　　　　　　　　　　　──中略──
　　Ptの娘▶ （前はムセで）死にそうになってた。
　　Pt◆ そういえばそれはなくなったね。あの苦しいの。
　　　　それから喉も手と似てる感じ、リハビリしてもらう前は痺れているような

04 「口の中で食塊が消えるんやわ」

‥‥。お口のリハビリをしてから、味がわかってきた。前は辛いも、美味しいもなにもなかったわ。

それから、今は食事するやろ。そしたら飲み込んでいいかどうか、判断つくようになってきた。ここで（口腔内を指さし）、大きさが判ってきたんよ。まだ噛まんといけないか、もういけるかっていう判断が‥‥。

とはいえ、飲み物に関しては、若干の不安が残っていた。そこで‥‥‥

(訓練2) 硬さの異なる模擬食塊の識別課題を実施した（図30、図41）。

［作業的視点］
1) 対象部位：舌‐口蓋間
2) 異常要素：舌が右斜上方へ
3) 感覚モダリティ：圧覚
4) 認知作業：接触問題（硬さ）
5) 治療道具：模擬食塊
6) 肢位：座位

方法としては、治療者の手を舌と口蓋の関係性に喩え、まずは視覚的イメージとして捉えさせる。そして運動のイメージへ。その後、患者自らの舌と口蓋の触圧覚

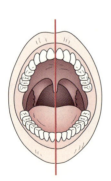

通常、食塊をつぶす時、舌は垂直挙上する

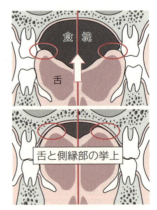

（山田好秋：よくわかる摂食・嚥下のメカニズム 医歯薬出版，2004．上：p.37，下：p.84より．一部改変）

図41　食塊をつぶす時の舌と口蓋の関係

情報を介して食塊を知覚し、口蓋で押しつぶしていくイメージを想起させていった（図42）。

経過として対話のやりとりの一部を以下に示す。

Th● （舌上に模擬食塊を挿入し、口蓋と挟み込むような動きを求めて）ベロの上でつぶれた感じはありますか？

Pt◆ わからへん。

Th● ギュッとつぶして。

Pt◆ ‥‥こうかな‥‥？

Th● 上の天井でつぶす感じで。どう？

Pt◆ ‥‥んーよくわからない‥‥。

Th● ではもう一度。口の中に注意して‥‥。

　　ちょっとこれ見てください。私の手が舌と天井（口蓋）です。真ん中にあるのが、食べ物‥‥こんな感じで挟んでブチュウって感じなんですよ。天井に向かって、舌が食べ物を押し上げるような‥‥よーく見て！！（図42）

Pt◆ あー。はい。やってみます。

　　うわっ！ ベチャーっといったわ。ベロの先っちょで。

Th● 感じましたか、頭に浮かんできたの？ そのベチャーっという感じが。

Pt◆ はい。

Th● じゃあ、いけるかもしれませんね。

　　少し飲んでみましょう。

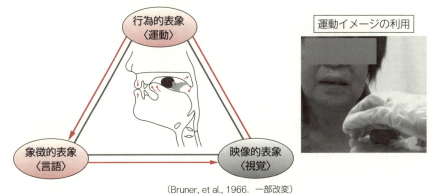

（Bruner, et al., 1966. 一部改変）

図42　視覚イメージから運動イメージへ

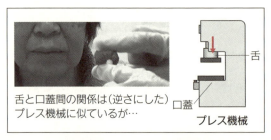

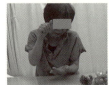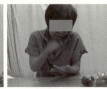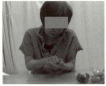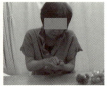

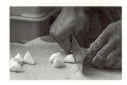

図43 「切る」という記述の意味

【訓練直後】

約100mlの水を一気に飲むことができるようになった。

Pt◆どこで飲んでいいか、どこで切ったらいいかわかったわ。飲めたわ。
　　前はどこで、切ったらいいかわからんかった。
Th●切るって？　どういう意味？
Pt◆先生が教えてくれたやろ。
　　あの赤いやつ（模擬食塊）を舌と天井でつぶすときの感じの訓練で。
　　あれが水を飲み込む瞬間の切るって感じよ（図43）。
Th●切る瞬間はベロと天井との間で‥‥。

最終的な嚥下訓練の様子

Th●あの、以前は口の中でこれ（球形）を口の中で左右に転がすことをやったら、消えたって驚いたの覚えてます？
Pt◆はい。あれはびっくりした。

Th● 今日は、もう大丈夫ですから、右左に10回転がして動かしてみましょう。
Pt◆ はい（実際に10回行ってもらう）。
Th● 消えましたか？
Pt◆ いいえ。全然大丈夫です。
Th● 今度は…いろいろな形を当てるやつやってきましたね。今日もやってみますよ。
これはなんだ？（模擬食塊の球形を挿入）
Pt◆ 丸。
Th● 正解。

しばらく行うも全て時間を要さず正答する。

Th● では今度は、今までで一度もやっていない形を入れるかもしれませんが、やってみましょう。口の中に入ったと思ったら、いったん左側にもっていってください。それから形や大きさなど考えてみましょう。口のどこに動かしても構いませんよ。
では入れます。あーん（直方体を入れる）。
Pt◆ 長方形‥‥大きさですよね。かっぱえびせんのような、それを2個ぐらい合わせたもの。
Th● 正解。一度もやってないのに。できましたね。

　過去の模擬食塊で経験していない形態を入れたにもかかわらず、自分の食べてきた様々なものの中から、つまり記憶の想起によって、いま口の中にあるものをいえたのは、単純に治療で行った限られた形を記憶したのではないことを表している。
　つまり、訓練で症例Dは、どのような食べ物が口の中へ入っても、食べられる機能を獲得した（取り戻した）と思った。「かっぱえびせんを2つ合わせたようなもの」という一つの記述は、口腔内の複数の器官の体性感覚情報が、過去の経験と類似した対象はどんなものかという記憶にアクセスし、視覚表象化されたことを表すわけだから。

　硬さの模擬食塊の訓練を実施してみると‥‥。

Th● どんな感じだったか覚えています？
Pt◆ 前は舌がブルブル震えて。

Th● 黄色と赤のつぶした違いを教えてください。ではいきますね。あーん。
Pt◆ ‥‥（集中して感じている）。
Th● 今口に入れたのは？
Pt◆ シュークリームのような。
Th● ではこれは？
Pt◆ 奥のほうが広がるんやね。
Th● 横の広がりがわかるの？
Pt◆ はい。
Th● すばらしい。右と左が広がった。では今度は物ではなく、天井がどうなっているか。教えて。
Pt◆ ありますわ、左側。洞穴じゃない。
Th● では、今度は対象物を入れてではなく、何もない状態でも‥‥？
Pt◆ 大丈夫あります。前は、ここからは行かへんかったのよ。だから、ぞーっとした。ゴボーっと洞穴みたいに。
Th● 右は肉がついてるの？
Pt◆ はい。でも左の天井は左手と同じだった。怖かったわ。でも、今はごっくんと飲めるように変わったわな。つぶしていくやつ（模擬食塊の硬さの訓練）のおかげや。
　　ほんと前は怖かった。
Th● 怖かったですね。
Pt◆ 焼きそば、こんな辛いかって、感じるほどよう味もわかるようになったわ。あれが良かった。
Th● 天井でつぶすやつ。
Pt◆ それから丸とか四角とかの訓練‥‥あれのおかげやな。ぎょうさん（たくさん）飲んだら、のど詰まるわって、わかるようになったわ。それから小分けにして少しずつ口に入れるようになったし、飲み込むようになったわ。つぶす訓練では「切るって感じ」教えてくれたろ。あれと一緒や。食べるのも。ごくんと。お水が飲めるような感じがきいてるわ。食べるのもあの切るって感じ大事やわ。

ペットボトル一気飲みをやってみせてくれた（図44）。そのあと‥‥‥

Pt◆ アンパンも食べたいな思って好きに買えるし。左で噛めるし、前はベ

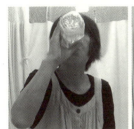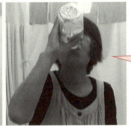

> ラーメンも食べられるし、お餅も食べられるし、水の一気のみもできます

図44　訓練後のパフォーマンス

　チャーって左の奥のほうには気づかんかった。気づいても舌で取れんかった。張りついて取れんかったんよ。でも今は指を突っ込んで取るということしなくてもよくなったんよ。左でも噛めるし。
　生きててよかったわ。

〈訓練で改善したことによる経験やパフォーマンスの変化についての記述〉

　その後治療介入約3か月弱で一旦口腔内に関する治療介入は終了していたが、持続的効果の検証を兼ねて、発症約4か月の時点で、介入初期の口腔内に生じていた経験が、今どのように変化したかを模擬食塊を介さずに陳述してもらった。

Th● 口の中は今どうですか？　目を閉じてみて。前は歯茎の上のほう、左側の天井がなかったって言ってたでしょ。

Pt◆ あの怖いの、あれはもうなくなりました。前はぺちゃこいの移動させるとき、こっからこっち（右から左）へは行かへんのや、舌で動かしても。なんで行かへんのや、ぞーっとしたわ。せいぜいズボーンとなかったみたいに、洞穴みたいに。右側の天井はあったんよ、肉があるんよ。でも左側は骨だらけで。ゴボーっとなかったんよ。舌で動かそうと思っても骨だらけで‥‥‥‥。

Th● 肉が削げて「ない」っていう感じ。

Pt◆ そう。削げてない。
　手の治療のときも言ったけど、あの時も私の手は目を閉じると手は骨しかなかった。目を開けて見てるとそれは、皮膚も肉もあるけど。ないねん。あの感じと一緒。天井に実（身）がないねんな。右にはあるけど。ティッシュを丸めて手で握らせたことあったやろ。あの頃は、ベッドの柵もよく

持ってたわ。
Th● どうしてだと思います？
Pt◆ 怖かったんちゃう？　でも今は大丈夫。

更に発症約5か月目には、大きさ・形の異なる模擬食塊10種類程度の識別も可能であることが確かめられ、同時に実際の食事でも食べたいものを食べられるようになった。

Th● 今はどうですか？　怖いことなどありませんか？
Pt◆ 大丈夫。でもあれは怖かった。これ（目を閉じると左半身が消えること）と口の中の（左の口蓋が削げてない）ことを思いだすと寒気がするわ。半分気が狂ったかと思うわ。
でも今はいいわ。うれしいわな。外にも食べに行けるし。うどんも食べられるし、つるつると。お餅もこの前食べたわ。
前は喉がヒリヒリ、ピリピリした感じがあったんよ。今は痛いこともないんよ。ごっくんするとき。この口の訓練してから、味がよーわかるようになったんよ。
大きいとか、小さいとか頬とか口の中でわかるようになったんよ。
判断つくようになった。このままこれ飲んだら、のど詰まるわってわかってきた。大きいと思ったら、もっと奥歯で噛まなきゃって。前はおいしいもなにもなかった。ただ飲みゃーえーと思って。

全般性注意と無視の変動要素という観点

口腔内の半側無視は改善し、食べたいものを食べられるようになったとはいえ、実はまだまだ良くなっていないことを表す記述もあった。全般性注意障害が無視に及ぼす影響をTMT-B（トレイルメイキングテスト-B）との関連で触れておこう。

Pt◆ 娘と夕方買い物に出かけて、歩いて売り場を見ていたんよ（発症から約5か月後）。そしたら、最初は鮮魚売り場があったのに、もう一周すると鮮魚売り場ないんよ。その時一緒にいた娘には言ったけどな。

これは、半側空間無視の出現（増悪）と身体的・精神的疲労度の相関を示す、生活場面のわかりやすい実例ではないかと思った。この事実を裏づけるように、同日

に実施したTMT-Bでは、本例は途中で探し切れず中断となっている（「こ」→11へ辿りつけず）。

　注意の持続性は勿論、選択機能や転導性に加え、分配性に関係があると思う。安定して歩きながら売り場を見てまわるという行為は、脳損傷後の患者にとってまさに二重課題（dual-task）であったと解釈できる。豊倉らによるTMT-Bに関する研究では、60歳代では平均216.2秒だ[20]。だから事実として、中断してしまった症例Dは発症から約5か月を経過してもなお、全般性注意の、とりわけ注意の分配性の問題が出現していると見做すことができる。

　振り返って介入4回目（発症から約1か月半後）の陳述にあった「模擬食塊が消える」という現象の背後には、同様の病理が存在していたと解釈できた。つまり視空間であろうと口腔内の体性感覚空間であろうと空間における対象の表象化が変質していたと捉えることができ、それは単純に方向性注意という問題ではなく、全般性注意の影響を受けている証明の一つだと。

　自動運動で模擬食塊の識別を求めた際に「消える」という陳述がなされたわけだが、この背景には全般性注意機能の低下に伴うオーバーフロー（情報が容量を超過）があることが示唆される。つまり立体認知に至る情報の統合過程では、注意の選択性・持続性・分配性の機能が働き、運動探索が同時に必要（運動計画と実行）であり、形態に関する視覚的記憶と体性感覚的記憶の照合が求められる。このような情報の一時的保持と並列的な処理は、ロバートソンらの言葉を借りると、「非一側性注意負荷があると半側不注意の悪化が示唆される」[7]ということである。従って発症から約5か月後の陳述と追加検査のTMT-Bの結果と併せて検討しても、全般性注意障害および無視の変動要素（緊張、疲労）が他動に比し自動運動で著明となる状態が、発症から約1か月半の時点の検査時においても生じていたと解釈できる。

　つまりロバートソンらの指摘は、右側空間であっても複数のお皿があると、交互に食べることができない、あるいは箸とスプーンなど用途に分けて食事をすることができない、左側空間の食事へ一部リーチができても時間の経過とともに困難となる患者がいるという、確かな臨床的事実にも矛盾しない。

結論として

　あーでもない、こーでもないと述べてきたが、症例の生活上困っていた左側からの流涎、食べこぼし、ムセや飲み込み時の喉の不快な違和感、味のわかりにくさ等

の記述は、脳内の口腔器官で構成された空間の変質、口腔という身体の表象化の異常の結果と解釈した。つまり、口腔内の左半側空間無視が表象障害の結果生じたと考えたのだ。事実、模擬食塊を介した認知課題を実施中に、「頭の中に浮かんできた」と表象化と解釈できる記述が得られているし、その直後からパフォーマンスも変化している。

このように自らの立てた仮説を訓練によって検証する作業を通して、リハビリテーションは洗練されていくと思う。

残された課題

とはいえ、視空間の半側空間無視や半側の身体無視は認められるが、口腔内半側空間無視が出現しない症例もいるだろう。この点は、無視のモダリティと島皮質と摂食・嚥下機能を考える必要があるかもしれない。症例Dの病巣は島皮質にも広がっていたので一応の検討はしてみた（発症後1年6か月時のMRI画像を図45に示す）。

島皮質の損傷と口腔内の無視あるいは嚥下障害の関連性はどの程度あったと考えられるだろうか。

Manesらは、左右の島皮質梗塞患者群の間で無視の発生率を検討し、左島皮質梗塞患者よりも、右島皮質梗塞患者で視覚、聴覚、触覚の刺激に対する無視の傾向が強いことを報告している[21]。症例Dの梗塞部位は右島皮質周囲に認められた。症状としても半側無視を表現したと解釈できる内容は触覚性のものであった。つまり「模擬食塊が消えた。口蓋がない」である。

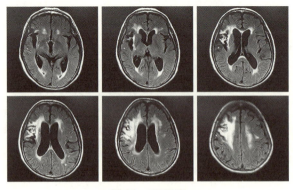

図45　MRI画像

この他、島皮質が諸感覚の統合の場所として機能しており、多重知覚収束の場の一つとしても位置づけられる[21, 22]。また右半球の前部島皮質は「気づき」を惹起している部位であり、身体感覚意識に関与しているという見解もある[23]。しかしこれらはあくまで島全般の機能の一つとしての研究結果であり、症例Dの右島皮質の損傷とどの程度関連があるか検討するには十分ではない。

物語には続きがある ── 服がうまく着られない

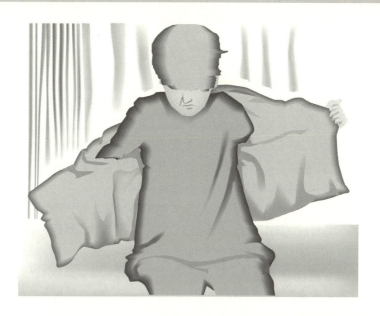

　症例Dは、半側空間無視が改善しても残存した症状として、着衣障害があった。このうまく着れないという症状は右半球頭頂葉の障害で起こることが多いといわれており、病識欠如、半側空間無視、構成障害が伴う例が多い。そして着衣障害という時、空間無視によるものは含めないとしている。着物の左右、上下、裏表を間違えたり、一方の袖だけを通してやめてしまったりする。衣服の各部位と自分自身の空間関係の把握障害と考えられている。
　着衣障害の臨床報告で横山らは、脳卒中片麻痺患者のうち、衣服以外の物体操作

の障害を伴わず、Br. stage Ⅲ以上の13例に対しての臨床的検討を行った[24]。CTやMRI画像では右半球損傷例全例に左片麻痺、左半身の知覚鈍麻を認めた。失語、観念失行、観念運動失行はなかった。作業療法や病棟で、着衣の順序、探索の開始と方向づけの反復訓練を実施した。その結果12例が概ね自立した[24]とのことである。

着衣障害のアプローチの基本は、①毎日繰り返し教えるのがよい（行為パターンを教える）；②着衣手順の設定を行う（更衣過程をかぶり服で4過程、前あき服で5過程に分解、口頭やジェスチャーで順次指示する。指示なしで可能となったら、その指示は省いてゆき、最終的に全く指示なしで着衣が可能となるようにする）。

例として、かぶり服の動作過程では、服を膝の上に広げる（後ろ身ごろは上面、前身ごろは下面、裾は体側、襟は膝側、左右の袖を膝の両脇にだす）→ 右袖から左袖と順に手を通す → 後ろ襟から後ろ裾まで摑み頭を入れる。

着衣障害の一般的リハビリはこの他、ベッドを利用して枕の置いてある方向に衣類の頭の方向を合わせて置くことで、衣服の上下をはっきりさせると着やすくなる；前と後ろにラベルを付ける；シャツを着る時のステップを自分に言い聞かせるように言語化しながら更衣させる。このような方法で、実践的練習を重ね、徐々に更衣パターンを学習してゆくとされている。

一般的にいわれていることをまとめると以下のようになる。

1. 高次脳機能障害による着衣障害には、視覚認知レベルの障害と運動レベルの障害があり、種々の特徴的な誤反応を認める。
2. 右利きの場合は、右半球病変によって半側空間無視、身体失認、空間関係の認知障害などが着衣障害の原因となる。視覚認知障害の種類や程度に応じた視覚刺激を与えて動作訓練を行う。
3. 右利きの場合は、左半球病変では行為の障害として観念運動失行や観念失行などによる着衣障害を認める。失語症による聴覚理解の障害を伴うことがあるため、徒手的な動作修正を中心に訓練を行う。
4. 病前の生活様式や服装の好みを考慮して、着衣への動機づけを強化する。数種類の感覚刺激を段階的に与えて正しい動作を導く実際的な着衣訓練が有効であり、視覚走査訓練や物品操査訓練も並行して進める。
5. 自発性低下や痴呆を伴う症例では改善に乏しい。家族に患者の状況を十分説明して訓練に参加させ、着衣を楽しむ生活環境の調整を指導する。

では症例Dの話に戻そう。

経過としては発症後約1か月の間は上肢に対する治療。そして口腔内半側無視に

対する嚥下機能に対する訓練（発症後約5か月まで）。その後、着衣障害に対する訓練介入へ移行していったことになる（発症後約1年まで）。

　この発症後1年を過ぎた時点で症例Dは半側空間無視に関する神経心理学的検査では異常を認めないレベルにまで回復していた（図46）。MMSE（Mini-Mental State Examination）は19点、模写は二次元の異なる5角形の模写より立方体の模写で歪みが強かった。TMT-Bでは著明なエラーが残存していた。

　症例の着衣の評価として、実際に手渡した半袖シャツを着てもらうという課題を実施した。

　①しげしげと服を見る → ②胴まわりを手前に（首まわりを向こうへ）→ ③右袖を通す（一旦これでいいかなと考えながら）→ ④そして左袖へ → ⑤かぶる → ⑥「これでいい？」と訴える視線を治療者に → ⑦「ちゃんとたたんであるとわかるけど‥‥」と訴える。

　※①〜⑥までの間に何度も小声でつぶやいている。

　この記述から考えてみる。「ちゃんとたたんであるとわかるけど‥‥」と訴える背後には何があるのだろう。ぐちゃぐちゃだとなぜわからなくなるのか？（図47）

　服を着るには、原型のイメージを基に変形した服のイメージ操作と今の自分の身体の状態のイメージとの重なり合いが必要なのでは？　そう思った。

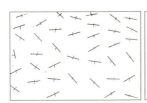
線分抹消課題

ダブルデイジーの色塗り課題

自画像
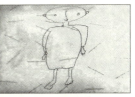

図46　発症から約1年後の神経心理学的検査

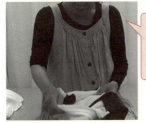

ちゃんとたたんであると分かるけど‥‥ぐちゃぐちゃだとわからなくなるの

図47　服を着るには…

Th●服の穴は4つ。服を見て、前とか後ろとか悩みますか？
　　Pt◆悩むわ‥‥。

なぜ悩むのか？　症例はどう考えているのだろうか？

　　Th●前と後ろはどのようにしてわかったの？（「前」という判断基準）
　　Pt◆タグが見える（ある）と前‥‥‥

‥‥でもそれは後ろについている‥‥。

　　Th●もしタグがなかったら‥‥？
　　Pt◆‥‥‥‥‥‥（それ以外は答えられない）
　　Th●決定的な手がかりは？
　　Pt◆襟‥‥‥‥
　　Th●決め手はなに？（タンクトップの場合）
　　Pt◆‥‥‥‥‥‥
　　Th●胸元と首の後ろのカット（深さ）は？
　　Pt◆深いほうが前。

　服の前後・左右・表裏の構成要素は何だろうか（図48）。
　結局リハビリとしては、前 – 後ろ、表 – 裏と考えるが、症例は、襟 → タグの有無、胸元と首の後ろのカット（深さ）を重要視していた。治療者も視覚的な情報が優位での着衣指導となってしまう。衣服の縫い代、縫い口、折り返しなど凹凸の凸面を触覚で感じられると説明しながらも‥‥。
　OT中はなんとか着衣ができるようになり、喜んで帰るが、自宅へ戻るとできなく

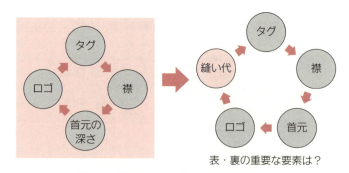

図48　服の前後、左右、表裏の構成要素

なるとのこと。ここでできても、家に帰ったらうまくできない症例の特徴を、着衣行為から再検討した。

症例Dは‥‥

- 一つの情報の選択のみで、行為を決定してしまう。
- 複数の情報をまとめて吟味することができない。
- 視覚からの情報が過剰になり、混乱する。
- 一旦情動の不安定さが生じると、そこから落ち着きを取り戻せず、混乱が続く。そうなると行為はもうだめになる。

ということなので、訓練課題を再考する必要があった。

まず、服そのものを利用した段階的な動作訓練では、難易度が高いのではと考えた。つまり、症例Dにとっては、服は形が自在に変化するため、前－後ろ、表－裏、上－下も自在に変化する。原型を留めない。従って、服そのものを利用するのは難易度が高いのでは？　ということである。

思いだしたことがある。それは症例の記述である。振り返る価値がありそうだと直観した。症例Dは、ある日胸部のレントゲン検査を受けた。その後、自分で服を着るが、着衣終了後、レントゲン室から帰る途中で首まわりの窮屈感に気づいたらしい。「後ろ前反対？」と。そしてトイレで確認したら、後ろ前であったので、トイレで服を着替えなおしたというのだ。このエラーは、服と自己身体部位との重ね合わせ（イメージの操作）がうまくいかないためだと考えられる（図49）。

イメージの操作、メンタルローテーションとは、実際の対象を回転させるなどと同様に二次元、または三次元でのイメージを頭の中で心的に操作することだが、これは右半球優位で処理されている[25]。メンタルローテーションの能力は、5〜6歳児で発達し、実際に物体に触れ、動かすという触・運動覚的経験を通して促進される[26]（図50）[27]。

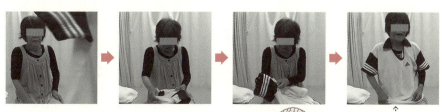

着る前には、着た時の自分のイメージが…

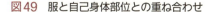

図49　服と自己身体部位との重ね合わせ

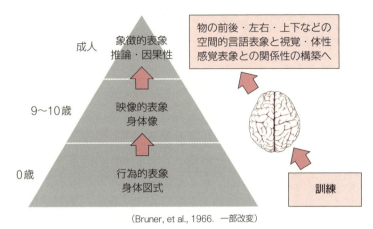

(Bruner, et al., 1966. 一部改変)
図50 内的表現の階層性と成長を治療方略と重ね合わせる

　そこで、体性感覚を介して表象化させる必要性があるのではと考えた。視覚情報以外の異なる感覚モダリティを介して、理解を助ける手立てを作れないかと考えた。

訓練仮説：イメージの操作

　着衣という行為において症例Dは、一つの情報の選択のみで判断し、行為を決定してしまう。複数の情報をまとめたり（統合）、変換したり、吟味することができない。視覚からの情報が過剰になり、混乱するという特徴がある。
【イメージの操作（対象と自分自身）】
　仮説1：形状が変わるもので反復訓練を行う前に、形状が変わらないものから情報の統合・変換をすることで、この障害を克服できるのではないか？
　仮説2：基本的な対象の構造と上下左右前後の概念と視覚からの情報を整理した後、体性 → 視覚 → 言語という情報の流れのほうが混乱が少なく、まとまっていくのではないか？

訓練道具の選択：箱（構造の理解から）

　形状の変化しない媒体を用いて、触覚を介して部分から全体を把握できるように導く。触覚を介して空間的な対象物の特徴を表象化していけるように導く。どのような訓練を想定し、どのような道具を使えばいいか。試行錯誤であった。

道具として箱を選択した。その一部を紹介しよう。

　質問は、当たり前だと思うことから始めることが多い。なぜなら、当たり前と私たちが考えることは、脳損傷患者にとっては当たり前ではないことが多いからだ。そして、右麻痺、左麻痺と聞くと大方の症状は想起されるが、このことさえ、時に思い込みとなり、判断を誤ることもしばしばだからだ。

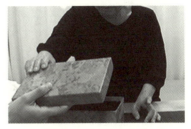

図51　箱の蓋と本体

　　Th● 目の前にあるのは箱ですね？
　　Pt◆ はい。
　　Th● では蓋はどっちになりますか？
　　Pt◆ こっち（手で摑んで教えてくれる）（図51）。
　　Th● では今、この箱の蓋は上にありますか？　下にありますか？

蓋を閉めた後、ひっくり返して上下逆さにした。そして答えられるかみてみた。

　　Pt◆ 下です。
　　Th● ではこれは？（本人にとって、手前に設定した）
　　Pt◆ よこ‥‥
　　Th● 手前か奥かと聞かれたら？‥‥
　　Pt◆ ‥‥‥‥手前。
　　Th● ではこれは？（今度は蓋は奥となるように設定）
　　Pt◆ ‥‥‥‥奥。

手前と奥に関して若干の時間を要するようだ。

　　Th● ではこれは？（今度は蓋が右側になるように設定）
　　Pt◆ 右。
　　Th● ではこれは？（今度は蓋が左になるように設定）
　　Pt◆ 左。
　　Th● はい。そうですね。今は箱の蓋で練習してみました。色も同じで蓋と箱の部分とくっつくと、自分から見てどっち側にあるかということは、実は服

も基本的に同じかなと思うのです。
今見ているとわかりますね。目を閉じてもわかるかやってみましょう。自分で触って、蓋がどこにあるのか、触れてみましょう。
今蓋はどこにありますか？

Pt◆右‥‥‥‥

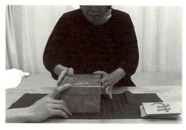
図52　蓋はどこに？

蓋は上にあるのに、右と答えてしまうのだ！

　Th●そうですか。反対側の手でも触って確かめてみよう。
　　もし、右側に蓋があるんだったら、左側には蓋と箱の部分の凹凸はないはずですが‥‥。
　Pt◆‥‥あっ上！（図52）
　Th●なんで、さっきは箱の上の部分のみを触れて右と思ってしまったのでしょうね？
　　あっ凹凸があったと思った瞬間に右と思ってしまったのでしょうか。
　　でもその凹凸は右であれば上と下の部分にもあるんですね。

非常に難しいようだ。部分のみで全体を誤って判断してしまうのだろうか？
構造の概念と視覚イメージ化がつながっていないようにも思う。
更には体性感覚を介して視覚イメージ化が難しいのではとも‥‥？

　実は面白いエピソードがある。彼女は度々鞄の中の財布をどこにしまったか、忘れて、探して慌てることがあるらしい。
　いつも同じ鞄（外観の裏表も内側の構造も似ている）を持って（図53）、買い物に出かける。そしていつも財布をしまう場所は自分から見て手前の内ポケットに決めているらしい。
　でも、一旦買い物を済ませ、少し疲れてお茶をしようと席につ

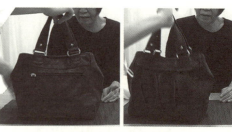
図53　鞄の表と裏

き、何気に鞄を椅子の上に置く。そして、何かを思いだして、鞄から財布を取りだそうとする。そうすると、「財布がない！」と大慌て‥‥。

　実は鞄を置いた際に、鞄の向きが反対になっていただけなのだ。反対に置くと、内ポケットはさっきの手前ではなく反対側の奥になってしまう。私たちは何のためらいもなく取りだすが、彼女にはそれがとっても難しいのだ。

　彼女は、「私ぼけてるわ。手前に入れたと思ったけど、反対側の奥に入れたのね。違うほう一生懸命探してるわ。どうかしてるわ」と思っていたようだ。実はそうではなく、入れた場所は、あくまで手前の内ポケットで合っている。しかし鞄の向きが変わったら反対側になるということだけなのだ。いやむしろ入れたポケットが左右対称に近い場合、何かの違いを視覚的に捉えてその混乱を避けるという方法を自らもつか、なければ反対側を探せばいいという柔軟さがあれば‥‥。それだけのことなのだ。

　これに似たようなことは結構あると家族さんも伝えてくれた。
　たかが、それだけ、されどそれだけ‥‥。
　これは右半球損傷に伴う妄想的な思考の特徴かもしれない（後ほど詳しく述べる）。
　少し脱線したので、話を戻そう。
　蓋をする側とされる側には凹凸の差ができるのだけれども、蓋は通常、向きが変わっても蓋をされるほうよりも薄いとか、蓋は蓋をされる側より一回り大きいなど構造上の特徴について、整理していった。

　　Th● では少し練習してみましょう。今は、蓋はどっちの向きにありますか？
　　Pt◆ 蓋は下‥‥。
　　Th● 正解。どうして？
　　Pt◆ 混乱しなくなったわ。
　　　　右、左、上、下とか目閉じてても言いやすくなったわ！

　症例のできないという行為の背景には、まず構造上の理解が必要であったことがわかった。そして、それを視覚下ではなくても体性感覚的に捉えるとどうなるかという情報変換も重要であることがわかってきた。
　衣服の最大の特徴は、箱と違い形態が固定化していないことだ。この箱の蓋の空間性が混乱していたら、そりゃあ難しいでしょうということになる。
　症例Dのような病理があると、服で繰り返し練習をしても着れるようにはおそらくならないだろう。そう思った。

箱から服へ

Th● 今、箱の蓋は上下、左右の4つでどうなってますか？ 両手で確かめていいです。

Pt◆ 下。

視覚下では問題なく即答できたので、閉眼でも復習した。

Th● 凹凸を感じるのですが、1つの凹凸面だけではなく、2つ以上で確かめてみましょうね。

では、これは？（蓋をひっくり返し、下に設定）

Pt◆ 下。

Th● どうしてわかりましたか？ 教えてください。

Pt◆ 今こう触っているのですが、凹凸を感じるまで、上から下までの面が半分以上で長かった。だから今触っているのは箱の部分でひっくり返っているのかな？と思いました。

Th● ではこれは？（左）（図54）

Pt◆ 左。

Th● 正解。どうしてわかりました？

ややこしいと思ったら、左右の手で、指先で感じてみていいのです。

今度は手前、奥、上下、左右と6つになりますよ。ではこれは？

Pt◆ 手前。

Th● 正解。頭の中に浮かんでくる？

Pt◆ はっきりしてくるわ。浮かぶわ。前はバラバラやったわ。

Th● 今度は自分から見て箱が縦長、横長という箱の状態と、蓋の向きの2つについてどうなっているか考えてみましょう（図55）。

ではこれはどうかな？ 箱の蓋はどこにあるかな？

Pt◆ 右。

Th● では、箱は縦長？ 横長？

Pt◆ 横長。

Th● 正解。

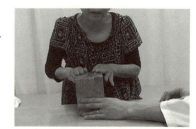

図54　上下左右

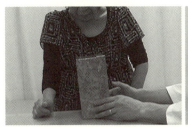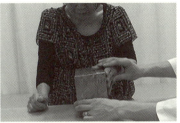

図55　上下左右＋縦長・横長

　とこのように、対象物の構造上の特徴と視覚的な情報の確認、その上で体性感覚情報との統合を図るように進めていったのだ。
　その後は、実際に着る前に、一旦服を広げた状態で服の前 − 後ろ、右 − 左を視覚的に確認したあと、何がこの服の前という手がかりになるか、それは触れたらどんな感じになるかということを閉眼で確かめる作業を様々な服で行った。
　箱同様に今度は、服の向きを変えた場合に、その服の前 − 後ろ、右 − 左はどうなるかについても閉眼で実施した（図56）。
　次には意図的に1箇所だけ、袖を裏返したりして、どこの部分かを開眼で確認、その後閉眼で行っていった。
　そして最後には、たたんである服を閉眼で、ここは右袖、首元など、触覚を介して言語化させていく課題も行った。
　その他、衣服の売り場で商品がたたんで棚にある場合の置き方と、自分が今まさに着ようとしている場合の衣服の向きは前後が反対になることなども視覚的に確認したあと、自分の身体に重ね合わせるような訓練を進めていった。
　このような段階的な訓練によって、驚くことにTシャツ、かぶりものの服やチャック付きの衣服も多少時間を要すが介助は必要なくなった。

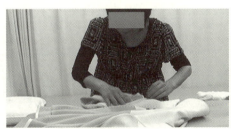

図56　服の前後、左右

〈チャック付きのジャージを閉眼で着てもらった時の記述〉

　　Pt◆頭の中がスッキリしてきました。頭の中がお天気になりました。
　　　箱の蓋を見分ける訓練のとき、凹凸だけではなく、箱の色まではっきり浮

かぶようになっていきました。ジャージも一緒、目を閉じてても、袖をここに通せるっていう感じもわかったし、チャックの右左をひっかけて、うまく上（首元）まで上げられたときは、首元まで上がったチャックが見えました（図57）。

　整理していこう。
　訓練では、まず対象の構造の理解や特徴、概念の理解を段階的に、そしてそれを視覚的に確認、その後、体性感覚を介して視覚表象化そして言語化という流れで、3つの表象（図42参照）に等価性をもたせるように進めていく。
　そのためにも一つの最終的な結論をだす場合、何に一番注意を向ければよいか、向け続けるべきかを明確にして、判断をする際には複数の情報で確認できるようにしていくということだ。
　訓練中にみえてきたことは、触覚に注意を焦点化させると集中力が向上（注意の強度↑）することだ。基本的な対象の構造の理解をしたあとに、視覚で確認し、その後触覚を介して、視覚表象化、そして言語化へという流れのほうがやはり混乱が少なかった。服の前－後ろ、左－右、表－裏の判断に共通する要素を、まずは形状

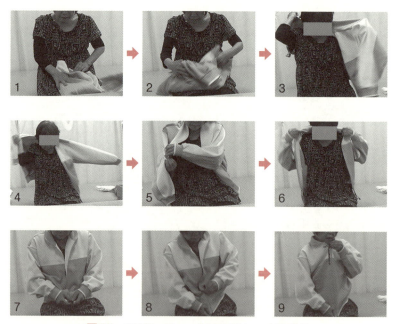

図57　訓練後、チャック付きのジャージを着る

の変化しない対象物で整理することで、適切な判断ができそうだ。

　最大の特徴は「頭の中に浮かぶんやわ」という記述が生まれたことだ。口腔内半側空間無視の治療でも、全く同様のことを記述していた。つまり訓練結果と実際の行為のレベルが解離せずに、改善するには、症例の言葉を借りると、「頭の中に浮かぶ」ように導く必要がある。脳内の表象化、そして鮮明な表象化。言語につながっていくためには、体性感覚を介した表象から視覚の表象化へつなげる流れが必要。そしてその流れは症例にとっての脳への負担を考慮した訓練となる。

　症例の病巣に関連して知見をもう少し‥‥。
　前述のとおり、症例DのMRI画像では、右中心前回、中心後回、中前頭回、下前頭回の一部、島葉の皮質および皮質下にわたり高信号域が認められた。
　症例Dの特徴は、セット転換性の注意機能が問題だろうか。新しい情報と以前の情報を頭に留めて、適切な対象・判断を選択し、そのセット（構え）を維持し、更新される情報に従って転換（シフト）していく認知機能の柔軟性が、前頭葉の重要な働きの一つと考えられている。神経基盤として背外側前頭前野が有力のようだ。短期間、情報を保持し、必要に応じて注意を配分しながら、新しい情報と照らし合わせる機能は、ワーキングメモリと捉えることができる。健常な人の場合は、このような情報に基づいて、形成されたセットを維持したり、できるだけ少ない有効な試行錯誤によって新しいセットを形成し転換することができる。
　ということは前頭葉に損傷が生じると、臨床的にはモダリティの変換障害、セットの変換障害が顕在化しやすい可能性はあるので、当てはまるような気がする。

残された問題：妄想的思考について

　妄想‥‥これは私たちの日常生活の中でも、誰でも抱くことはあると思う。たとえ周りの人たちが「そんなことはない、気のせいだ」と言っても、自分にはそうとしか思えない（感じられない）ということが。例えば被害的な妄想であれば、以下の過程を経ると思う。

1. 対人関係としてある対象者Aとの間で一定の良好な関係性が築かれる。
2. その後いくつかの出来事で行き違い、すれ違いが生じる出来事を経験する。
3. すると、だんだん不快感、不信感を抱き始める。
4. 対象者Aとの間で、徐々に強い不信感、裏切られた感が蓄積していく（この裏

切られた感は、自分の過剰な期待から生まれていることが多いが、自らの過剰な期待感に原因を帰結するような思考に至ることは少ない)。
5. そうすると、その対象者Aが自分の視界に入るところで、他者Bと話をしているところを目にすると、(そんなことは全然ないのに)「私の悪口をいっているのではないか?」と強い思いに駆られ払拭できない。あるいは、その対象者Aとの間で対話が成立しても、素直に額面どおり受け取れず裏があるような気がしてならない。
6. もう対象者Aとの間で生じた出来事を客観的に捉えることができず、負の感情が先行し、修正困難な、極端な判断による被害的な妄想が固定化していく。

これは対象者Aとの間で「信」を構築していた様々な情報が、揺らぐ事態となったことを意味する。つまり、対象者Aはイコール「信」ではなくなり、脳内の情報としては違和感となる。言い換えると「こう言ってくれるはずだ、こう振る舞ってくれるはずだ」という期待・予測と、対象者Aの実際の言動・行動が違うために脳内の情報に不一致が生じたといえる。

では、脳損傷による妄想的な思考はどのようなメカニズムなのだろうか。過去の臨床経験からいえることは、ベースとして、注意障害、記憶障害、あるいは知的な部分の低下があると、妄想的な発言がでやすいように思う。あるいは過去の脳損傷前の記憶と今から発する言動は、望ましいか否かを吟味する判断能力が低下すると生じやすいとも感じている(実は「14」章で述べる失調症の症例Oはこのタイプに該当する)。

もう少し絞り込むと、症例Dのような右半球損傷を呈した患者はどうなのだろうか。「信」を構築していた情報に不整合が生じたことに由来するのだろうか。過去の身体感と損傷後の身体感の差異があまりにも大きくなった時、自分の身体を自分自身として経験できなくなり、今までの自己身体の半身における「信」が崩れていくということがあるのではないか。では過去の身体感に少しでも近づけられるような経験を(訓練を介して)創ることができれば、妄想的思考は軽減するのだろうか。このようなことを症例Dから深く考えさせられた。順を追ってみていこう。

■ 本当はこのことのほうが肝(きも)ではないか?
　　問題:半側空間無視の症状と共に消失すると考えていた妄想的思考(思考内容の異常)が残存するということについて
症例Dを含め右半球の頭頂葉の損傷を呈する患者は半側空間無視を呈することが

少なくない。セラピストが注目する点は視空間性の無視をどのように改善すればよいかということで、それに終始する場合が圧倒的に多いのが現状である。

なぜなら私たちは視覚優位の生き物であるという特性をもっており、その上臨床的にも左側にある食事を残したり、左側に衝突したままそれを続けるという一見奇異な場面に直面するので、患者を観る視点が視覚を介して観察できる症状に焦点化してしまうのは当然の帰結ともいえる。その意味において視覚に関する半側空間無視そのものを病態の中核に据え、そこに焦点を当てた治療介入も当然の結果である。

しかし半側空間無視を呈する患者の食事場面では、対面に座っている他の患者の食事を見て、「私の食事は品数が少ない！」と怒りだす患者がいたり、カレンダーの左側に日にちが存在しないことを自覚していても変だとは思っていないなど不思議に思うことが多い。

つまり「何かがおかしい」ということ自体に気づかないということが、大きな問題であると考える。

このように一見厄介なことは、視空間的な半側空間無視が改善するに伴い沈静化するから、とりたてて問題にしなくてもよいと考える人も多いかもしれない。しかしこの考えは症例Dの治療を介して、あっけなく却下された。

そのひとつは治療の最中に気づかされることもあったが、日常生活で困っていることを本人は勿論、家族から聴取することで更に気づかされた。それは、もしかしたら大きな問題は半側空間無視という症状より、妄想的で、訂正困難な判断を下してしまう、思考過程にあるのではないかということである。その一端を紹介したいと思う。

上肢や口腔内の治療介入により、訓練室でのパフォーマンスのみならず、以下の心理的変化および行動の変化が本人や家族より確認できた。

確かに、①「目を閉じると手が消えるので寝るのが怖い」という不安は消失し、目を閉じても左手の肉が削げ落ち、骨だけになるという映像が浮かばなくなり怖くなく寝ることができるようになった。②左手の使用は、右手で箸を持ち左手でご飯などの器を持つ、食器を左手で棚に片づけることもできるようになった。③歩いていても左側に誰かいるかなど、存在に気づけるようになることでこわごわ歩くことがなくなった。④買い物へ行き左手で食品を手に取りひっくり返して品物を見定めたり、財布から小銭をだしたりできるようになった。⑤食べ物も味がよくわかるようになり、美味しいと感じるようになった。⑥食べ物の大きさや形がわかり、丸のみ

するような飲み込みが減少し、自分で咀嚼しなおすか飲み込むかの判断も明確になった。⑦流涎が消失し、恥ずかしくなくなった。⑧飲み物をゴクゴク飲めるようになった。⑨お風呂に入る際、浴槽をまたぐのに躊躇がなくなった。
　しかし、以下の内容は特記すべき内容だと思う。

《妄想的思考から生まれたと考えられうる介入前のエピソード》
　症例Dは「こんな小さなパンツを買ってきて」と娘を責めたことがあるらしい（娘談）。しかし実のところ、症例Dは自分の右足を入れる穴のところに左足も入れてしまっていたというのだ。しかしそのことには自分で全く気づけなかったという。そして何度も娘にサイズの大きいパンツを買ってきてと要求したというから驚きだ。現在は過去の遺物として、本人自ら笑い話のたねにしているので、いいのだが。どのように穿けばいいか混乱しているというのであれば、構成障害的要素が強いと考えるがパンツという対象の左半分に気づけないこと、すなわち半側空間無視が原因と察しがつく。

《介入によって消失した妄想的思考を表すエピソード》
　症例Dは食事摂取中に「喉がヒリヒリと痛い」と訴えていた。症例Dは発症後一度もタバコを口にしていないが、この痛みはタバコの吸いすぎが原因ではないか、新たな病気として肺がんになっていっているのではないかと強く思うようになり、呼吸器科を受診した。当然ながら特に異常なしの診断を受ける。幸いその訴えの時期は丁度、私とのリハビリの治療が始まり、摂食・嚥下訓練へ移行した時期であった。そして治療効果として嚥下が誘発される過程の口腔器官機能の改善がなされると同時にその訴えは消えた。

《摂食・嚥下機能の介入後も残存した妄想的思考を表すエピソード》
　「右背中・胸・お腹が締め付けられ苦しい」と別のある日訴えてきた。「もしかしたら内臓のどこかがまた悪くなっているのではないか」と強い不安に駆られるようになったことを私へ訴えてきたのだ。
　私が気づいていたのは、外部観察的にも円背気味の姿勢であり、座位、立位、歩行においても脊柱の伸展が乏しい状態であったこと、また胸郭の触診をした際には胸郭周囲の筋の柔軟性が乏しく、硬い状態でもあった。そこで、即時的にはリラクゼーションとマッサージを肩甲帯から腰部にかけて実施した。治療直後に「あれ？

苦しさがまったくありません。楽です」「なんや、内臓が悪かったのではないのか」とケロっとした顔で語った。

その後継続的効果を図るために、特に必要に応じ腰椎部の生理的前弯が自らとれるように治療介入した。その結果、上記の訴えは消失し、最近では「右背中・胸・お腹が締め付けられ苦しいとなりそうなときは、自分で壁などに背中をつけ、背筋を伸ばして、ゆっくり深呼吸をすると消えていきます」と指導した対処法を生活の中で実践していることを報告してくれた。

《対象物に関連する妄想的思考を表すエピソード》

ある日症例Dは以下の興味深い記述をしている。この記述は、上肢に対する訓練、口腔内半側空間無視の改善の後であった。

> Pt◆ 先生私の左の靴が重い、重いんやわ。片方の靴だけが重いんやわ。右の靴はどうもないねん。だからいい靴を買えば軽くなると思って高い靴を買ってみたんやわ。でもまだ重いねん。なんでやろか?
> それから先生、足がうまく浴槽に届かないから、お風呂に入れへんねん。浴槽が私から逃げていくねん!!

とある日訴えてきた。「私の頭やはりおかしいやろか」と不安げに報告した。それから数回にわたり麻痺側下肢の股関節を中心に認知運動療法を実施した。結果それ以降、靴が重いと言って靴を買うという行動をとらなくなった(表1)。

表1 症例Dから聴取した内容および本人の解釈、そして治療介入(時系列的に列挙)

項目	本人の体験の訴え	患者自身の対応または本人の解釈	治療介入の有無	治療効果の有無
1	・左手がいうこと聞きません ・鍵がうまくかけられません ・頭がうまく洗えません	脳梗塞で動かない	有 認知運動療法実施 　手 　前腕 　肩	有 治療直後より生活場面へ汎化
2	・目を閉じると腕と手が消えます ・目を閉じると頭の中の左手には、肉がなく骨しかありません	ティッシュを手に握りしめる	有 上肢に対する認知運動療法	有 治療直後より閉眼でも手が消えるということがなくなり夜寝ることの恐怖心がなくなる

3	・左目が見えにくいです	眼科受診→精査困難で特定できず	有 上肢に対する認知運動療法	有 歩くのが怖くなくなる 左手も使い調理をする
4	・携帯電話の番号がありません（左側）	娘に「こんな使えない携帯持ってきて！」と不平をいう	無 当院へ来院する前の出来事	有 内省できるようになる
5	・流涎がでます ・ムセがひどいです ・舌をよく嚙み出血してました。唇も ・物を舌の真ん中から左へもっていくと消えます	いつもハンドタオルを右手に持つ 水分にはとろみをつける 対応できず	有 嚥下機能に対する認知運動療法	有 全て改善
6	・喉がヒリヒリと痛いです	呼吸器科受診、タバコの吸いすぎが原因ではないか→特に異常なしの診断	有 嚥下機能に関する認知運動療法	有 治療介入直後より痛みなくなる
7	・右背中・胸・お腹が締め付けられて苦しいです	内臓のどこか悪いのではないか→消化器科にて検査うけるも異常なし	有 マッサージ	有 介入直後より症状消失
8	・足がうまく上がりません。お風呂に入れません	どうしていいかわからない 浴槽が動くからだ	有 股関節に対する認知運動療法	有 治療介入後問題なくなる
9	・引き戸やドアの入口はすんなり入れても出れなくなります	トイレでは、閉じ込められたらと思うと怖いので、鍵をせずに済ませていた	有 実際場面で指導	有 問題なくできるようになる
10	・左の靴が重いです	二足新たに靴を購入→でもまだ重い。どうして？	有 股関節に対する認知運動療法	有 問題なく、足も軽くなる（靴ではないと自覚）

妄想的思考につながるいくつかの仮説

　神経心理学的な障害によって妄想が生じるという、妄想の脳内メカニズムについては、側頭葉の損傷（Toone 1982）、右の頭頂葉の損傷（Cutting 1991）、前頭葉の

損傷（Betler & Braff 1991）と諸説ある[28]。

　ガレティ（Garety）らは、ベイズ統計学という理論に基づいた確率推論課題（ビー玉課題）を用いて研究をした結果、妄想をもつ患者は、結論への性急な飛躍（ジャンピング・トゥ・コンクルージョン）というバイアスをもち、自分の判断に対して、強い確信をもつことを明らかにしている[28]。加えて妄想をもつ患者は簡単に強い信念を形成するが、逆にその信念を簡単に崩すとも述べ、妄想をもつ患者の特徴は「訂正不能性」ではなく、「極端な推論」であるとしている。つまり彼らは「推論バイアスが妄想の原因である」と結論づけているのだ。

　精神医学的観点からの思考をみてみると、思考とは、一定の目的を志向し、目的に適合した概念を順次に想起しながら、これを連結し、判断・推理の操作によって課題を分析していく精神活動のことをいう。思考の異常には、思考形式の異常と思考内容の異常がある。

　上述した症例Dの記述から推測すると、かなり当てはまるのではないか。また嚥下機能訓練中（模擬食塊の三角錐と立方体を口腔内でどちらか認識する訓練）の記述が参考になるので紹介する。

> **Pt** ◆ 先生がどうしてゆっくり考えて、考えてって言うかわかりましたわ（身体を介して、自らの身体の体性感覚情報を知覚し、イメージの想起を求めたり、非麻痺側の運動と比較したり、過去の経験した事柄と結びつけて表象化を求めたりなど）。これは考える練習なんやね。‥‥食べるのもそうやけど、今までガスの元栓のこととか、電話のこととか（携帯の電話番号の左側がないという問題）‥‥物（外部）に問題があるのではなくて私（自身の身体）に問題があったんやね。
> 　振り返って（自分の身体を介して生じている問題を）考えることができるようになったわ。少し落ち着いて考えられるようになったわ。

　このことからいえる仮説は、治療的介入は、①フィードバック情報とフィードフォワードという予測された情報との比較照合過程を内在したものが好ましいということではないだろうか。またそれは、②半側空間無視を呈する神経メカニズム仮説も考慮すると、前頭‐頭頂葉ネットワークを再構築するような身体を介した課題を設定することが望ましいといえるのではと。

　妄想の発現機序に関するCuttingの頭頂葉障害説（知覚の障害が妄想へ発展）、Betlerらの前頭葉障害説（前頭前野の機能不全により判断能力の低下）[28]などを考慮

すると、脳損傷後の患者は、脳全体からみると、ある局所の問題から全体のシステムとして支障をきたしているとみることができる。認知理論に基づいた治療介入は、その意味において脳の機能不全、不適切な活性化しか生じないシステム異常に対して有効なのでは、ということだ。なぜならば、認知理論においては、認知過程（知覚 – 注意 – 記憶 – 判断 – 言語の主に5つの基本要素）の異常によって様々な病理は生じると考えており、症例に対する治療介入は基本的にその考えに準拠し実施した結果、妄想的発言および行動化は著明に改善している。また再度その妄想的発言が聞かれることはない。

[症例は今‥‥] 治療が終了した約5年後に再会する機会があった。残念ながら、再梗塞によって左上下肢の麻痺が強く出現し、以前のように両手での日常生活が困難となっていた。しかし食べるという行為は、治療を終了した時と同様に、今でも好きな物を好きな時に食べられるレベルが保たれていることが確認できている。

~~~~~~~~※~~~~~~~~

ところで、今まで取り上げた症例はいずれも右半球損傷例で、特に症例Dにおいては口腔内左半側空間無視と考えられる症状によって嚥下障害が引き起こされたと考えられた。また妄想的思考と右半球損傷についても述べてみた。

では次には「舌先がない」と記述した症例Eについて述べていこうと思う。そうだ。何も右半球損傷例ばかりに奇妙な身体意識が生じているわけではない。症例Eは左半球損傷患者だ。

文献

1) Shiozawa K, Kohyama K, et al.：Relationship between physical properties of a food bolus and initiation of swallowing. Jpn J Oral Biol 2003; 45: 59-63.
2) 塩沢光一：「咀嚼に関わる体のしくみ」、「咀嚼中の食物の変化と飲み込み」. 平成16年度日本咀嚼学会主催 健康咀嚼指導士研修会（平成16年8月28〜29日），講義資料.
3) 山田好秋：咀嚼を考える－Further insights into masticatory movements. 新潟歯学会誌 38(1)：27-29, 2008.
4) 田岡三希，戸田孝史：大脳皮質体性感覚野の情報処理機構と触知覚. 神経進歩 48(2)：239-247, 2004.
5) Lederman SJ, Klatzky RL：Hand movements: A window into haptic object recognition. Cognit Psychol 1987; 19(3): 342-368.

6) Heilman KM, Valenstein E：Mechanisms underlying hemispatial neglect. Ann Neurol 1979; 5(2): 166-170.
7) イアン・H・ロバートソン，ピーター・W・ハリガン：半側空間無視の診断と治療．診断と治療社，2004，pp.1-37.
8) 山鳥重：神経心理学入門．医学書院，1985，pp.286-306.
9) 関啓子：「話せない」と言えるまで―言語聴覚士を襲った高次脳機能障害．医学書院，2013，p.45.
10) 鎌倉矩子，本多留美：高次脳機能障害の作業療法．三輪書店，2010，pp.146-163.
11) Bisiach E, Luzzatti C：Unilateral neglect of representational space. Cortex 1978; 14: 129-133.
12) BIT 日本版作製委員（代表石合純夫）：BIT 行動性無視検査日本版．新興医学出版社，1999.
13) 石合純夫：失われた空間．医学書院，2009，pp.40-45，pp.54-58.
14) Penelope S. Myers（宮森孝史・監訳）：右半球損傷―認知とコミュニケーションの障害．協同医書出版社，2007，pp.50-56.
15) André JM, Beis JM, et al.：Buccal hemineglect. Arch Neurol 2000; 57(12): 1734-1741.
16) 岩村吉晃：タッチ．医学書院，2001.
17) マルコ・イアコボーニ（塩原道緒・訳）：ミラーニューロンの発見―「物まね細胞」が明かす驚きの脳科学．早川書房，2009，pp.103-109.
18) 喜多荘太郎：ジェスチャー―考えるからだ．金子書房，2002.
19) 喜多荘太郎：人はなぜジェスチャーをするのか．認知科学 7(1)：9-21，2000.
20) 豊倉穣，田中博，他：情報処理速度に関する簡便な認知検査の加齢変化―健常人における paced auditory serial addition task 及び trail making test の検討．脳と精神の医学 7(4)：401-409，1996.
21) Manes F, Paradiso S, et al.：Neglect after right insular cortex infarction. Stroke 1999; 30(5): 946-948.
22) 永井道明，加藤敏：島皮質：総論．Clin Neurosci 28(4)：372-379，2010.
23) 大東祥孝：島皮質と主観的体験．Clin Neurosci 28(4)：380-385，2010.
24) 横山絵里子，佐山一郎，他：脳卒中患者にみられる着衣障害の臨床的検討．日本リハビリテーション医学会誌 30(12)：953-954，1993.
25) Johnson AM：Speed of mental rotation as a function of problem-solving strategies. Percept Mot Skills 1990; 71: 803-806.
26) 鷲田考保，藤田真樹，他：4～6才児に見られる心的回転の特徴．作業療法 18：184，1999.
27) Bruner JS, Oliver RR, et al.：Studies in cognitive growth. John Wiley & Sons, New York, 1966（岡本夏木・訳，認識能力の成長 上・下，明治図書出版，1968・1969）.
28) P・ガレティ，D・ヘムズレイ（丹野義彦・監訳）：妄想はどのようにして立ち上がるか．ミネルヴァ書房，2006，pp.104-113.

05

「僕の舌の先は
ないんですよ」

8年ぶりの妻とのクリスマスディナーまで

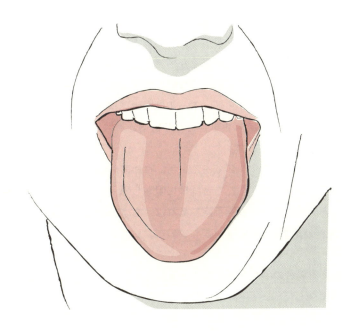

はじめに

「人はパンのみにて生きるにあらず」

　ある日、イエス・キリストが弟子を連れて町中を歩いていた。その時、一匹の犬が人の食べ残しにむしゃぶりついている様子を見たイエス・キリストは、弟子たちに次のように言ったようだ。

　「人間は犬とは違い、食べるだけに生きているのではない。明日という日に夢と希望を抱きながら生きている。夢や希望があれば、犬と違って人間は空腹をしのぐこともできる」。

　つまり、夢や希望は有意義な人生を送るための原動力ともいえるわけだ。

　嚥下障害をもつ患者はどうであろうか。トロミをつけた食事や飲み物で夢や希望をもてるだろうか。もう普通食を食べるのを、外食するのを、アルコールを飲むことを諦めるほうが賢明だというのであろうか。

　もし、嚥下障害を呈する患者から、「可能であるならば、もう一度家族と外で食事をしたい。そして普通の食事を食べ飲み物を飲みたい」そういう希望を持ちかけられた場合、私たちはそれに応えることができるだろうか。

　切り口をがらりと変えよう。自分の身体に関する意識の変容はなにも右半球損傷患者ばかりではない。これから紹介するのは左半球損傷患者の記述である。

　その患者は言う。「物理的な舌は存在していることはわかっている。でも、頭の中には僕の舌の先がないんですよ！」と[1,2]。

　つまり、「あるのに、ない」のである。舌の身体表象の変質である。このような意識経験をしている患者が、私たちと同様に咀嚼し嚥下することは可能であろうか。

　――この記述に対して解釈不能であれば、もう諦めるほかない。

　――しかし諦めるわけにはいかないのだ。私はセラピストだからだ。

嚥下を考える場合の手がかりとなるモデル

　嚥下障害に関しては、症例A（「01」章「豚足に憑依された腕」の症例）、症例D（「04」章「口腔内左側半側空間無視の可能性」の症例）でも紹介したが、ここではちょっと違う例をだして説明してみる。私たちは、お腹がすいてあたりを見渡し食べ物がテーブルにあれば、それを口に入れるためにリーチングして手で取り口に運ぶ。その後食物は、噛む必要があれば臼歯部へ運び、嚥下できる性状になるまで咀

嚼し、嚥下できる性状になったら、舌と口蓋による咀嚼によって食塊を後方へ送り込み嚥下する。これはHiiemaeが提唱している咀嚼プロセスモデル[3]を用いると理解しやすい（図1）。

咀嚼プロセスモデルで最も重要な点は、咀嚼する必要があるか、あるいは嚥下できる性状かという主体の認知的判断が明確に位置づけられている点だと私は考えている。

そして近年、脳卒中患者の嚥下障害の多くは、末梢刺激によって引き起こされる嚥下誘発が問題ではなく、咀嚼時における食塊形成からの口腔内移送、そして嚥下反射に至るまでの感覚 – 運動の統合機能が問題となることが指摘されている[4]。

つまり、口腔内の複数の感覚器官を介した物性認知によって、一連の咀嚼 – 嚥下運動は実現されているので、嚥下反射に至るまでの認知過程を改変することで嚥下障害の改善を図れるという仮説を立てることができるのだ。

では実際の症例Eを介して説明していこう。

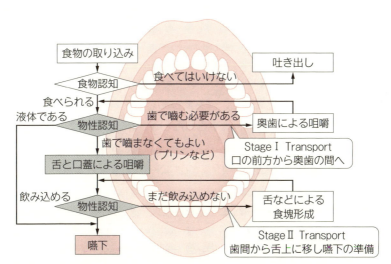

（Hiiemae K : Mechanisms of food reduction, transport and deglutition: how texture of food affects feeding behavior. Journal of Texture Studies 35: 171-200, 2004より．一部改変）

図1　咀嚼プロセスモデル

------- 症例E -------

70歳代、男性、右利き。

約8年前にラクナ梗塞を発症し他院へ入院（左半球損傷）。約1か月後、著明

な運動麻痺がなかったことから、あとは自宅でという流れになった。その後、我流のリハビリをしながら日常生活を送っていた。当初より独歩で自立レベルであり、手足の麻痺はADL上大きな支障はなかったようだが、飲み物はトロミで対処し、食べ物もむせそうなものは避けて生活していた。しかし、ムセの程度と頻度が徐々に悪化したことから、外来リハビリの門を叩くことになった。一度は言語聴覚士（以下ST）の嚥下のリハビリを受け、トロミなしの飲み物や様々な食べ物を摂取できるようになった。しかし体調を大きく崩してしまったことが契機となり再度同様の症状に戻ってしまった。この時期、丁度STが不在となり私が担当することになった。

（症例Eは「11」章の「再び泳げるその日まで」と同一人物。時系列的にはそちらの運動麻痺の治療が先なのだが、実は嚥下の問題もあった。前後しても支障はないと思うのでこちらを先に紹介したい）。

初回時："軽症"とはいえ…

まずは初回時の問診から一部を示す。

 Th● では、飲み込みにくさについて教えてください。
 Pt◆ 寝て、夜中目を覚まして、水を飲むでしょ？　それが飲めなくなったんです。咳がでるし、あと、食事をしたとき、お茶は飲めないし‥‥おかしいなあと思ったんです。
 Th● そうですか。飲み物はトロミをつけて？
 Pt◆ はい。
 Th● アルコールはいつから飲まなくなったんですか？
 Pt◆ はい。もう、むせ始めてからですから‥‥1か月前くらいから。もう外食もしなくなりましたし、アルコールも飲まなくなりました。

その時の神経学的所見は、右上肢・手指・下肢の運動麻痺はBr. stage Ⅴ、感覚麻痺は軽度だった。舌および口蓋部以外の口腔器官に著明な運動・感覚麻痺は認めなかった。

画像所見（MRI）は、左の内包後脚から淡蒼球にかけての陳旧性の病巣が認められた（図2）。しかし私としてはこの部分に加えて、口腔顔面領域の萎縮が気になっ

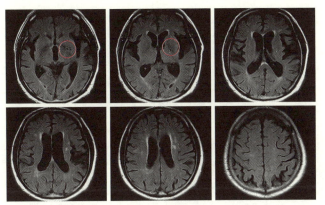

図2　MRI画像

表1　摂食・嚥下能力のグレード

Ⅰ 重症：経口不可	Gr. 1	嚥下困難または不能　嚥下訓練適応なし
	Gr. 2	基礎的嚥下訓練のみの適応あり
	Gr. 3	条件が整えば誤嚥は減り、摂食訓練が可能
Ⅱ 中等度：経口と代替栄養	Gr. 4	楽しみとしての摂食は可能
	Gr. 5	一部（1〜2食）経口摂食が可能
	Gr. 6	3食経口摂食が可能だが、代替栄養が必要
Ⅲ 軽症：経口のみ	Gr. 7	嚥下食3食とも経口摂取可能
	Gr. 8	特別嚥下しにくい食品を除き3食経口摂取可能
	Gr. 9	常食の経口摂取可能、臨床的観察と指導を要する
Ⅳ 正常	Gr. 10	正常の摂食、嚥下能力

ていた。つまり症状との関連がありそうだということだ。このことは後に再度触れよう。

　神経心理学的所見は、著明な異常は認めなかった。

　一般的な摂食・嚥下機能は、特別嚥下しにくい食品を除き3食経口摂取が普通食で可能であった（表1）。

　そこでまず、問診のあと反復唾液嚥下テスト（Repetitive Salva Swallowing Test：以下RSST）を行った。結果は、4回/30sで、努力性が強く、頷き嚥下の方法をとるような運動が観察された（図3）。

　3m/の冷水を口腔内に入れて嚥下してもらう改訂水飲みテスト（Modified Water

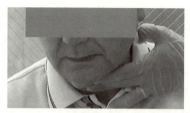

図3　RSST

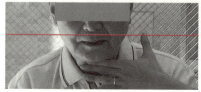
嚥下をする前

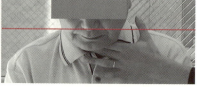
嚥下をする直前から嚥下する時点

図4　MWSTに準じたテスト

Swallow Test：以下MWST）の方法に準じて、本例に対しては自宅での生活レベルで飲んでいる量を聴取して、日常に近い量30mℓで行った。結果は2回に分け飲めるのだが、10秒後には咳払いを必要とした。また飲み込みには、肩甲帯全体の挙上も観察された（図4）。

また別の日では、飲んだ直後に「ちょっと痒いね」と言った直後に強いムセが生じて、ちょっと見ていられないほどであった。

なぜむせるのか（認識論的視点）

認識論的視点とは、「02」章（p.56）でも述べたが「問題－仮説－検証」という一貫した思考循環となっているか考える視点のことだ。だから問題提起として、「どうして要素的な口腔器官の運動の異常はないように見受けられるのに（問診時の観察）、食事の摂取や水分摂取でムセ（嚥下障害）が生じてしまうのだろうか？」と思ったわけだ。

その問題提起に対して、「嚥下反射が誘発されるまでの過程において、体性感覚を介した情報のもとに適切な舌の運動が生じていないのではないか。認知過程の活性化を適切に図ることで、ムセが生じずに再び楽な食事（飲み物の摂取）ができるようになるのではないか？」と仮説を立てた。言い方を換えると、ムセの原因を、認知過程から考えたわけだ。

冒頭に紹介したプロセスモデルを振り返ってほしい。物性認知が咀嚼・嚥下の過程に重要であることがわかる。つまり物性認知に異常が生じれば、ムセが生じてもおかしくないということだ。

どのように食べる（飲む）のか（認知的視点）

　患者の口腔器官の運動麻痺や感覚麻痺の程度、実際の嚥下の状態などの一般的な観察に加え、患者の認知過程についての観察も行うのが認知的視点だ（図5）。
　つまり、目に見える現象としての運動的側面の観察と、直接目には見えないが運動の異常の背後にあると考えられる認知過程の観察を行うわけだ。この2つの観察結果を統合した上で患者の病態を解釈していく。
　「どのように動くのか」については、「どのように食べるか、飲むか」というふうに置き換えて考えていった。先ほど述べたRSSTやMWSTに加えて、標準失語症補助テストなど各口腔器官の要素的な運動がどうかということについてもみる。表2、表3は、主に標準失語症補助テストの検査項目となっているものを観察し、その結果を抜粋したものだ。
　症例Eが特に問題があると観察されたのは口腔器官の中で舌だった。とりわけ、こちらの口頭指示に対して困難だったのは、上の前歯の裏に舌先を触れ、次に舌先を下の前歯の裏に触れるという動作を交互に行う際に非常に努力を要したことや、舌先で上唇を左右に舐めるという際に、途中で口腔内に舌尖が入ってしまうなどが観察された。つまり、うまくできなかったわけだ。
　その時、症例Eはできない理由として「だいたい私は舌が短いんですよ」と記述

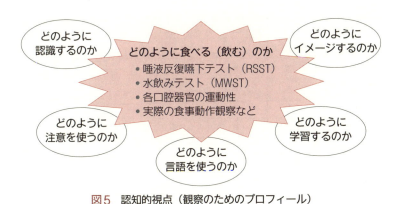

図5　認知的視点（観察のためのプロフィール）

表2 「どのように動くのか」=「どのように食べる（飲む）のか」

		特記
1. 頰部	①頰を膨らませる	右>左
	②頰を引っ込める	○
	③交互運動	○
2. 下顎	①開く	○
	②閉じる	○
	③交互運動	○
3. 口唇	①閉鎖	○
	②まるめる	○
	③突き出す	○
	④横に引く	○
	⑤交互運動（③、④）	○

		特記
4. 舌	①挺舌時の偏移	左へ
	②挺舌	不十分
	③前後の交互運動	努力性
	④口角への接触（左右）	左過
	⑤左右の交互運動	拙劣
	⑥挙上（上の歯の裏へ）	努力性
	⑦安静位（下の歯の裏へ）	○
	⑧上下運動	拙劣
	⑨反転挙上	拙劣

標準失語症補助テストから抜粋：
口腔器官の神経学的所見

表3 口腔顔面の随意動作の所見

課題	口頭指示	模倣	特記
1. 舌を出す	○	○	
2. 息を吹く	○	○	
3. 前歯を見せる	○	○	
4. 唇を尖らす	○	○	
5. 舌先で上唇を舐める	△	△	左右に移動する舌が途中で口腔内に入ってしまう
6. 歯で下唇を噛む	○	○	
7. 口笛を吹く	○	○	
8. 咳払いをする	○	○	
9. 舌を出したり引っ込めたり	○	○	
10. 歯を嚙み合わせて鳴らす	○	○	
11. 舌打ちをする	○	○	
12. 額に皺をよせる	○	○	
13. 両方の頰を膨らませる	○	○	
14. 舌を左右に動かす	△	△	

した。本当だろうか。患者さんの言う記述は重要視するが、重要視することと鵜呑みにすることとは同じではない。

ただ生得的に舌が他者より短いという可能性は否定できない。とはいえ舌が短いからうまくできないのであれば、発症前から既に短かったわけで、その時期に舌が短いことで嚥下障害をもともと抱えて生きていたというエピソードはなかった。

ということは、発症してから、うまくできない事柄について、もっともらしい理由を脳が求めたことによる釈明の可能性が高いのでは？（本人は無意識的に）と考えたのだ。

いずれにしろ治療介入後にこの「舌が短い」という記述が変化するかは重要な指標となると直観していた。

口腔器官に問題がある可能性を確かめようとする時、時折ガムを噛んでもらうことをする。症例Eにも行ったので、その様子の一部を紹介する。

 Th● 今、ちょうどガム（板状の）があるので、ちょっとガムを噛んでみましょう。1分お時間をとりますので、可能な限り自分が思うように丸の形を作ってみてください。僕もやりますので。出してと言ったら出してください。

 （ガムを噛んでもらう）……はい。では、出してください。

 Pt◆ ああ、先生はうまいな（図6）。僕のはラグビーボールのような感じですね。

 Th● 今度はさっきより丸く作ってください。目を閉じて。自分の上顎と下顎との間で噛む力が強かったのか、歯と舌の動きがうまくいかなかったのか、ちょっと考えてやってみましょう。

 （少し考えてもらって）……では、もう一度やってみます。

——再度トライ——

 Pt◆ 今度は先生とあまり変わらないでできましたね（図7）。
　　　口の中で見えたんですよ（形が）。

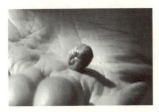

図6　セラピストが作った形

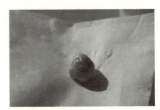

図7　症例が作った形

何を私が考えていたかというと、口腔器官へ適切に注意が向くと「見えないものが見えるということ」だ。症例には少なからずこの能力があるんだなということがわかるわけなのだ。つまり口腔内の体性感覚情報に基づいて視覚表象化されているということだ。

　でもよく考えてほしい。口の中にひとたび入れたら、食べ物の形や大きさは見えない。でも形が浮かぶ‥‥。この一見当たり前のことに、実は非常に不思議さを感じないわけにはいかない。

　更に残った食べ物の形から、口腔内に入れた物は推測できても、一度でも嚙んだり、すりつぶしたら、形や大きさは崩れてぐちゃぐちゃだ。でもその過程を表象化しようと思えば可能だ。

　このような表象化はなぜ可能なのか‥‥つぶれるイメージ、粉々のイメージ、溶けるイメージ、折れ曲がるイメージ、ちぎるイメージなど様々だ。これはおそらく、割れて粉々になったものを見たり、聞いたりした経験、実際に自分の身体を介して（手や足で）あるものを粉々にしたといった経験と関連していると思う。

　つまり手のひらの中でマシュマロを握りつぶしたとしても、ビスケットを粉々にしても、嚙み終えたガムが手のひらに粘りつくのも‥‥イメージが湧くはずだ。感覚情報の記憶だ。

　口の中の経験の多くは、過去に口を開けて見たか、見ていなくても身体を介した経験の記憶が結びつけてくれているに違いない（図8）。

　「04」章で紹介した田岡らの知見を思いだしてほしいが、口腔内の体性感覚情報が適切に処理されていくことによって、対象の認知が成立しているのだ[5]。そして、体性感覚情報は視覚情報へ、あるいは言語情報へ情報変換がなされているの

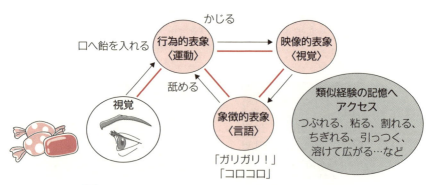

図8　感覚情報の記憶（見えないものを見る口腔内器官）

だ。逆にいうと、頭頂連合野での異種感覚情報変換機能そのものの問題があったり、変換される前の体性感覚情報が変質していたら、見えないものを見るということが困難になるということがありうるのだ。

話を症例のガムを丸めるという課題に戻そう。

Pt◆（ガムを噛んでいて丸めるようにしている過程を想起して語り始める）チームワークですね、口の中のね。最初のときは、自分ではうまく丸められたと思っていました。

Th●でも、結果どうでした？ ラグビーボールだったんですね。

Pt◆今度は形を整えるために舌と歯茎も参加したり、初めよりは全体がそれぞれの役割を果たそうとそれぞれが協力したという感じですかね。

Th●おっしゃるとおり。

Pt◆初めはどうやっていいのか、頬や歯茎や顎が、どうすればいいのかわからなかった。でも二度目は、ああ、こういうふうにやればいいのかって、自然とおのずと働きだしたな。何も自分ひとりでっていうか、みんなで‥‥。あたかも僕が監督で、ああだ、こうだと指令をだしている‥‥という感じまではいかないけど、それぞれがそれに従ってやってる気がします。みんなでやっている感じでした。

Th●そのとおりですね。最初はどうやったんでしょう。丸くならなかったですね。ベロで強く押し付けすぎたんですか？ 歯でつぶしすぎたんですか？ ちょっと考えてください。口の中の舌とか他の場所をどう使えば丸が作れるか‥‥。先ほど、感じることと、考えることを慌てないでいいからやってみてと言いましたね。

Pt◆そうですね。感じることと考えることはしてましたね。

Th●感じることをしながら、その感じたことを言語化していく、思考していく、これがよかったのではないかと思いますが‥‥。

2つのことがわかった。ひとつは、症例は一度目では丸く作ろうと思ったが、結果は歪んでいた。でも自分の判断としては丸く作れていたと感じていた。つまり、視覚表象化する能力はあったのだが、体性感覚情報そのものの収集が不十分であったか、丸という視覚表象に相当する体性感覚情報であったかを脳内で吟味するのが不十分であった可能性があった。しかし修正がきくということは――どこに、どの

ようなという必要な口腔内部位に注意を向けて行うとそれができるということは、この短い時間で「ガム」という知覚対象に注意を向け、記憶し、判断し、脳内でつぶやくという内言語を介すという認知過程を自ら活性化し、学んでいったと見做すことができる。

評価1～3：模擬食塊の形態認知と舌の体性感覚

さて次に進もう。認知的視点では、まず嚥下に関連する口腔器官がどのように対象を認識するかということについて観察していくわけだ。

以下の評価順序はルーチンではなく、病態の全体を摑むために必要と考えられた評価内容を随時追加していった順序となっている。

評価1として行ったのは、模擬食塊（球、三角錐、立方体、それぞれ大小）計6個を視覚的に提示したあと（図9）、そのいずれか1つを口腔内に挿入し、どの形態であるか認知できるかという課題だ（自動運動）。また実際に知覚した形態を記述してもらった。

その様子の一部を紹介する。

> Th● ではどれか1つを口の中へ入れますので、頭の中に浮かぶ形を教えてください。
> 転がしていいですよ。好きなように。わかったらゆっくり出してください。
> Pt◆ はい。（実際に口腔内に立方体の模擬食塊〔図9の丸囲み〕が入ると‥‥首をひねりながら）わかりました。
> Th● では目を開けてください。どれでしたか？
> Pt◆ たぶん‥‥これだと思います（小さいほうの立方体を指さす）。
> Th● 自信がない？
> Pt◆ はい。これだと思いますが‥‥長細いですね。羊羹みたいな感じです（図10）。
> Th● ああなるほど‥‥長ひょろい（細長いの意）ってさっきも言ってましたね。ではもう一問いきます（球を入れる）。転がしてもいいですよ。
> Pt◆ （頷いて）わかりました。
> Th● では口から出していいです。
> Pt◆ 球形です。

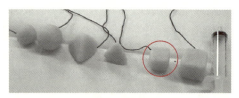

図9　模擬食塊

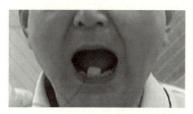
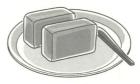

図10 「羊羹みたいな感じ」

Th● 正解です。目で見なくてもわかりますね。

──中略──

　結果は、模擬食塊6種の識別は可能であったが、立方体を「一口大に切られた羊羹のような細長い直方体」と記述した。そこで6種に加えて直方体で行うと、「小さい立方体のように感じる」と記述した。

　ここで疑問が湧いてきた。計7つの選択肢では正答するのだが、症例Eが実際に知覚しているのは、模擬食塊の実際の形とは少し異なっており、歪んでいるということはどういうことかと。

　口腔内で三次元の模擬食塊の認識は7種で可能であったとしても、対象物を歪んだ形に認知しているということは、問題では？

　舌だけで認知を求めた場合はどうなるのだろうかと思った。

　そこで評価2として模擬食塊7種のいずれか1つを舌背上に乗せ、どのような形に知覚しているかという二次元平面認知を求め描画で表現してもらった。

　結果は、立方体（正方形）を横長の長方形に、縦長の長方形は正方形に、丸は横長の楕円に認識していた（図11）。おかしいぞと。

　ということは、舌の体性感覚地図の変質が生じているだろう。そういう仮説が浮かんできた。

　そこで評価3として、箸の先端で舌体の1か所に接触刺激を与え、提示された絵の上に知覚した部位を示すよう求めた（15回施行）。口蓋に関しても同様に行った（図12）。

　そうすると結果は、接触刺激に対して舌と口蓋の前方部および後方部は中央部へ集約する知覚を、舌の左側および口蓋全体は、より内側へ知覚する傾向を示した（図13）。このような傾向は別の日に実施して確かめても同様であった。

　ということは、模擬食塊の二次元の形の歪みは、体性感覚地図のとりわけ前後方

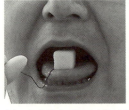
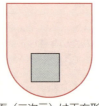
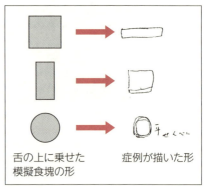

例：立方体を乗せれば接触面（二次元）は正方形

図11　二次元（平面）の認知

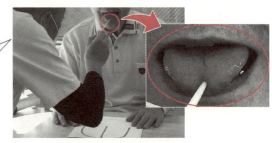

図12　舌の体性感覚地図は？

向に歪んでいたことがわかった。

更にみていった。今度は2点触れた点を答えてもらうようにした。すると、実際に刺激したよりも2点間の距離を著明に小さく知覚していることがわかった（図14）。

その様子を一部紹介する。

 Th●ではこことここ（図14の×印1の2点。図15）。かなり奥をつつきました。全然違いますよね？

 Pt◆いや。近いです。

 Th●えー！！！（思わず驚きを隠せず大きな声を…）

 Pt◆近いですよ。こことここですから（図14の●印1の2点の距離と知覚していた）。違うんですか？　なんでだろう。どこだったんですか？

 Th●今はこことここです（絵を見せて示す）。

 Pt◆えーー、そんなあ………そんなことはないですよ。嘘だよ。

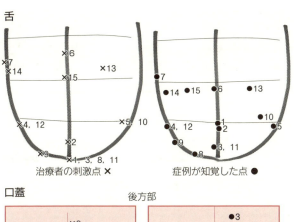

図13 体性感覚地図の結果1(「どこ」を刺激されたか)

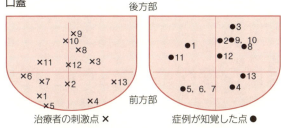

図14 舌の体性感覚地図の結果1-2:2点の距離(「どこ」と「どこ」を刺激されたか)

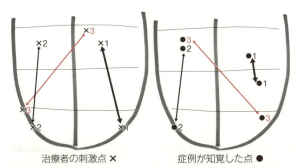

図15 2点間の距離

Th● なにか不思議そうですのでもう一度やってみますね?
　　　こことここです(×印1の2点)。かなり近いですか?

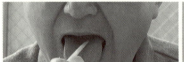 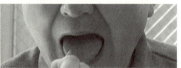

図16　正中を交叉

　　Pt◆やっぱり、さっきよりは近いですよ。
　　Th●わかりました。では反対もやってみます（右舌の奥と側縁。図14の×印2の2点）。
　　Pt◆こことここです（図14の●印2の2点）。

エラーは認められない。

　　Th●右は正確ですね。
　　　　ではこれはどうですか？（図14の×印3のように左の奥と右の側縁のように正中を交叉して）（図16）
　　Pt◆こことここです（図14の●印3のように知覚）。
　　Th●えー！！！　今はこことここですよ（絵を見せて示す）。
　　Pt◆そんな、そんなことはないですよ。嘘だよ。

——中略——

もう少し違う方法で舌の体性感覚について評価してみた。

　　Th●今度はこの棒で舌の場所をなぞってみますから、どう感じたか絵に示してください。そして教えてください（舌の縁をなぞってみる。左舌の側縁から舌尖そして、右舌の側縁へ刺激する）（図17）。
　　　　どうですか？　今のは口唇ですか、舌ですか？
　　Pt◆それは舌ですよ。この辺でしょ？（絵を見て指さす）

すると、驚く記述がでてきた。

　　Pt◆この辺じゃないですか？（図18の●印1の線で示す。舌側縁－舌尖－舌側縁〔図18の×印1の線〕をなぞったにもかかわらず‥‥）
　　Th●ちょっと、ちょっと待ってください。舌の縁をなぞられていたとは感じない？
　　Pt◆感じません。

だから、僕の言っているのは当たったでしょう？ 舌はこれだけしかないんだから（図19）（舌の絵にペンで、自分の舌は、物理的に存在する舌の明らかに内側に存在するのだと主張した）。

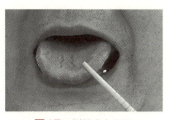

図17　側縁をなぞる

だから僕の舌は‥‥本当はこれだけど（こちらが提示した物理的な舌の絵の側縁をなぞり）、僕の頭にはこれしかないんだから（かなり中に舌の先端があるように脳内では表象化がなされている。すなわち、舌先がなく舌全体が短くなっている）。いくらここ（物理的には舌の先端）を触っているつもりでも、僕はそう感じない。

だから、ここのところ神経なくなるっていうのわかるわ（笑）。

嘘言ってんちゃうよ。だってそう感じるんだもん。

Th● そうです。これはEさんの生きている世界そのものですから。何人たりとも、嘘とはいえないです。

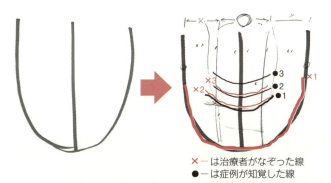

×─は治療者がなぞった線
●─は症例が知覚した線

図18　舌の体性感覚地図の結果2（どのようになぞられたか）

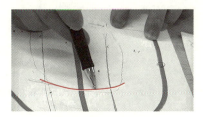

図19　「舌はこれだけ」

模擬食塊が圧縮されているように認識するのがなぜかが、少し読み取れたわけだ。ということは舌の身体表象が変質しているのではという疑問が湧いてきた。

評価4：口腔内の身体表象

そこで、評価4として、治療者の口腔内および口腔内の模型を視覚的に確認させた後に、閉眼してもらい症例自身の口腔内の身体表象を描くよう求めた（図20）。

> Th● さっき短いという表現されたんですが、実際の舌がイメージでは短いということですか？
>
> Pt◆ あの、舌がですね。短いですよ。あのー…こーあるはずだと思ってもイメージの中では短いです。そんな舌は長いものと思うかもしれませんが、そうではないです。僕はそう思わないのです。

結果は、図20（右）のようになった。実線（太）が物理的に存在する舌を意味し、点線が舌の身体表象だ。症例Eは「私の頭の中の舌は短いし舌の先はないです」と記述した。

一般的な舌の運動性の検査において、うまくできない理由がここでつながってきた。そうだ。脳内の舌の表象が狭小化し、短縮した状態になっていることが考えられるわけだ。

ここまでの各評価の点が線としてつながってきた。触覚を介した体性感覚地図では特に左側および舌尖の短縮が、更に左右の方向より前後方向の表象の縮小化が著明であった（図21）。この点は模擬食塊がつぶれた形に認知されていることと一致

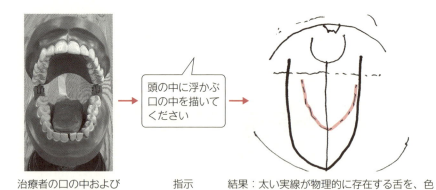

治療者の口の中および模型を視覚的に確認　　指示　　結果：太い実線が物理的に存在する舌を、色つきの点線が表象としての舌を意味している

図20　口腔内の描写

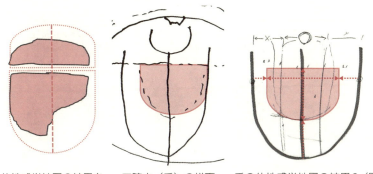

| 体性感覚地図の結果を
イメージ化したもの | 口腔内（舌）の描画 | 舌の体性感覚地図の結果2（図18）をイメージ化したもの |

図21　舌の身体表象：前後の凝縮率が高い

してくる。舌背による平面認知検査と舌の表象を関連づけても納得できてくる（図22）。でもよくよく考えてみると、そのような表象の異常があれば、うまく食塊を口の中でつぶしたり、転がしたりは難しいのではと。

その前に、物性認知の要素としては硬さについてはまだわかっていなかったので、どのように認識するかみてみようと思った。

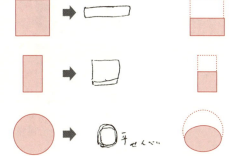

症例のイメージ（圧縮されている）

図22　舌背による平面認知検査

評価5・6：模擬食塊圧縮の舌運動と正中

そこで評価5として、硬さの異なる模擬食塊3種のいずれかを舌－口蓋間に挿入し、自動運動で識別を求め（図23）、更にその際の舌運動（5回）を求めた（図24、p.172「04章」の図41参照）。

結果は、模擬食塊の識別は可能だったが、模擬食塊を圧縮する際の舌運動は、常に舌が安定せず左斜め上方へ挙上し、垂直挙上は一度もできなかった。

これはもう少しよくみないといけないと思い‥‥つまり、どのようにつぶしているかだけではなく、症例Eはどう思っているのだろうと‥‥聴いてみた。

Th● 寄って行きますね。

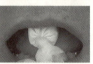

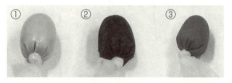

①プリン様の硬度（黄）　②完熟バナナ様の硬度（赤）　③舌 - 口蓋間ではつぶせない硬度（青）

結果：3種すべて正答

図23　硬さの識別

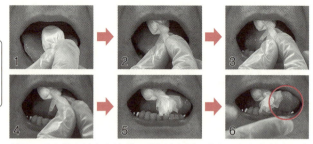

結果：舌の挙上は安定せず、舌先は左側へ向かいながら斜めに挙上していることが確認された

図24　どのようにつぶしているか（舌 - 口蓋間）

Pt◆寄って行くというより、舌が自然に……

Th●自然に…。もう一回いきます。

Pt◆逃げてるね。舌はずーっとこっちに逃げるね。

Th●では舌の先端がぶれないように。

Pt◆逃げないようにって思っても、行くね。

　必ず、舌の上に（模擬食塊が）乗るでしょ、そしたら、少しは天井（上顎）にもぶつかりますね。全体ぶつかっているんだろうけど、全部こっち側（左側の口蓋）だけに感じる。たとえ、ぶつかっているとしても、流れて行っても、我関せずという感じ。上と下で協力している感じはあるけど、つぶせていると感じたのはすべて左。

　この、常に舌が安定せず左斜め上方へ挙上し垂直挙上は一度もできないということは何を意味しているのか。運動麻痺の影響で挙上ができないという可能性は否定

できなかったが、表象という観点からもう少し突っ込んで評価してみることにした。

「寄って行くというより、舌が自然に……」という記述は何を意味しているのか、まだわかっていなかった。

そこで評価6として、箸の先端で奥舌（口蓋奥）から舌尖（口蓋手前）の解剖学的な正中線をなぞり（5回）、提示された舌の絵に感じたまま書き示すよう求めた（図25）。つまり、舌と口蓋の体性感覚地図における正中線がどのように表象されているのかを確かめたかったわけだ。

結果は、舌背の正中線の表象は解剖学的な正中線に相当する位置よりも右側へ偏移し、舌尖に至る際には解剖学的正中線をまたいで左側へ、そして口蓋の正中線の表象は左側へ偏移していることが明らかになった（図25右）。

別の日にも以下のように説明してくれた。

 Th● 真ん中を辿ってみますね。

そうすると……

 Pt◆ ベロは、こー行って、こう流れる…（物理的な舌の正中よりも舌の奥は右側に正中があり、舌先に向かうに従い正中へ（図26）。更に正中をまたぐようにして左側へ向かうこともあった）。
 Th● 本来はこう真ん中にあるのに……
 Pt◆ 舌はこう行って、こっちへ曲がります。
  天井は…反対で、こうです（口蓋は逆に正中の表象は物理的な正中よりも

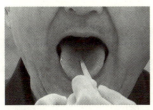

舌の正中線の表象は奥の方では右側へ、舌尖付近では左へ、口蓋は左側へそれぞれ偏移（右の太い色つきの線）

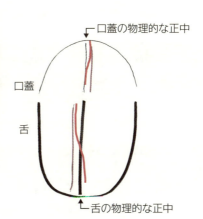

図25　正中線の表象化の結果

左側から始まり、上の歯の裏に向かうに従い正中へ）（図27）。
Th● そうですか？　何度かさせてもらっていいですか？
Pt◆ いいですよ。
Th● どうですか？（舌の正中をなぞる）
Pt◆ 今度はひどいね（ひどいという表現は、わずかに右側へずれたのではなく、著明に偏移している様子を意味している）。
Th● 真ん中から斜めに行った感じに‥‥。
Pt◆ やっぱりこうですね。
Th● 傾向としては右へこう寄って行くんですね。
　　今度はじゃあ天井（口蓋）いかせていただきます。
Pt◆ ひどいや（かなり左側へ正中がずれたように感じたという意味）。やっぱり寄ってますね。
Th● やっぱりね（後出図31で示す現象を予想できたので、やっぱりそうかという思いで）。

　身体表象の正中位置が左右のどちらかに偏移しているだろう患者は、USN患者に限らず、まっすぐ座れない、まっすぐ立てない片麻痺患者を観れば多くに存在しており、なんら驚くに値しない。また左麻痺の症例A（「01」章）の舌の正中は左へ偏移していたので（p.34の図20参照）、右麻痺の症例Eの正中が右へ偏移していても不思議さは感じなかった。
　しかし症例Eで興味深いのは、奥舌では正中が右側へ偏移しているが、途中から舌先にかけて正中をまたぐように左側へ偏移するという表象化がなされていること

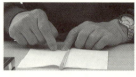 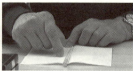 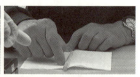

図26　「舌はこう流れる…」

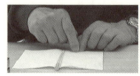 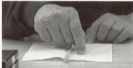 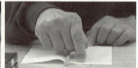

図27　「天井は（舌と）反対です」

だ（図25）。これはどのように解釈すればよいか？

　この時に注目したのは、Zanderの舌の神経支配を示す模型図である（図28）[6]。図28は「舌神経の分布する範囲は横線をもって示し、舌咽神経の範囲は斜めの線、迷走神経のそれは小さい点をもって示してある。単一の神経が支配している舌粘膜の部分は記号が1種であるが、重複支配の部分では記号が重なり合っている」[6]。

　注目すべき点は、正中はやはり重複していること。舌は解剖学的にも身体の真ん中に位置していて一つしかないのだが、例えば一側の舌からの情報は、左右両方の半球へ投射されている（両側性投射）。図28で表されている重複の意味は、身体の真ん中に位置する舌の真ん中を脳内でつくりだすには（舌の正中線表象）、左右の舌からの情報が脳で統合される必要がある、ということだ。しかし症例Eのように口腔・顔面の感覚−運動領域に影響を及ぼす脳損傷を呈すると、図で表された左右の重複した舌の部分（解剖学的な正中位置）から、仮に左右それぞれから等しく情報が送られたとしても適切に処理されない（病巣側へ投射された情報は届かないか変質する）可能性があるということだ。つまり偏った情報による統合によって、舌の正中線表象は偏移してもおかしくないということになる。これをわかりやすくするために舌の右側だけ舌神経の支配分布を取りだしてみると図29のようになる。舌神経は三叉神経第三枝である下顎神経の枝（感覚神経）で、舌の前2/3の知覚を司っている。ちなみに前2/3の味覚は、顔面神経の枝である鼓索神経が司っている。

　更にZanderの模式図をもとに、図30のような模式図を作ってみた。右側から正

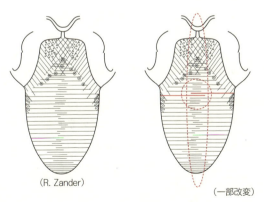

(R. Zander)　　　　　（一部改変）

（船戸和弥のホームページ「Ruber-Kopsch（解剖学）」：Rauber-Kopsch Band2.048. http://www.anatomy.med.keio.ac.jp/funatoka/anatomy/Rauber-Kopsch/band2/048.html 図73(R. Zander)より（2016.9.19アクセス））。

図28　舌の神経支配

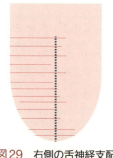
図29　右側の舌神経支配

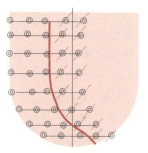
図30　左半球損傷の影響を仮定

中位置までの舌の面積に占める舌受容器の分布を便宜上5つの◎で表した。◎に斜線のあるものは、左半球損傷の影響で本来分布していた神経の受容器が2個ずつ死滅したと仮定した場合で、概ね症例Eの正中線の偏移のイメージがつきやすくなった。Abnormal――左側の舌の線の長さが損傷により短くなったと仮定する（分布の領域の長さで表現する）と‥‥口蓋の正中が左側へ偏移し、上歯先で正中に近づくように寄ったかについても、Zanderの図から導いた仮説を同様に適用することで一部解釈可能となった気がした。

　正中に関する表象の偏移が生じたということから、平行四辺形のように舌と口蓋の表象が偏移したという仮説を立てた（図31）。嚥下運動の際に生じる舌の挙上は、口蓋の正中位置の方向へ生じていない。右側に正中位が偏移した舌は、左側に正中位が偏移した口蓋へ向かうような動きが生じているのではないか？　これがむせてしまうひとつの原因ではないか？　という意味である。

　更に評価を続けていくと‥‥。

　ビデオカメラのモニターを介して実際の舌の正中線をなぞられているのを見ながら。

　　Th● ビデオで見えますね。まっすぐなぞっていますね。
　　Pt◆ まっすぐなんだけどねえ‥‥こっちがわがねえ、麻痺しているような感じで鈍いんですよ。こっち（左）側がぼわーっとしていて‥‥なんか触っても変な感じです（図32）。
　　　　このへんになるとねえ。鈍いんですよ（図32の点線枠のあたり）。触っているのはわかるんですよ。
　　　　こっち（右側）を触っているよりはるかに鈍いんですよ。

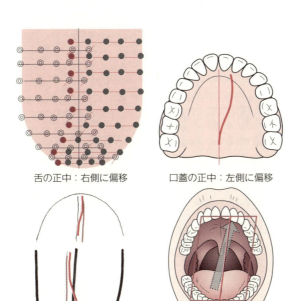

舌の正中：右側に偏移　　口蓋の正中：左側に偏移

嚥下運動（舌の挙上）の際に、正中の表象が右に偏移している舌は、口蓋の正中の表象が左に偏移しているため、正中より左へと向かうのではないか

図31　正中に関する表象の偏移：暫定的な平行四辺形仮説

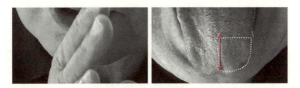

図32　「このへんは鈍いんです」

Th● もうEさん、今日は十分ですよ。今まで僕は、感じるか、感じないかという有無だけしか聴いてきませんでした。

真ん中より左では薄まる、ぼやけてる。右側に比べて。

Pt◆ 初めてわかりました。

Th● こういう検査をこまかくやらないとわからないですね。

評価7：舌の触圧覚

そこで、**評価7**としてモノフィラメント知覚テスター（酒井医療㈱）のNo 2.83（細）、No 3.61（中）、No 4.31（太）3種を用いて、①左右の舌の触圧覚の違い、②

左右の舌尖部と舌背部の触圧覚の違いを求めた（図33左）。

結果は、左側の圧覚は、右側の知覚を基準にした場合、モノフィラメント知覚テスターのNo 2.83のフィラメントでは3割程度に、No 3.61のフィラメントでは5割程度に、No 4.31のフィラメントは7割程度と著明に低下を示した。

また右側の舌尖は舌背より閾値が低いのだが（舌尖を10とすると舌背は8）、左側の舌尖は舌背より閾値が高く、2.83（細）の圧を知覚できないほどだった（図33）。

口唇、口蓋、頬内側部など舌以外の部分については、いずれのフィラメントも知覚可能で著明な左右差および異常は認められなかった。

主に舌に関する評価結果を整理すると図34のようになる。

そして、この検査の後に症例Eは再び驚愕の記述を付け加える‥‥。

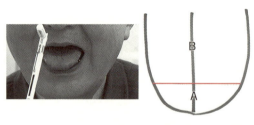

- 右側は、4.31（太）、3.61（中）、2.83（細）のいずれも正確に知覚可能
- 右側の舌尖（A）が鋭敏で、Aが10とするとBは8と2割減（正常）
- 左側は舌尖（A）より舌背（B）のほうが知覚がよい
- 左側の舌背で4.31（太）の知覚を10とすると、舌尖周囲は7割程度、3.61（中）では3割程度、2.83（細）ではほとんど知覚できないレベル

図33　舌に対する圧課題の結果

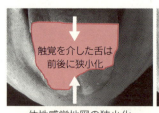

体性感覚地図の狭小化

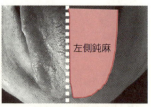

触覚の左側鈍麻

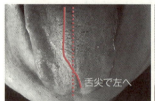

正中線の右側への偏移と交差

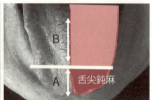

左側舌尖の圧覚鈍麻

図34　舌に関する評価結果の整理

Pt◆ここ(口角)を舐めたときと、舌で歯の裏を舐めたときのような舌の先を使うようなときはね……、**僕には舌の先はないんですよ**(図35)。
感覚っていうか舌として存在しないものを、ああしろ、こうしろと言われても、ものすごく難しいですね。できないんですよ。だってないんだから。

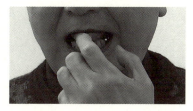

図35 「舌の先はないんです」

だから、こう動かしていても、ああ、あるんだと仮想して、やらなきゃって感じ。

先生は、「何言ってるの、舌の先を触ってますよ。ここ舌ですよ。触ってます」って言うけど。全然違う。ちゃうやんって感じ。絶対触れませんよ舌先は。だってないんだもん。

僕は一貫して、言ってるでしょ。嘘じゃないんですよ。そう感じるんです。
Th●大丈夫です。今までの検査と整合性があります。
Pt◆そう信じてもらえるとありがたいです。

　ここで、今までの評価結果をまとめたのが**表4**である。回復に促進的な因子(Positive)、回復の阻害因子(Nevative)に分けてみた。

病態解釈(舌の表象の変容と正中線の偏移)と訓練

　症例Eは「私の舌は短く舌先はない」という異質な経験の中で食事を摂取していることがわかった。特に舌の左側および舌尖の重度感覚麻痺(触・圧覚)が生じ、舌の身体表象は前後方向に短縮、左側縁部は内側へ狭小化、舌尖は消失、そして舌の正中線は右側に、口蓋は左側にそれぞれ変質していた。これらの異常によって、嚥下時の舌は安定せず、左へ偏移した口蓋の正中線の表象と一致するように左斜めに挙上する運動(図31で示したような)が生じたと解釈できる(図36)。

　つまり、舌尖が上顎切歯の口蓋部へ接触することで、舌は安定して垂直方向へ挙上でき、食塊を後方へ送り込むことができるが、この嚥下のメカニズムが舌の機能不全によって、全体としての嚥下運動が機能していないと解釈したのだ。平たくいうと症例Eの「ムセ」という目に見える現象は、口腔内の舌を中心とした体性感覚

表4 プロフィールの抜粋：回復の促進因子と阻害因子

促進因子（Positive）		阻害因子（Negative）
・ムセはどのような時に生じるかを自覚している	自覚	・運動・感覚の異常についての自覚に乏しく、舌が短いからと考えている
・著明な運動麻痺はない	どのように動くか（舌）	・挺舌時、若干左偏移。努力性（挙上） ・巧緻的な動きが不十分（口角への接触、上下運動、上唇を舐める際に途中で口腔内に舌が入ってしまう） ・模擬食塊（形態）の左右の頬への移動回数は4回（10秒） ・舌は口蓋に対して左に寄りながら挙上
・口唇、顔面、頬内側粘膜の触覚と空間性の著明なエラーはない。顎関節の運動覚および圧のエラーはない ・模擬食塊の形態認知は6種程度可能 ・模擬食塊の硬さ認知は3種程度可能	どのように認識するか	・舌と口蓋の体性感覚地図では全体として狭小化している ・舌の触圧覚は右側より左側が鈍麻しており、左側先端でより著明 ・舌の正中は右偏移、口蓋は左偏移 ・舌での平面図形認知は歪み、前後方向が左右よりも歪んでいる ・舌のイメージは短く小さい ・舌尖のイメージとしては存在していない
・何に注意を向ければよいかは、それほど援助が必要ない ・注意の持続性は高い	どのように注意を使うか	・注意の分配は、同時に2か所以上の身体部位を意識することは難しい（舌と口蓋、あるいは押しつぶすという運動とそれに関与する舌ないしは口蓋）
・知覚した経験と記憶を比較する能力が高い ・視覚情報を記憶に残し、課題の選択肢の中から該当しうるものを類推する能力が高い	どのように判断するか	・視覚に依存する傾向がある
・言語理解に大きな問題はない ・自分の経験を詳細に言語化することができる	どのように言語を使うか	
・学習効果は高く、訓練で達成した状態は次の日には保持できている	どのように記憶（学習）するか	
・模倣には著明な異常はない（口腔顔面失行の影響はない）	どのように模倣するか（視覚を介して）	

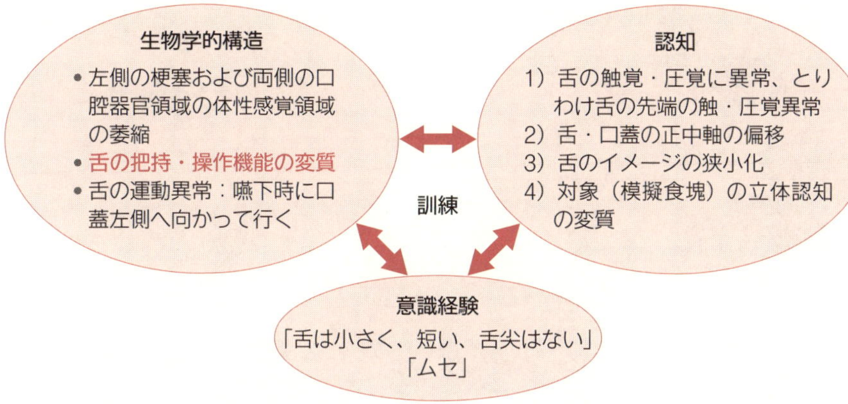

```
生物学的構造
• 左側の梗塞および両側の口
  腔器官領域の体性感覚領域
  の萎縮
• 舌の把持・操作機能の変質
• 舌の運動異常：嚥下時に口
  蓋左側へ向かって行く

認知
1) 舌の触覚・圧覚に異常、とり
   わけ舌の先端の触・圧覚異常
2) 舌・口蓋の正中軸の偏移
3) 舌のイメージの狭小化
4) 対象（模擬食塊）の立体認知
   の変質

訓練

意識経験
「舌は小さく、短い、舌尖はない」
「ムセ」
```

図36 認知神経リハビリテーションの3つの要素

情報に基づく咀嚼−嚥下運動の異常の結果であるということだ。ちょっと小難しい表現をすると、症例の舌の身体表象の異常が中核となって嚥下時の口腔内空間表象の変質が生じ、ムセが結果として起こったのではないか、と言い換えることが可能だ。

嚥下反射が誘発されて、飲み込むまでの舌と口蓋の関係性は、ホイップクリームなどを両手で一気に絞りだすイメージに似ていると考えている。図37の左が正常な空間表象の変化のイメージで右が症例のイメージだ。

このような解釈が腑に落ちない方がいてもおかしくないので補足しておこう。

目に見える現象として、嚥下をすると、男性であれば大抵喉仏が挙上するのが見て取れる。

ここで時計の針をほんのちょっと、ほんのちょっと戻してみる。そうすると、喉頭挙上が観察される[1]（以下図38中の番号を示す）。ということは嚥下運動に関与する筋の活動[2]が生じていたはずだ。ではその筋活動が生じるほんのちょっと前に時計の針を戻そう。そうすると、おそらく嚥下運動に関与する筋活動を生じさせるための三叉神経、顔面神経、舌下神経などの脳神経核の運動ニューロンの興奮[3]があったはずだ。ということはそれよりまたちょっと時計の針を戻してみると、嚥下運動に関する時間的・空間的パターンの指令を各脳神経系に出す延髄腹側部の切り替え神経群の活動[4]があったはずだ。ということは、その切り替え神経群の活動を促す嚥下運動の神経活動を起動させる延髄背側部の神経群の活動[5]があったはずだ。ということはそのちょっと前に時計の針を戻すと、大脳皮質からの入力[6]があったはずだ。嚥下反射を誘発させるには、末梢神経からの入力という

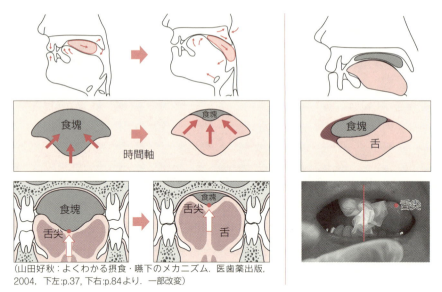

(山田好秋：よくわかる摂食・嚥下のメカニズム. 医歯薬出版, 2004, 下左:p.37, 下右:p.84より. 一部改変)

適切な口腔空間（左）と、変質した空間表象のイメージ（右）

図37　奥舌から咽頭への送り込み

反射性と大脳皮質からの随意性という2つの系がある[4]。ということは随意性嚥下時には主に口腔内の食塊がどこに、どのような物性か（大きさ・形・硬さなど）を認知する[7] ことによって嚥下できるかどうか判断していると考えられる。症例の病態は、食塊の物性を認知するために必要な口腔器官という身体の体性感覚表象の変質による可能性が大きい、と踏んだわけだ。

では、上記のような補足があっても病態解釈が独りよがりになっていないか確かめておく必要はあるので以下に述べておこう。

1. MRI画像と嚥下運動誘発の入力について

反射性嚥下誘発に必要な末梢性刺激として、咽喉頭粘膜への機械刺激や化学刺激がある。一方、中枢性入力に伴う嚥下の上位中枢としては、いずれも**両側に存在する大脳皮質顎顔面領域の体性感覚野**や一次運動野、咀嚼野、島皮質、弁蓋部、帯状回などが挙げられる[4]。症例の画像のスライスの高さからは体性感覚野領域の萎縮がうかがえ、画像所見としても関連がありそうだ（図39）。

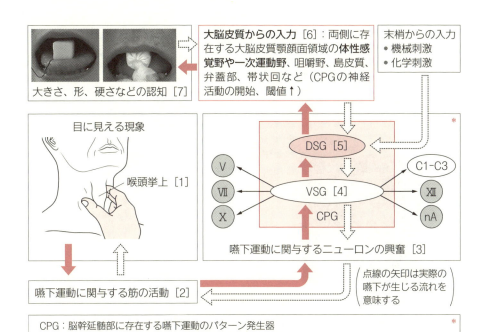

図38 嚥下運動の一連

2. 立体認知の異常との関連

　田岡らは、異なる組織間の情報の統合が食物の立体認知と関係があるのではないかと考察している[5]。症例の、立方体の模擬食塊を羊羹のように認知していた結果と擦り合わせると、舌や口蓋の体性感覚地図がそもそも狭小化し、変質していれば立体認知が歪むのは当たり前ではないか（「04」章、p.157の図36、p.163の図38を参照）。

3. 舌先と口蓋の接触情報と嚥下の関連

　嚥下が誘発される直前、口腔内で食塊は集められるが、その際、**舌尖は上顎切歯の口蓋側または硬口蓋前方に押し付けが生じる**[7]。嚥下口腔期では、舌運動を伴った食塊移送が開始されるが、口蓋前方部に接している舌前方部の運動から始まり、舌と口蓋との接触が前方から後方に向かって連続した波動のように広がり、**食塊が舌の形態に沿って後方へと押し込まれる**[4]などの知見がある。症例が口蓋に対して

233

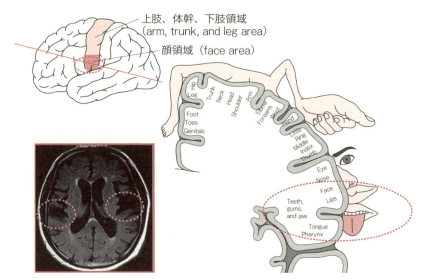

図39 症例のMRI画像と体性感覚野の比較

舌を挙上する際にはそのような**運動性は認められない**。

　また、大前らの研究[8]は非常に参考になった。舌の前半部および舌体部は口腔内に食塊を保持し、口腔から咽頭腔へ食塊を移送する運動に関与し、舌根部が食塊を駆出する原動力であるとともに、喉頭蓋を圧して、喉頭閉鎖を補強する役割があると考えられているが、実は、舌尖のアンカー（基点）機能を抑制した場合には舌根後方運動が不十分となるが、アンカー機能を補強した場合には嚥下時の舌根後方運動も補強され、舌根部の最大嚥下圧値は抑制時より有意に上昇したというのだ[8]。

　つまり症例Eのように舌尖が**上顎切歯の口蓋側または硬口蓋前方に押し付けを生じさせることができないと、舌根部の嚥下圧は高まらない**ことを意味するではないか。

　更に、喉頭蓋の自律的な運動によって喉頭口が塞がれるように理解されることがある。しかし、喉頭蓋の実態は軟骨を主体とする組織であり筋ではない。つまり自律的に動くことはない。その運動は他の器官と連動することにより機能を果たしている[9]。ということは、喉頭蓋の役割は気管を閉鎖し、食塊を食道へスムーズに通過させることだが、喉頭蓋は舌根に起始部を持つので、舌根部の運動性が舌尖の機能不全により低下すれば、結果として喉頭蓋の機能も二次的に低下することはありえるということになるではないか！！！

　このように病態解釈は、これらの研究知見と一定の整合性がありそうだ。

この視点は5つの視点（p.55「02章」の図2参照）としての神経生理学的視点と読み替えることができる。神経生理学視点とは、セラピストが組み立てる訓練によって患者は、どの口腔器官の部分を対象として、どのような機能を使うことになるのかについて、神経生理学的知見を参照しながら論理的に記述していく視点だ。つまり、どのような訓練を実施するかによって患者の脳内の活性化は異なるわけなので、病態の仮説、訓練仮説を立てる際にもその後ろ盾、根拠となるような知見をもった上で、自ら実施する訓練の意味づけを行うということだ。あとは認知理論に準拠して訓練を構築していくだけだ。

訓練1　触覚を介した舌と口蓋の体性感覚地図の課題
［作業的視点］
1) 対象部位：舌（口蓋）
2) 異常要素：口腔内器官の体性感覚表象の変質
3) 感覚モダリティ：触覚
4) 認知作業：接触を介した空間的な問題
5) 治療道具：棒状のもの
6) 肢位：座位

［教育学的視点］
1) 内容：食物の硬さを知覚し、舌背上で食塊を概ね把持し口蓋に対して垂直に挙上することが、嚥下する際には重要であり（図40）、本例に対して、その基礎として舌と口蓋の「どこ」に触れたか知覚できるようにする。
2) 方法：舌背と口蓋に対して、棒状の道具を用いて、1か所ポインティングし、「どこ」に接触があったかを当てる。
　【段階づけ】
　①左右、②前後、③3〜9マスに区切った部位、④2点の空間的位置の識別とした（図41）。
3) 目標：むせずに飲めるための素地をつくる（舌・口蓋の知覚の細分化と正中軸再構築）。

実際に訓練で使用した用紙を図42に示す。

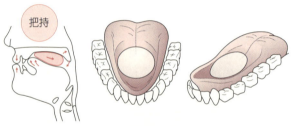

嚥下する際には、食塊を適切に把持することが重要

図40　食物の把持と嚥下

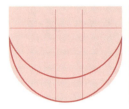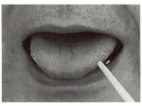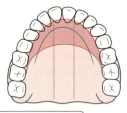

どこを触れられましたか？
どちらかといえばどっち？　　どちらのほうが前（後ろ）？

図41　舌と口蓋の、接触を介した空間課題（体性感覚地図の再構築）

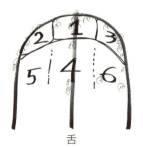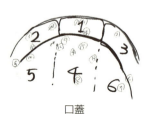

舌　　　　　　　　口蓋

図42　訓練で使用した用紙

（訓練2）**舌の触覚を介した表面性状認知課題**

［作業的視点］

1) 対象部位：舌背
2) 異常要素：舌尖の体性感覚情報の変質の改善
3) 感覚モダリティ：触覚
4) 認知作業：接触問題（図43右）
5) 治療道具：表面性状の異なる模擬食塊（図43左）

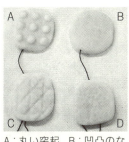
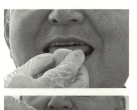
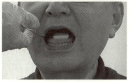

A：丸い突起、B：凹凸のない面、C：粗い網目、D：細かい網目

図43　舌の触覚を介した表面性状認知課題

6）肢位：座位

[教育学的視点]

1) 内容：舌尖が舌と口蓋間で食塊を圧縮していく際に、上顎切歯の口蓋部へ接触し支点となるような役割があることを教える。また舌尖の真ん中と口蓋の真ん中が接触し、圧することで安定した舌の挙上ができることを教える（図44）。

2) 方法：表面性状の異なる模擬食塊を舌尖（背）に接触させ、どれであったか答えてもらう。あるいは「どのような性状であるか」を記述してもらう。可能であれば、他のものと比べてどのように異なるかも思考してもらい、その違いを鮮明化させていく。

3) 目標：むせずに飲めるための舌尖の機能の改善。

触覚を介した表面性状課題の結果の一部をのせておこう（以下の記述は舌背で実施した時のものだ）。

 Pt◆乗っただけでわかります。ゴルフシューズです。サッカーシューズとか（図43のA）。
 Th●見てないのに、どんぴしゃです。では二問目。
 Pt◆（一問目と）同じ感じですが、だい

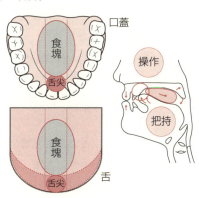

図44　舌尖の役割

　　　　ぶ細かくなりましたね。肌理が細かく
　　　　なりました（C）。
Th●では三問目。
Pt◆サンドペーパーですね（D）。
Th●四問目（B）。
Pt◆つるっとしているけど、なんか1つ点
　　　　があったね（凹凸のない平面の性状だ
　　　　が作製の過程で1か所だけわずかな突起
　　　　ができてしまった。これを知覚した）。

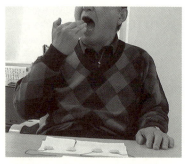

図45　「サンドペーパーをガッと」

　　　　それからさっきの完全にゴルフシューズ（A）は、グリーン（芝）と靴の裏
　　　　とが見えました（症例自身の舌背部を芝、模擬食塊Aを靴の裏と、自らの経
　　　　験のイメージに置き換えた表象化）。
Th●だって。芝生に置き換えたら、芝の気持ちなんてわからないじゃないで
　　　　すか。
Pt◆ベロが完全に芝生になってましたね。
　　　　手で押さえてギュッとした感じね。これゴルフシューズやって。
　　　　で、今度は、なんだこれ？、ずっとこまいじゃないか、網目はわからな
　　　　かったけど、今度はサンドペーパー持ってきたなって。
Th●ベロにサンドペーパーなんて押し付けたことないのに‥‥。
　　　　だけどサンドペーパーを（何かの材料に）かけた経験か、他人がそれを
　　　　やっている姿を見ていたとか、それに類似した経験を知っていて、そし
　　　　て、それを舌に置き換えるという情報の操作ができたのですね。
Pt◆イメージとして、映像としてね。先生が私にサンドペーパーをガッとした
　　　　感じね（図45）。
　　　　もう、すぐわかりますね。やっぱり比較だね。

パフォーマンスの変化

　介入から2か月ほどで模擬食塊の形態認知、舌（口蓋）の体性感覚地図、舌の描画、舌（口蓋）の正中線の表象、舌の左側側縁部と舌尖の触・圧覚は、全て正常な範囲に改善し、「私の舌はもう短くないです。舌先もあります」と記述も改善した。RSSTは9回/30s、冷水を飲むことも一気に150m/をむせずに飲むことが可能と

なった。

〈実際の生活でのパフォーマンスの記述〉

Pt◆ クリスマスパーティに行ってきました（8年ぶりに）。大丈夫でした。思い切って焼酎のお湯割り、シャンパンも、ウイスキーの水割りも大丈夫でした。現象的には昔の脳梗塞になる前に戻った感じです。意識しなくてもできるように。

夜中の水も大丈夫です。むせると家内起きますからね。

ハイボールうまかったです。ほんと。

再評価結果

約5か月後に行った再評価結果は下記のとおり。

舌の体性感覚地図も概ね刺激点と知覚点が初期介入時と比較して一致しているのがわかる（図46）。口蓋においても同様である（図47）。

模擬食塊の平面認知でも、概ね歪みがなくなっていた（図48）。

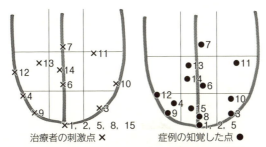

図46　約5か月後：舌の体性感覚地図の結果

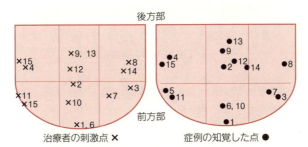

図47　約5か月後：口蓋の体性感覚地図の結果

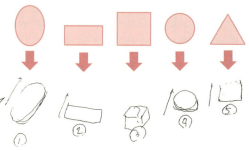

前後に凝縮される二次元の図形イメージから改善している

図48　模擬食塊（形態）の平面認知の変化

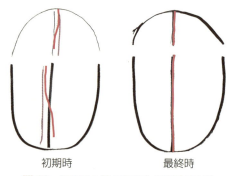

初期時　　　　　　　最終時

図49　舌の正中線の表象化の結果の比較

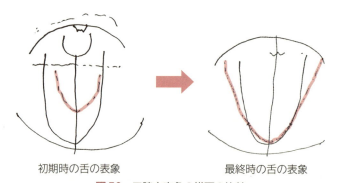

初期時の舌の表象　　　　　　最終時の舌の表象

図50　口腔内表象の描画の比較

　舌、および口蓋の正中線認知、口腔内の描画に関しても偏移、変質していたのが改善しているのが見て取れる（図49、図50）。

　模擬食塊（硬さの異なる）をつぶす時の舌の動きも左斜めに挙上していくことはなくなった（図51）。

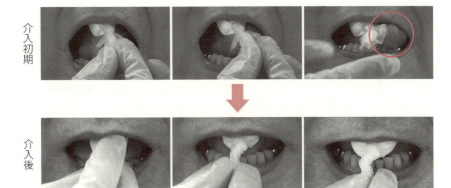

初期介入時（上段）と比較し、最終介入時（下段）は、舌尖が左斜め上方にずれることなく、舌全体が垂直に挙上

図51　舌と口蓋間で模擬食塊がつぶれる変化

症例は、この食塊を圧縮していく、つぶしていく時の経験の変化を以下のように語っていた。

Pt◆まっすぐにつぶそうと思って‥‥。

うまくいきましたね。前はできませんでしたが‥‥。全然ぶれませんね。真ん中に‥‥つぶれていくのがわかりますね。（口蓋間で）広がっていくさまが‥‥。

だから、過去の映像を見て‥‥イメージして、それに沿うように、同じように映像を追っかけていくように。手とか、足とかいろいろなことやったでしょう。それを頭の中で応用するんですよ。過去に教えてもらったように。全部。手足の時もイメージしてやったでしょ。

手や足の時と同じように、頭で想像するんです。それをイメージしたらできたんですよ（図52）。

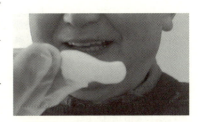

図52　「頭で想像するんです」

症例Eから学んだこと

症例Eから学んだことは2つある。ひとつは「ムセ」という目に見える現象は、

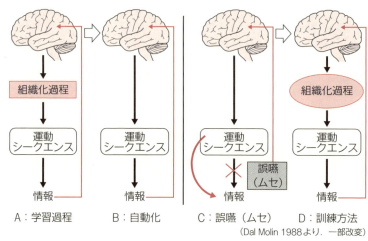

(Dal Molin 1988より．一部改変)

通常の随意的な咀嚼・嚥下運動は（正常な発達を遂げてきた場合）、どんな食べ物か、飲み物かという認知過程（知覚－注意－記憶－判断－言語－イメージ）によって適宜必要な運動プログラムが中枢神経系で形成され、複数の口腔器官の協調的な筋収縮（運動シークエンス）が出力されるような運動指令がだされる。そして運動指令に基づいて実際の咀嚼・嚥下運動が生じるが、同時に結果として口腔器官を介した知覚情報を獲得しながら（感覚フィードバック情報が脳へ上行し）、より適正な運動プログラムへ改変を図っていくプロセスがある。このことは学習のプロセスと見做すことができる（A）。

すなわち運動指令（予測）と結果が一致していなければ、その知覚情報に基づき、修正された運動プログラムが再度形成され、咀嚼・嚥下運動に必要な口腔器官の筋収縮を起こす運動指令がだされる。運動指令（予測）と結果としての感覚フィードバック情報（知覚情報）が一致していれば咀嚼・嚥下に関係した筋収縮の組織化は一旦完了し、咀嚼・嚥下運動は自動化していくと考えられる（B）。言い換えるとこの円環性（知覚と運動の循環）の中で咀嚼・嚥下運動の多くは意識化されずに半ば無意識的な運動へ移行していくと考えられる。

しかし脳損傷などによって、嚥下障害、例えば誤嚥が生じる（C）とすると、この咀嚼・嚥下運動の円環性は破綻していると解釈できる。円環性の適切化を再度図るには訓練が必要となるのだが、もし半ば無意識的な咀嚼・嚥下運動の多くが、学習のプロセスを介しているのであれば、訓練方法（D）は、学習過程（A）を踏まえたものを考案することが望ましいと考えられる。

図53　学習過程・誤嚥（ムセ）・訓練

単なる反射の総体ではないことがわかったこと。口腔内の体性感覚情報に基づいた咀嚼－嚥下運動の異常の結果であると自分の立てた仮説に基づく訓練は試行錯誤ではあったが、その結果、ムセは認知的な介入、すなわち随意性という系からの学習過程を介して改善しうるという介入可能性を感じさせていただいたのだ（図53）。

また確かに反射性の要素からの嚥下反射誘発はある。しかし、私たちはあえて飲み込むことを一旦やめたり、ちょっと急いでいる時には強引に丸のみに近い飲み込

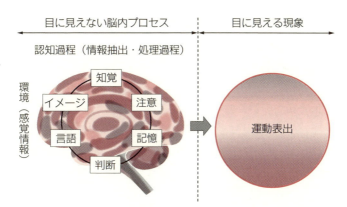

実際に目に見える現象は（摂食・嚥下運動）、目に見えない脳内の認知過程の賦活に密接に依存していると考えられる。つまり目に見える現象は運動プログラムに基づいているが、この運動プログラムの形成には、食物に関する情報の認知（どんな形、どんな性状、どんな硬さ、どのくらいの重さ、口腔内のどこにあるかという位置など）に基づいているのである。実はこの食物に関する情報の認知は、口腔器官という身体を介した情報が基盤となっていると見做すことができる。このような一連の脳内作業が咀嚼・嚥下運動を「組織化していく過程」ということができる。

図54　組織化の過程

みをあえてしたり、風邪をひいてのどが痛い時には、逆にだましだましというか、痛みが少しでも避けられないかなど試しながら飲み込むという、様々な状況を自らの意志で調整することができる。それが実現可能となる素地をつくることは生活の質を根本から変えることになる。という意味では、従来の嚥下の介入では乗り越えられなかった可能性を運動の組織化過程からみることができた（図54）。

症例の意識経験と私の意識経験

症例Eが抱えた目に見える現象（嚥下障害）、ムセの背後にあった「舌の先がない」という身体表象の変質や意識経験はそう簡単に理解できるとはいえない。脳卒中で嚥下障害になった人にしかわかりえない世界がそこにはあるからだ。

しかしなんとか患者の世界に近づけることはないだろうか。同化することはできないし、貧弱な私の想像力だけでは限界がある‥‥。

そう思っていた頃、私は左上の前歯が虫歯になって歯医者へ行くことになった。そして治療のため、歯科医によって左上歯茎部に局部の麻酔を施された。その時の意識経験としては口腔内器官のとりわけ、左側の頬内側面、上顎歯茎部の膨満感、

口唇の腫れた違和感（鏡を見ても実際は腫れていない。そして上下臼歯を噛み合わせた時の鈍い感じ〔圧覚〕）という経験をした。

歯科治療終了後（麻酔後30分は経過）あることを思いついた。もう少し自分の意識経験を深めようと。

まず、口唇部を自らの手で触れてみた。すると概ね正中部より右側では普通だが、丁度正中部あたりでピリピリした痺れ感に似ている異常知覚を経験した。手で口唇を触れるという接触がなければその異常知覚は生じないことも何度も確認した。

次に上唇正中部から左側をなぞるように触れると今度はなんとプニュプニュした自分の口唇ではないような、何か物体に触れているような触圧覚の鈍麻というより気持ち悪い感覚があった。この時「01」章の症例A自身が、なぜ自分の舌を「死んだ肉」と記述したか少しわかる気がした。つまり、感覚麻痺によって今までの「自分の舌という感覚」が欠如・変質し、あたかも物質化しているような経験をしていたのではないかと自分の経験と照らし合わせてそう思ったからだ。それは食品売り場に陳列した精肉を触れた感じのように。

もうひとつある。「04」章の症例Dのことを思いだした。彼女は左側の口蓋部を「実（身）がない。ここがあらへん、ごそーっとない。骨だらけで洞穴になってる」と記述した。そこで、次には自分の麻痺していない舌を使って、歯茎部と口唇内側粘膜の間に舌を挿入するとどうなるのだろうと考え、すぐに実行に移した。

最初は右側だ。すると「おおっ！すげー密着している！」と感じた。その密着感の中で舌を取り巻く空間が表象化されたのだ。

では、左側はどうだろう。すぐ実行に移した。すると「うおーっ！めっちゃ広がっている！！！」声が思わずでた。そしてその状態を内観し続けると、「凄く」広がっていると感じたのだ。

驚いた。なぜなら右側での経験とは全く異なっていたからだ。同じ舌の運動を左側と右側という違いはあるが、概ね対称的な場所で行っているのに‥‥。

左側では、舌を両側から包み込むような、挟み込むような密着感がない。このあるはずの密着感の欠如は、左側の歯茎部と口唇内側粘膜という両側が感覚麻痺（鈍麻）によって舌と接触している感覚が希薄となったせいだ。そう思った。この希薄な感覚と健常な舌の感覚の差異、右側と左側の感覚の差異によって、空間が歪むような意識経験となったのではないか、そう思った。

つまり鋭敏な舌で接触できるはずの歯茎と口唇内側粘膜に辿りついていないという感じ、このどこか届かないという感覚は、結果として本来右側同様に感じられる

だろう口腔内空間が予測に反して、大きく異なり空間を広く認識させてしまうという意識経験を生みだしたのではないかということだ。

「なるほど！！！」。「04」章の症例Dの「実（口蓋）がない。骨だらけで洞穴になっている」という記述は、やはり口蓋という身体部位は、口腔内空間を構成する部分のひとつなので、口蓋部の著しい体性感覚情報の変質は、口腔内空間表象の変質となったのだ。

だから私は、なにかこの広い空間としての辿りつけない感じは、症例Dの左側口蓋が「洞穴のようだ」という内的世界に関するイメージに少し近づけた気がした。

確かにあるという存在感の欠如、ないしは変質、非麻痺側との著しい不一致としての違和感は、不安と頼りなさを生むのではないか。症例Dの舌が無意識的に、右側斜めへ運動していった原因も再度頷けるものとなった。この頷きの意味は、症例Dの嚥下障害は、舌と頬、そして確かに存在する右側の口蓋で構成された限局的な口腔内空間で、嚥下運動がなされる状態を余儀なくされたということだ。本人にとってない空間、あるいは信用ならない空間へわざわざ舌を導くようなことはしないだろうから。これが症例Dの嚥下障害の大きな原因のひとつになったという解釈である。

一方、本章の症例Eの空間表象の変質とはどのようなものだったのだろう。症例Eの舌の表象は狭小化し舌尖の表象は欠如し、舌の正中と口蓋の正中の表象も偏移していた。特に舌と口蓋の歪んだ正中線に関する脳内表象の異常事態、すなわち口蓋と舌は主に上下の空間を構成するが、口蓋の正中線は左へ偏移していた。だからその変質した正中線に向かうような舌の運動、すなわち症例Eの舌が左斜め上方へ挙上していくという運動異常が生じても無理がない。そう思った。

いずれにおいても共通するのは、脳内の口腔内空間表象が変質している限り、実際の嚥下障害の改善は困難であったと思われる点である。そして物理的な口腔内空間に存在する違和感を払拭するには、口腔内の体性感覚空間をつくりだしている知覚経験の再組織化が必要で、その再組織化には認知過程の賦活によって本来の口腔機能の回復を図る訓練が必要だったのだと改めて思った。事実、症例D、症例Eは、口腔内器官の体性感覚表象の改善に伴って嚥下障害も改善していった。これは各口腔器官の再検査、描画検査でも明らかだ。

更に興味深い収穫がこの歯の治療を介して得られた。それは歯医者との会話の中で生じた。

この私の一過性の麻痺の経験についてわずかだが、担当していただいた歯医者さんと話をすることがあった。すると「麻酔による違和感は、口の中だけではなく鼻の違和感をおっしゃる方もいますよ」と教えてくれた。その瞬間、私の意識は、鼻へ向いた。すると今まで舌や口蓋、歯茎、頬内側粘膜、口唇にばかり終始意識が向いていたのだが、その瞬間から驚くことに左側の鼻孔周囲の筋の違和感と息を吸った時にメンソール系を吸ったような変な感覚が確かにあることに気づいた。
　「なるほど！！治療者の役割のひとつがこれだ」と確信を得た。つまり患者の意識は、本人が何かの理由により向かわせたい身体部位へおのずと向かっている、ないしは、病気によっておのずと向かってしまう意識の方向性があるということだ。患者は、こちら側が望む身体部位へ意識が向かわないことが少なくない。しかし、このような場合、セラピストは「言語」によって意識の志向性を治療上必要な部位へ導くことが可能なのだ。私が歯医者さんに導かれたように。
　担当の歯医者さんの一つの言葉が私の意識の志向性を変えた。そして全く気づけなかった鼻の違和感を気づくことができたのだ。
　セラピストが患者へ語りかける「言語」は、単なる日常的な会話をする目的ではなく、明確に治療介入するための有力な道具であるということを深く得心した瞬間だった。

摩訶不思議‥‥そして症例特有の病理？

　話はがらりと変わるが、「ないものをある」という切断後の幻肢や幻肢痛症例、「物理的にはあるのに、舌先はない」という症例E。人間の意識、身体表象とは何とも摩訶不思議だ。このように、右半球損傷症例ばかりが不思議な意識経験をしているわけではないことがわかっていただけただろうか。脳梗塞による右片麻痺となって症例Eは、実は舌先だけを「ない」と言ったのではない。麻痺側の下肢の訓練の中でも、「物理的には存在する身体」だが身体の表象としての欠落を記述している。

〈歩行に関する機能訓練をしていた時の一幕〉

Pt◆ 今、足の訓練をしているときに気づきました。左足の指ははっきり鮮明に頭に浮かぶのに、右足の親指はないんですよ。わかりますか？　あるのにないんです（図55）。
　表現が悪いんだけど‥‥戦争で腕なくなった人がいるでしょ。痒いんだね

（ない腕が）。私はその逆版ということですよ。わかりますか？実際、足（親指）はあるはずなんだと。しかし（頭の中には）ないですね。今少しおぼろげながらでてきたけど‥‥。

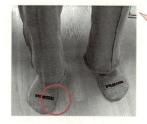

図55 「あるのにない」

右足の、親指がないんですよ

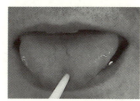

図56 「あるのにない」

だいたい私は舌が短いんですよ

私の舌の先はないんですよ

症例Eの意識経験の特徴は、機能的に本来必要な身体部位が、機能不全となった場合、脳内での身体表象が「ない」という明確な記述で表現されているようだ（図56）。

投げかけられた謎の輪

嚥下のリハビリテーションが終了する頃、症例Eのほうから、何か伝えたいことがあるようで話しかけてきた。

Pt◆先生。実は頭の輪っかが取れたんですよ。脳梗塞になってから、実はリハビリ開始した頃はずっとあったんです。いつもなにやら‥‥ちょうど、自分の頭の大きさよりちょっと小さな帽子をかぶったとしたらきつくて、頭が痛くなったり、頭皮に線がつく感じあるでしょう。あんな感じ。

Th●それは、例えば孫悟空の金の輪みたいな感じですか？

Pt◆そうそう。何も悪いことはしていないけど、三蔵法師に少し締め付けられているような感じですね。
でも今気づいたんです。ここ数日すっとなくなっているなと。

Th●孫悟空の輪は解けた。しかし、その輪とはなんであったかという謎は解けないですね。

この物語にはちょっとだけ続きがある

　症例Eはしばらく安定した生活が送れていたようだが、残念なことに再梗塞らしき症状や肺炎などを数度患っていたようだ。症状が回復し自宅へ退院したが、自転車で当院へ通院することは勿論、バスを利用して当院へ受診することも困難となり自信をもって歩くことも、自転車を乗ることもできなくなっていた。再び歩くことに関する外来リハビリを希望され、再度担当することになったある日のこと‥‥。

　右上下肢の麻痺の感じなどのことを聴きつつ、嚥下の状態や舌の調子についても聴いてみた。すると驚く記述が耳に飛び込んできた。

Pt◆（あの時）舌の先は生えてきたんですよ。
Th●‥‥‥‥えっちょっと待ってください。今なんて言いました？
Pt◆だから、あのときベロの先は生えてきたんですよ。
Th●生えてきた？？？
　嚥下に関するリハビリをしていたあの頃のことですね。ムセが強い時期に、私の舌はないんですよ、って何度も言ってましたね。ベロの縁をなぞっても、そこは私の舌先ではないって。頭の中に浮かぶ口腔内の絵を描いてもらったときも物理的な舌より頭の中の舌は小さく、短い。そして舌先はないんですって。だから、絶対触れませんよ！私の舌先は、ないものを触れることなどできませんって言ってましたね。
Pt◆はい。
　私の舌先は（リハビリによって）生えてきたというか、再生されたというか、トカゲのしっぽ切りと一緒。再生されてきたっていう感じ。あのー‥‥下等動物であるでしょ。二つに分かれても、それ片方のほうが、生き残ってそこから‥‥それと同じですよ。
Th●あの頃、実はそう感じていたっていうことですね。確認しますが、舌は、生えてきたという意識経験だったのですね。トカゲのしっぽのように、切れた体の側からニョキニョキと‥‥。トカゲは勝手に生えてくるけど、Eさんの場合はリハビリによってでてきた、再生されたという感覚だったということなんですね？
Pt◆そうです。（舌先は）生えてきたんです。（舌先が）治ってきたのではない

のですよ。再生されてきたって感じ。

　だって、なかったんだもん。あったんだったら、少し傷んでるとか、腐っていた場所が治ったという感じでしょ。そうじゃないんですよ。ないところにちゃんとでてきたんだから、生えてきたんですよ。僕の感覚的には。

　Th● ‥‥‥‥ん‥‥なるほど‥‥‥‥今の話だったらですね。‥‥‥‥

　この時、神経細胞の再生‥‥いや軸索が少しずつ伸びていくイメージが私の中で立ち上がった。つまり、症例Eは、物理的には存在する舌に対応する脳の領域のネットワークの再構築（再表象化）、すなわち末梢神経損傷後の神経の軸索が再度つくられていったというミクロの世界で起こった現象を、神がかり的に感じ取って語っているのではないかと思った。

　Th● 非常に面白いですが‥‥難しい。こういうふうに捉えていいでしょうか？ いわゆる舌という身体の表象っていうやつです。人間は物理的に存在する身体があれば、それに基づいて思ったとおりに自らの意志で動かしていると思っているけど、実は思った通りに動けたりするのは、目には見えない脳内の身体表象というものが存在し、物理的な身体と概ね一致していることが前提となっていると。それが脳損傷によって、ある身体の表象が欠損するような事態が生じると、その部位は物理的には存在していても、脳にはないのだから、ない部分を機能的に働かすということはできないのだと。脳の中の舌の先がないと、嚥下という運動機能が結果的に阻害されていたということになっていたと‥‥。
　それが生えてきたっていう生々しい意識経験は、その再生により、脳の頭の中の自分の舌先という体性感覚表象が視覚表象化されて‥‥頭の中の世界が、まさに再生してきた、まさに生えてきたという感覚なんですね。

　Pt◆ はい。そうだと思います。

　‥‥喩えていうと、子供のときのベロは小さくて短いものでしょ。大きくなっていわゆる、長く大きく、広くなるでしょ。あれは成長‥‥生成されてるんでしょ。ないところから生まれてきたんでしょ？ 子供がお腹の中でどんどん大きくなっていくでしょ。そんな感じですよ。ベロ（舌先）がなかったのが、でてきた生えてきた。植物がどんどん大きくなるのと同じですよ。当時はそんな感じだったんですよ。

　Th● なるほど‥‥なんとなくわかる気がしますが‥‥。

Pt◆僕と同じ病気になっている人はみんなそんな感じに感じているんちゃう？
Th●そうかもしれませんね。でもこのようにお互いのこの言葉のキャッチボールができなかったら、僕ら（セラピスト）は知る術がないですよ。Eさんは左側の脳の一部の損傷で済んだのが、幸いといえます。もし言葉に関連する部位の損傷が大きかったら失語症になっていて、こちらはさらに知る術がなくなります。
Pt◆そう‥‥‥何千年何万年と、同じ病気をしていた人はそう感じていたと思うよ。
Th●そうかもしれませんね。
　　例えば鏡で見てね。こうやってね。ベロあるでしょう。
Pt◆それはあるよ。あのときは頭の中には舌の先はなかったけど‥‥。映像は2つあるんです。
Th●どういう意味ですか？　教えてください。
Pt◆物理的な映像と頭の中の映像とです。それは区別しなくてはダメです。
Th●なるほど‥‥。
Pt◆今は物理的なものと頭の中のもの（映像）が一致しているですよ。そんなもんですよ。
Th●ありがとうございました。勉強になります。

　私は症例Eの記述「今は物理的なものと頭の中のもの（映像）が一致しているですよ」で、ある確信に近いものをもった。目に見える現象はダメだ。つまり脳の中の身体という表象がしっかりしていないと、病理のある行為しかできないのだと。
　同時にこのあと私は一人になった時に、こう思った。こうまで克明に語ってくれた、「生えてきた」という記述は回想録的だからだろうか。類似した記述は、嚥下の訓練時にもあったのだろうか。思いだせない。自分で思いだせないということは、あの嚥下の治療中には、重要な記述と思っていなかったので見逃したり、聞き流していたのではないかと。
　その頃の映像記録が残っていないか見直す作業にとりかかった。そして一つだけ見つけた。
　舌先で性状の異なる模擬食塊の訓練をしている時のことだ（図57）。この前段階の訓練で、

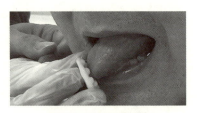

図57　舌先での接触

舌の体性感覚地図は概ね整ったと考えられた時期に行っていたのだが、そのある日のこと。

Th● 先っちょとは感じない？（舌尖で模擬食塊を探索しているのに）
Pt◆ 今ビデオで見たらそうだけど‥‥。
先っちょで探索しているという感覚ではなく、より舌の横あたりのように感じているんです。
僕の舌は、皮（物理的な舌）と芯（本人にとって知覚している舌の体性感覚表象）があって、このイボイボを感じているときは、皮はそのままで芯だけが動いている感じですよ。
中（芯）に感覚があって動き回っているという感じ。
Th● 中に感覚があるというのは、脱皮する前の生物みたいなもんですか。
Pt◆ そうそう。不思議だね。
Th● 何が不思議？
Pt◆ 先端なのに‥‥感じは鈍い感じがするけど‥‥やっぱり先端はないんだよな。その存在があるとすれば、全体にモヤーってしているんだよね。舌じゃないんだよね。
Th● でも舌じゃないとしても‥‥唇って感じているわけではないでしょう？
Pt◆ はい（意識が、唇ではないという返答をした瞬間に舌へ向かって行くようだった）。
ん？！ まだ舌の先端がボツボツに触っている感じがある（余韻として残っている）。初めてした！
今までは、舌の横のほうで感じていると思っていたけど‥‥‥‥あ？ 今はここが（舌の先端を手の中指で表す）‥‥（図58）。
歯が当たった（前歯下の裏面に接触）。ザラザラってしている感じが今でも残っている。
Th● ベロの先って感じがですか？

症例自身で先っちょがないと言いながら、先端と言ったことで、自身でそこに気づく場面となった。

Pt◆ 先っちょなんだけれども‥‥僕として

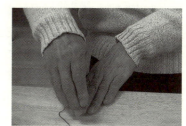

図58 「今はここが…」

はまだボヤーってしている‥‥。
Th● これからじゃないですか。よーわかってきましたね。少し舌先がでてきましたね。
Pt◆ でも‥‥‥‥本当に今はこの感じが（舌の先で知覚したことが）強いね。
Th● では今からこれをやってみてください（舌先を前歯上の裏部分に対して）こういうふうにガリガリと擦ってみてください。ビデオで見ながら。

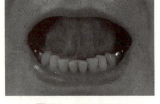

図59　舌先で擦る

紛れもなく擦っているって感じ‥‥痛いぐらいに強く擦ってみるとどうです？
Pt◆ 確かにそうすると擦れています（図59）。でも僕が感じているのは舌先じゃないです。ここかここに感じるんです（舌先より数センチ内側の背部と裏部に感じると）。

治療展開の失敗がうかがえる‥‥。

Pt◆ （興奮気味で話を再開する）どこに触ったんだ。擦れたんだ？　って先生に聞かれたら、ここが痛いのが感じる（舌先より数センチ内側の背部と裏部）。‥‥だから舌先はない！！！
‥‥ん？！‥‥ちょっと、確かにさっき一瞬っていうか、舌の先端で感じたっていう感覚がありましたよ。でもちょっと今舌を元に戻すと（舌先を物理的にどこにも接触しない状態にすると）‥‥なに言ってんだ。舌はないんだから、ちゃうやん。自分なに言ってんだ！！！って頭が言ってますよ。‥‥‥‥‥‥頭おかしくなりますね。‥‥‥‥‥‥

　自己内対話をしているんだ、そう思った。実際の知覚経験時に鏡で同時に見ていると視覚表象が一致した瞬間は確かにあった。鏡で見ることをやめて、知覚した経験から離れ、数秒たった時、まだ舌先で知覚した経験の余韻も残っている。でも次第にそれが薄れていく‥‥離れていく‥‥変質した舌先のない表象の記憶へ引き戻される‥‥。そんなことが脳内で生じているのでは？　今見ていたのは現実か夢か幻か？という意識の揺らぎのように‥‥。症例の「頭おかしくなりますね」という記述は、リアリティのある今という意識経験と記憶との混乱の様子だったのではないか、振り返るとそう思う。

Th● 大丈夫です。これから少しずつ鮮明になっていきますよ。

今生じている現象をわかりやすくいうと、事故で腕を切断した人がいて、その人にはもう腕がないのにあるって感じる経験をすることがあります。物理的に存在しないのに、頭の中にはある。Eさんは、その逆バージョンですね。物理的には見たらある。しかし頭の中にはない。そういうことが起こっているんです。

Pt◆ そう。そんな感じです。

ビデオで見ていることをやめると‥‥次第にまた元の感じに戻っていきます。つまり舌先より中の裏（舌先より数センチ内側の裏面）が感じたものが残っているように思います。

今まさに感じている現実と頭の中の世界がごちゃごちゃになっていますね。

Th● すいませんね。少しずつ整理していけるように私のほうで訓練の工夫をしていきます。

今だったら、症例にどう言ってあげられただろうか？　かなり苦しめていた局面をいくつもつくってしまっていたようだが‥‥。今になってもなおどうすればよかったか不確かだ。読者のみなさんだったらどうするのだろう？

今いえることは2つ。ひとつは患者がよくならないのは、その時のセラピストが重要な観察事項を見逃してしまっていた可能性だ。もうひとつは脳内の身体の表象の想起ができないと、望む行為につながる運動のプログラムの形成は難しいということ。とすると、現実世界での行為は不適切なものになる可能性が極めて高いので、脳の中の身体をいかに治療できるかをやはり考えるべきだ。

症例Eは左半球損傷であったが、幸い著明な言語障害は認められなかったので、どのような身体表象の変質が生じていたか（身体意識の異常性）、更には患者の内的世界を「記述」していただけたことで詳細に知ることができた。

〜〜〜〜〜〜〜〜※〜〜〜〜〜〜〜〜

ところで右半球損傷患者で特徴的な症状の一つに半側空間無視が挙げられる。左半球損傷で特徴的な症状はなんといっても失語症だ。そして忘れてはならないのが、そう、失行症だ。では次は失語症に加え、道具をうまく使えないという失行症状を呈した症例Fの話をしていこう。

文献

1) 本田慎一郎：口腔内空間表象の変質による嚥下障害の可能性―舌の身体表象障害を中心に．認知神経リハビリテーション学会主催，第6回認知神経リハビリテーションセミナー（京都）摂食・嚥下障害に関する講義スライドおよび資料，2015．
2) 本田慎一郎：臨床講義(8)摂食・嚥下障害とQOA．講演スライドおよび資料，第17回認知神経リハビリテーション学会学術集会，2016．
3) Hiiemae K：Mechanisms of food reduction, transport and deglutition: how the texture of food affects feeding behavior. J Texture Stud 35(2): 171-200, 2004.
4) 井上誠：嚥下の神経機構．Brain Nerve 67(2)：141-156，2015．
5) 田岡三希，戸田孝史：大脳皮質体性感覚野の情報処理機構と触知覚．神経進歩 48(2)：239-247，2004．
6) 船戸和弥のホームページ「Ruber-Kopsch（解剖学）」：Rauber-Kopsch Band2.048. http://www.anatomy.med.keio.ac.jp/funatoka/anatomy/Rauber-Kopsch/band2/048.html 図73(R. Zander)(2016.9.19 アクセス)．
7) 山田好秋：咀嚼を考える．新潟歯学 38(1)：27-29，2008．
8) 大前由紀雄，小倉雅実，他：舌前半部によるアンカー機能の嚥下機能におよぼす影響．耳鼻と臨床 44(3)：301-304，1998．
9) 川上嘉明，小泉政啓，他：喉頭蓋の解剖学的特徴に基づく嚥下咽頭期における運動の実際―看護系教科書における記述への疑問と実態．東京有明医療大学雑誌 6：7-11，2014．

06

何をすべきかはわかる。
どうすればいいのかが
わからない

失行症患者と電動髭剃り

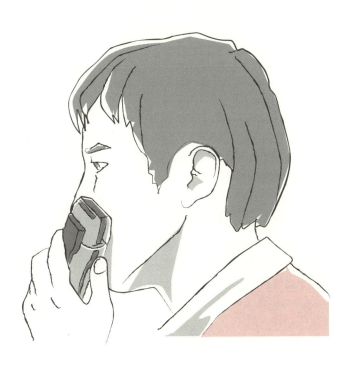

はじめに

　「話すことの欠陥 defect of speech のある患者のなかには、筋の麻痺がないにもかかわらず、命じられたことを為す力を失っているように見える者が尠くない。たとえば、ある患者は食べる、飲みこむ、などの半ば不随意化した行為では全く支障がないのに、命令された場合には舌をだすことができない。彼はまた模倣は可能であるのに、命令された場合には「しかめっつら」"grimace" をすることができない。筋群および筋群の共調中枢の力は存在しているのに、彼、すなわち「全人間」"the whole man"、別言すれば「意志」"will" がそれらを駆動することができないのである」[1]。これは秋元が紹介している Jackson（1866）の記述である[1]。更に秋元によれば Jackson は1878年の論文で、「命令によって舌を出すことができないのは命令を理解しないためではないことの証明として、舌を出せと命ぜられた患者が、自分の指で舌をいじる動作をすることをあげ、提舌だけでなく、両眼を一定方向にむける（瞥視）、片手をあげる、息をすいこむ、などの動作が同様の特徴をもつ障害を呈することを注意しなければならないと述べている」[1]という。

　このように Jackson は、口頭指示に従えないのは言語理解がなされていないからではなく、「どのようにすれば、その指示に従えるかがわからない」患者が存在することを見事に表現している。つまり失行症の症状だ。失行症とは、「運動執行器官に異常がないのに、目的に沿って運動を遂行できない状態（Liepmann 1905）」[2]のことをいう。本邦においても失行症の定義はなされており「錐体路性、錐体外路性、末梢性の運動障害、要素的感覚障害、失語、失認、意識障害、知能障害、情意障害などのいずれにも還元できない運動障害」とされている[3,4]。

　また失行症を更に細かく肢節運動失行、観念失行、観念運動失行などと分類することはできるが、研究者によってその定義は様々である[1-4]。よって、ここでは「何をしなければいけないかは理解しているが、それをどのようにすればいいかわからない」ということに着目して話をしていきたい。

　さて、Jackson が語っていたような患者の中には、実は道具の使用障害も重複していることがあるのではないか。つまり「その道具が何であるかは理解している。実際にその道具を使ってみてと指示されたことも理解している。しかしながら、その道具をどのようにすれば適切に使えるかがうまくいかない」というものだ。このようなことは左半球損傷患者の道具使用の障害として、しばしば観察される。仮に

利き手が右手であった場合、右手の運動麻痺が重篤であれば、当然麻痺した手では道具を持てないが、非麻痺側であればそれは可能なはずだ。しかし麻痺がない左手にもかかわらず道具をうまく使えない患者は少なくない。単に利き手ではないから不器用という以上に不器用なままである。つまり失行症だからであろう。

では、うまく道具を使えない失行症患者の生活場面を見てみよう。1) スプーンや箸（自助具箸）で、食べ物を掬って口にもっていくことはできるがスプーンや箸の向きは口に対して平行のままである、ないしは拙劣。2) 電動髭剃りで髭を剃れない、ないしは拙劣で剃り残してしまう。3) 歯ブラシで歯を適切に磨けない、ないしは拙劣で磨き残しがある。

なぜこんなことが起きるのだろうか。電動髭剃りで髭を剃る自分を想像してほしい（女性の場合、ムダ毛処理を剃刀で行うでもよい）。もしあなたが男性で電動髭剃りは使わずT字型剃刀を使うという人でも、手渡されれば使える。造作もないことだ。またその場に電動髭剃りがなくても操作のイメージができないという人はまずいないだろう。

電動髭剃りで剃る顔面の部位は、口周囲、顎前面、顎下面から喉、頬骨あたりではないだろうか。この時の腕の動きとしては、ある一定の部分までは、肩・肘関節の軽度の屈伸でいいが、顔面に合わせながら髭を剃るには前後左右へ動かし前腕回内・回外－手関節背屈・掌屈の組み合わせが必要となる。

では症例Fについて述べていこう。

・━━━・ **症例 F** ・━━━・

　70歳代、男性、右利き。
　仕事中にくも膜下出血を発症。約1か月で状態が安定し、リハビリ目的で転院してきた。介入初期の右上下肢の麻痺は重度の状態であった。非麻痺側の筋力や体幹に著明な筋力の低下はないが全く端座位がとれず、立ち上がり、移乗動作は全介助の状態であった（何を求められているかは理解しているようだったが、どのように座れば、立てばいいかがわからないようだった）。彼の病巣は左半球で重度な失語症（超皮質性感覚性失語）を呈し、かつ単一物品の使用や模倣の障害を主な症状とするいわゆる失行症と注意障害も重複していた。

髭剃りから失行の本態を考えてみる

症例Fは、どのような髭剃りの仕方になっていただろうか。

最初に目についたのは、やはり電動髭剃りの刃が顔面の面に沿うような操作ができていないということだ（図1）。このような操作のできなさは実は、症例Fに限ったことでない。

失行症を伴う、電動髭剃りをうまく使えない症例に認められる共通点は、①髭剃りの刃が常に上を向いていることが多い。②電動髭剃りの刃と顔との面としての接触が不適切なことが多い。③髭剃りの動作で肩・肘関節の動きがあるが、手首、前腕の動きが非常に乏しい。

これは失行症状の特有の問題としての錯行為だと思った。錯行為には2つの種類があり、「運動に関わる諸要素間の空間的・時間的関係の異常」のある錯行為は運動性錯行為と呼ばれている。「動作を行う際に、関節運動の異常が認められ各々の動きが過剰で協調性に欠ける、動作の主要な関節ではない部位の使用」となることが多いのだ。

もうひとつが意味性錯行為である。「完全に他の道具と取り違える異常」だ。例えばハサミをあたかもペンのように把持し字を書こうとしたり、歯ブラシをあたかも櫛のように扱い髪の毛を梳かす。あるいは櫛をあたかも歯ブラシのように把持し口に入れるなどだ。

症例Fの錯行為は、この2つの錯行為のうち運動性錯行為が著明であった。

ちなみに機能訓練を約1か月実施した頃、症例Fの髭剃りの様子は改善し、適切

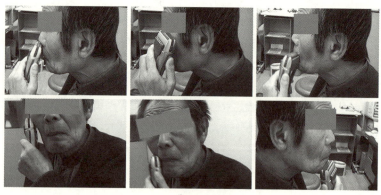

図1　治療介入前

に髭を剃れるようになり始めていった（図2）。更に箸や歯ブラシの使用も以前より円滑になっていることも確認できた。

　この電動髭剃りで髭を剃れるようになったのは、電動髭剃りの使い方を言語的に指導したのでも、毎日毎日使う動作訓練をしたわけでもない。では何をして変わったのか？　認知理論に立脚した失行症の病態仮説に基づく介入によって、だ。

　介入前は電動髭剃りの刃と顔との面としての接触が不適切であったが、介入後は髭剃りの刃が髭のある皮膚の表面に適切に接触し、うまく剃れるようになったのだ。

　動作を分析してみると介入前は肩・肘関節の動きが中心で、手首・前腕の動きが非常に乏しかったが、介入後は前腕・手関節の複合的な動き、そして肩・肘関節との協調的で、相補的な関係に改善されていたのだ。

　つまり、電動髭剃りを適切に顔の面へ接触させるには、どのように各身体部位を動かせばいいかという運動イメージ[5,6]が修正されたといえる。運動が遂行される時に活性化する脳の諸領域は、その運動をするイメージを想起した時に活性化する脳領域とほとんど同じであることが近年わかってきている[5,6]。つまり、髭を剃るために身体の道具使用に必要な協調性のある運動が組織化されたということだ。

　なぜなら、症例Fは、「何をすればよいかはわかっていたが、どのようにそれを成し遂げればいいかがわからない」という状態であったと解釈できていたからだ。

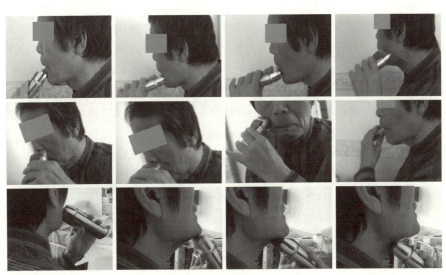

図2　1か月後

何が模倣を可能にするのか

模倣についても触れておこう。例えば、標準高次動作性検査にもあるような、敬礼を真似る場合（図3）、運動学的には肩関節の屈曲が90°前後、外転90°前後、前腕中間位、肘関節最大屈曲位、手関節中間位、手指伸展位となるだろう（軍隊によって、多少角度は異なるが）。

この模倣という行為は、他者の行為を自ら写し取るということができれば適切にできる。しかし、この「写し取り」は、症例Fをはじめとして失行症を呈する患者には、どうも難しいようだ。

この自らの「写し取り」は、模倣対象の身体部位の形態・特徴を視覚的に分析し、それを自己の運動として変換し、脳内に表象化するということだ。

では、この「写し取り」には、どのような情報の流れがあるのだろうか。まず目からの情報は後頭葉へ。そしてこの視覚情報は、対象が「何」であるかの分析であれば側頭葉系へ、対象は「空間的にどこにあるか」という分析であれば、頭頂葉系へと二手に分かれていく。そして、それぞれの情報は頭頂連合野へ集約されていく。そして左の頭頂連合野では視覚情報と体性感覚情報が統合され、更には言語情報とも統合されていくのだ。つまり頭頂連合野は異種感覚情報が統合されたり、変換されたりする場なのだ。そして頭頂連合野で統合・変換された情報に基づき、運動前野で運動のプログラミングがなされ、どのように身体各部を時間的・空間的に動かせばいいかという情報が一次運動野へ、そして下行路を介して脊髄前角の運動ニューロンが賦活され、続いて必要な筋収縮が生じ、実際に目に見える模倣という運動が観察されるということになろう。この時、正確な写し取りができていると正確な「模倣」が観察できる。これが脳で起きているであろう中核的な流れだと思う。

と考えると左半球の頭頂連合野を中核とした病巣があった場合、情報変換が困難となるので模倣障害が出現することが予想できる。また上記の道筋のどこかに病巣が生じれば、一連の流れが滞るか、不十分な情報しか処理されないという事態になるので、ネットワークの観点で考えると、これまた模倣の障害を呈する可能性はあるということになる。

しかし、この情報の「変換」とか「統合」という言葉だけでは、当時の私は理解に至れなかったので、自分としてしっくりくる言葉を探した。そして見つけた。刺激等価性という言葉

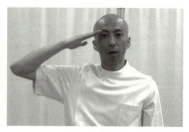

図3　敬礼

だ。刺激等価性とは、任意の事物・刺激間に成立した、機能的な交換可能性をさす。

例えば、子供の目の前に櫛（ヘアーブラシ）と歯ブラシが置かれているとしよう。その時、親から子供が「櫛（ヘアーブラシ）はどっち？」と聞かれ（ポインティングを求められる）、正確な指さしができ、かつ「（今度は）これは何？（櫛：ヘアーブラシ）」と聞かれ（発語を求められる）、「櫛（ヘアーブラシ）」と答えられた時、刺激等価性が成立したというわけだ。あるいは、「これは何ですか？（対象は歯ブラシとすると）」と聞かれ、正確に「歯ブラシ」と答えることができ、「これ（歯ブラシ）は何をするための道具？」という問いにも答えられ、「歯ブラシを使う真似をして」という課題にも自分で真似ることができたり、自分の手を他動で動かされ、「今の動きは歯ブラシで歯を磨く動作に似てた？　それとも櫛で頭を梳かす動作に似てた？」と問われ、それに答えることもできるということだ。

つまり視覚 - 体性感覚 - 言語の情報が等しい価値で、イコール（＝）で結ばれた関係性の成立が「統合」、そしていずれかの情報から異なる情報へ等しい価値で置き換われるという関係性の成立が「変換」というわけだ。

今度は左半球の前頭 - 頭頂葉のつながりを含めた機能でみてみよう。左半球の前頭 - 頭頂領域は、外界の物体や道具を操作する場合に右半球より優位に活性化する。異種感覚情報の統合（視覚と体性感覚）は、右半球で優位だが、その統合された知覚的な表象は、左半球において意味知識（言語表象）と統合されるなどの報告がある[6]。

これらの知見を先の情報の「変換・統合」というキーワードに結びつけると、左半球の頭頂葉損傷を中心として失行症が出現するということは、各種の感覚情報の統合・変換の障害が失行症の本態ではないか（Perfetti）という仮説[7,8]が頷けてくる（図4）。

話を症例Fへ戻そう。

彼は「模倣」することはできたのだろうか。敬礼の模倣を求めてみた。すると上肢全体としての真似はできているように見えたが指先の位置は眉ではなく、鼻の位置に留まり、脇の開きも少なかった（図5中）。

> Th●Fさん、いいですか。よくここ（セラピストの手の指先）を見てください。指は顔のどこの位置にありますか。よく見てください。

私は注意を促し、修正を求めた。すると概ね私と同様の敬礼の真似ができるではないか（図5右）。同様の模倣のエラーは修正することができた。

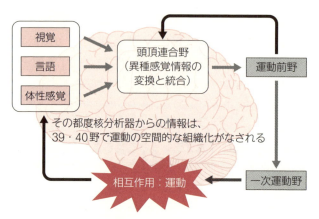

図4 失行症のメカニズムを考える模式図

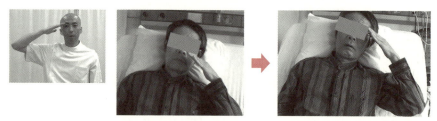

図5 敬礼の模倣と修正

　ここでわかることは、模倣は注意機能と関係があるということだ。もし意味のある部分（身体部位）に注意を導くことができないなら模倣は困難だ。もし注意を向けるべき要素（身体部位の感覚モダリティ）の選択ができないなら模倣は困難だ。もし要素への注意は1つずつしかできないなら模倣は困難だ（敬礼は上肢の肩・肘・前腕・手関節・指関節の複数の関節を総動員して、一気にその敬礼を意味する形を作る）。もし複数の変数を考慮することができないなら模倣は困難だ（一例だが、敬礼は陸軍や海軍などで肩の外転角度が違う。また手のひらを相手に見えるようにするか、しないかなど個人的な志向によって違ったり、立場や状況によって変化させる人もいる）。もし1つの要素から注意を離し、他の要素へ向けることができないなら模倣は困難だ（敬礼を構成する関節は複数なので、1つに固執してしまうと他の構成要素が敬礼の形に参加できない）。このような指摘は、イタリアのセラピストから教わった内容だ（カッコ内の記述は私が勝手に思ったことだが）。
　だから、上記の敬礼模倣の修正が可能となったのは、症例Fの、注意を向けるべき身体部位とその部位の感覚モダリティの選択が適切に行われたと解釈することが

できる。

また、症例Fは言語指令のみで手指の模倣動作を行うことは困難だが、セラピストの模倣を観察した後であれば動作を行うのは可能であった（図6）。つまり模倣検査で視覚と聴覚の解離を示していたのだ。

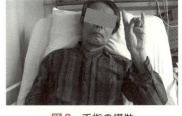

図6　手指の模倣

この解離とは「ある一定の条件下でしか課題が実行できない」ことを意味し、あるタイプの情報（視覚、体性感覚、言語聴覚情報のいずれか）を活用して運動を実行できないが、他の情報を介してなら正しく運動を遂行できるというものだ。

産出と理解の解離というものもある。何をするかは理解している。しかし、どうしたらいいかがよくわからないというものだ。症例Fにとって、電動髭剃りの使用が典型的な例だ（図1参照）。

ちなみに、道具の使用障害は使用過程に応じた分類がある[9]。行為の意味、動作準備、道具把持、対象選択、使用手順、道具操作、効果検証、終了判断の8つのエラーである。この分類に従うと、症例は、特に道具操作のエラーが認められたといえる（道具操作のエラーとは、操作の方法の不適切さあるいは操作の方向性に関するエラーのことである）。

病理のまとめ（解離と錯行為）

症例Fの病理をまとめてみよう。
1) 視覚情報から体性感覚情報への変換障害がある。これは身体部位のみで構成される敬礼等の模倣がよい例だ（視覚 → 体性感覚の解離）。
2) 口頭指示（言語指示）のみでは、模倣を開始できない（言語 → 体性感覚の解離）。
3) 模倣は、適切な関節が動員されずに、他の関節が動く。電動髭剃りでうまく髭を剃れない（運動性錯行為）。
4) 道具使用が指示されている場面ではない時、一瞬道具使用ができるようなことがあったり、模倣ができる時がある（意図性と自動性の解離）。
しかし操作の方法として顔面部に適切に髭剃りの刃が当てられるようになるという行為の変化はない。

5) 治療者の言語的援助で注意が向き、模倣のエラーは一部修正される（例：「肩の開きはどうですか？　手は鼻に近いですか、おでこですか？」。視覚 → 体性感覚の情報変換における注意の関与）。
6) 自分の錯行為のビデオを観察することで、何がうまくいってないかは、理解できる。そして錯行為の省略された関節に「注意」が向くように視覚的に促すと、即時的に、または一部は修正がなされる。

病態解釈（情報の統合あるいは変換不全）

認知理論では、脳内の各種の感覚情報（視覚 - 体性感覚 - 言語）の統合ないしは変換不全が失行症の病理で、解離と錯行為を出現させると仮説立てている[7,8]。この考えに準拠すると以下のような病態解釈となった。

症例Fは言語 - 視覚 - 体性感覚情報間の統合および変換に支障をきたした結果、上肢に関しては特に手関節・前腕部の関節運動が省略された運動性錯行為が著明となり、生活レベルとして電動髭剃りの使用が不適切となったのではないか。

症例の病巣は、画像から見ると頭頂連合野（39・40野）の直接的な損傷はないが、①下前頭回（ブローカ）、②上側頭回、③横側頭回、④島や弓状束などをまたぐような損傷がある（図7）。従って、左の前頭葉 - 頭頂葉 - 側頭葉全体としてのネットワークの機能不全により、いわゆる運動性錯行為が出現したと解釈した。また後頭葉 - 頭頂葉系の損傷はないと考えられるので、注意が適切に向くことで、自らの視覚を介して行為の修正が一部できるのも解釈可能な範囲と考えた。更に視覚は回復の促進的な因子と捉え、視覚と体性感覚の情報変換課題を中心に行うことで運動性錯行為は改善するのではないかと仮説を立てたのだ。

蛇足だが、症例Fの病巣とりわけブローカ野と関連がある、当時調べていた文献結果の一部は以下の通りだ。

- 模倣の神経回路の脳局在は、腹側運動前野、下頭頂葉、側頭葉の一部（STS周辺）にあり、ヒトにおいてミラーニューロンシステムはブローカ野に近い下前頭皮質でも確認されている[10]。

※自ら行動する時と、他の個体が

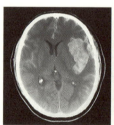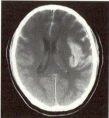

図7　MRI画像

行動するのを見ている状態のいずれの場合も活動する神経細胞をミラーニューロンというが、ミラーニューロンシステムとは、それらが存在する領域でネットワークを形成している状態のことだ[11,12]。
- ヒトでは44野（左脳ではブローカ野）が言語表出以外にも手指の運動に関わっている[13]。
- ミラーニューロンシステムの核となる概念は、相手の脳内で出されている運動のプログラムや指令を、自己の脳内で再現すること。自己の動作の内部表象を比較することは、模倣の脳内メカニズムそのもの[13]。

失行症の訓練へ

実際の訓練を紹介する前に、認知理論に準拠した失行症の訓練の一例を紹介しておこう（図8）。そのほうが、症例Fに実施した訓練を理解しやすいだろうから。

1) 一側上肢の形態の異なる4枚の写真を2セット用意する（例えば、指先が眉毛あたりに位置する、いわゆる敬礼のような形、指先が鼻の位置にある形、口の位置にある形、顎の位置にある形）。
2) その4枚を症例の前に提示する。
3) その4枚のうちのいずれかと同じ写真をスタンドに1枚置く。

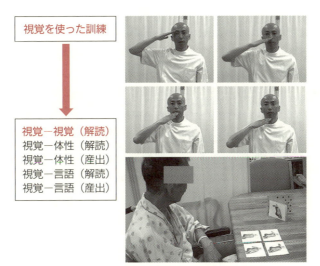

図8　上肢が自己身体へ向かう訓練（評価）

4）そして、症例に尋ねる。
「〇〇さん。スタンドに置かれた写真と同じものはどれですか？」
5）症例は、該当するものを指さす。
この指さしができなければ、
「〇〇さん。このスタンドに置かれた写真とこれは同じですか？」と4枚提示した写真のうちの1枚をセラピストが指さし尋ね、首振りで「はい」か「いいえ」の解答を求める。つまり、提示された4枚の写真という視覚情報の中から、スタンドと同じ視覚情報を比較照合し、「判断」するのだ。思考することで運動（行為）の改変を狙うのだ。

これは、「解読」という作業だ。患者が求められていることは、写真の中の身体部位で変化している部位とそうではない部位の違いを見分けることだ。

また、重要な点は「解読」という作業に時間をかけることだ。なぜなら、読み解くことを誤ると、出力としての運動のエラーは高頻度に生じると考えられるからだ。簡単に喩えると、誰かに話しかけられた際に、読み解く作業、つまり相手が自分に何を言ってきたかという意味を理解する作業のことだ。この作業に誤りがあれば、返答は求められたことに対してのものではないことになる。つまり会話として成立しない。

視覚から体性感覚へ

症例Fは、残念なことに、上記のように写真、絵カードを提示しても、ポインティングや首振りで「はい」、「いいえ」など意思表示することが困難であった。そこで写真を提示し、模倣で求めていくことにした。つまり、視覚情報から体性感覚情報へ変換するという作業を慎重に進めていったわけだ。

また、症例Fの病理の特徴として、電動髭剃りで髭を剃るという行為において、前腕と手関節の動き、そして若干だが手指の形にエラーが認められた。このような特徴は、スプーンや自助具箸を左手で使う時も、更に模倣においても一部共通する点であった。そこで、前腕の回内位、中間位、回外位でグー、チョキ、パーのいずれかの写真（手の形の変化）と今の自分の手の状態とを視覚的に比較・検討する課題や、実際に模倣してもらう変換課題を中心に実施した（図9）。

Th●Fさん。この写真と手は同じですか？（手掌面の見えるパーの手の形）
Pt◆………（答えられず、首をひねるようなしぐさがあるが、明確ではない）。
Th●では写真と同じ手の形を作ってください。

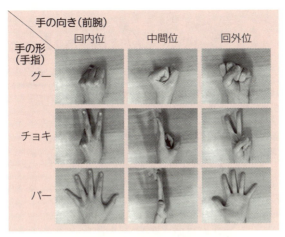

図9 訓練の核心：関係性（複数の要素）

Pt◆‥‥（手の形はなんとか作れた。しかし向きが異なることが多かった）。
Th●手の向きはそれでいいですか？
Pt◆‥‥（試行錯誤ではあるが、修正ができ始めた）（図10）。

　課題中は適切な視覚分析ができるよう言語的援助と、セラピストの模倣が可能となるよう、何に注意するべきか、どこに注意を向けるかを適宜援助しながら進めた。そうすることで解離という現象が軽減され、運動性錯行為も改善するのではないかと考えた。また症例Fが少しずつ課題を達成することを確認しながら、遮蔽化模倣も追加して段階的に進めた。

　約2か月後、課題の誤りは著明に減少していった。しかし解決が困難な時もあった。何か更に促進的な課題設定は作れないか悩んだ。

　そして職業歴や関心事（設計に関連する図面や数値、野球）に合わせた関節の動きの喩えが理解を促進させることがわかった。これは娘さんが自宅の住宅改修の図面を見せ、間取りなどの広さや寸法に関する問いを症例に投げかけた際に、的を射た数値に関する発語があったという報告をいただいたことから、貴重な情報として適用していった。また症例との対話から「好きなテレビは野球中継で阪神ファン、過去に野球の経験もあり、キャッチャーだった」と

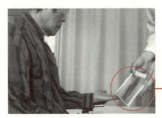

図10　手の形と向きを修正

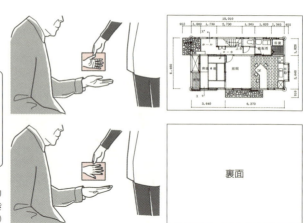

[右上]（室岡克孝，他：わかりやすい建築設計図の見方・かき方．オーム社，1995, p.4より）

図11　図面を見ることと結びつける

いう情報も得た。これらの情報を身体部位の動きと重ね合わせることができるかもしれない、そう思ったのだ。

　図面を見る時というのは、前腕の回内・回外を介した結果的な視覚的な見える面と結びつけた（図11）。

　「図面が見えている面を伏せようとしたら手はどうなりますか？」

　「手に持った図面を相手に見えるように渡すには手をどうしますか？」

などだ。

　手首と手の関係については、スナップを利かせようと思った時の手首の反りと手の甲の見え方や、カーブを投げる時の手首のひねりと手掌面の見え方などを結びつけていった。

　結果は、前述したが再度述べておこう。電動髭剃りの使い方では、刃が剃るべき顔面へ適切に当てられるようになった。その際に介入前にはほとんど観察されなかった前腕・手関節の関節運動の動員が認められ、歯ブラシ・箸操作にも汎化していることが確認された。

　このように道具がうまく使えないという現象に対しては、異種感覚情報の変換および統合不全という病態解釈に基づく治療介入、つまり、視覚情報から体性感覚への段階的な情報変換作業は有効であったわけだ。

"中間"のイメージ

　具体的な運動イメージの想起の工夫として、ある手の形の視覚情報から異なる手

の形へ変化する場合の中間を想定させ、どのような手の形が考えられるかという課題も有効だった（図12）。

実は始まりと終わりがわかっていても、その過程がどのようになっているだろうかというイメージの想起は重要だと思っている。なぜなら、適切な行為と運動イメージは時間的・空間的な表象が一致しているはずだからだ。中間のイメージが想起できないということは、一連の行為を起こす前の脳内の運動イメージに既にエ

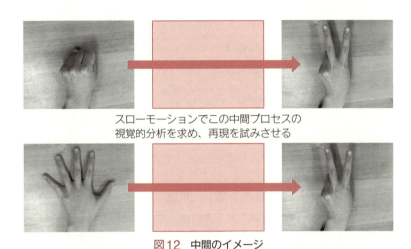

スローモーションでこの中間プロセスの
視覚的分析を求め、再現を試みさせる

図12　中間のイメージ

母指を1、示指を2、中指を3、環指を4、小指を5と数字に置き換える

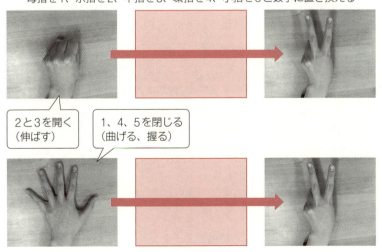

2と3を開く（伸ばす）
1、4、5を閉じる（曲げる、握る）

図13　数字を使うと…

ラーが生じていることが考えられるからだ。

■ **興味深く考えさせられたこと**

　症例Fは、指の模倣に対して言語のみで、例えば「グー」から「チョキ」という口頭指示だけでは、模倣は困難であったが、指にナンバリングをしてみた。母指は1、示指は2というふうにだ（図13）。

　「2と3を伸ばす！」と口頭指示を与えた。そうすると‥‥いとも簡単にチョキが作れた。視覚的に提示し、模倣させるより速いこともあった。

　これは、職業的に関連が深い「数」だったからといえるのだろうか？　あるいは母指が1、示指が2、という番号の振り方は、発達の観点でいうと指で何かを数えたりする際に過去の記憶として用いていたという側面、つまり指を使いながら数の概念や計算を学習していった経験と関係していたのであろうか。

症例Fから学んだこと

　個人の来歴や関心、価値観などを考慮した訓練は、運動麻痺の機能訓練において運動イメージへ適用しやすく効果があることは経験として既に実感していたが、失行症状においても大きな回復の促進因子となったこと[14]は大きな収穫だった。

　また失行症を端的にいうと目的に合った運動（行為）が遂行できないということになるが、その改善方法は、できない動作の反復や、できるところとできないところを分割して、後でつなぐというようなものではなかった。失行症の克服には、反復運動をさせるのではなく、「身体に関して思考させること」が重要であることを症例Fから学んだのだ。なぜなら症例Fのような失行患者の多くは、「何をするべきかはわかっているが、身体をどのように動かせば（すれば）いいかわからない」という方が多いからだ。更にセラピストの言語的援助とは、患者の「思考」をその行為において必要な身体の関節の意味や役割に自ら気づいていけるように導くことを意味しているのではないかと思わせてくれた。

当時解決できなかったが非常に重要な点

　症例Fとは、5年ぶりに再会する機会があった。片麻痺となった患者で消化器系の不調がでることは少なくない。つまり便秘などがそうだ。とりわけ左半球損傷患者

の中には自分の不調をどうも正確に他者へ伝えられない方が多いと感じていた。症例Fもその一人だった（純粋に失語症があるからという原因以外にだ）。

　実はそれで、再会時に家族の方から聞いて驚いたことがある。その約半年前に生命の危機となる一歩手前の状態が内臓系で生じていたことが発覚し、緊急入院していたというのだ（今は元気で幸いだ）。

　症例Fは、その時ひどく痛がり、いわゆる「のたうちまわる」状態だったらしい。しかし家族に言語で伝えることは勿論、非言語的手段も使えなかったようだ。失語があったとしても、自分の左手で痛い場所を指して「ここ！」が「痛い！！苦しい」と表せばいいではないか！！しかし定位できていなかったらしい。

　症例Fは私が関わった入院中にも、いわゆる腹痛らしき症状は度々生じていた。しかし、「ここ！」と手でその痛みのある場所を定位できなかったのだ。頭が痛いのか、お腹が痛いのか周囲は戸惑ったことを思いだした。

　この症状は、痛みが生じている部位の知覚はできていても、自らの手を「そこ」へ定位できないという身体部位失認（autotopagnosia）の結果なのだろうか？　現象的には、「内臓」などの「ここにある」という感じが漠然としてしまい、その結果定位できなくなっているのだろうか？　明らかではない。

　いずれにせよ、身体の異変が自己身体空間の「どこ」に生じているかを他者へ伝えられないことは大きな問題だ。

　セラピストとして症状の鑑別より重要なのは、症例Fが他者へ身体の異変を非言語的手段でも伝えられないことを、家族には、しっかり伝えておくことだったのだ。大事に至らなかったので幸いだが、申し訳なく思っている。今後は同様の症状があると感じた場合、その可能性があるということだけでも伝えるべきだ。そう強く思った。

〜〜〜〜〜〜〜※〜〜〜〜〜〜〜

　左半球損傷患者の中には、非麻痺側の下肢で車いすをうまくこげない、立てない、という患者は意外に多い。

　次は、言語的理解は比較的良好だが著明な右側の上肢・下肢の運動麻痺を認めた症例Gについて述べていこう。彼女の最大の問題は、非麻痺側に著明な筋力低下も関節可動域制限も痛みもないにもかかわらず、全く立てないということだ。なぜ彼女は立てないのだろう。その問題を失行症として解釈していったら道が少しずつ

開けた！！！どのように解決していったかみていこう。

文献

1) John Huglings Jackson（秋元波留夫・訳編）：ジャクソン 神経系の進化と解体．創造出版，2000，pp.88-90．
2) 山鳥重：神経心理学入門．医学書院，1985，pp.136-156．
3) 中川賀嗣：失行症－「みること」「さわること」とのかかわりへ．高次脳機能研 29(2)：206-215，2009．
4) 中川賀嗣：イブニングセミナー 臨床失行症学．高次脳機能研 30(1)：10-18，2010．
5) 森岡周：リハビリテーションのための神経生物学入門．協同医書出版社，2013，pp.263-268．
6) 森岡周，松尾篤：イメージの科学－リハビリテーションへの応用に向けて．三輪書店，2012，pp.34-99（異種感覚情報の変換などに関する内容），pp.102-179（運動イメージに関する内容）．
7) Carlo Perfetti・編著（小池美納・訳）：脳のリハビリテーション[1]中枢神経疾患．協同医書出版社，2005，pp.3-49，pp.53-148．
8) Franca Pantè（小池美納・訳）：認知運動療法講義．協同医書出版社，2004，pp.93-113．
9) 原麻理子，前田眞治：道具の使用障害におけるエラータイプ分類と関連病巣．高次脳機能研究 30(2)：336-348，2010．
10) 村田哲：模倣の神経回路と自他の区別．バイオメカニズム会誌 29(1)：14-19，2005．
11) マルコ・イアコボーニ（塩原通緒・訳）：ミラーニューロンの発見－「物まね細胞」が明かす驚きの脳科学．早川書房，2011．
12) ジャコモ・リゾラッティ，コラド・シニガリア（柴田裕之・訳，茂木健一郎・監修）：ミラーニューロン．紀伊國屋書店，2009．
13) 乾敏郎：コミュニケーション基礎過程としての動作理解，模倣および予測の神経回路．脳と神経 56(2)：121-132，2004．
14) 本田慎一郎，村上順哉，他：失行患者が電動髭剃りをうまく使えるまで－認知神経リハビリテーション治療に職業歴，関心事を治療道具に加えて．第32回近畿作業療法学会口述発表資料，2012．

07

「見ないと足が床についている感じがしないんやわ」

非麻痺側で立てないわけ

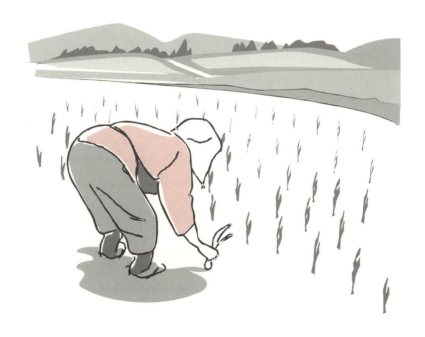

はじめに

　私たちは片足で立てといわれると、それほどの努力を要しなくても立つことは可能だ。脳卒中患者であっても比較的容易に立てる方もいるだろう。とはいえ片側の運動麻痺が重度であれば、当面麻痺側下肢の支持性は望めない。となると頼みの綱は非麻痺側である下肢となる。この非麻痺側下肢に運動麻痺は、ないのだから、多くの場合、片手の支持の助けがあれば立てるはずだ。しかし臨床では意外に立てない患者が多い。

　非麻痺側の下肢筋力が極端に低下していれば、例えば急性期に長期臥床期間があったため、すなわち廃用性が著明に認められれば、非麻痺側の筋力増強訓練は理解の範囲だし、筋力が回復すれば自然に立てるようになるはずだ。また非麻痺側に関節疾患などがあり、関節可動域の制限や痛みがあれば、それが原因だからと解釈し、関節可動域改善訓練や疼痛の緩和治療として、物理療法や徒手的手段によってそれを改善しようというセラピストの思考も、学校の教育課程を考えると理解の範囲だ。あるいは立てない原因は、意欲の低下や覚醒レベルの低下と解釈すると、心理的サポートや作業活動を介して、動機づけを狙ったり、興味・関心などを模索したり、あるいは起立台等を使い、立位姿勢をとることで脳幹網様体を活性化して覚醒を促すという考えも理解の範囲。

　しかしいずれの解釈に従って訓練をしてもなお、立てない場合はどう解釈したらいいだろうか？　仮に病態を解釈できず、内心お手上げ状態になっても、訓練をやめるわけにはいかない。だから多くの場合、既存の訓練を効果があまりでないと、心のどこかで知りつつ、続けるしかないというつらい道が待っている。そのような経験はないだろうか。

　そんな一見お手上げの症例の病態を、認知的視点では、解決できるだろうか。解決できるとすると、解釈はどう考えるのだろう。そしてどんな訓練が可能だろうか。

　ところで、このような立てない右片麻痺患者と左片麻痺患者とでは、根本的な原因は違うように思う。

　今回はそんな素朴な疑問を考える左半球損傷による右片麻痺症例を経験したので、紹介したいと思う。同時に私が何を考え、実際に患者と向き合っていたかを経過に沿って、併せて紹介したいと思う。

症例 G

80歳代半ば、女性、利き手は右手、右片麻痺。

症例Gは左中大脳動脈領域、脳のMRI画像上は基底核部に梗塞を起こしていた。他院で急性期を過ごし転院となった。右側の麻痺は重篤であった。Br. stageは上肢Ⅱ～Ⅲ、下肢Ⅱ～Ⅲ、手指Ⅱ～Ⅲ。動作面としては、自らの移乗動作を求めるが全くできなかった。全く非麻痺側下肢の、特に膝伸展の筋出力が伴わず、結果として私にぶらさがって身を預けるしかない感じだった（図1）。

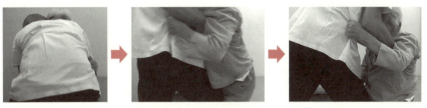

図1　移乗動作

臨床思考の基礎（"何かを知るための3つの手段"）

彼女には「立つ」意志はあり、「立つ」という意味は理解していたが、その時の印象はまるで、どのように立てばいいか、全くわからないのではないかという状態だった。右麻痺患者でこのような印象をもつ場合、私は失行の影響が強いという疑いをもっている。その点を考えつつ具体的な評価に入っていった。

私が右麻痺患者を前にした場合、特に頭に浮かぶことのひとつに、ブルーナー（Bruner）の考え[1]がある。人間が環境に適応し生きていくためには様々なことを知る必要があると思うが、彼は環境と自分との関係において何かを知るための手段は3つあると考えた。その3つとは「行為」「映像」「象徴」であり、これらに関することを脳内に思い浮かばせる表象という手段があると考えたようだ（p.173「04」章の図42参照）。

まず「行為的表象」は、自分の動作を頭の中に記憶し、必要に応じてそれを使うのである。つまり、自ら動いて外界の事物について知るという手段である。

「映像的表象」は環境からの情報をイメージ化、そして保持し、実際に目の前になくても、それを想起して思考することができるようになるのである。

「象徴的表象」は、言語を介したものである。これは言葉や記号など象徴を使って

理解や認識をし、外界の事物について知っていくのである。ブルーナーは、思考は内面化された言語であると考えていたようだ。だから子供が様々な課題を解決できるようになるのは言語能力が増大したためであるといっている。

要するに、ある何かについて知ろうと思うと、「言葉」を介して知ることもできるし、視覚を介してそれを知ることもできるし、自ら動いて知ることもできる、つまりそういうことだ。

ある事柄を患者さんが知るためには、どんな手段が残されているかという視点をもって関わるとまた新たな点がみえてくる。

今回の場合で例を挙げると「立つ」ということに関して、患者に、①「言葉」で説明を求める；②写真などの視覚的なものから選択させる；③実際の動作でそれを示させる、ということになる。このブルーナーの考えは、失行症の病態の中核を「情報変換の障害」と解釈している認知神経リハビリテーションの視点[2]（p.262「06」章の図4参照）と違和感がないので、理解の助けになる。

今回の場合、なぜ座位姿勢から立てないかという患者の病理を知るためには、患者へ「問う」という課題設定と、言語的問題を考慮した工夫が必要だった。

評価の実際（患者の世界の全体像を知るために）

患者の抱えた世界の全体像を知り、理解するために最初にしたことは、セラピストの模倣に応じることができるかをみることだった。これは「情報変換」という観点から、「模倣」は、基本的に映像的表象から行為的表象に変換できるかを求める課題となる。「Gさん、私の真似をしてくださいね」という指示理解が前提だが。そしてそこから何がわかるかみていった。

すると万歳（左上肢の挙上）は可能だった。「右手は？」という問いには、右腕を動かそうと必死であったが、「ダメできないわ」という表情でこちらを見て首を軽く横に振った。ジェスチャーで返してきたのだ。これは、著明な言語障害はないのだが、声量が小さく、嗄声となって相手が聴き取りにくいことを理解し、身振りで自分の意図を伝えることができる能力をもっていることを意味していた。運動麻痺があったので動かないのは事実であった。また彼女のその反応で、病識があることも確認できた。

ただ正確に言語化できないことがうかがえたので、いくつかの選択肢を聴覚的な言語情報として提示することで確かめることにした。すると本人にとって明確な意

思表示をする際には、「頷き」にためらいはないことが確かめられた（図2）。わかりやすい問いの例として、「今日は天気がいいですね？」と「今日は天気が悪いですね？」という場合、私の表情は2つの問いで変化させず、イントネーションも同じにすることがポイントだ。そうすることで本当に言語的な聴覚情報の違いを理解して、頷くあるいは首を横に振るのかという

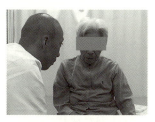

図2　意思表示は可能

ジェスチャーの信憑性がわかるというわけだ。更に単語レベルであれば、求めると発語してくれ、問いに対する答えが的を射ていた。

そのようなやりとりの対話でわかってきたことを実際に行った順で以下に示す。

1) 見当識としての場所、日時は概ね良好である。
2) 今回の入院は、肺の病気でも心臓の病気でもなく、脳の病気によってだということを理解していた。
3) 私が指をさす身体部位に対する呼称（図3）は、私の顔面部位の誤りはなかった。これは「情報変換」という観点では、映像的表象に対応する象徴的表象すなわち「言語」への変換を求める課題に相当する。しかし肘を「アゴ」と言ったり、私が「そこですか？」と問い、音韻の手がかりとして「ヒ…」と言うと「ヒジ」ではなく「ヒザ」と答えてしまう場面があった。

このようにエラーがあった場合、自ら言い間違いに気づかないことが多く、「本当にそれでいいですか？」「〇〇ですか？」と言語的確認を求めるような援助をすると、修正はできるという場面はあった。また問いに対する発語も時間がかかったり（換語困難）、言い誤ったり（錯語）はあるが、手がかりとしていくつかキーワードを提示すると修正して、ゆっくりだが発語できることが多い。

呼称を求めるとエラーするから、身体部位の混乱は強いのだと思いがちだ。しかし、興味深いのは、二択の形にして私が「これは肘ですか、肩ですか？」と求めると正確に「ヒジ」と言えたり、これは「手首ですか、足首ですか？」と聞くと発語の誤りが著明に減少したのだ。つまりある一つの視覚情報と

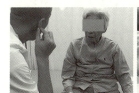 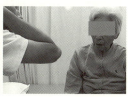

図3　身体部位の呼称

しての身体部位と対応する名称（言語）を探索し、産生するというのは困難だが、二択の聴覚的な情報を補填すると、その音韻から該当する言葉を選択できる能力はあることを意味するわけだ。

4) 身体に関しては視覚を介さなくても、どちらが右か左かという空間的な混乱は少ない。
例えば症例Gには閉眼してもらい、「あなたの左膝に対して左の足は今、前にありますか、それとも後ろにありますか？」という二択、更に「前か後ろか真ん中か」という三択になっても、各身体部位の空間的な位置、関係性に混乱は認められなかった（図4）。

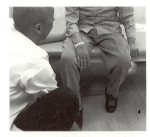

図4　身体部位の関係性

5) 下肢の足関節の背屈・底屈・中間位という認識も、直接視覚を介さずに、提示された写真から正確に選択することも可能で、言語的に「踵」より「足先」が「上」「下」と正しい認識のもとに発語できる（図5）。

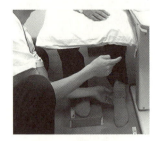

図5　足関節の認識

6) しかし、立つという動作には、足が膝より後ろの位置にあるよりも、足が膝より前にあるほうが立ち上がりやすいと認識しているということがわかった（図6）。

このようなことを語る患者は臨床的に少なくない。

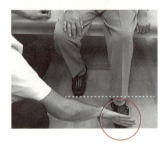

図6　立ちやすい足の位置は？

■　ひとつの驚きの記述　■

このように自己身体についての様々な要素について対話してきたが、非常に驚いた症例Gの記述はこれだ。

「見ていると、床に足がついているのがわかるんやけど、見ないと床についている感じがしないんやわ」

と言うのだ。これが麻痺側であれば、感覚障害が脳損傷によって少なからず生じて

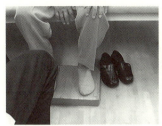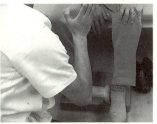

図7　非麻痺側足部の触覚

いてもおかしくないので解釈に難しくない。しかし症例Gが言っているのは非麻痺側、左足なのだ。

これが本質的な問題を表現している現象だと直観した。私たちは床を見なくても、床に足がついているということは、自信をもっていえるのだ。

そこで私は、非麻痺側である左足の前足部か後足部を私の手で触れ、どちらに触れたかを求めた。症例Gは迷うことなく踵（かかと）または指（ゆび）と正しく答えることができた（図7）。

今度は前足部か後足部のそれぞれを圧して、どちらが強く押されたか求めてみた。すると、感じている圧は的を射ていた。つまり、他動的な受け身的な状態での触覚、圧覚には著明な異常は認められなかったのだ。

では、自分の左足の裏で体重を支えられているという感じはないか尋ねた。しかし「感じない」という答えであった。なぜ感じられないのだろう。

更なる評価 兼 訓練（"3つの手段"と行為のエラー）

症例Gの記述は「解離」という状態を表していると私は思った。つまり視覚と、体性感覚情報の特に能動的な触・圧覚情報との関係性における解離と解釈したわけだ。

「解離」という意味を、先ほどのブルーナーの3つの手段を使って説明する（図8）。

私たちは「寝ている姿勢」「座っている姿勢」「立っている姿勢」の違いを、言葉で説明することもできるし、写真など視覚を介してそれを選択できるし、実際の体を使って表現することもできる。このように3つの手がかりは、双方向に互換性がある。つまり情報の変換が等価の関係になっているのだ。だから3つの表象は意味

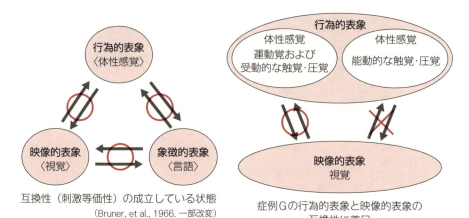

互換性（刺激等価性）の成立している状態
(Bruner, et al., 1966. 一部改変)

症例Gの行為的表象と映像的表象の
互換性に着目

図8　症例の"解離"

がイコール（＝）で結ばれているのだ。だから「解離」という現象は、特異的にどの方向かは個別性があるにしろイコールで結ばれた関係（互換性）が崩れ、その結果、行為のエラーがでるということだ。

更に、「見ていると、床に足がついているのがわかるが、見ないと床についている感じがしない」という意味を掘り下げるために評価を続けた。

すると、以下のことがわかってきた。

他動運動で足底と床の間に挿入した硬度の異なるスポンジの識別を行った（図9）。文字を介す形（「硬」「柔」と漢字で表記）でのポインティングでは混乱するが、概念図と実際の動きを確認させることで混乱は減少するなどがみえてきた（図10）。しかし自信がない‥‥言葉に置き換えるとやはりエラーがでるのだ。

次に自動運動で同じ課題を試みた。しかし、スポンジをほとんど踏み込むことができず、圧の識別はできなかった。

ここまでの症例Gの病態を、ブルーナーの3つの表象を用いて説明する（図11）。

映像的表象（視覚情報）と象徴的表象（言語情報）間の互換性は一番保たれている。視覚情報の意味を言語化することも、指示された言語情報がどの視覚対象のことを意味しているか、あるいは視覚

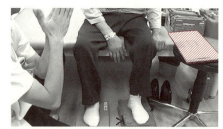

（斜線部には、スポンジの硬度を表す文字や概念図を提示している）

図9　スポンジの識別

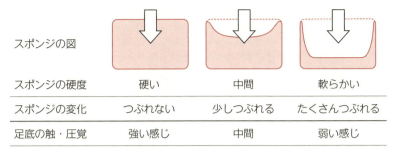

図10　スポンジの硬度と足底との関係性

表象化も概ね可能だったからである。これが図に示した丸（○）の意味である。

　行為的表象と象徴的表象間の互換性も崩れていた。どのような行為であったかについて概ね言語化できるが、指示された言語情報に対応する下肢の接触性に関する行為の表象化は困難であった。これが図中に示した三角（△）の意味である。

　行為的表象と映像的表象間の互換性は一番崩れており、視覚を介してどのような行為か知ることや行為を介して空間的な身体の映像的表象化は可能だが、触・圧覚を介した能動的な行為による視覚表象化はできなかった。これが図中に示した三角からバツ（△〜×）の意味である。

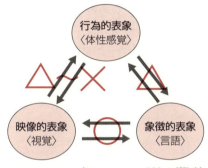

（Bruner, et al., 1966. 一部改変）

図11　3つの表象の関係性にみる症例の病態

「床につく」という意味

　また、これらのやりとりで私が考えていたことは、「床についている」という言葉の意味だ。当たり前のことだが本人にとっては、「触れている」ことではなく、「着く」ことなのではと考えたわけだ。この「着」の意味は、到着、着陸などの単語が表すように、ある対象に対して能動的な動きが伴うイメージではないかと。人体の重さを受け入れてもらえる対象（床面）との関係の中で、「着く」のではないかと。

　そこでもっと能動的な動きの中ではどうだろうと思い、更に評価兼訓練を進めた。
　すると、背臥位で、ある条件を設定すると床の接地面を感じられることがわかった。その設定とは、膝関節の屈曲位から伸展位を自動介助でとり、足底と壁の間にスポンジを挿入し、それを足底全体で踏み込んでいくような設定だ（足底と膝伸展

の筋出力をだしていく)(図12)。更にそのスポンジを踏む時、田植えをした経験があった症例Gにとって「田んぼの中で足を入れて立ったときのような土を感じられるか、それとも底なし沼のような何か不安な感じか」という喩えを利用すると、「これは踏ん張りきれん!(一番軟らかいスポンジを踏み込んだ時)」とか「これは田んぼの中の土で踏ん張れそう(硬いスポンジを踏み込んだ時)」と記述がはっきりして、明らかな頷きがでたのだ。症例は、当分麻痺側の支持は期待できず、非麻痺側のみで立つことを余儀なくされることも考慮すると、これは悪い喩えではないと判断したわけだ(後で座っている姿勢から立つ時に今のこの感じを思いだしてもらうといいかもしれないとこの時考えていた)。

　通常、立つ時に、私たちは踏ん張って立つことはない。しかし「踏ん張れそう」という言葉は、自分の足と床という対象との関係の中で成立し、田んぼで踏ん張るというイメージは、しっかりと立つためにおのずと地面と足という両者の関係に意識が向かうことを意味していると思った。

　　Th● (軟らかいスポンジと硬いスポンジでは) どちらのほうが、自分にとって踏ん張って立ち続ける感じがあるの？
　　Pt◆ 硬いほうがいい、やわらかいほうでは立ちきれん。
　　Th● 膝がギュッと締まりがあるのとそうでないのと、どっちが踏ん張る感じがあっていけると思います？
　　Pt◆ そりゃあ膝がギュッとあったほうが‥‥
　　Th● では、締まりがギュッとあるほうはどっちかやってみましょう。

しばらく、それぞれのスポンジを踏み込んで、その違いを嚙みしめている様子がうかがえた。踏ん張りきれる時には膝がギュッとなっている。逆に膝がギュッとなっている時は床は踏ん張りきれるという、どちらに意識を向けても混乱が生じず、筋出力の調整がでてくるようになっていった。

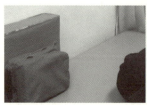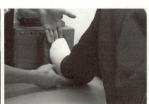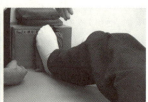

図12　接地面を感じられる設定

この訓練をした直後から、実際に立つ動作の際に必要な非麻痺側下肢の筋出力を感じる兆しがでてきた。

　とはいえまだ他の要素も考える必要はあった。他の要素とは、立ち上がる時の下肢の踏み込む感じに加えて、体幹と下肢との関係性についてだ。だから次に、端座位から立ち上がり立位姿勢までの写真を5枚用意し、最初と最後（端座位と立位）の2枚を提示して、その間に入る写真の順番を問う課題を設定した（図13）。このような課題を失行のある患者に行うと、多くは、できないか、非常に時間を要する。しかし症例Gは、立ち上がりの順序性の誤りはなく、ランダムに重ねた5枚を「順に並べてください」と指示してもそれほど時間を要さずに可能だった（図14）。症例Gは立ち上がる際の体幹と下肢の空間性には問題がなさそうだった。

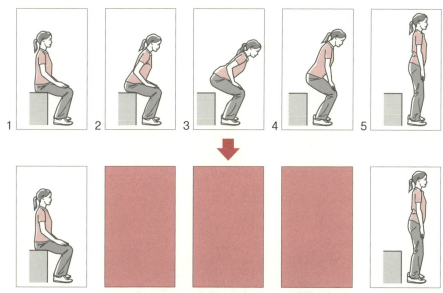

図13　立ち上がりの順序（間）を問う課題

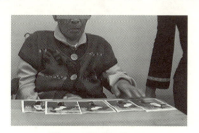

図14　順番に並べる

膝の屈伸と足底の圧との関係（立てないわけに辿り着く）

そこで、立ち上がりの写真（視覚的な情報）とその時の足底にかかる圧を対応させるという課題を行った（図15）。

Th● まっすぐ座っているときは？（図15-1）
Pt◆ これ（足の裏にまんべんなく体重がのっている絵Bを選ぶ。合っている）。
Th● お辞儀する動作（体幹の前屈）のときは？（2）
Pt◆ これ（指先に少し多くなるかな？とつぶやき、前足部の絵Aを指で示す）。
Th● ではこれは？（3）
Pt● ………（Aを指さしたそうに悩んでいる様子）。
Th● お尻が浮く…まさに立つぞ！っていう瞬間ですよ。
Pt◆ 体重は指先だと………

足の裏全体だけど、立つぞっていう瞬間は踵に気持ちがあったほうがいいのではないか…。

では、実際どうかを背臥位で膝の締まりと踵で踏み込む時の関係でおさらいすることにした。

その後、症例Gに対する病態には更に確信に近いものをもった。失行症を呈する

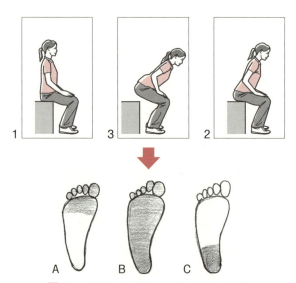

図15　立ち上がり動作と足底の圧との関係

患者では、身体の各関節運動の空間性に関するエラーが認められる。この空間性に関する行為のエラーの修正は「06」章の症例Fで経験していたので、頷けることだ。しかし、症例Gの病態は、この空間性のエラーだけでは解釈が不十分であった。

病態の解釈の助けとなったのは、以前から考えていた自分の仮説であった。それは、空間的な各身体部位の変化は、運動覚を介して視覚イメージがしやすい、つまり関節の運動覚を介した身体運動は、視覚表象へ変換しやすいし、理解しやすい。しかし触覚や圧覚の情報は運動覚とは異なり、視覚的な動きの変化のイメージと連動するようなイメージが湧きにくいのではないかというものである。

そこで再度訓練を継続した。踏ん張れると感じる時に、膝は伸びるか曲がったまま、踏ん張れると感じた時の足底の圧の差、そしてその時の膝の締まり具合を関係づけて展開したところ、パフォーマンスも変化していった。

しかし背臥位での訓練で、私はあることに気づいていた。スポンジに踏み込んでいく際に（膝関節が伸展していく際に足関節は背屈位となるはず）足関節が底屈位となり、前足部で踏み込むようなことが多く観察されたのだ。

そこで、姿勢によって足底のどこに体重が乗っていると思うか聴いてみたところ、座位で座っている時は、まんべんなく全体に体重が乗っている、お辞儀をして体幹を前屈した時は前足部と答えた。「田んぼで土に対して踏ん張って今立つぞというときは？」と問うと、前足部のままで踏ん張ったほうが、しっかり立てるという認識であった。「だから立てないんだ！！」と思ったわけである。

そこで、実際に立つ時に踵に意識を向けた場合の立ち上がり（介助下）と、訓練状況を前足部か踵でそれぞれ踏ん張れるような設定にして、比較し、確認していった。そこでようやく踵に強く意識を向けたほうが「踏ん張りきれる」という強い頷きが得られるようになった。

その訓練直後から、中等度以上の介助（下肢の指示性を主に）が必要だった症例Gは軽介助レベル（体幹の崩れを主に）へと行為のレベルが変化していった。そしてこの日からベッドサイドでのおむつ交換時のお尻上げができるようになるという汎化されるような場面が出始めていった（図16）。お尻を上げておむつを交換する時、そして立ち上がる時に必要な踵の役割が‥‥。

とはいえ、トントン拍子に回復は進まない。今度の問題は非麻痺側で垂直位に立位をとれないこと。つまり麻痺側へ徐々に倒れていく傾向が残存していたということだ（図17）。

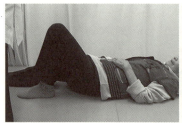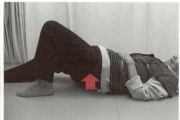

図16　お尻上げ（踵の役割）

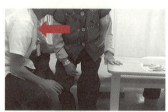

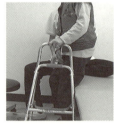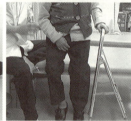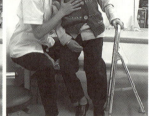

図17　麻痺側へ徐々に倒れる

股関節と足底の圧との関係（傾くわけを捉える）

　それは、短絡的に外部観察からいうと、空間的に麻痺側を含め両足で立つ時のような立位姿勢に近かった。それは母趾側と小趾側の重心の変化がうまく捉えられないからで、立つあとの意識づけ程度でいけると甘く考えていた。

　しかしやはりだめだった。そこでなぜかを模索していく。このような時は、まだ見逃している部分に気づいていない可能性が高いので再吟味する。そうするとみえてきた。まず本人が、踏み込んだあとの圧の変化として母趾側へ乗っていたほうが安心だと漠然と思っていたこと、そして踏み込む時に膝伸展に伴う股関節は中間位で伸展するのではなく、多くは内旋していることに気づいた。だから、母趾側へ乗らざるを得ないパターンがあるという発見だ。だから結果としてスポンジを踏み込んでいく足は外側へずれていくのだ（図18）。言い換えると、足はスポンジから逃げていくのだ。

この意味において、失行症のある患者の場合、注意深く観察すると、一見「できる」動作であっても拙劣であることが多い。それは失行症状の特徴として、「動作時の四肢の運動方向に異常がある」[2]ということに当てはまる。

　これはまさに運動性錯行為と呼ばれる現象だ。錯行為とは、筋収縮の組織化に異常が生じた症状のことだ。これには運動のプログラミングにとって密接かつ不可分な複数の構成要素が関わっていると考えられているので頷ける。

　つまり床と足底－下肢－体幹の垂直性という空間的な関係性が成立する筋収縮の組織化には、床と足底との間で生じる「圧」という情報が不可欠であったといえ、このような関係性の崩れが症例Gの中核的な病態と解釈したのだ。

　先ほどの訓練は膝の屈伸に伴う筋出力と圧の関係であったが、今度は股関節と足底圧（内・外側）の関係性について考慮して、訓練を展開していった。具体的には、股関節が内旋・外転していくと母趾側の圧が小趾側より強く、股関節が外旋・内転していくと小趾側の圧が母趾側より強くなり、股関節が中間位だと両側が均等だ、という関係性を気づかせていった（図19）。この気づき以降立位の動揺が減少していった（図20）。

　ここまでが約1か月半の私の臨床思考と、それに伴う評価（訓練）である。

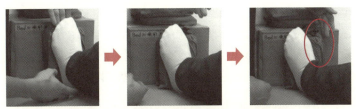

図18　踏み込むと外側へ（運動方向の異常）

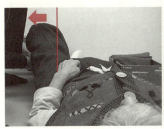 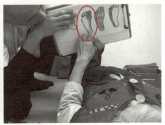

初期時は股関節外旋位であっても、母趾球ではないかと認識していた
図19　股関節と足底圧の関係：訓練初期

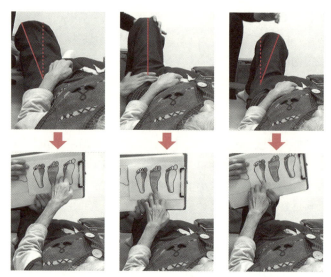

股関節の内旋・外旋と母趾球と小趾球の足底圧の関係性の成立
図20 股関節と足底圧の関係：訓練後

　実はこの評価（訓練）は、具体的な全体像の理解のための「観察のためのプロフィール」というものと結果的には同じだ（p.60「02」章の図8参照）。つまりこの「観察のためのプロフィール」に従うと、目に見える運動の異常には、どのような脳の作業能力が関わっているかを簡単にまとめることができるのだ。不慣れな人ほどこれを基礎に進めるようにしなければ、病態解釈は難しいかもしれない。先ほどの実際の私の評価（訓練）の内容をその項目に従って整理し、回復の阻害因子（Negative）と促進因子（Positive）に分けて一部を表1に示す。

情報変換の障害

　情報変換の障害としての病態解釈と訓練についての整理をしておきたい。
　環境と自分との関係において、何かを知るためには3つの手段があることは既に述べた。行為的表象、映像的表象、象徴的表象である。そしてこの3つの表象は脳損傷を呈していない私たちの場合、イコールで結ばれており互換性が成り立っている（図8の左参照）。これは刺激等価性があるという表現でも前述したとおりだ。しかし、症例Gでは脳損傷によってこの互換性が崩れたのだ。
　症例Gの行為的表象を体性感覚情報、映像的表象を視覚情報、象徴的表象を言語

表1 プロフィールの抜粋：回復の促進因子と阻害因子

促進因子（Positive）		阻害因子（Negative）
• ベッド上や座位であっても、非麻痺側の下肢の股関節・膝関節・足関節の自動運動は意図的に可能（例えば寝ている時に自ら膝を立てる、座位で靴を履こうとするために非常に協調的な股関節・膝関節・足関節の運動が見られる）	どのように動くか	• 端座位からの立ち上がりに関しては全く立てない
• 視覚的な分析は良好 • 単関節の動きは、方向、距離など運動覚情報は良好 • 他動における触覚・圧覚単独は、視覚的援助か、言語的援助があると認識可能	どのように認識するか	• 自動運動の中で足底の圧情報は特に困難
• 比較的長文でも理解力が良好 • 発語もささやき声であるも聞き取れる • 選択肢を2択以上与えた直後には、その中から、自分の意図した発語が可能となる	どのように言語を使うか	• 錯語、換語困難あり • 日常会話的な内容よりも、自己身体に関する発語乏しい
• 歴代床屋さんを継いでいるところの妻として • 田んぼで田植え経験	どのように過去の経験・来歴などを語れるか	
• 閉眼するより集中力が高まる • 持続性は1時間以上可能 • 視覚を介さないところでも、何に注意を向けるか焦点化できると、その後は必要なところへ向けられる	どのように注意を使うか	• 開眼では視覚的刺激にそれやすい • 圧情報には注意が向きにくい
• 座位から立位姿勢への姿勢変化に伴う、視覚的なイメージは可能で、順序性も捉えられる • 過去の経験（田んぼの土）をイメージ化することで「踏ん張る」という圧情報と筋出力の関係性が鮮明化する	どのようにイメージするか	• 姿勢変化に伴う視覚イメージは可能だが、随意的な筋収縮感やそれに伴う圧情報の変化のイメージが加わる中での圧情報の変化が捉えられない
• 学習効果としての記憶に問題なく、病識もあり	どのように学習するか	

情報と言い換えて情報変換の障害について説明しておこう。

「目で見ると床に足がついているのがわかるが、見ていないとわからない」という内的世界を表現した記述は、症例Gの知覚経験を表現している言語情報である。そしてこの言語情報の中には、身体構造の概念に基づき、「手」ではなく「足」という部位の名称がくっついている。

また「床」とは、身体に対して垂直方向の面として存在する環境であり、地面と同様に体を支えてくれる所だという知識、同じ硬い性質であっても「壁」のように、立っている身体と平行の面に存在する環境ではないという経験に基づく理解も視覚情報と言語情報間で成立していることがわかる。

この「足」と「床」の単語2つに加えて、更に「ついているのがわかる」という表現は、自分と対象との「接触」の理解を意味し、「離れている」という状態とは異なる意味であることを自分の経験を介して知っていることになる。また通常、足の裏の触覚・圧覚を介して床に「ついている」という事実は、直接的な視覚情報を介さなくても知ることができるはずだが、症例Gは、それができなかったのだ。

つまり言語情報と視覚情報とのつながり（互換性）は比較的保たれているが、視覚情報と体性感覚情報、とりわけ触・圧覚情報とのつながり（互換性）がうまくいっていないと解釈できる。「互換性」とは情報Aと情報Bの情報は等しい関係性で結ばれているので交換可能性があることだ。つまり「互換性」が成立していた状態が脳損傷によって崩れたのだ。

また「立たなければならないことはわかるんやわ（理解している）。でも、立ち上がるにはどのようにしたらよいかがわからないんやわ」という記述も得ていたが、これは、視覚情報と言語情報との互換性は保たれているが、視覚情報と体性感覚情報、とりわけ能動的な関係性の中で生じる触・圧覚を介した床面との情報の互換性が崩れてしまったと解釈できる（図8の右参照）。

このような状態を「情報の変換障害が生じている」と言い換えることができる。

解読 - 変換 - 産生

ここでいう情報の変換障害は、更に「解読」「変換」「産生」という視点からみて、症例Gの症状を説明することも可能である。まずわかりやすいイメージとして、私があなたに「私の真似をしてください」と指示し、「ある動作」をしたとしよう。

「解読」とは、ある情報を読み解く能力をさす。だから、「私が少し体をかがめ、両手は胸ぐらいの位置で、手掌面が上に向くようにしながら、両手をくっつけ器の

ような形を作り、その後、その両手の形はそのまま保ちながら顔面部へ向かう。そして顔面部に沿って概ね左右あるいは上下に両手を対称的に動かす」という運動をしたなら、これは何を意味する動作であったのだろうか。そう、「顔を洗う動作」だ。

このような身体運動を見て、あなたは、「あ、これは顔を洗う動作だ」ということを一連の視覚情報から「何を意味しているか」読み解く、これが情報を「解読」するという作業だ。また言語指示で「顔を洗う動作をしてください」といわれた場合、その聴覚情報から何を意味しているかわかることも意味する。

症例Gの「解読」作業はどうだったのだろう。症例Gは、立ち上がるまでの動作の写真が提示された場合、その写真という視覚情報は、走っている動作を表しているのではないことを読み解いたし、立ち上がりの順序に並べるという課題で誤りがなかったということは、時間の流れに合わせて変化する身体の空間性を読み解くことができる能力があったと解釈することができる。

そして、症例Gは、言葉による指示（言語情報）を読み解くことは比較的できるが、足底の触覚・圧覚を介して床についているという体性感覚情報を読み解くことが難しい状態にあったといえる。

実はこの「解読」作業には注意機能が必要である。顔を洗う動作の模倣を実際に行うには、「少し体をかがめ、両手は胸ぐらいの位置で、手掌面が上に向くようにしながら、両手をくっつけ器のような形を作り、その後、その両手の形はそのまま保ちながら顔面部へ向かう。そして顔面部に沿って概ね左右あるいは上下に両手を対称的に動かす」というような動作を概ね行う必要がある。

しかし両手で顔が隠れてしまうような顔面部を擦る動きは、顔が一瞬隠れ、そしてまた見えるという点にのみ着目してしまうと「いないいないばあ」の動作であると誤って情報を読み解く可能性はある。あるいは洗面をするのだから、両手をくっつけて器のような手の形を作らないと水を溜める（入れる）ことはできないが、その点に注意が向いていなければ正確な模倣はできないし、実際に顔を洗う場合に、両手の指の間が空いていたり、器の形になっていなかったりすると、顔に水をかけることができずに困惑するという行為のエラーがでるかもしれないのだ。

症例Gの場合も同様だ。症例は自ら立とうと何度も試みた。しかし自分ではどうにもならなかった。つまり、やみくもに繰り返しの動作をしても立てないものは立てない。目に見える現象として「立つという行為」の修正には、運動プログラムの修正が必要なのだ。

だから例えば、股、膝、足など複数の関節の主にどの関節に注意を向ければよい

のか、そしてどのような体性感覚情報に注意を向ける必要があるかを特定していかなければならない。

　繰り返しだが、症例Gは今、立つことを求められているということはわかっている。しかし、それをどのようにすればよいかがわからない。この「どのように」という運動のプログラムの修正には、「どこに」、「どのような」情報に注意を向ける必要があるか明確に知る必要がある。

　一例が「ああ、こんな感じが膝のあたりにあるとき（筋収縮の高まりに伴う筋感覚）、膝が伸びるのか（膝関節の運動覚）」、「ああ、こんな感じが膝のあたりにあるとき（筋収縮の高まりに伴う筋感覚）、足の裏の感じが増すのか（圧覚）」、という体性感覚情報の読み解きと視覚情報との結びつき（互換性の成立過程）である。

　このように読み解く能力には、注意面は欠かせないことになる。だから症例Gは、右半球損傷患者のような方向性注意の問題とは異なる、注意面の介助をセラピストから受けながら訓練を段階的に進めていったということになる。言い換えると今最も重要な情報は何かを選択し、今重要ではない情報は何であるかをふるい分けする能力をつけることに段階的な援助をしたということである。

　次に「変換」についてである。これは情報Aと情報Bを読み解いたのち、意味として等価であれば結びつけ、等価でなければ分ける、そして今知覚した情報Cと実際の行為をするイメージDと比較する能力をさす。先の例では「少し体をかがめ、両手は胸ぐらいの位置で、手掌面が上に向くようにしながら、両手をくっつけ器のような形を作り、その後、その両手の形はそのまま保ちながら顔面部へ向かう。そして顔面部に沿って概ね左右あるいは上下に両手を対称的に動かす」という動作は、「いないいないばあ」ではないし、トイレ動作や着替えでもない。「これは顔を洗うときの動作だ」と、現在の視覚情報と結びつく情報を自らの過去の知覚経験（記憶情報）、あるいは今からしようとする行為のイメージと比較照合する脳内の作業を意味する。

　症例Gは、「床に足がついている」と読み解いた視覚情報を触覚・圧覚情報に「変換」できず、また「立つ」「踏ん張る」という言語情報の意味を理解していても、それを筋感覚的な体性感覚情報へ変換できなかったと解釈できる。

　しかし、過去の知覚経験である「田んぼで稲を植えていた経験」の想起が、自ら片脚で立ち上がるという行為をつくりだす契機となった。

　具体的には「ぬかるんでいる田んぼで、しっかり踏ん張って立つ」という経験の

想起は、視覚的なイメージに留まらず、床面と足底間で生じる能動的な「足が地につく」という関係性の気づきを促したといえる。つまり、田んぼで踏ん張るというイメージが今の自分の非麻痺側下肢の触・圧覚的な筋感覚的な体性感覚情報と視覚情報の変換へ結びついていったのである（情報の変換の成立）。

　また訓練では、このように踏ん張って立つという視覚イメージと、訓練で得た立てそうな感じという筋感覚的な体性感覚情報を変換させたり（異種感覚情報の変換）、筋感覚的な膝の締まり具合と触・圧覚情報を介した踏ん張り具合という情報を変換させたり（同種感覚情報の変換）、あるいは主に左足優位で立ち上がらなければならない時の体幹の空間性イメージと左足の足底圧の変化という接触性に関する情報を比較させたりする能力を育んでいったわけである。

　症例Gのような「立てない」という行為のエラーは、筋力低下や非麻痺側のみで立つという経験不足などによるバランス不良と捉えがちだが、情報変換の障害という観点から眺めると「解読」および「変換」の過程で生じている問題として色濃く浮かび上がってくる。だから訓練は情報の解読と変換という過程に焦点を当て、進めていったということになる。

　最後に「産生」についてだが、これは運動プログラムに基づいた筋収縮の組織化を時間的・空間的につくっていく能力をさす。先ほど例に挙げた「顔を洗う動作」では、体幹の屈曲度合い、両手を胸ぐらいの位置にもってくるための肩・肘の屈曲度合い、手掌面が上に向くようにするための両前腕の回外位の感じ、両手をくっつけ器のような形を作る両手の小指側の接触感と示指から小指間の接触感とそれに加えた軽度の屈曲度合い、そして水をこぼさず両手を顔面部へ向かわせるための肘の屈曲に伴う手関節の背屈の連動など、顔を洗うという行為には、おおざっぱだが、このような身体運動につながる筋収縮の組織化が必要である。

　症例Gは一生懸命立とうと努力したが立てなかった。その原因は、時間的・空間的に適切な筋収縮を組織化できなかったことにあると解釈している。そして後半、立ち上がりの動作がある程度できてきたが、股関節や体幹の運動方向が不適切なために結果として立位を保持することはできず、右側へ崩れてしまい介助が欠かせない状態であった。つまり、立ち上がる動作の身体の空間性の改善はある程度あったが、接触性の問題が取り残されていたと解釈できる。

　この「産生」の問題は、言い換えると運動性の錯行為ということもできる。運動性錯行為は動作時の四肢の運動方向、あるいは操作対象の方向づけに異常がみられ

る。対象の方向づけという操作面でいくと「06」章の症例Fが電動髭剃りを使ってうまく顔面の髭を剃れないことがそれに相当する。幸い症例Fは、身体の空間性に着目した訓練を中心に展開することで改善が図れたが、症例Gでは床に対しての自己身体を概ね垂直方向に保持するために必要な体幹・下肢の空間性に加え、足底の圧情報との関係性の再構築を含めた筋収縮の再組織化が欠かせなかったと解釈できる。

以上が情報変換の障害として捉えた病態と訓練内容の一部の解釈である。

最終的なパフォーマンスは…

上記のようなことを考えて症例Gの訓練を構築していったのだが、最終的なパフォーマンスとして図21のように移乗動作、立位保持が見守りとなるには、訓練はもう少し続いた。

先の訓練（図19）では、股関節の内旋と外旋の運動方向と足底圧の変化には相関関係があるということを学んでいった。このことは自動運動においても関係づけができるようになっていった。しかし図17でもわかるように、体幹の左右の傾きとの結びつきができていなかった。予想どおり、介助なしでは立ち上がりや移乗動作は

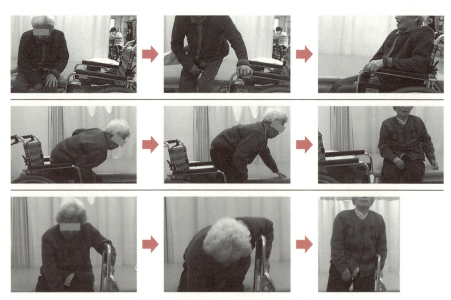

図21　移乗動作、立位保持（介入後）

まだ困難であった。

　そこで更に図22のようなカードを用いて、体幹の空間性と足底圧の変化が関係づけられるように訓練をつくっていった。

　更には、症例Gは右下肢の麻痺の程度は残念ながら支持性が得られるまでの回復には程遠かった。よって左下肢のみで、立ち上がり、そして移乗動作などを獲得する必要があった。

　幸い症例Gは、右下肢は立ち上がる時には頼れないという自覚があったので、「左足のみで立つには、体幹をどのように傾けながら、立ち上がればいいか」という問題をすぐに共有できた。だから、現実的に立つ時の状態のあるべき体幹の空間性（左右の傾き）と足底圧の関係性の訓練は、今までより特別難しくなく進めることができた（図23）。

　リハビリ終了後は自宅へ退院でき、介助する家族からも「助かってます」という

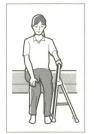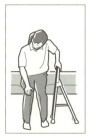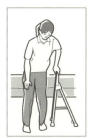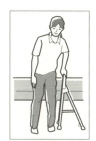

図22　体幹の空間性と足底圧の変化の関係を考える

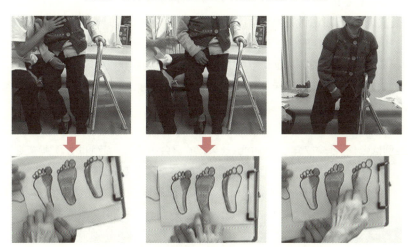

図23　訓練後：体幹の傾きと足底圧の関係性

一応の報告を受けたので、ちょっとした安堵が私の中に広がった。その一方、臨床家としては、「歩行」までいけなくてもせめて移乗、立位の自立まで到達するには何が足りなかったのだろうという思いが残った。考えを巡らせる機会をくれた、症例との出合いであった。

追記

　症例Gは非麻痺側に筋力的には問題がなかった。非麻痺側の関節に痛みもなく、特に異常がなかった。でも立てなかった。その原因を解釈する術として、ブルーナーの、何かを知るためには3つの表象化による手段があるという面から捉えてみた。この見方は、失行症は脳内の情報変換障害によって生じるという仮説と非常にオーバーラップしわかりやすかったのではないだろうか。

　では左片麻痺患者が非麻痺側である右足で立てないのは、どうしてだろうか。症例Bのところで一部述べたが、左半球損傷の症例Gとは何が違うのだろうか。まだしっかりと検証作業をしていないので、なんともいいにくいのだが、やはり数例を通して得た臨床的手応えは以下だ。

　注意障害によって、結果的に立つことに必要な運動単位を動員するに十分な注意の強度と関連した運動意図と、運動意図に伴う適切な運動プログラミングの選択および実行するための注意の持続、という問題が大きいと現時点で考えている。私たちは、「さあて、テレビを見るのをやめて勉強しよう！」と意図した瞬間には、おのずと立っている自分がそこにいる。この「おのずと」というレベルが自動化されていると表現してよいかまだわからないが、そういうシステムが崩れているような印象だ。いずれ仮説検証作業を済ませ、どこかで言及できればとは思っている。ここでいえるのは、失行症が全面にでている症例と半側空間無視を呈しているような症例とでは、半球のラテラリティからいって根本的な立てない原因が違うように思うということだ。

　［症例は今‥‥］約7年ぶりに再会を果たす機会を得た。症例はもう90歳を超えており、施設へ入所されていた。その施設の職員さんにADLの状態を聴くと、「おおむね移乗動作、トイレ時の立位の能力は維持されています」と報告を受けた。(図24)。すばらしいことだ。

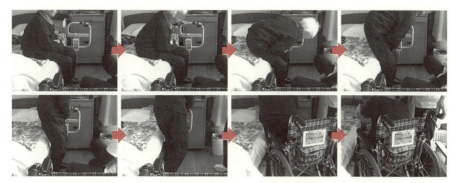

図24　ベッドから車いすへの移乗動作

~~~~~~~~※~~~~~~~~

　次は、左半球損傷によって、著明な運動麻痺や失行症は認められないが、主に喚語困難と聴覚的な理解の障害という言語の問題を呈した症例Hについて述べていこう。特に症例Hの治療に関わることによって、視覚情報における注意と言語の関係性について、いくつかみえてきたことがあるので紹介する。

文献

1) Bruner JS, Oliver RR, et al.：Studies in cognitive growth. John Wiley & Sons, New York, 1966（岡本夏木・訳，認識能力の成長 上・下，明治図書出版，1968・1969）.
2) Carlo Perfetti・編著（小池美納・訳）：脳のリハビリテーション[1]中枢神経疾患．協同医書出版社，2005，pp.53-148.

08

見ることは言語で読み取ることではないか？

失語症患者の世界の理解へ

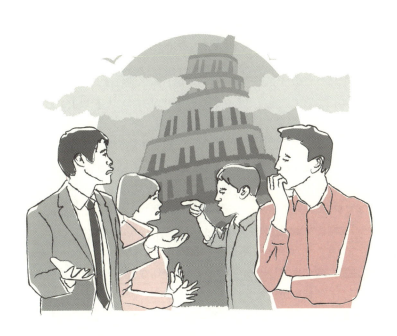

はじめに

　バベルの塔とは、皆さん何かご存じであろう。バベルとはヘブライ語で「乱れ」を意味しているようだ。

　さてバベルの塔はなぜ崩壊したのだろうか。一般的な解釈では、もともと地球上の全ての人々は「同じ言語を話していた」。しかし、「人間が神である主と肩をならべようと欲し、天までとどく塔を建てようとした傲慢な行為が、神の怒りに触れた。そして神によって、言語を混乱させられ、彼らの話す言葉が互いに通じないようにさせられ、皆ちりぢり、ばらばらになった」らしい。諸説あるようだが‥‥。

　ここでいう「混乱」の意味は、またいくつかの解釈をもつ。例えば日本語を使っていたのに、突然英語に変わってしまったら、という日常的に使っていた言語が変化することで全く意味が通じなくなったという解釈がひとつある。あるいは、塔建設に従事していた者たちの間でイデオロギーの違いが生じ、そのことによって塔の建設の放棄につながり、ちりぢり、バラバラになったという解釈、更には建設にあたった各職人間で専門的な用語を乱用したことで他の者と理解できなくなったなどの解釈もある。

　いずれにしろ、この「混乱」から「塔崩壊」への流れは、建設に関わった者たちの関係性の中において、単に「言語的な疎通性が失われた」以上のものがあったのではないか。

　このことを脳卒中患者に置き換えてみる。患者の脳の損傷になぞらえてみると、脳の損傷によって見える世界、聞こえる、触れる、味わう世界などに様々な「混乱」が生じている。脳の中の世界では神経ネットワークの破綻による「混乱」が生じている。このバベルの塔で生じたのと同様の「混乱」のひとつが失語症といえる。

　先ほど「言語的な疎通性が失われた」以上のものがあったのではないかといったが、ついつい私たちは失語と聞くと、言葉がうまく話せなくなったというアウトプットに注意が注がれてしまう。しかし実は適切なアウトプットが生まれるためには、インプットはしっかり入っているのかということが大事だ。インとアウトという表現をするとコンピュータみたいで好きではないが、仮に入力として情報があったとしても損傷した脳は、その情報を適切に解読することができているのか、読み取ることができているのかということは重要だ。そんなことを以下で話したいと思う。

脳卒中によって左半球損傷を呈した場合、失語症を伴うことが少なくない。今回諸事情により、失語症の症例Hの言語治療に関わる機会を得た。そのことによって「視覚情報の解読に必要な注意と言語の関係性」について、いくつかみえてきたことがある。
　まず、どんな患者の症状に対しても機能回復を考えて治療をしていく場合、意識的な学びは重要であると思う。
　認知運動療法理論では「認知過程を活性化させることによって機能回復をはかる」という考え方に基づき臨床介入がなされている。認知過程とは、知覚 - 注意 - 記憶 - 判断 - 言語 - イメージなどが想定されている。しかし失語症の回復と注意機能の関連性について、どのようになっているのか個人的に検証したことはなかった。そこで、失語症があっても比較的検査の題意を理解し実施可能と考えられた線分抹消課題やTrail Making Test（以下TMT）などを用いて注意機能との関連性を検討したわけである[1]。そこでみえてきたことがあった。非常に興味深いいくつかの点を紹介したいと思う。

症例H

　90歳代前半、男性、右利き。
　左側頭 - 頭頂領域および左前頭葉領域の一部に梗塞が認められた（図1）。
　著明な運動・感覚麻痺および失行症状は認めず、日常生活動作に大きな支障はなかったが、喚語困難と聴覚的理解の低下が著明であった。

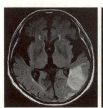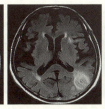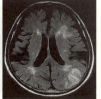

図1　MRI画像

視覚情報の量と質について

　ここで、言語障害についてのいくつかの用語や症状について、一応の知識を整理しておこう。まずは喚語困難についてだ。喚語困難とは、目標となる「語」を喚起することが困難となることだ。例えば、「これは何ですか？」と目の前に提示された

ものをいうことが困難な「視覚性呼称（物品呼称）」障害。目の前にはないが、ある手がかりで語を思いだすということが困難となる「語列挙」（=「語想起」）の障害などがある。責任病巣は、①左下前頭回の後部（三角部後半と弁蓋部：ブローカ野）、②左角回、③左下側頭回後部（側頭葉後下部）、④左前頭葉内側面、⑤島などである[2]。

　鈴木は、喚語に関しては、多種様式の情報の統合を必要とする活動であり、主に異種様式連合野が関与すると述べているし、これまでに失語症例の検討で得られた知見から、喚語に関する3つの領域が区別されているとしている[3]。すなわち、語の産生には前頭連合野下部が、語の意味には下頭頂小葉が、語の選択には側頭葉が主に関連すると。

　次に、大槻による、言語機能の一連つまり言葉を聞いて話すまでの流れと、それに対応する症状の捉え方[2]がわかりやすいので紹介しておく。まず、①提示された（聞こえた）言語音の弁別；②単語の理解；反応として③目標語の喚起；④正しい音の喚起・配列；⑤正しい構音やプロソディ実現、という一連の機能の流れがあり、それに対応する形で、①語音弁別障害；②単語理解障害；③喚語困難；④音韻性錯語；⑤アナルトリーという症状がでるというものだ[2]。

　また、喚語困難も、病巣が前頭葉寄りか、あるいは頭頂葉から後頭葉寄りかによって特徴も違うようだ。更に左下前頭回の後部では無関連錯語、すなわち目標語との関連が見出せない語が多い。左角回、左下側頭回後部では、意味性錯語が多いといわれている。意味性錯語とは、目標語と意味関連のある語、あるいは同じカテゴリーに分類されうる語の誤りのことである。同様に、単語理解も責任病巣で差異が生じる。前方領域ではおおまかなカテゴリーを把握、後方領域ではそこから更に具体的な対象の意味情報にアクセスする機能に関与しているようだ。

　このような知識を整理した上で、少し先へ進もう。

　では症例Hの症状の実際はどうか。標準失語症検査（Standard Language Test of Aphasia：以下SLTA）を実施したので、その結果を一部示す。

　まず、聴く（単語理解）では、私が提示した聴覚的な問いに、提示された6枚の絵の中からポインティングで答える課題だ。例えば「タイヨウ（太陽）はどれですか？」や「ジドウシャ（自動車）はどれですか？」という課題を提示すると、症例Hは聞き取りが難しいようで、何度も聞き返すことがあった。あるいは聞き誤りが非常に目立ち、聞こえた語を自ら復唱するが、誤った語を発語していた。「眼鏡（メガネ）」や「水（ミズ）」は聞き取れず、「ミル？ミル！」など誤りが目立った。聞き

取れた語は「靴下」や「電話」であった。

短文の理解では、「男の子がバスに乗る」という短文に対して「バス」は理解できたようだが、「乗る」、「降りる」の違いがわからず、迷っていた。「鳥が飛んでいるのはどれですか？」という課題については、籠の中にいる鳥を指さし、訂正はできなかった。

この短文の理解のところで、症例の特徴のひとつが現れていたと思ったのは以下の課題の時である。私が提示した絵は、〈女の子が新聞を読んでいる〉、〈女の子が字を書いている〉、〈女の子が手紙を読んでいる〉、〈女の子が本を読んでいる〉という4枚の絵である。課題は「この中で、女の子が本を読んでいるのはどれですか？」というものである。

この課題では、本という対象、そして読んでいるのか、書いているのかがわかっていないようだった。しかし、興味深いのは、本が開いてある状態の絵に対して、「これは何ですか？」と呼称を求めると「本です」と正答できたことだった。

つまり、先の「女の子が本を読んでいる」のはどれかという課題において、「ほん（本）‥‥わからん」と症例は語っていたが、実はそこには情報の質と量の関係があるのではないかと考えられたのだ。

どういうことかというと、「女の子」が名詞、「本」も名詞、「読んでいる」は動詞、「が」「を」は助詞であるが、品詞が3種、単語が5個あることになる。これを情報として捉えると、量と質の問題が関与しているに違いないと。

また、次の課題においても先の例と同様の解釈ができる特徴が現れた。提示した絵は、〈女の子が男の子に殴られている〉、〈女の子が男の子を殴っている〉、〈女の子がおじいさんの肩を叩いている〉、〈女の子が男の子と話している〉4枚の絵である。課題は「この中で、女の子が男の子に殴られているのはどれですか？」というものである。この課題においても、一応の正答ができたが、非常に迷っていた姿があった。つまり、4枚中3枚は「女の子」と「男の子」の場面だがもう1枚は「女の子」と「おじいさん」の場面であり、登場人物においてもそれぞれの違いを認識しているのか、認識しているとしたら、どのような差異から、それをどのように導いているのかを知ることが患者の症状理解につながると思った。この点は動詞であっても同様だ。

いずれにせよ、「何かと何かを分けるためには、注意機能が必要」なはずだと思っていた。

症例Hの聴覚的言語情報（口頭指示理解）と視覚対象の探索についてその時点で

わかっていたことは、
   A）名詞の差異
   B）動詞の類似的差異と受け身
   C）助詞の差異（「〜が」、「〜に」）
という点について、誤りに非常にばらつきがあるということ。つまり個々の対象物や人物によって、わかるものとわからないものがある。また違う日に同じ質問をした場合、混乱を示すこともあった。

「口頭命令に従う」課題においては、例えば「○○と△△を持ってください」、「○○を△△の上に（横に、手前に）置いてください」、「◇◇にさわってから○○をとってください」などであったが、エラーの特徴は、①複数の対象物品の操作では、どちらかしかできない；②視覚による形態の類似物の誤り（歯ブラシを櫛、鉛筆を万年筆など）；③空間概念の誤り；④保続（視覚情報：対象物との類似、文字との類似。[例] 櫛 → 歯ブラシ、鏡 → 鋏など）であった。

介入初回のSLTAの結果の中で正答率0％だったものは多かったが、症例の特徴を以後述べていく上で重要だと思う点のみを抜粋する。「聴く」という項では「口頭命令に従う」課題、「話す」という項では「語の列挙」と「まんがの説明」、「読む」という項では「書字命令に従う」課題、「書く」という項では「まんがの説明」であった。

介入約2か月後の結果として、介入初期時と同様に全く改善しなかったのは（正答率0％）、「話す」という項の「まんがの説明」、「書く」という項の「まんがの説明」であった。ちなみに「聴く」という項の「口頭命令に従う」は10％、「話す」の「語の列挙」は20％の正答率であった。

また、課題の指示を理解する際には、聴覚的言語情報のみでは困難であった。しかし視覚的文字情報、または絵を示すことで理解が高まることが、他の検査で確かめられた（図2）。

また視覚的に提示した情報（量）が多い時、または類似した情報は、解読・産生が困難であった。従ってその点に考慮して進めた。

このような絵カードなどで課題を与えている際に、課題の結果ではなく、結果をだすまでの過程の症例の眼球運動が、どうも気になった。視野の問題や、眼球運動に麻痺があるなどの問題ではなく、やはり「注意」という点において、適切に向いていない印象をもったのだ。

そこで、ひらがなの文字抹消課題（1行34文字、5行にランダムに配置されたひら

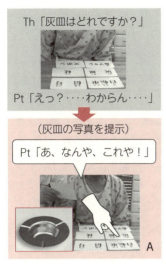
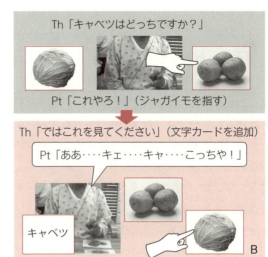

課題の指示を理解する際、聴覚的言語情報のみでは困難
図2 難易度の調整：視覚情報の加算（A：絵、B：文字）

がなの中で、指定された2文字を選択し抹消する課題）、星印抹消課題（大きな星印、小さな星印、1文字から3文字の単語のそれぞれがランダムに配置されている中、小さな星印だけを選択し抹消する課題）やTMT（1～25までの数字がランダムに配置されているが、数字を1から順番に25まで結んでいく課題A。1から13までの数字と50音の「あ」から「し」までひらがながランダムに配置されているが、数字とひらがなを交互に線で結んでいく課題B）を実施して検証することはできないかと考えた。線分抹消課題などの抹消課題は右半球損傷患者でみられる無視患者に対して多くは活用されている。しかし、私は、症例Hには無視があるとは当然考えていない。これらの検査によって、方向性注意障害がなくても、全般性注意の障害があれば、その反映の結果はでるはずだと考えたわけだ。

　介入約1か月後の結果は、ひらがなの文字抹消課題は7/40、星印抹消課題は4/54であった。ひらがな文字抹消課題や星印抹消課題の見落としの特徴は、半側空間無視患者によくみられるような、どちらかの空間に偏りが生じるというものではなく、全体に散在していた。TMT-Aは6分33秒、TMT-Bは課題の意味が理解できず中止であった。

　介入約3か月後の結果は、ひらがなの文字抹消課題は1/40、星印抹消課題は2/54、TMT-Aは2分57秒、TMT-Bは施行できたが途中で混乱し、本人自ら休止を

願いでたので中止であった。

　以上のことから、まず文字抹消課題、星印抹消課題とTMTによって、失語症の回復（SLTA）と注意機能（選択的注意と持続性）の間に一定の関連性がみえてきた。つまり、患者が「差異」を見出すには「注意」機能が必要で、かつ、治療者は「差異」を見出せる情報の量と質を随時調整し、訓練を展開する必要性がみえてきたのだ。

　既存のTMT-Bでは、数字からひらがなの順で交互に線でつなげていくわけだが、一度も最後まで遂行できなかった。そこで既存のひらがなと数字を交互に線でつなげる評価ではない変法を思いつき、同様の結果となるか検証した。なぜそのようなことを思いついたか——それは通常TMT-A、TMT-Bの両方が著しく低下していれば選択的注意の問題および視覚性の探索障害、TMT-Bのみであれば一般的にはワーキングメモリや注意の分配性の問題と考えられるのだが、TMT-Bは数字と音節文字だから異なる概念といえる。文字を上位概念とすると、数字もひらがなのどちらも文字の下位概念となると思うが、この２つは同位概念ではないので、概念を切り替えるという操作が必要なので失語症の症例Hにとって難しいのではないか。もし、同位概念にしたらどうか、あるいはもう少し違う角度から確かめることはできないかと思った。これが変法を思いついた理由だ。

　例えば算用数字の「1」は、漢数字の「一」と同じ意味であるという理解があれば、２つの間に等価性が成立していることを意味している。「数」という概念は文字の下位概念であるが、算用数字と漢数字は、どちらかの下位概念ではなく同位概念だと思う。異なる概念へ切り替える操作が必要なTMT-Bより難易度の低い課題にするとできるのではと思ったということだ。

　TMT-Bの変法として、数字と漢数字に変更して「1 → 一 → 2 → 二」と順につなぐよう実施してみたり（課題1）、黒色の数字と赤色の数字に変更してみたりした（課題2）。しかし結果はいずれも最後まで遂行できないことが明らかになった（図3）。

　唯一、数字を上段、漢数字を下段に順に書いていくという課題（課題3）のみ最後まで遂行できた（図4）。

　これらのことから、TMT-Bが中止となった点について、題意の理解不足に加え、順唱的に算用数字とひらがなのカテゴリを交互に線で結んでいくというルールを保持しながら、２つの文字情報の概念を適宜切り替えるという操作能力を発揮するために欠かせない要素として、やはり注意の分配性、加えて転換性の問題があると思ったのだ。

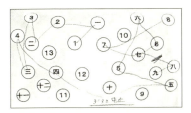
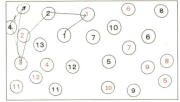

数字とひらがなという順を、数字と漢数字に変えて実施

数字とひらがなという順を、黒の数字と赤の数字に変えて実施

図3　TMT-Bの変法の結果

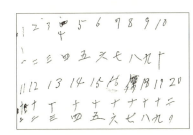

図4　数字と漢数字を順に書いていく課題

　では課題1と課題3の脳内の作業工程をのぞいてみて再考してみよう。

　課題1を実施する際の症例Hの脳内で生じていたであろう作業工程は、①算用数字に対応する漢数字を脳内で探索する過程（例：1と同じ意味は‥‥と一、二、三などの漢数字の視覚表象化）；②抽出し決定する過程（例：1と同じ意味は一という形、これだ！）；③更に決定した表象（数字）を脳内で保持する過程（例：1と同じ文字は‥‥一、一、一と表象化させた漢数字を保持する）；④紙面上の中で該当する数字を探索する過程（例：えーっと、一はどこだ？ あっこれは違う、あっ！あったあった！！）；⑤前の数字と見つけだした数字を手の運動を介して線で結ぶ過程（例：この1と一を線で結ぶんだな）；⑥2つのルールの想起に伴い概念を切り替える操作（えっと今1→一をやったから、次は算用数字の2か‥‥）とこのようにおそらく脳内でつぶやいていた（内言語）過程があると思う。

　変法の課題1では、漢数字四まで症例Hは遂行できていたが、次の算用数字の5がなかなか見つけられず、結果として漢数字の五から線を引いたり、算用数字7の次に算用数字の8に線を結んでしまうというエラーがあった（図3左）。つまり、「何に注意をすべきか」という選択的な注意は一旦適切に機能し数字を抽出できているが、多くの数字という情報の量が視覚的に与えられると「算用数字と漢数字のカテゴリを交互に結んでいく」というルールが保持できず、「順唱的に数字を線で結ぶ」

というルールのみが適用されていたことになる。「順唱的に数字を線で結ぶ」ことは症例Hにとって半ば惰性的に流れていけるが、「算用数字から漢数字へ（あるいはその逆）切り替える」概念の操作は困難であった。

　ちょっと待てという声が聞こえてきそうだ。「課題3だって算用数字から漢数字へ切り替える概念の操作があるじゃないか」と。確かにそのとおり。ただし、全くエラーがなかったわけではなく、漢数字の三の後に算用数字の4を書かなければならないが誤って漢数字の四を一旦書いてしまう。しかしすぐに自ら誤りに気づき修正するという行為があった。

　決定的に違うと思うのは、課題3は次に書くべき数字（算用数字か漢数字か）は、視覚的に瞬時に確認できる。そして確認したら即座に書くことができるので、脳内で表象化した数字の保持はそれほど必要ない。一方、課題1は、今たどった数字を視覚的に確認しながら、かつ次の数字が脳内で抽出できたら、その数字を表象化し続けながら該当する数字を見つけだすという作業が必要なのだ。

　つまり脳内で表象化された数情報の保持をするために、注意機能を働かせ続ける一方で、視覚的な注意も活用しランダムに配置された多数の数字の中から見つけだす作業が課題1には求められる。

　症例Hにとって視覚探索する際に算用数字と漢数字が散在していることは、情報の量として多く、この情報の量が脳内の表象化された数字の保持力に対する干渉作用となったと考えられる。課題2はもっと顕著でTMT-Bと同様に交互に2つ程度しか数と色を切り替える概念の操作ができなかった。これは情報の量に加えて、質としての要素も加わったと考えられる。

　ここまでくるとわかっていただけただろうか。2つのルールを脳内で保持しつつ、適宜情報を切り替える概念操作が難しいが、視覚的な情報の量と質によって更に困難になったと解釈できるのだ。

　この点はSLTAの課題の中で、これは何かと問われて「本」だと理解していても、女の子が本を読んでいるのはどれか？という課題においてエラーがでてしまうことと共通するのではないだろうか。

　だから訓練としては情報の量と質という観点と注意機能を配慮して、進めていくことにした。

　ちなみに今回、介入1か月後、3か月後ともに前頭葉機能検査（FAB：Frontal Assessment Battery）を試みたが、題意の理解ができず、問題1で中止であった。ちなみにMMSE（Mini-Mental State Examination）も同様に題意が理解できない状態

の中で一応の実施は試みた。1か月目4点、3か月目15点であった。その他、模写課題、描画試験では著明な異常は認められなかった。

見ることと読み取ること

　実はもうひとつ重要だと思うことがみえてきた。そう思った。それはSLTAの検査項目で、当初は、SLTA自体が初めてということもあったのだが、「まんがの説明」の項目が改善しないのは、単純に「絵（物語）がわかっていても話せないだけだろう」と思っていた。例えば、症例Hは、SLTAの「まんがの説明」の絵を見ながら以下のように説明した。

　0：《ステッキを持って帽子を被った人が正面を向いて立っている》絵を見て
　　　「これはステッキ……」
　1：《その人が左へ向かって歩いている》場面を見て
　　　「ステッキで、これをかぼや……どこや………もっていこうとしている」
　2：《風が吹いて帽子を後ろへ飛ばされるところ》の場面を見て
　　　「これは……わからん……帽子がどんだる……」
　3：《水辺（川）へ向かってコロコロと転がっていく帽子を追いかけている》場面を見て
　　　「これは帽子がとんでいって……」
　4：《水へ落ちてしまった帽子をステッキの持ち手に引っかけて掬い上げる》場面を見て
　　　「これは帽子がかかったる……帽子に引っかかったる」

つまり言語の運動性の要素で納得しかけていた。
　しかし、「絵は見るのではなく、言語で読み取る能力が強く関与している」と考えさせられたのだ。
　その理由は、別の課題として絵カード6枚を用いて、「物語の順番に並べてください」という課題（図5）を遂行したところ、言語の運動性では説明困難な特徴的なエラーが認められたからだ。非常に興味深い点に気づいたので、そのことについて触れておこう。
　症例Hは、つぶやきながら並べていた。その時の記述は以下のとおりだ。

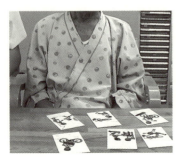
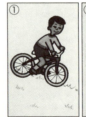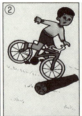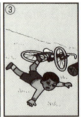
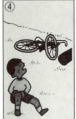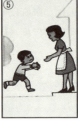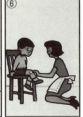

模範的順序

（プラス㈱：DLM配列絵カードⅠ）

図5　順番に並べる課題

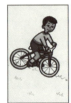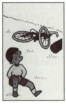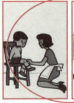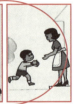

図6　5枚目と6枚目のエラー1

Pt◆けいこ（稽古？）にして（1枚目）、のって（1枚目と2枚目を並べて）、ほいで怪我して（3枚目を見て）、こいつ、怪我しよって（3枚目を手に取り）‥‥こいつ怪我しよってん。ん。どうや。怪我しよって。いたいよーって（4枚目を手に取り）。ほいで（本来6枚目にくるカードを5枚目の場所に配置）、こうや（図6）。

　注目すべきポイントは、2つある。ひとつは、3枚目のカードを手に取った際、即座に配置できず、何度も上下の向きを確かめ、「あれ？！　これ？　ん？こうか」と発語して迷っていた点だ。もうひとつは、実は5枚目と6枚目のカードの順番が違ったのだが、見直すと気づいて並べ直すという修正があった点だ（図7）。

　では、これらの結果は、何を表しているのか。もう少し精査したいと考えた。そ

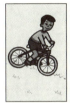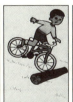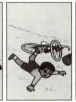

図7　見直して修正

または

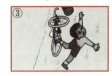

図8　発症から5か月後：③のカードを逆さまたは横に配置する

こで検査としては、各カードの絵に対応する文章を提示し、その上で並べるという課題を実施した。例文は以下の①〜⑥であった。

①男の子は、自転車に乗っています。
②男の子は、丸太につまずいて転びそうです。
③男の子は、丸太につまずいて自転車から転倒しました。
④男の子は、転倒して右膝を怪我しました。
⑤男の子は、家に帰りお母さんにそのことを伝えようとしています。
⑥男の子は、お母さんに手当てをしてもらっています。

症例Hは例文を何度も読みながら、なんとか順番の誤りはなくなった。しかし興味深いことに、初回時と同様に3枚目のカードの向きを逆さ（180°）に並べてしまった。更には他の5枚は縦に並べているのに、3枚目だけ、横に並べてしまう（90°）という誤りがあった（図8）。

異なる物語となる他のカード2種においても実施した。

結果、3種類の異なる物語の文章を読んでその順番に絵カードを並べる課題にエラーの共通点が認められた。それは、5枚目と6枚目に相当する配列の順番の逆転で

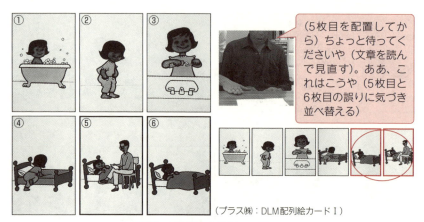

図9　5枚目と6枚目のエラー2

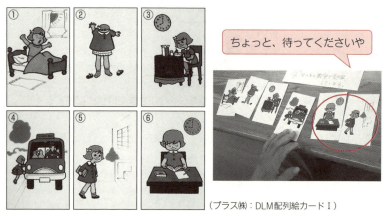

図10　5枚目と6枚目のエラー3

ある（図6、図9、図10）。この逆転はなぜ生じたのか？　読む行が6番目の文章へずれ込んだのか？　これを単純に注意の問題と片づけていいのか？

　最初の「男の子が自転車に乗って、転倒し怪我をして、お母さんに手当てをしてもらう」という物語の絵カードの3枚目だけが、「横向き」に配列されているのにおかしいと思っていない様子なのはなぜか？　別の日では、3枚目のカードを逆さにして配列してしまう理由は何なのか？

　なぜ、逆さにしてしまう？

　仮説1：男の子の頭を上、上肢・体幹（実際のカードでは水色の上着）を中間、下肢（同、青のズボン）が下の順番で、人物のみの空間性が優先され、他

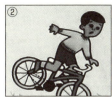 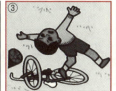 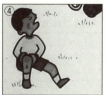

図11　頭が上で下肢が下に注目？

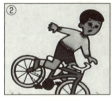 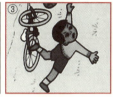 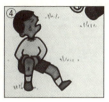

図12　顔の向きに注目？

の空間性が検討されていない可能性（図11）。

なぜ、カードの向きが1つだけ横になっていることをおかしいと思わないのか？

仮説2：顔の向き（髪の毛が上、顔が左を向く）を合わせるという、男の子（人物）の一部分の空間性が優先され、他の空間性が検討されていない可能性（図12）。

やはり、ここで重要となるのは、様々な視覚情報に注意を向ける必要性である。

1) 登場人物：男（子供）、女（母親）、自転車、丸太、家、椅子
2) 動き：乗る、ふらつく、転ぶ、しゃがむ、膝を押さえる、泣く、走る、座る
3) 空間性と時間性：男の子と自転車（母親）の向き（位置）、地面（坂道）の線、芝、丸太

などである。

他の2つの物語（図9、図10）にもこのことは当てはまると思う。

だから、「絵は見るのではなく、言語で読み取る（仮説）」ということではないかと思ったわけだ。この「読み取る」とは、①読んで内容を理解する；②表面に表れたことから、その背後にあるものを推し量るという意味がある。また推し量るとは、ある事柄をもとにして他の事柄の見当をつける、つまり情報の比較・照合過程であるといえる（図13）。

また症例Hからは、SLTAの「まんがの説明」の課題において、以下のような記述も得られた（p.309の場面説明を参照）。

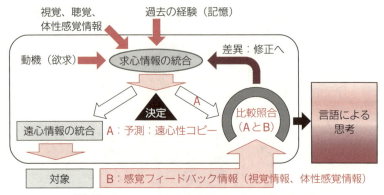

図13　行為とは「運動の意図から結果の確認まで」

Th● これは何を表しているの？
Pt◆ ステッキを持って歩いている。
Th● これは何ですか？（足元に土煙のような記号〔≡3〕が3つあり、歩いていることがわかる）
Pt◆ これは何の字やらわからん。
Th● 歩いている人の土煙ですよ。
Pt◆ ああツチケムリ（土煙）ですか？　サン（やりとりから推測するに数字のおそらく3と言っている）サンとしている。スシケムリになりますか。
　　………
Pt◆ （風が吹いて帽子を後ろへ飛ばされるところの場面を見て）ほんでこのオッサンが……あの風が吹いて自分の帽子が飛ばされるから……ほんで、このオッサンが飛ばされたその……帽子を拾いに行ってるの。
Pt◆ （水辺へ向かってコロコロと転がっていく帽子を追いかけている場面を見て）ほって（それで）、海に落とした……、ヤマの……なんちゅうか、これで山に落ちたる帽子を拾い上げている。
Th● （セラピストがヒトの足元に「土煙」があると、歩いていることを意味する旨、説明したあとに）これは何を表しているのですか？（水辺へ向かってコロコロと転がっていく帽子を追いかけている場面の絵を見せた）。
Pt◆ コロコロと転がしていくかっこです。ツチケムリですか。ここにもあるわ（この絵の人の足元にも土煙が1つある）、初めて見たわ。

Th● (ステッキで拾い上げている帽子から水が滴っている様子の記号〔◌〕があり、それを指して聞いた) これは何を表していますか？

Pt◆ これはシズク（滴）です。

絵の中の《記号》について

記号について色々と考えてみた。例えば、歩いている人の土煙（ツチケムリ）は方向や勢いを表すといえるし、ちょっとした線を加えるだけでも、平地や坂道になる。興味深いのは、記号をひとつ消すだけで、つまり土煙を消すだけで、歩いているともいえるし、止まって立っているとも、どちらともいえる状況になることがわかる（図14）。

では症例の記述に戻ろう。症例はきちんと記号を解釈できるか？

Pt◆ これは何の字やらわからん！

Th● 歩いている人の土煙ですよ。

Pt◆ ああ、ツチケムリ（土煙）ですか？
サン（3）、サン（3）としている。

歩いている人の絵の足元に「3」という数字がでてきたら、おかしいと訴えてもいい。あるいは関係ないと意図的に無視したのだろうか？ あるいは脳は理解できないものは自動的に消去するのだろうか？

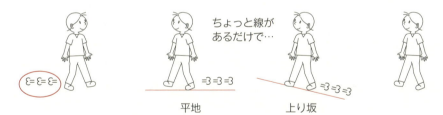

図14 歩いている「方向や勢いの意味」

文脈の中の《要素》について

「見る」ことは単に刺激を受け取っているのではない！「見る」ことは知識、経験そして文脈をもとに解釈（理解）されているのでは？

文脈とは、文における個々の語または個々の文の間の論理的な関係・続き具合。コンテクスト。コンテクスト（context）は、「文脈」の他、「脈絡」「状況」「前後関係」「背景」などとも訳される。つまり、ある事柄の背景や周辺の状況のことだ。

確かに、文脈（前後関係）で認識が変わることはわかるが、図15の例でいえば、そもそも上段は数字で下段は英語のアルファベットの文字、あるいは、上段は図形で下段は漢字だということがわかっている必要がある。

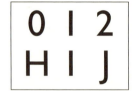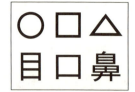

図15　文脈（前後関係）で認識が変わる多義図形の例

つまり、1つ1つの要素が「何であるか」を知識として持っていることが前提となる。

これは絵の要素も同様ではないか？

発症8か月の回復状態（介入7〜8か月目）

このようなことを考えながら、症例Hと訓練を進めてきたが、回復を示す結果の一部を述べておこう。発症から8か月経過した時点である。

具体的には、自転車に乗っている男の子が丸太につまずいて転倒する物語の絵カードでは、3枚目のカードを逆さにするエラーは消失した。理由を聞くと、「ここに草があるから」と答えた。つまり、中心的な人物を取り巻く背景となる様々な対象物を、前後の絵カードと結びつけられるようになっていた（図16）。

また、母親が家族のために料理を作っている絵カードでは、「湯けむり」などの記号の意味もわかり始めていた（図17）。

このように、絵カードを空間的な位置関係として逆さにすることや順序の混乱はほぼ消失し、記号の意味も理解し始めていた。つまり様々な対象を中心的な対象と

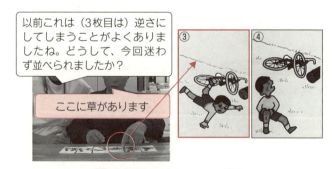

図16　逆さにするエラーの消失

結びつけることができるようになっていた（図18）。しかし、全て順調というわけではなかった。新たな問題が露呈してきたのだ。

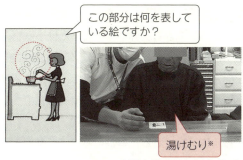

※以前は「わかりません」だった

図17　記号の意味

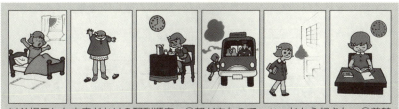

以前提示した文章どおりの配列順序。①朝が来たので、ベッドから起きた。②着替えている。③朝食をとっている。④スクールバスに乗る。⑤教室へ向かう。⑥授業を受けている。

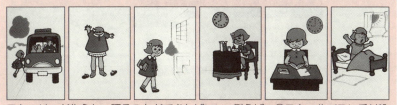

ストーリーが作られ、語ることができればいい。例えば、①スクールバスに乗り込み、家に帰る。②家に帰って部屋着に着替える。③出かけて、④外の喫茶店で食事をして、⑤それからもう一度勉強、⑤そして寝る。

図18　ストーリーを作る

新たな問題

着替えはできるが着替えの絵がわからない

症例Hは、自分で着替えはできる。介助など受けてはいない。しかし、着替えている途中だという絵が理解できなかった（図19）。何が症例に起きているのか？ これは、自己身体を投影させて、着替えるという実際の自己の運動イメージの想起はできても、他者や写真などから着替えの一連を視覚表象化できなかったということなのか？（図20）。

まあ、失語症にしろ、失行症にしろ、行為において自動性と意図性の解離は出現する。そう考えてみると一応落ち着く。

そう思ってみたが、やはりこれは自動性と意図性の解離ではない。却下だ。もし自宅で毎朝の着替えは自分ではできているが、こちらがこの服を着てみてください

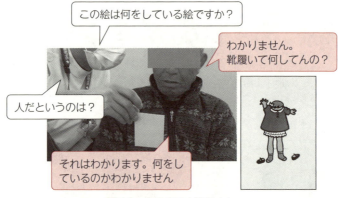

図19　絵の意味が読めない

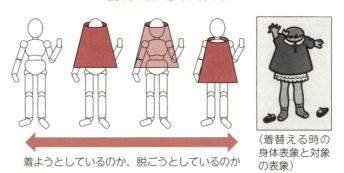

（着替える時の身体表象と対象の表象）

着ようとしているのか、脱ごうとしているのか

図20　見えないものを想像する（見る）能力

と（リハビリ室で）指示を与えた場合に、うまく着れない、ないしはどのように着ればいいか困惑しているなどの場面が現れたら、自動性と意図性の解離の可能性はある。しかし症例は手渡すと着るという行為はできるのである。

ということは、やはり文脈の理解だろうか。

私たちは、ある連続写真の中で1つ抜け落ちた写真を提示され、その抜け落ちた写真はどれか、あるいはどんなものかと求められたらそう悩むことはない。前後の写真から文脈を類推し、そこにはないもの（見えないもの）を想像する（イメージする）力があり、選択できる能力があるからだ。

症例Hは、この能力の欠如だろうか。だとすると、この能力の欠如は失語症とは別に、損傷したとりわけ頭頂葉の機能障害によって引き起こされたのか、あるいは失語症そのものの中に前後の文脈を想像する（イメージ生成）能力の障害が内包されているのだろうか？

正直この答えはまだ持ち合わせていないが、関連がありそうな知見を見つけた。

自動性と意図性の解離に関連した重要な問題のひとつは、**頭頂葉と行為イメージの関連**である[4]。そう大東は述べている。頭頂葉は、その損傷によって行為の手続き的記憶の取りだしが困難となるような「意図的」過程に関与する「行為イメージ」を支える領域であると考えてよいかが、興味深いテーマのひとつとなっており、実証的な検討も行われつつあると大東は述べているのだ[4]。

この行為のイメージという「イメージ」を「表象」という言葉に置き換えて解釈してみる。表象とは心に思い浮かべられる像、心に描く像。イメージのことだ。「外界に刺激が存在せずに引き起こされた事物、事象に対応する心的活動ないし、意識内容のことで以前の経験を想起することにより生じるもの」（ブリタニカ国際大百科辞典 小項目事典）とある。では身体の表象というと、身体に関する心に思い浮かぶ像ということになる。

Sirigu らの考えに従うと、身体構造に関する、個々の部位の身体表面上での位置や境界線、範囲を規定する視空間性の身体表象、現在の自分の姿勢や位置の変化に関するオンラインの身体表象（体性感覚性）、そして上下・左右・前後という空間概念、身体部位の名称および身体部位の機能についての意味性表象（言語表象）などに分けることができる[5]。つまり何がいいたいかというと、症例Hの状態は、表象の操作・変換能力の障害が関係しているのではないかということだ（p.280「07」章の図8左を参照）。

自動性と意図性の解離

　症例Hは自らの衣服を着ることに困難さはなく、基本的に自立（ボタンの留め外しなどの巧緻動作が不自由になったという点はあるが）。習慣化した日常生活のような場面では、体性感覚情報のオンライン的な情報処理がなされ、手続き記憶経路が活性化され、半ば自動的に行為が可能だが、一方、意図的な場面、例えば絵カードなどから着替えという行為のイメージを想起する場合、オフライン的（意味性表象や視空間性表象）な情報処理が必要だが、それが困難だったのではないだろうかと考えている。

　オフライン的という意味を補足しておこう。服を着る（脱ぐ）という行為のイメージは、私たちは容易にできる。羽織ものの服ではなく、頭からかぶらなければならない服を着る（脱ぐ）場合、外界は一旦見えなくなる。逆にそれを第三者的に見た場合、外界が見えない状態ということは顔が隠れている。このように行為のイメージの想起には、身体を介した過去の経験の記憶が参照されたり、生きてきた知識が参照されイメージが生成されるということだ。

　更に興味深いことを紹介しよう。

　症例にまた別の6枚の絵カードを提示し、自分で思うように物語をつくって順番に並べてくださいという指示を与えた。図21はそのカードで、順番の一例として提示してある。

　この並べるという課題では、文脈（前後関係）を想像する、イメージすることが求められる。とりあえず、パッと見て私たちが思うであろうことを述べてみよう。①は女の人が白いものを手に持っている。②は女の人が買い物をしている。③は女の人が洗い物をしている。④は女の人が鍋の柄を手に持ち、もう一方の手でおそらくかき混ぜている。⑤は男の人、女の人、子供2人がテーブルを囲んで座っている。⑥は女の人が車に乗るか、降りるかしようとしている。などおおよその検討はつけられる。

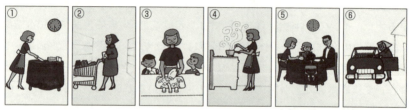

（プラス㈱：DLM配列絵カードⅠ）

図21　別のカードの物語

もし、⑤の絵カードに対して、「家族で食事をしている」とあたりをつけることができれば（解釈できれば）、他のカードのストーリーが生まれやすいと思う。いかがだろうか。つまり①から⑥の絵はそれぞれ図22に書きだした内容のような具体性を帯びるようになる。また、絵カードの中の時計に注意が向いて時間を手がかりにすると、順序は図23のようになる。

　ここまでは一般的な絵カードについての解釈だ。いたって普通の話だ。

　図21の⑤の絵カード（4人でテーブルを囲み食事をしている絵）について、私が症例Hに質問した。「このカードには人が何人いますか？」と。驚くことに「3人」と答えた。指をさしてもらうと後ろ向きの男の子を認識できていないことが明らかに

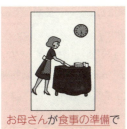
お母さんが食事の準備でテーブルに皿を並べている（あるいは片づけている）。

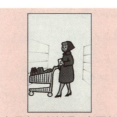
お母さんが料理に必要な食材の買い物をしている。

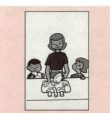
食事のあと、お母さんが食器を洗っている。子供たちはそれを手伝っている（見ている）。

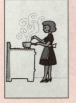
お母さんが白い鍋を押さえ、もう一方の手でスープ？をかき混ぜている。
→料理を作っている

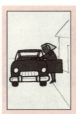
お母さんは今から車に乗って買い物へ出かけようとしている。

図22　一枚の解釈から他のカードのストーリーが生まれる

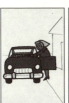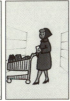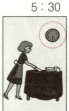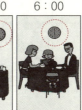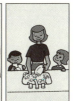

5：30　　6：00

図23　時間を手がかりにした順序

なったのだ（図24）。

　文脈を辿ることができれば、男の子の存在に気づいてもいいのに。
　なぜ、3人と認識してしまったのか？　後ろ向きの座位の男の子が家具と同化してしまったのか。ひとつ仮説を立ててみた。
　もし文脈を他の絵カードと関連づけられていたら、4人と言えただろう（図25）。例えば私たちの脳はおそらく、スーツを着ているある人が背を向けていても、シングルかダブルかは別としても、襟があってY字に胸元が分かれているジャケットを想像することはできるし、後頭部しか見えなくても、その人がのっぺらぼうだとは思わない。つまり顔を表象することができる。この絵カードでは他の登場人物の横顔や正面はあったが、後ろ向きはなかったからだろうか。
　おそらくそういう問題ではないだろう。女の子が服を着替える1コマが何をしている姿かわからないという問題と、本質的には同じではないかと考えている。つまり、直接的に見えているものからしか、言語化できない（図26）。見えていない部分や動きを想像する能力と関係があるのではないか？　その能力の低下は言語機能とどれだけ関係しているのか？　全く関係なく、頭頂葉の問題なのか‥‥。継続的な検討課題として残った。

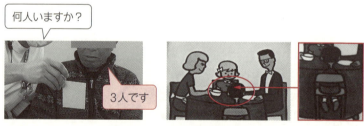

図24　文脈をつなげられない？

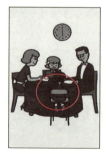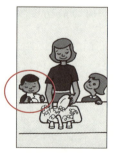

図25　文脈的に男の子の存在に気づいてもいいはず…

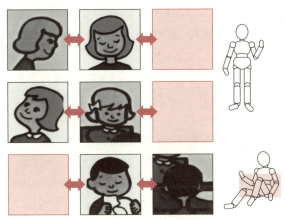

図26　見えない部分は…

以上のことが症例Hからみえてきたことの中核的内容である。

プラスアルファの観察点

失語症があった場合に臨床では、言語治療をする／しないに関係なく、ある程度の言語機能を知っておく必要がある。なぜなら、セラピストは患者と関わり訓練をしているからだ。

言語に関する一般的な観察点は以下である。
- 訓練についての理解はできるか。
- 訓練についてセラピストと言語を用いたコミュニケーションができるか。
- 自分の身体について表現できるか。
- 質問に対する適切な言語的思考ができるか。
- 一人称言語と三人称的言語との区別が理解できるか。
- セラピストと動作や行為について対話できるか。
- 情動的な言語表現を適切に使うことができるか。

症例Hの治療経験から以下の内容を追加していくと、より患者の状態が把握でき治療展開に生かせる可能性があると考えたので紹介しておく。

1) 言語によるセラピストの意図の理解の程度：短文レベルが可能か？
2) 言語＋ジェスチャーによる意図の理解の程度：ジェスチャーが付加されたほ

うが理解が上がるか？
3) 言語＋ジェスチャーに**他者の表情**が加わることで理解力は上がるか？
4) **言語の内容**
①自己中心座標系における空間的概念（上下左右前後）の混乱はないか？
②対象物の手前、奥などの空間概念や「〇〇の下に△△を置く」など短文になっても混乱はないか？
③上位概念と下位概念の理解に著明な混乱はないか？
④時間の概念に混乱はないか？（視覚対象、例えば、1枚の絵カードで時計を見つけ、時針を見て、他の絵カードと比較し、時間の流れを考えることは十分か？〔現在－過去－未来〕。ある時間〔ポイント〕に身を置いた場合、時系列的に自らの生活習慣を想起していくと、起きたら次に何をするなどのストーリーをイメージできるか？　ある時間〔ポイント〕に身を置き、他の対象物と関連づけた場合〔空間的な前後の対象との関係性〕、絵カードの順序や向きを適切に配列することができるか？）
⑤名詞の理解（男の子、お母さん、犬…）：人物以外の対象で混乱はないか？
⑥動詞の理解（遊ぶ、走る、泣く、笑う…）：受け身で混乱はないか？
⑦形容詞の理解（対象の大きさ、長さ、硬さ、色など）に混乱はないか？
⑧助詞の理解などに混乱はないか？
5) **話せないことの自覚**はどの程度あるか？

と追加することができる。

会話にみる回復の"指標"

ちなみに客観的な回復の指標としてはどれだけ変わったか気になる方がいると思うので、症例HのSLTAの経過を一応示しておこう。

先にも述べたが、介入約2か月後のSLTAの結果として、介入初期時と同様に全く改善しなかったのは（正答率0％）、「話す」という項の「まんがの説明」、「書く」という項の「まんがの説明」であった。「聴く」という項の「口頭命令に従う」課題は10％、「話す」の「語の列挙」は20％の正答率であった。そして8か月後には「話す」の「まんがの説明」は80％程度、「書く」の「まんがの説明」は60％程度、「聴く」の「口頭命令に従う」は50％、「話す」の「語の列挙」は20％であった。なお、介入3か月後で15点だったMMSEは、9か月後で20点だった。

客観的な指標としての回復は、SLTAなどの結果を比較していけばよいのだろうが、実は、私にとって非常に臨床的な、主観的な、しかし日常生活のコミュニケーションを考えた場合の回復の判断にはこのような指標があってもいい、そう思えたことがあるので、そのいくつかを紹介しておこう。

　　Pt◆先生、この頃どういうわけか、日に日にわるーなりますわ。
　　Th●それはですね‥‥もうHさんは‥‥
　　Pt◆ああ、もう言わんといて。
　　Th●もうわかった？（言わなくても）
　　Pt◆年です。

　症例Hは、文脈の理解と過去の会話の想起からセラピストの話を遮り、自ら語り始めたというわけだ。セラピストは何度も以前に同様の質問を症例から受けていたので、そのたびに「Hさん、もうそこそこお年ですし‥‥脳梗塞を起こしていますし、若いときのようには、いきませんよ。ぼちぼちいきましょう」と話していた。

　彼は現在の会話の内容のフレーズが過去にもあったことを想起し、これから話されるであろう内容を予測した。これは未来を予測した上で、相手の発しようとした言葉を遮り、予測した言葉を投げかけたということ。ありきたりの質問に対して、ありきたりに答えたりというのではない、これがまさにコミュニケーション。

　もうひとつある。自分の誤った発語内容を想起し語る能力についてだ。

　ある日私が年齢を聞く場面があった。

　　Th●Hさんは今年で何歳でしたっけ？
　　Pt◆ロクジュウサン（63。本当は93歳）。
　　　‥‥ああ違う。‥‥キュウジュウサン（93）や。

　そして、次の週も同じことを冒頭に質問した。

　　Pt◆ああ、年ね‥‥前は63って言いましたな。なんでそんなこと言ったんやろ。笑えますわ。

　この言い間違いに関しては、更に違う側面との関連で興味深いな…と思ったことがある。絵カードの課題で空間的に逆さにしてしまったり、人が歩いている土煙を数字のサン（3）と読み取ってしまったことがあるが、もしかしたら、数字の視覚表象化の段階でロク（6）とキュウ（9）が逆転してしまって、発語として六十三と答

えたのではないか？　そう思うと言語と視覚表象化の関係も複雑だ。

視覚情報における注意と言語の関係

ところで、「見るということは言語で読み取る」という意味だという仮説を立てたわけだが、実のところ、そのようなことは既に何十年も前にルリヤが述べていた。

ルリヤはアー・エヌ・ソコロフ（1968）という研究者の実験を引き合いにだして説明し、対象の知覚過程は、決して原始的な水準で行われず、その過程に常に高次水準の心理的活動、特に言語行為が参与していると述べている[6]。

このソコロフの実験は、図27の左上、白の空欄の中に当てはまる図は右の6つのうちのどれかということを考え、判断する課題だ。

この実験結果からルリヤは、「知覚的イメージの面で完全に行なわれるはずと思われる絵の分析過程を、言語行為が引き受け、言語行為が複雑な視覚的空間的状況の定位活動に密接に参加しているのを知るためには、その課題を解決している被験者の舌の筋電図記録を見るだけで十分である。この実験は、隠れた言語行為の成分は、具体的な実践的（構成的）思考にも参加し、重要な構成成分となっていることを示している」[6]という。続けてこうもいっている。「何らかの複雑な課題の解決を要求する文章を提示した場合、毎回、被験者の言語運動器官の筋肉に一連の明瞭な放電が発生し、それは外言の形ではあらわれず、しかも、常に課題解決に先行した。特徴的なことは、（中略）記述された内言の成分は、どのような知的活動（かつて非言語的なものと考えられた活動の場合ですら）の場合にも発生し、内言の徴候で

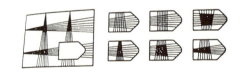

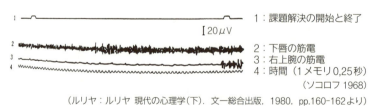

（ルリヤ：ルリヤ　現代の心理学（下）．文一総合出版．1980．pp.160-162より）

図27　視覚的マトリックス課題の解決における言語運動器官の参与

あるこれらの筋電の放電は、知的活動が習慣化された、よく自動化された特徴をもつに至った場合だけ消失する」[6]。

更にルリヤは、「言語は人間の意識的活動に重要な変化をもたらしている」と、機能回復に欠かせないと考えられている認知過程（知覚－注意－記憶－判断－言語－イメージなど）に非常に関連のあることを述べているのだ。

このようにルリヤが述べていることは、認知運動療法における学習のプロセスの捉え方と類似した見解であることがわかる。つまり洗練化された、自動化された運動が現れる前には、意識的な反復の作業が脳内で行われているということだ。ここでいう意識的な反復作業とは、適切な運動の組織化を図るために、知覚すべき対象に注意を向け、記憶し、過去の経験を参照しながら、それでよいか判断し内言語（言語）化するという認知過程の活性化を介した作業を意味する。

とりわけ注意に着目してみると、ルリヤは、「言語は本質的に人間の注意の諸過程を変える」と述べている。この一文は、言い換えると「セラピストの言語は患者の注意を変える」といえる。患者は「机」を前にして椅子に座っているという場面を例に説明しよう。セラピストは患者に対して「机」の天板の長さを知覚させることも、天板の厚さを知覚させることも、色を知覚させることも、材質を知覚させることも言語で問うことによってできる。あるいは「机を親指の指紋のところで感じて」とセラピストが発語することで、患者の注意は、多数ある対象物の中から、ある1つの対象としての「机」に向かう。同時に、どの指でもなく親指の指腹に向かう。しかし、その後セラピストが「椅子を手で感じて」と発語すれば今度は患者の注意は机から椅子へ向かう。つまりセラピストの言語によって注意の対象を操作することができる。言い換えると注意を特定のところへ惹きつけることができるのだ。今度は「机の硬さは？」という問いから、「机の長さは？」と問うと、物体としての対象は変えないが多くの知覚しうる側面の中から別の1つを明確に選択させることができる。これが「言語は本質的に人間の注意の諸過程を変える」という1つ目だ。

もうひとつある。それは患者にとっての言語。例えば当初はセラピストの言語によって、自分の麻痺した手について適宜注意を向けさせてもらった。しかし次第に随意的に自らの注意を操作し、必要な身体部位としての手、その中でも親指、更にその指腹、そしてその指腹で机を触れた感じはどうかなど、自ら言葉を発し、確かめていく過程がある。その後は、他者へ聞こえないようなつぶやきに変わっていくようになる。このような随意的注意は子供の発達に喩えられる（外言から内言へ）。

あるいは別の視点でも、恰好の喩えがある。大人であっても、ある緊張している場面で、自ら「おちつけ、おちつけ」、「大丈夫！大丈夫！」などの内言で、心理的緊張を緩和させようとすることは経験のあるところだ。これも随意的注意を言語によって操作し、情動的な反応を制御しようとする典型例だ。

また随意的な注意の制御によって、「昨日机を触れたときの指の感じを思いだしてください」、「大好きだった愛犬を撫でたときのあの気持ちの良い毛並の感じを思いだしてみてください」など指示された事柄の想起が可能となるし、後に自ら再想起することもできる。あるいは「その時のような柔らかくしなやかな手でグラスを持ったらこんな感じになるかな」など未来としての自分と物との関係性についてのイメージを形成することもできる。

とまあ、ここまでくると、視覚情報の解読に加えて、運動学習やその自己制御には「注意」が関与し、「言語」も無関係ではないということがわかった気になる。

しかし、あくまで症例Hの治療内容は、失語を伴う右片麻痺患者さんの病態の再解釈、訓練の再考へ生かせる「情報」となればと思って述べてきたことだ。すべて一般化できる内容とは当然考えていないことを、一応付け加えておく。

認知神経リハビリテーションの柱のひとつに「身体は情報の受容表面である」という考えがある。最後に、せっかくなのでこのことと言語についてつなげて終わりとしよう。

図28の絵を見て、感じることは何だろうか。人の顔に見えるという人もいるだろう。果物や野菜があるという人、ブドウがたくさんあるという人、果物や野菜などで構成された顔に見えると詳細に語る人もいるかもしれない。でもよく考えてほしい。「視覚を介して脳に伝わってきたのは刺激だとするとその量はみんな同じ」だ。

いずれの見え方にしても、ある対象の部分、部分の意味、部分から全体を捉え、「分ける」ことができている。この分けるということは、わかっているということを意味し、「何が同じで何が違うか」を「知っている」ということだ。ということは、その「違い」は「差異」であり、「発語（内容）」という運動の違いを生む。そう考えられはしないか。もうひとつ例を挙げよう。当たり前の日常のいくつかをイラストで表した（図29）。歯ブラシ、靴を磨くブラシ、

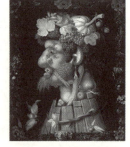

（ジュゼッペ・アルチンボルド，四季「秋」，1573年，ルーヴル美術館（パリ）所蔵）

図28　何を見るか？

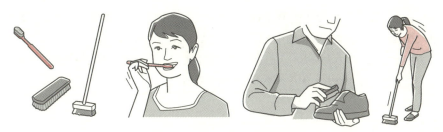

図29 何が同じで何が違うか

デッキブラシを使った行為だ。それぞれのブラシは、磨くという特性は同じでも、分けようと思えば、いくつもの分け方、仲間分けができる。「磨く」という機能的な特性は同じだが、道具の操作という点ではいくつも分け方がある。①片手か両手か、②対象は身体か物体か、③運動範囲が広いか狭いか、④主に使う身体部位はどこか、⑤柄があるか、ないか‥‥。もし、あなたが①～⑤それぞれについて「仲間分けして」と言われたら‥‥発語という運動は異なるはずだ。

それを可能にしているのが認知過程であり、「思考すること」とイコール（＝）に近いのではないか。言語を介して思考することは認知過程を活性化することであり、その時、知覚対象を選択し、注意を向け続け、過去の記憶なども活用し、判断し、言語化しているからだ。だから、脳へ入ってくるのは、単純な感覚刺激として取り入れているのではないといえる。つまり刺激 - 反応という図式ではなく、「情

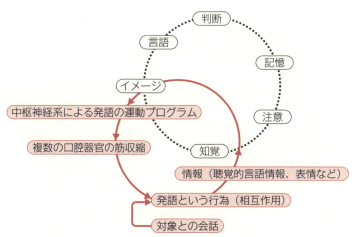

※点線の円環は認知過程の活性化に伴う思考を表し、実線の円環は、他者との（次の）発語という行為がなされるまでの流れを表している

図30 認知過程と発語

報」として取り入れ、違いを見出していく。これをおそらく「情報化」というのではなかろうか。このように発語という運動も、感覚（刺激）によって決まってしまうのではなく、その人一人一人の認知過程（知覚 - 注意 - 記憶 - 判断 - 言語 - イメージ）の活性化のされ方によって決まるのだ（図30）。

おわりに

近年、運動機能回復を促進するツールとして、運動イメージ、運動観察法などが提唱されている[7-9]。患者の訓練に「運動イメージや運動観察法を取り入れている」という場合、言語は決して無関係ではないと思う。なぜなら、第一に言語指示を患者に与えなければ上記の訓練は成立しないからだ。第二に言語を用いなければ、患者に適した訓練設定や可変性を調整し、患者と共に認知過程を活性化することはできないからだ。

~~~~~~~~※~~~~~~~~

さて、症例Hでは、視覚情報の注意と言語の関係性を中心にみてきたし、前述の症例では上肢の失行、下肢の失行の問題も扱ってきた。今度は更に難解だ。重度の失語、上肢の失行、右側の無視もある。更には目が合わないのだ。最も私の脳が悲鳴をあげ、知識と現象を咀嚼、反芻させてくれた症例Iを紹介しよう。

文献

1) 本田慎一郎，玉木義規，他：視覚情報の解読に必要な注意と言語の関係性について．ポスター演題スライドおよび準備資料より，第16回認知神経リハビリテーション学会学術大会，2015．
2) 大槻美佳：言語機能の局在地図．高次脳機能研 27(3)：231-243，2007．
3) 鈴木匡子：神経心理学における喚語困難．聴能言語研 13(3)：222-230，1996．
4) 大東祥孝：失語・失行・失認をめぐる最近のトピックス．Clin Neurosci 24(7)：738-742．
5) Sirigu A, Grafman J, et al.：Multiple representations contribute to body knowledge processing. Evidence from a case of autotopagnosia. Brain 1991; 114: 629-642.
6) A・ルリヤ（天野清・訳）：ルリヤ 現代の心理学（上・下）．文一総合出版，1980．
7) 森岡周：理学療法における運動イメージ活用の意義と課題．理学療法 32(9)：772-779，2015．
8) 樋口貴広：運動イメージと運動学習―その認知科学的背景．理学療法 32(9)：780-787，2015．
9) 信迫悟志：運動イメージの神経科学的背景の理解．理学療法 32(9)：789-796，2015．

09

失行症(?)で
目が合わない…

「意図的に見る」という行為の異常に関する
リハビリテーションは可能か？

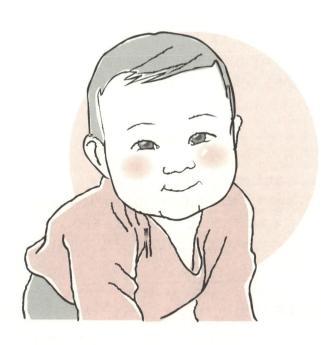

はじめに

　人が人の目を見ることができない時は、後ろめたいことがあるか、気分が沈んでいるかなど、何か心の表れであることが多い。目を見て話しができない‥‥緊張するから。そういうこともある。逆に必要以上にじーっと見つめられると、それはそれで今度はこっちが照れくさいような気にさえなる。また、私たちは、自分の名前を呼ばれると、自然に相手のほうを見るし、「何？」という意味で相手の目を見る。つまり強いまなざしを相手に向けることも、目を意図的に合わせないことも、一瞬だけそらせることも自由だ。当たり前のことだ。
　だから、それができない患者に出合うと驚きを禁じ得ない。
　相手の目を見るとはどういうことだろう。そして見つめ合うことができるということはどういう仕組みなのか、改めて考えさせられる。セラピストは患者と目が合わないと訓練がなかなかうまくいかない。こちらの意図が伝わらないことが、問題となる一番大きな理由であろう。当たり前のことだが、非常に重要な点のように思う。
　今から紹介する症例Ⅰとは、なかなか目が合わないのだ。一瞬合っても、すぐそれてしまう。何がそうさせているのだろう‥‥。初めて「目が合う」ことと相手の意図との関係について深く考えさせられた症例である。

症例Ⅰ

　80歳代、男性。右利き。
　診断名は、心原性脳塞栓症。現病歴としては、体調がすぐれないと臥床しているも、家族の声掛けに対して反応が乏しいため、家族が本人を連れて病院へ受診し、脳梗塞発症が明らかになり、そのままA病院に入院、治療の運びとなった。発症から約1か月経過した時点で転院となり、リハビリが開始された。

初日：目が合わない…

　リハビリ初日は病室に寝ている症例Ⅰのベッドサイドへお邪魔した。
　入室して症例Ⅰにとって左側から挨拶をすると元気に手を挙げ、一瞬こちらを見て深々と頭を下げ、笑顔で迎えてくれた。しかし、感覚性失語が重篤のようで、こ

ちらの問いかけには、正確な理解はなされていない印象であった。反応としての発語もいわゆるジャルゴン失語の状態で、こちら側もほとんど理解できないことが多かった。唯一、挨拶などに関連する単語は明瞭に発語できることがあった。「ありがとう」「おおきに」などである。

　だから身振り手振りで、名前はいえるのか、手は動くのかなど簡単な検査をいくつかさせてもらった。

　その日にわかったことは、右上下肢の著明な運動麻痺はないということ。そして正中位より明らかに右側から話しかけるとこちら側を全く見ようとしないこと。いわゆる右半側空間無視が疑われた。そして、なかなか目が合わないことに気づいた。目が合わないのが右側に限定していたとしたら、右半側空間無視の影響が非常に強いからだと思うことはできた。しかし、なかなか目が合わないのは左側で生じていたのだ。

　初日はこの程度で病室を後にして、次の日から訓練室で色々みていこう、そう思った。

次の日：目の失行…？

驚きの受け答え

　二日目のやりとりを一部紹介しよう。カタカナの表記は、聞き取れた発語の音韻を可能な限り記載してみたところ。ジャルゴン失語もあるので造語もあると思うが‥‥。

　症例Ⅰの日常生活動作全般は、どのような運動行動をとるかということからみていったが、まず一番気になったのが、冒頭にもいった「目が合わない」ことだ。私は彼を車いすに乗せ、リハビリ室へ移動した。そしてリハビリ室のテーブルの正面に車いすをつけた。その後彼の丁度正面に立ち、「Ⅰさん。こんにちは」と挨拶を交わした。先日同様に彼は会釈をするように、頭を下げながら「マサシサン」と発語した（名前を呼ぼうと発語していたなら…。ちなみに私はホンダ　シンイチロウサンだ）。正面に立って話しかけるも目は全く合わない。再度呼びかける。「Ⅰさん。Ⅰさん。私の目を見てもらっていいですか？」。

　軽く頷くような仕草が見受けられるも、頸部は軽度左回旋していて、全くこちらを見ない。それに常に薄目を開けている状態だった。「私は正面にいますよ。ここで

すよ」と言ったが、全くこちらを探そうともしない。

その次の瞬間、正面の私を直接見るのではなく、彼の左45°前方に位置する鏡を介して私を見たのだ（図1）。そして微笑んだ。

びっくりした。確かに左後頭葉を損傷しているので、右同名半盲が生じていてもおかしくはない。同名性半盲は反対半球の視放線あるいは視覚領域の損傷によって生じる可能性があるからだ。ただ同名半盲は両眼の同側が見えなくなることなので違う気がした。

ちなみに症例の病巣はMRIの画像から、左の下側頭回、後頭回に加え、有線領皮質、島、横側頭回、上側頭回、楔部（けつぶ）、角回、縁上回と考えられる（図2）。

しかし、よりによって鏡を介して会話するなんて‥‥。

　　Pt◆イッショニニミマシタ。
　　Th●鏡で、これで私を見ているのですか？
　　Pt◆ハイ、ハイ、オオキニ、オイサン。

鏡を介して、目が合う中、私は笑いながら、えらいこっちゃとつぶやいた。すると‥‥

　　Pt◆ドウサン、サザザント、ベッドオボエマシタワ、アリガトウゴザイマス。

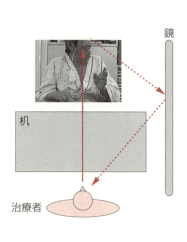 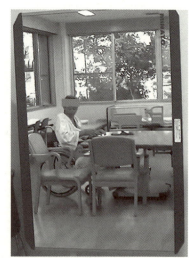

図1 鏡を介して正面にいるセラピストを見る

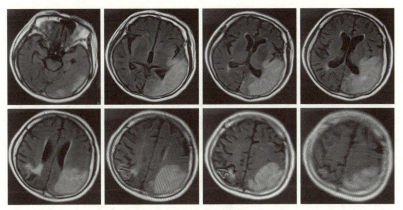

図2　MRI画像

と鏡を介して私に話しだしたのだ。

次には、反対側ではどうなるかと思い、丁度真横の右側から名前を呼んでみた。すると、「ハイ」と返事をして、右側へ振り向くことはできた。そして、3回探すような頭部および目の動きがあり、3度目で私と目が合った。しかしすぐに目線はそれ、正面から左側に顔を向け、誰もいない空間をぼんやりと見ながら、話し始めた。

　　Pt◆オリムカイカ？　アユ、イイデスワ、モリノオヤコ………

私が本人の見ている視線の延長線上に顔をもっていくと、症例Ⅰは微笑み‥‥

　　Pt◆オケーチャン。

と発語した。しかし、その直後全く関心がないかのように、私を視界の外においた。

信じがたかったが事実である。これはどう解釈できるのだろうか。

「見る」ということについて

まず、一つ一つ「見る」ということについて整理していこう（失語症に関することは後述）。

「見る」という機能は視覚が担っている。ここでの異論はないはずだ。健常な発達を遂げている成人であれば、ある対象に興味があれば、目を凝らして見るだろう。この「凝視」は意図的な行為のひとつだ。この視覚的にある対象に注意を向ける能

力は、生後間もない時期に既に現れているらしいが、私たちは、環境の事物を必要に応じて選択し、それを「注視」することはいとも簡単にできる。なぜここで、「凝視（目を凝らして見る）」を「注視」と言い換えたかおわかりいただけただろうか。正確にある対象を見ようとすると、注意して視る（みる）、注視が必要だからだ。注視とは、注意深くじっと見ることが一般的な定義であることから、まず間違いない。

意図的に見るという行為には「注視」する働きが内包されている。そして、眼球の運動が必要なのだが、眼球がどの方向へ向かうかということは、意図に伴う注意機能と密接な関係があるはずだ。

ということを考えると、空間の半分を無視する、身体そのものの半分を無視するという症状が明確な場合に、この注意の機能の障害が合併していてもおかしくない。

あるいは著明な半側無視のような症状はなくても、意図的にある対象を見ることがうまくいかないことがあるようだ。それは精神性注視麻痺だ。山鳥によると、定義としては、「視覚刺激に対し随意に視線を移動させ、かつ固定することが出来ない。しかし意図的に注視対象を選択しなくても良い状況では眼球の動きに制限はない。時には視線が一つの対象に固定してしまって、その対象から視線を移動できない場合もある」[1)]とされている。

それ以外にも、視覚性注意障害は考えられた。これは例えば「一時に一つの対象しか意識上に知覚出来ない状態。たとえばライトを見せ、ついでライトに注意している状態で横からマッチの火をライトに近づけてもマッチの火に気付かず、ただライトだけ見えている。この場合、知覚対象の大小は問題でなく、刺激の単位性が問題である。従って単純な視力の障害とは考えにくく、もう少し高次のレベルの問題だ」[1)]とされていたからだ。

ただ、視覚性の注意障害があるとは考えられるが、症例Ⅰに対してその症状を特定するひとつの手段となる検査がなかなかできない。なぜなら症例Ⅰは、失語症があることで、こちらの指示になかなか応じられないからだ。ただそもそもこちら側が提示する対象に焦点化する、つまり意図的に求められている対象を見るということができないというこの一点だけ考えても、視覚性注意障害はあるともいえる。なぜなら判断基準として、少なくとも提示した対象に20秒は注意が持続できるというのが正常とされているからだ。

視覚性の失調はどうであろうか。定義としては、「眼前の対象をつかもうとするが定位が不正確でつかめない。対象は注視線上にとらえられている」[1)]。言い換えると「対象を注視線上にとらえていても、うまくつかむことが出来ない」[1)]。しかし

「この失調は自己の身体部位（鼻や耳など）をつかむ時にはあらわれない」[1]とされ、「視覚による運動制御が必要でないからであろう」[1]といわれている。また、視線を中央に固定した状態で周辺に刺激となる対象を提示し、これを摑ませたり、あるいは示指で触れさせると強い障害を示すようだ（周辺視野に捉えた対象への到達行動の障害）。「症状の強い場合は対象を避けることが出来ずに突き当たったりする。道順をたどるのも困難である」[1]とされている。症例Ⅰは注視することが困難で、常に周辺視野で物を捉えようとしていることから、むしろ逆の症状という気がした。だが失語症のためにこれもまた精査は困難であった。

　ところで精神性注視麻痺、視覚失調、視覚性注意障害の3つが揃ったものをBálint症候群[1]という。病巣との関連では、「主たる病巣は頭頂‐後頭葉にある。皮質の損傷より白質損傷の意義が大きい」[1]という。両側の縁上回、両側後頭葉を主病変とする多発性脳梗塞の1例で定型的な症状を経験したという報告がある[1]。他の研究者も頭頂葉から後頭葉の両側性病変で生じるという報告をしている[2]。症例Ⅰは両側性病変ではないので微妙なところだが、Bálint症候群に類似していると思った。

　他の症状として、患者の「見ること」の異常は考えられないだろうか。症例Ⅰの眼球運動についてはどうであろう。眼球の動きについては、視覚的走査の評価として見ることができるようだ。例えば追視の方向だ。具体的には「私が動かす方向に従って、目でこのボールを追ってください。頭を動かしてはいけません。目だけで追ってください」などである。先ほどもいったが、失語症があるので指示理解が乏しいため、これは実施困難である。ただし、後述するが、行動観察上、右半側空間無視を呈していない左空間上では、左右の眼球の運動範囲に著明な異常はない。ただ上方より下方への反応速度と範囲が若干狭い印象がある。

　話を戻そう。

　症例Ⅰの、意図的に見れないという行為の異常をこうは考えられないだろうか。「見ようと思ってもどのようにしたら、うまく見ることができるのかわからない‥‥？」。

　すなわち目の失行症状と解釈できないか？　目の失行ってあるのだろうか？

　この時点でほとんど私は知識として持ち合わせていなかった。そこで色々文献を漁るという作業が更に必要となってくるのだ。

　山鳥によるとJackson（1866）は、顔面・舌・目の意図性運動の障害について以下のように言及している。「数ヶ月前に診た陳述喪失の患者は、眼底鏡検査に際し、こちらの指示に従って、眼を一定の方向に向けることも、眼をじっとさせておくこ

ともできなかった。眼を開ける代わりに口を開けた。あるいは顔をしかめた。あるいは眼を閉じた。だが、彼は言われた通りにしようとする意志を示しており、検査の間中、ずっとどこかの筋を動かしていた」[3]（下線引用者）。

また秋元によればJacksonは、「命令によって舌を出すことができないのは命令を理解しないためではないことの証明として、舌を出せと命ぜられた患者が、自分の指で舌をいじる動作をすることをあげ、提舌だけでなく、<u>両眼を一定方向にむける（瞥視）</u>、片手をあげる、息をすいこむ、などの動作が同様な特徴をもつ障害を呈することを注意しなければならないと述べている」[4]という（下線引用者）。

なぜここでJacksonの症例に関する臨床所見を引用したかというと、理由は2つある。ひとつは目に関する記載があったこと、そしてもうひとつは、Jacksonが記載していた内容は口部顔面に関する失行と解釈しうるものであり、意図性の行為と自動性の行為では解離する場合があったという明確な記載だからだ。また、この意図性と自動性が解離する現象は、失行症を示す一つの特徴的な現象として位置づけられると解釈できる見解[5]を読んで納得していたからだ。Jacksonの指摘は症例Ⅰの特徴と概ね合致しているように思えた。

ところで、なぜそのような自動性と意図性の解離が出現するのだろうか。

再び山鳥によれば、Jackson（1868-69, 1879-80）はこういっている。「なぜ同じ運動が意図的には不可能で、不随意的には可能なのかというと、元々、すべての運動は、程度の差こそあれ、左右両半球に表現されており、運動神経過程に共存するアクションも左右半球に生成されている。しかし、意図的運動が出現するようになると、左半球が右半球を主導するようになる。すなわち、左半球に意図性アクションが発生するようになる。左半球に損傷が起きると、この意図性アクションは消失する。しかし、右半球の自動性アクションは保存される。つまり、不随意的な顔面（舌・顔・眼）は実現可能なのである」[3]。

このJacksonの見解に従うと症例Ⅰは左半球損傷であることから、目に関する意図性の運動に異常がでることも一定の妥当性があるように思われた。

大東によれば、本邦においても田邊（1997）により、この意図性と自動性の解離に関する説明仮説が立てられているという。紹介しておこう。「習熟化して手続き記憶化された行為は、補助運動野を含む前頭葉内側面において（内的な刺激システム：辺縁系 - 基底核 - 補足運動野系）、非意識的（implicit）に実現されるのに対して、検査状況などで意図的に行うことを求められた場合には、頭頂葉から前頭前野に向かう意識的な（explicit）な経路が使用されるため、後者の場合には、手続き的

な記憶が取り出せなくなって意図的な行為が困難になる。しかし自動的に行われる場合には、前者の手続き記憶経路が活性化されて、同じ行為が実現可能になるのだろう」[5]というものだ。症例Ⅰの病巣は左半球の頭頂葉が広範囲に含まれていることから、この2つの見解から更に妥当性は高まったとその時感じていたのである。

さて、ここまでで、精神性注視麻痺、視覚性注意障害、視覚失調ではしっくりこなかったが、目の失行症と解釈することによって「意図的に見るという行為」ができない可能性がみえてきた。

しかし、失語症があるためにその症状を神経心理学的な検査の実施で捉えることは困難であった。従ってADL動作を含めた行動観察で症状を推定していくしかないと考えていった。

行動の観察から症状を推定する

ADLの行為のレベルを一つずつ見ていくことで判断していこう、そう思った。

言語指示のみでは勿論だめなので、身体的な環境設定下で左側からオーバーなジェスチャーを適宜加えながら観察していった。

まず、車いすからの立ち上がりと移乗動作の際の行動観察をしてみた。

車いすから立ち上がる際に、右側のブレーキは左側のブレーキと比較し、著明に操作しないことが観察された。立ち上がり、正面のベッドへ移乗する際は手すりを見ようとせず、右手は手すりを摑まなかった（図3-1）。そして着座するベッドを見ようとせず、外の景色に視線が向けられていた（図3-2）。余裕があったわけではない。非常に不安定な状態にもかかわらずだ。今度はベッドから車いすへ戻ってくださいと指示すると、動作は一応可能であるが、右手が座面の下敷きになるような状

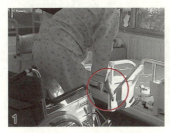
右手が手すりにいかない

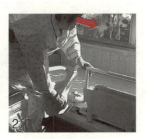
左空間の外を見ている

図3　移乗動作

態であってもお構いなしで、勢いよく着座しようとした。危機一髪というと大げさだが、その手を介助で緊急避難させた。また特に右手の側に位置するベッドの手すりを見つけられないという問題も顕著であったし、ベッド柵とすぐそばに立てかけてあるマットの違いを認識できずに、不安定なマットを摑もうとしたり、車いすへ着座後は、右足をフットレストへ乗せたつもりになって、実際は床に残ったままということが多々あった。

　車いすの自走はどうであろうか。両上肢を使うことは可能だが、右側の障害物に衝突するなどが著明であった。具体的には、リハビリ室内の作業療法のエリアから物理療法のエリアへ向かう経路、すなわち左側を洗面場とした場合に衝突はないが（図4-1）、物理療法エリアから作業療法エリアに戻ってくるという同じ経路の際に、右側となる洗面場、ごみ箱、ワゴンの脚部には全く気づかず衝突するのだ。当然ながら視線は一度も右側のそれらには向かないままだった（図4-2）。ただし、重篤な左半側空間無視の症例とは異なり、障害物にぶつかってうまく進めない時には、「あれ！？おかしいな」と明確な発語が時折認められ、一旦後方に下がり、舵を切り直して再度前方に進もうとする行動が観察された。右半球損傷で重篤な半側空間無視患者では、そのような言動や行動は見られないことが多い。ひたすら進めない壁に向かって進み続けようとする姿がよくあるからだ。

　車いすの操作部位に関する問題もあった。右手のハンドリムの操作は、最初は把持できているが（図5-1）、一旦手を止め再び動き始める時に、手がフレームをたまたま把持してしまうとそのことには全く気づけず、そのままフレームを握り、その場でハンドリムだと思い込んだまま操作する行為をし続けた（図5-2）。このような場合は、左手しかハンドリムを把持・操作していないのでうまく駆動できない。時にはその場で旋回するような動きとなり介助が必要だったのだ。右側空間の対象物

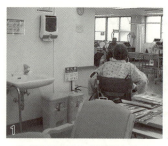
左側の障害物には衝突しない

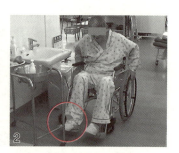
右側の障害物に衝突

図4　車いす自走

に衝突する時と共通する点は、首を傾げたり、「あれ？」っと、「さっきのように思うように動かんぞ！」というような表情をしていて、「行為の失敗」に気づいていると解釈できることだ。

更衣動作では、例えば、ベストを右手に取り、着るという動作場面で、摑み損ねたことに「あれ！？摑んだはずなのに‥‥」というそぶりで首を傾げながら自らの右手を見つめる姿がまずあった（図6-1）。そしてその後ベストはなんとか摑めたが、衣服の上下左右の検討がなされず、強引な着衣動作が目立ち、一人では適切に着れない。つまり腕を通すところに頭を入れようとしたりするのだ（図6-2）。左手は袖に通せても、右手は入れたつもりの動きで終わってしまう。この他に上着を着る動作では、病衣の生地と上着の生地の違いの判断がつかない様子で、一生懸命着ようとしたベストではなく、病衣の素材を引っ張っていた（図6-3）。全く気づいていないのだ。

靴下を履くという行為にも同様のエラーがあった。両手で行うが（図7-1）、次第に右手はしているつもりのような動きとなり（図7-2）、実際は靴下を把持して、履く行為に直接的に関われていない（図7-3）。あるいは足を入れる部分をうまく見つけられず、靴下の中間部分を穴だと思ったようで両手で左右に開く（図7-4）という行為も認められた。

そして、驚くことはまだ続いた。

リハビリ室のベッドで、寝た姿勢から起きてもらったので「靴を履いてください」

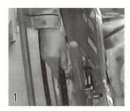
1 最初はハンドリムを把持

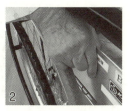
2 途中フレームを把持しても気づかない

図5　車いすの操作部位

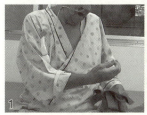
1 服を摑み損ね手を見つめる

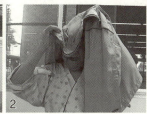
2 上下左右の考慮なく着衣しようとする

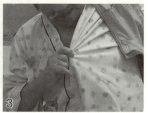
3 ベストと病衣の差異に気づかない

図6　更衣動作

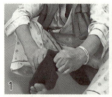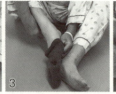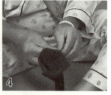

1	2	3	4
両手で履こうとする	右手は「しているつもり」	左手だけになる	中間部分を開こうとする

図7　靴下を履く

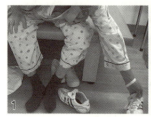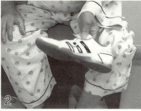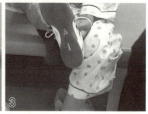

1	2	3
治療者の左の靴を手に取り…		自分の右足に履こうとする

図8　靴を履く1

と求めた。その時に症例自身の靴はベッドのすぐ下にあったので、視覚的には見えにくかった。そして私もベッドへ上がるために靴は脱いでいたので、「靴を履いてください」と求めた時には、私の靴が彼の左視野に入りやすい場所にあったというのもある。彼はどうしたかというと、おもむろに私の左の靴を手に取ったのだ（図8-1, 2）。そして自分の右足へ履こうとするのだ（図8-3）。「ちょっと待ってください。それは私のですよ」と言って、彼の手から離して、私自身の左足に履いて、すぐ彼の左側に座った。

　ここまでだと、それほど驚くに値しない。話はここからだ。

驚きの行動：多感覚様式失認？

　どうぞとあなたの靴はこれですと見えるところへ差しだした（図9-1）。しかし、なんと横に座った私の右足の靴を再度見つけて、自分の靴と思ったのだろう。一度取り損ねた二度目になんと‥‥私の靴を持ち上げ始めたではないか。そして途中で「なんや違うのか」というそぶりを見せ、私の右の靴を持ち上げるのを諦めた（図9-2）。やっとわかってくれたか。そう思った。が‥‥次の瞬間なんと今度は私の左足を持ち上げるではないか（図9-3）。それもかなり強引に‥‥。私が後方へ転がるぐらいの勢いで、である。「ちょっとちょっとこれは僕の足で靴です！」と伝えた。

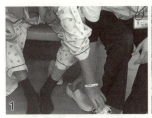 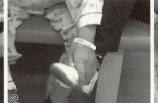 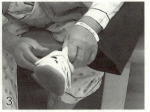

症例の靴を差しだすが…　　　横にいる治療者の右の靴、次に左の靴を足ごと持ち上げる

図9　靴を履く2

どこまで理解されたか正直疑問だが、手を離した。

「これは、オリバー・サックスの『妻を帽子とまちがえた男』の症例と同様の症状なんじゃないか！」そう私はこの時心の中で叫んだのを覚えている。

サックスの著書、『妻を帽子とまちがえた男』[6]を読んだことのある方ならおわかりだろう。そう、本のタイトルになった妻を帽子と間違えた男、症例Pのことである。症例Pは、視覚性の失認、相手の目を注視できないという点、そして半側空間無視を疑う症状があったようだ。これらの点は、私の症例Ⅰと共通だが、それ以外の症状はあまり該当しない。症例Ⅰは、サックスの症例Pのように妻の頭を帽子と間違い、かぶろうとするような誤った行為はしなかった。私の靴を自分の靴と間違えただけだ。

ではなぜ、私が「同じ症状ではないか！」と心の中で叫んだか。それはサックスの症例Pと私の症例Ⅰは、視覚的な失認による行為のエラーの最中で「あれ？おかしい」が生じていない点だ。

つまり他人の靴を自分の靴と誤認し靴だけを床から持ち上げただけなら、それほど驚かない。しかし私と私が既に履いている靴を持ち上げた場合は、私自身の脚の重さは勿論、持ち上げた時に、症例Ⅰの自己身体を介した筋感覚的な内観は明らかに異なるはずだ。そう、軽々と持ち上がる帽子や靴とは明らかに異なる「対象」と「自己身体」の体性感覚を介した「抵抗」感だ。

サックスの症例Pでは、帽子を手に取り持ち上げた場合と、帽子と間違えて妻の頭を持ち上げた場合、仮に帽子（頭）を取る時の上肢の運動の軌跡は同じでも筋感覚的な内観は明らかに違うはずだということだ。にもかかわらず、その「抵抗」感の情報は意識に上らず、誤った視覚情報に強く導かれるように行動しているという点だ。

もし仮に視覚性の失認に加えて、右上肢の感覚障害があったとすれば片づけられ

た問題かもしれない。しかし私の症例Ⅰが私の靴と足を持ち上げたのは非麻痺側である左上肢で行われた行為なのだ。

いずれにせよ、視覚性の障害が強いことに間違いはない。では視覚性失認の可能性はどうだろうか。

失認症は「1つの感覚様式を通してのみ対象が認知できない」ことであり、他の感覚様式を使えば対象を容易に認知できるというのが一般的な定義で、しかも、その対象認知の障害は、その感覚の異常、知能低下、意識障害などに帰することのできないものであるとされている[1]。この定義に従うと視覚失認とは、視覚に限った対象の認知障害ということになる。視覚的に鋏を提示しても、何か「わからない」が手の触覚を介することで「ハサミ」とわかるということになる。と、ここで疑問がでてくる。

症例Ⅰは、靴の脱着についても、他者の靴と自分の靴の違いがわからない。自分の靴を選択できたとしても、左手であってもマジックテープがうまく外せない。どちらがマジックテープをはがすのに容易かに考えが及ばず、末端部を見つけられないという問題も浮き彫りとなっていった。つまり、見ても触れてもよく対象のことを理解していないようだった。触れても対象である靴のことがわからないのは、触覚性の失認かと思った。類似した状況は衣服の着脱でも認められたからだ。

症例Ⅰでは上記のような行動観察から視覚性失認に加えて触覚性失認も同時に強く疑われた。ということは多感覚様式性失認[7]と呼ぶことができるかもしれない。なぜなら視覚性と触覚性と2つ以上の感覚様式を通して対象をうまく認識できないように考えられたからだ。しかし失語症を伴い、発語内容も信頼性がまだ低いことから精査は困難であった。

歩行（図10）においては、運動麻痺は軽いので歩けるのだが、右手は常に左手の手すりを把持する動きと比較して明らかに出遅れたり、摑み損ねが顕著であった。この摑み損ねが著明に出現するのは方向転換時で、右手が右空間側の手すりを握れる位置にきた瞬間に探す行為が目立つ。視覚的に探索するという行為は有効ではなく、暗闇の中での手探りのような動きをするのである。

歩行器歩行では、正面よりやや右側にある障害物には言語指示をしても注意喚起が生じず、ぶつかってしまうという状態であった。また歩行器の前方正面に車いすを置いて、視覚的には5m先から声掛けしても、50cm先になっても見つけることはできなかった。そして正面で衝突していても、歩行器と車いすが接触しているとは全く気づかなかった。

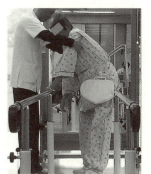
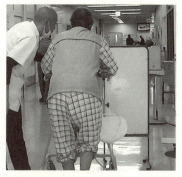

方向転換時、右手が手すりにいかない　　　　右側の障害物に衝突

図10　歩行（平行棒、歩行器）

表1　ADL動作時の特徴と考えられる症状

ADL動作に認められた行動	症状
直接目が合わず、会話中も合わせようとしていないようにも見える（目が合う瞬間はあるも、持続しない。左空間であっても）	精神性注視麻痺、目の失行、視覚性注意障害
移乗動作で右手の参加はあるが、手すりを見つけられず、摑めない	精神性注視麻痺、USN、目の失行、視覚性注意障害
車いすで障害物に衝突、移乗動作の着座時に窓の外を見る	USN（右側）
車いす操作で右手は途中から肘掛けのフレームを握りしめるが気づかず	USN、触覚性失認（右側）
上着の着衣の際、上下左右の配慮のなさ、自分の靴と他人の靴を見誤る	構成障害、注意、視覚性失認、触覚性失認、視覚性注意障害、精神性注視麻痺
右手、左手のスプーンの把持の拙劣さ	観念運動失行
平行棒歩行時に右手の手すりを摑めない、探す仕草	精神性注視麻痺、USN
嚥下後、口腔内右側の食塊の著明な残渣〔後述〕	USN（口腔内右側）

　表1に、各ADL動作に認められた特徴と、そこから考えられうる症状をまとめてみた。

右半側空間無視について（機能解離と半球間抑制）

　ADL全般で共通する症状のひとつとして半側空間無視が出現しているので、まずはこの点について触れておこう。半側空間無視の出現メカニズムは方向性注意障害説、表象障害説、空間性注意のネットワーク仮説など諸説あり、どれも単独での説

明には困難があるということで結論はでていないが、とりわけ、右半球損傷患者において頻発することから方向性注意障害説が有力であったりするわけだが、症例Ⅰは左半球損傷である。左半球損傷では急性期の時期に無視が出現しても徐々に消失することが多いといわれているが、症例Ⅰでは強く残存している可能性があると思った。

　これはフォン・モナコウが指摘した機能解離の可能性が考えられ、この機能解離についてルリヤは、「狭く限局しているようにみえる焦点の影響が非常に遠くにまで広がる」[8]と表現している。現在、広く知られている考えとしては、機能解離とは脳の病巣領域より離れた部位が一次的に機能停止を起こす現象と理解されていると思う。また急性期の脊髄ショックや、急性期に出現しやがて自然に収束するような失語や半側空間無視などの高次脳機能障害の症状も同様と解釈されている。症例Ⅰに関しても、この機能解離が続いていることによって半側空間無視が残存していると解釈したのだ。

　従って機能解離[8]という観点と半球間抑制という観点を含め病態をみていく必要があると思った。なぜこの２つを考慮していくか。補足しておこう。

　脳卒中発症後、比較的早い時期に運動機能の回復するものの多くは、脳浮腫による錐体路の圧迫の改善や、直接その場所に脳の損傷がなくても神経線維で結ばれていることで影響を受けた部位の血流や代謝の改善、すなわち機能解離の解除によると考えられる。しかし、解除されずに残るものもある。

　左半球損傷後に右側の半側空間無視が残存するような場合も機能解離の結果[9]と考えられた。発症１か月以上経過しても症状が改善しない場合、積極的な治療をしていく対象として視野に入れる必要があると考えたのだ。自然回復に任せていて残存しているということは、このまま考慮せずに治療していくと強固に残っていく可能性があるという意味だ。ではどのように機能解離の解除が進むように介入していけばよいのか。この点は、治療介入のところで触れる。

　次に半球間抑制[10]という観点はどういうことか説明しておこう。

　脳の損傷が生じる前、いわゆる健常な状態では、左右の脳は互いが過剰に活性化しないよう脳梁を介して程よく抑制し合い、均衡を保っているという仕組みが存在するようだ。しかし脳卒中後は健常な側の脳から障害側への抑制が相対的に強まる上に、健側を使うことで健側脳の障害脳に対する抑制が更に強くなり、抑制の不均衡が起こるという仕組みだ。

　半球間抑制によって高次脳機能障害が出現している可能性として、症例Ⅰには鏡

像現象が認められた。鏡像運動（ミラー・ムーブメント）とは、片側の肢を随意的に動かそうとすると反対側の肢も同じように動いてしまうという現象である[11]。症例Ⅰの場合、麻痺側である右手を意図的に動かすことを求め、それに成功する場合は、反対側である左手に鏡像現象は出現しない。しかし、非麻痺側である左手を使うと、麻痺側である右手が著明に動いてしまうということが観察された。特に左手で道具を使うことを求めた場合（図11）や、手の模倣を求めた場合（図12）に著明に出現したのだ。

　この鏡像運動は、脳の発達が未熟な幼児期や、脳卒中や脳損傷等で中枢神経系に障害を負った片麻痺患者でしばしば観察されることがあるという。

　症例Ⅰは、麻痺側の手足に著明な運動麻痺があるわけではなく、鏡像運動の出現は、左手を「どのようにうまく適切に使うか」という思考が求められた場面と関係があるように思った。要するに、左上肢において、どのようにすれば、うまく道具を使えるかというような道具を身体化する場合や、模倣のように視覚情報から体性感覚へ情報変換するというような場合に出現していたのであり、つまり、どのようにすればうまくこの手を動かせるかというプログラミングが適切かつスムーズにい

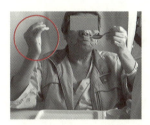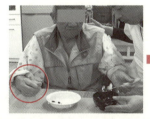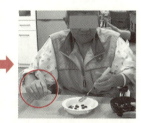

鏡像運動は模擬的食事でも実際の食事でも観察され、口にスプーンを運ぶ時の左手の動きに伴い、肘関節の屈曲（伸展）や、掬ったものを器へ移す際の前腕の回内（外）の運動でも観察された。

図11　鏡像運動（道具操作時）

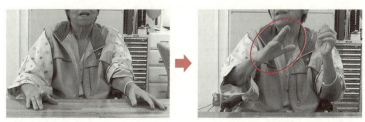

左手の手掌面を正面に向けるような手の模倣を求めると右手も動いてしまう。

図12　鏡像運動（模倣時）

かず、結果上肢の動きは過剰な努力性の運動になる、そうすると、対側に対する抑制も効きにくいので、連合反応のように左手の動きに追随して右手も動いてしまうということではないだろうか。症例Ⅰは失行症を疑う症状を有していたので、十分考えられる話だ。

いずれにせよ、本来、右半球損傷で生じやすい半側空間無視が機能解離によって生じたと仮説を立てると、強い刺激、つまり予測しにくいことや動作としても複雑な課題、そして難しい動作を求めすぎることはかえって機能解離を長期化させる可能性があるといえる。半球間抑制という点においても、一側のみの感覚に基づく情報化によって、他方の感覚や運動が抑制されてしまう危険性がある。つまり、非麻痺側からのみの情報構築では、半球間抑制が促進され、結果として後遺症としての麻痺や半側空間無視は改善されない可能性があるということになる。

作業活動の観察から更に症状を検討する

機能解離と半球間抑制を考慮しなければならないことまではわかってきたし、失語症があるので、ジェスチャーなどもふんだんに盛り込み課題の意図、訓練の開始や終了も伝わるように工夫も必要だ。でも実際何をすべきかまだまだ決めかねていた。そこで、ADLの観察に加えて、様々な作業活動を介してみえてくることはないかと考えた。「みえてくること」とは、作業活動中におそらくADLの観察で見え隠れしていた高次脳機能障害の様々な症状の共通点や相違点などについても併せて検討しようと思ったという意味だ。

注意機能の障害による保続

ある日リハビリ室で、他のセラピストが他患者に対して高校野球で使う硬球ボールと同じぐらいの直径のボールを使って作業活動をしていた。その時症例Ⅰはその「動く」対象としてのボールに興味を示しているような表情に見受けられたので、そのボールを使っていくつか評価してみようと思った。私はボールを、正中より左側に位置した症例Ⅰの右手に一旦握らせた。その次に「ボールを返してください」と目の合いやすい左側で求めた。すると全く手からボールを離せないのだ（図13）。

この症状は病的な把握反射とは明らかに異なる。対象が手のひらに接触し、一旦握ると離せなくなるということではない。むしろ、緊張性保続に近い印象だ。山鳥

によると、ある筋肉運動が起こると、その後、起こった状態がそのまま持続するというのだ[1]。

ちなみに、保続現象とは一度発せられた語または遂行された動作が、その後の質問または命令に際して、その内容に関係なく繰り返される現象であり、言語、意味処理、行為意図および行為実現など様々な状況で観察される[12]。保続の発生機序

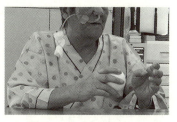

図13　ボールを離せない

は、①慣性によるもの；②注意能力の障害；③中枢神経系の抑制機構の障害。遅延型の保続は③で説明可能のようだ。すなわち、一度喚起された課題は神経系の抑制機構を経て、次の課題に臨むが、その際、前の課題の記憶痕跡を抑制することが必要。しかしそれが不十分だと元村らは述べている[12]。

私がなぜ、症例Ⅰがボールを離せないことを「保続」と思ったかだが、上記のとおり保続の原因のひとつに注意機能の障害が挙げられており、症例の右手の動きの開始や停止は、注意の問題が大きいと感じていたからだ。**意識の志向性の問題**といったほうがいいかもしれない。

話を戻そう。

症例Ⅰは、そのボールを持った右手が左空間から（半側の空間を無視する）右側へ移動していなくても、本人はボールを離しているつもりになり、左手でテーブル上にボールはないかというように探す行為が観察された。全く右手で握っているのを忘れているかのように。

「おかしいな」と右手ではボールを依然握りしめながら、視線は正面から左側のテーブルを見ながら、何度も何度も左手で探索行為を続けたのだ。

私は、彼の左手で握れるように右手を左手のほうへ動かし、明らかに見えているだろう左空間へもっていった。しかし右手で握りしめたボールを離すことはなかった。

とても奇妙な症状で、この時全く解釈しきれなかった（今も十分できていない）。

また別の機会では、ハサミで紙を切る行為を観察させたあと、同じことを、つまり右手でハサミを把持し切ることを求めた。すると「ドコデスカ」と発語しながら、道具としてハサミをペンのように使う（**図14**）。これは遅延型の保続現象だろうか。しかしハサミを使う前にペンで書字を求めるような課題を実施していない。とするとハサミという道具をペンと取り違えてしまう意味性錯行為だ。

そしてここでも、ハサミを離してくださいと要求しても、全く右手からハサミを

離してくれるそぶりはない。握りしめたままである。失語があるから理解ができないのでは、伝わっていないのではと思われる方もいるであろう。左手でハサミを持たせた場合もできなければ失語だろうが、左手なら、ハサミでも他の物品でも「こちらにください」「ちょうだい」「返して」などの言葉とジェスチャーで求めると可能なの

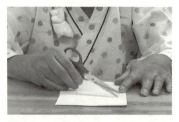

図14　ハサミをペンのように扱う

だ。右手では、ジェスチャーを加えてもだめだ。だから右手では完全に意識が途切れているように思えるほどなのだ。

　症例Ⅰのハサミ使用で観察された現象のひとつは意味性錯行為だ。右手でスプーンを把持させた際に興味深い現象が観察された。お皿の中の模擬の食べ物を掬ったつもりで口へ運ぼうとしていたり、実際の食事場面で皿の中へスプーンが運ばれておらず、それでも掬ったつもりになっている点だ。その行動は、視覚的にはおそらく見えているだろう左空間であっても、右手は「できているつもり」で動くことが多いのだ。

　更にスプーン操作では、左右どちらであっても、模擬的な動作や実際の食事場面でも、把持の仕方が拙劣で対象を適切に掬うという動作、口に入れるまでのリーチいずれも介助が必要なレベルであった。なんとか把持はするが、スプーンの柄の部分に対しての把持の手指の形がおかしいだけでなく、掬う部分の凹凸の向きに対しても全く注意が払われていないことも明らかになった。

　もう少し補足しよう。「私の手にください」とスプーンで模擬食物を皿から掬うことを求めると、以下のような特徴が抽出されたのだ。右手では器から模擬食物を掬ったつもりになるという行為（図15-1）だけでなく、スプーンの凹部分に掬ったつもりになった模擬食物を私の手のひらへ入れるために、更にスプーンを傾け2〜3度軽くトントンと当てた（図15-2）。あたかもスプーンの凹部に引っ付いた食べ物

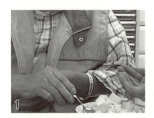 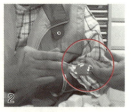

図15　右手のスプーン把持・操作

を振動で落とすかのように。そう「本人にとっては、正に指示に応じた行為をしている」のだ。観察者からは、あくまで「しているつもり」なのだが。もうひとつは掬う時の上肢の動きとしてスプーンを口に運ぶまでの前腕の動き（回内・外）が欠如し、その代償として肩の外転、内旋運動が出現したりすることも観察された。更に道具の使用という意味では、食べ物を掬う道具としての使用用途の理解はあるようだが、適切に使えないという点も明らかになったのだ。

では左手ではどうだろうか。右手のような「しているつもり」という行為のエラーは認められず、模擬食物を皿から掬うことはなんとかできた。しかし、模擬食物を一旦掬っても落としたりすることも目立った。また通常スプーンの柄を把持する母指、示指、中指の3指で把持はできておらず、手掌面内で把持する状態であり、適切な道具の把持・操作は困難であったのだ（図16）。

実際の食事場面においても、右手で把持したスプーンは食べ物がこぼれないように凹部を水平位に保つことはなく、また口に入れる際も、凹部はそのまま挿入された（図17）。そして口唇、歯、舌にスプーンが接触することによって、はじめて凹部が水平位へ戻る状態であった。

とすると、上肢の失行の可能性が考えられるわけだ。「06」「07」章の症例では大きく「失行」とだけしてきたが、ここでは従来の失行の分類で少し考えてみる。観

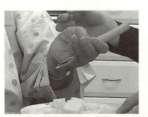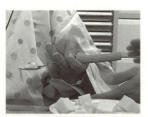

図16　左手のスプーン把持・操作

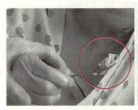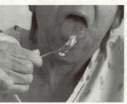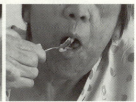

スプーンの凹部が横を向いている　　そのまま口へ　　接触によってこのあと水平位に

図17　実際の食事動作面

念運動失行の可能性だ。

　観念運動失行とは、左半球の広範な障害で起こることが多いとされているが、Liepmannによると「物品を使用しない単純な運動や、一つの物品を対象とする運動が言語命令、模倣、物品使用のいずれでも障害されるもので、自動運動は可能であるが意図的な運動はできない状態」と定義されているという[1]。具体的には敬礼やかなづちを使う真似（パントマイム）といった簡単な動作ができない。事実、症例Ⅰは模倣検査においては、上肢、下肢、口部顔面、いずれの部位においても誤りが認められた。しかし観念運動失行の定義は研究者の間でも一定していない。

　観念運動失行の最大の特徴として山鳥は以下のように述べている。「別な状況では十分可能な運動であるのに、同じ運動を意図的にやってみせることができないこと」[1]。症例Ⅰは著明なものの一つとして、自ら何かを指し示すような場面では示指のみ伸展した指の形すなわち「指さし」は認められるが、模倣で求められた際には困難で、誤ることが多かった。症例Ⅰは、模擬的な動作や実際の行為の場面のいずれもエラーがでていた。

　症例Ⅰに対して更にいくつか模倣検査を行った。結果は、敬礼を指示しても、万歳のように腕を挙上する。おいでおいでを次に指示すると、再度万歳をする（図18）。さようならでも、OKサインでも模倣はできなかった。口部顔面部の模倣においても同様であった。舌出しを指示すると、一度目ができたとしても再度求めるとできず、舌を出すのではなく、顎関節を開き開口し、頸部の伸展を著明にしたり（図19）、舌先を左右の口角へつけるよう指示すると舌は口の外へは出てこない中、まるでどこをどのように動かしたらよいか迷うように頸部の側屈と顎関節を水平方向へ動かした（図20）。つまり、運動方向の誤りが著明であった。そう、口部・顔面周囲の運動性錯行為と解釈できるものだ。口腔顔面失行（buccofacial apraxia：

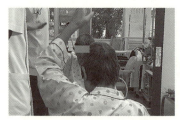

敬礼、おいでおいでなどを求めると、違う運動が生じたり保続が生じる

図18　模倣：上肢の動作

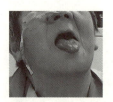 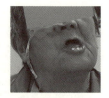

挺舌を求めた際に認められた実際の舌出しの成功（左）とエラー（右）

図19　模倣：口部顔面部1

BFA)とは、観念運動失行が口腔顔面領域に起こった場合のことで、口笛を吹く、舌打ちをするといった動作ができなくなる症状だ。口腔顔面失行では喉頭・咽頭・舌・口唇・頬の諸筋の非意図的動きは保たれているが、意図的な動きが障害されている状態である。誤反応が最も多く出現したのは舌打ち、内容は錯行為が多かったという報告がある[13]。

　この他、書字行為もしてもらった。自分の名前だ。この時は書くという行為を右手でやろうとする意志が明確だった。左手にペンを持たせて、左手でやりますかと尋ねると、なんと左手から右手に自ら持ち替えるのだ。だがペンの持ち方は拙劣で、書いてくれた名前は文字には見えないレベルであった（図21）。

　模倣以外に失行症が疑われる時は、上肢・手における問題がどのような形で現れるか検討してみよう。日常生活の観察で見られる症状は以下のようにいわれている[14]。

①ある一定の状況で正しく運動ができるが、状況が変わると困難。
②動作の中に通常とは異なった運動性（エラー）がある（例：髭剃り）。
③開始した動作を途中までしか行えない（例：トイレに行っても…）。
④使用する道具が間違っていても気がつかない（例：歯ブラシと櫛）。
⑤動作をしているつもりになることがある（例：眼鏡をかけるつもりで…）。
⑥動作の途中で突然、何をしていいかわからなくなる瞬間がある。

また臨床における観察としては、以下だ[15]。

1）他動運動時に体が重たく感じられる。
2）動作がこわばったように感じられる（図22）。
3）運動方向に関するエラーが多い。
4）動きが大きくなってしまう。

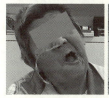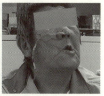

舌を左（右）の口角につけるような模倣を求めた際の動き

図20　模倣：口部顔面部2

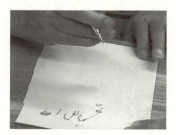

右手で書こうとするが把持は拙劣で文字は読めない

図21　書字

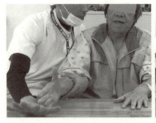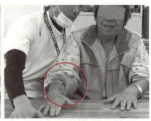

右手の手背部(手掌面)を見せる模倣を求めた際に、前腕部の回内(回外)を求めた場合に前腕部を触診していると、模倣動作の最中明らかに筋のこわばりが触知できた。

図22 筋のこわばり

5) 使用すべき関節がうまく使えず関係のない関節を使ってしまう。
6) 動員しなければいけない関節数より少ない関節しか動員しない。
7) 使用している関節の名称を言語化することがスムーズにできない。

日常生活レベルにおいても、臨床観察としても症例Ⅰに当てはまるようだ。

意味のある作業活動は？

作業活動としては、症例Ⅰの正面にお手玉の入っている箱を用意して、左手でお手玉を全て取りだし、左側にいる治療者に手渡すという課題を実施した。結果は箱の右側に明らかなお手玉の取り残しが認められた。周辺空間の無視が認められたといえよう。「もうないですか？」と尋ねると、「もうないかな」と箱の中を覗き込む探索を開始したが、見つけることはできなかった(図23)。またこの時の左手のお手玉の把持の仕方は非常に拙劣で確実性の低い状態であった。

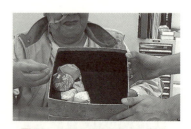

図23 右側の明らかな取り残し

次に右手で実施させようとするが、なかなか意識が右手に向かず、継続したお手玉の把持・操作は困難であった。更にこの右手は、途中からお手玉ではなく箱の枠を強く摑んで離さず、しかし本人は、お手玉を摑んでいるはずなのになかなか取れないおかしいと考えている様子が行動からうかがえた(図24)。

輪通しは、「同じ色のところに手渡された輪を通してください」という指示とジェスチャーを左側から行った。

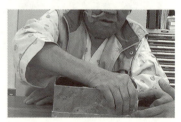

図24 お手玉を摑んでいるつもり

症例Ⅰは左手で受け取ると、自然に右手に渡して、右手で輪を通そうとした。しかし色の配慮はできていなかった。右手での輪の把持操作は左手以上に拙劣で輪を通すことは困難であった。また右手は誤って輪が腕に通るも、全く気づかなかった。そして輪を掴んでいるつもりになって輪を通すという行動も度々見られた（図25）。左手で輪を通す際は拙劣さはあるが、それらのような著明な異常はなかった。

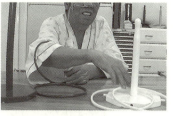
図25　輪を掴んでいるつもり

セラピーパテ（医療用粘土）を両手でこねるという作業も行ってみた。自然な肩・肘関節の動きはある程度認められるも、指の動きは拙劣であった。反物を巻くという作業課題では（症例Ⅰは、若い頃着物を作る仕事をしていたことを知り試みた）、両手動作に近い動きが出現するが、作業活動中の目線は、目の前の反物よりは左側空間ないしは反物の左側をぼんやり見ているような姿であった（図26）。つまり適切に対象物へ注視しているという状態からはほど遠かった。

次は風船バレーを実施して、他の作業活動との違いを検討していった。風船バレーでは、風船を取ろうとした際に、右手が自然に左手と共に協調的に同時に動き始めることが高頻度で確認された（図27）。一番特徴的なのは、目の動きが反射レベルな自動的な動きに留まらず、何度も継続的に風船を追い、摑み、返し、また追

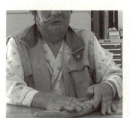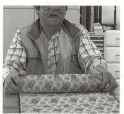
図26　両手動作時も対象への注視なし

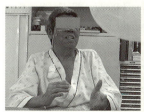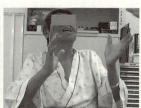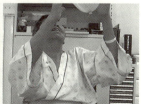
図27　風船を取ろうとする時は目と手が協調

うという意図的な動きが一部観察された点である。驚くことに、この課題の際には両目の眼瞼下垂の傾向が著明に改善され、眼球の運動範囲が一番広いのだ。

ただし、風船が右空間へ行った際は容易に見失い、追うことができないことも多かった。更には右側の腕に風船を押し付けても、机と腕の間に強く挟み込むような状態をつくっても全く気づかないという行動も観察された（図28）。

ここで、動くものならいいのかという素朴な疑問がでてくる。そこでいつもの風船と同じくらいの大きさのボールではどうなるか検討した。するとボールではうまくキャッチできないのだ。おそらく、運動速度として速いからではないかと思った。では遅くすればよいかというと、そうでもない。机上にボールをゆっくり転が

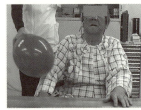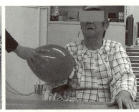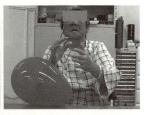

図の左はトントンと、中はグリグリといったような触圧刺激を与えた時の無反応の様子。右は机と前腕の間に風船を挟んだ様子を示している。右空間では風船の接触に全く気づかない。

図28　右側に風船を接触させた時の様子

表2　作業活動時の行動と考えられる症状

作業活動に認められた行動	症状
ボールを掴んでいることに気づかない。探す	触覚性の右側身体無視、USN、触覚性失認
道具使用の拙劣さ	観念運動失行
模倣がうまくできない	観念運動失行
お手玉が箱の中の右側に残る	USN
輪通しで輪を正確に摑めない。右手は摑んだつもりになり遂行し続ける	精神性注視麻痺、触覚性失認、観念運動失行、視覚性注意障害
セラピーパテ（粘土）をこねる際、拙劣ながらも両手が動く。しかし眼瞼下垂傾向で注視は少ない	精神性注視麻痺、目の失行、視覚性注意障害
反物を巻く動作もセラピーパテと同様	触覚性失認、精神性注視麻痺、目の失行
対象物が静止している場合、注視、追視が乏しい（左空間であっても）。が、風船を追う時の眼瞼下垂の改善、注視、追視の出現の頻度↑	精神性注視麻痺、USN、目の失行、視覚性注意障害

すこともしてみた。すると、左手のみで反応するという場面は時折みられるが、左から右側では追視も起きにくく、関心も薄いようであった。彼にとっては、風船という特性に意味があるように思えた。

以上の作業活動をまとめたのが**表2**になる。

失語症について

では、症例Ⅰは重度の失語症で、いわゆるジャルゴン失語の状態であったと述べたが、もう少し言語についても説明しておこう。ジャルゴン（jargon）とは、分類としては、音韻表出の異常で、文意不明な言葉が大量に産生されるが自発話としては流暢なのが特徴である。つまり流暢型失語群（ウェルニッケ失語）である。発語は可能だがジャルゴン様（多弁傾向）なので質問に対する理解は勿論、適切な言語的思考はどの程度可能であったか不明である。

また言語理解は聴覚的な言語は勿論、視覚的な（文字）言語においても困難であった。復唱、呼称、書字も困難であった。

一般的に言語理解の障害（語の意味理解の障害）の場合、音韻が受容されても意味理解が成立しない場合があるが、最も簡単な鑑別には複数（5〜7個）の日常繁用の物品を患者の目の前に並べ、検査者がその対象の名前を言ってどれであるか指でささせる（pointing-test）ことでわかるようだ[1]。症例Ⅰは理解障害が強く、ポインティングも全くできなかった。

さて訓練についての理解はどうだったのか。症例Ⅰは単純な課題はジェスチャーも交え可能だが、選択肢を2つ以上にして「どちらですか？」と求めることや、「どう感じますか？」と求めるような設定はできないし、訓練についてセラピストと言語を用いたコミュニケーションは困難であった。セラピストと動作や行為についての対話は勿論できない。情動的な言語表現は適切な状況において単語レベルで出現することがある。その一方で、こちらからの問いかけに対しては、必ず応答はあるが、正反応と解釈しうる内容は極めて少なかった。

症例Ⅰの最も特徴的な言語障害は、ジャルゴンである。しかし右空間で課題がうまくいかない時や右手でうまく対象物を摑めない時、はっきりと「おかしいな」という場面に合った発言が度々認められた。ということは、**自分の意図と結果が一致していないことへの気づきの表出**だと解釈した。

行動観察からいえること

ではこれらのADLや作業活動を支えている身体に対する認識はどうであったかを行動観察から推察したので述べていく。

左上肢は、リーチング、対象物の把持、操作は概ね可能であることから著明な障害はないと考えられた。右側の自己身体全体に関する体性感覚系、いわゆる関節覚・運動覚・触覚・圧覚などは精査困難であった。ただし右上肢に関しては、精神性注視麻痺、視覚性注意の異常、失行症が複合的に重なり、リーチング、対象の把持、操作の拙劣さが出現していることが想定できる。また視覚的な対象が、先に述べたように他人の靴と自分の靴の場所が空間的に近接している場合や、複数対象が重なり合っている状態で素材が類似している場合（病衣とベスト）、また一つの対象の中で白い靴のマジックテープ部分の端を見つけ、摑むというような特定部位を見つけだす場合などにおいて、著明な異常を呈していた。つまりリーチング、把持、操作いずれも適切にできなかったことは、右上肢の運動・感覚麻痺ではなく、視覚性失認、触覚性失認（対象と非対象の接触・非接触感の差異が得られているようには思えない）によるものと考えられた。

では、前述したような行為のエラーが観察されたわけだが、どのように自己身体をイメージしているのか、そして対象に対するイメージ化はできているのだろうか。行動観察からいえることはあるだろうか。運動イメージの想起については、言語を介して求めることも、本人自身から聴取することが困難なことから不明だが、簡単な言語指示とジェスチャーを用いた指示に応じることは可能なことから、粗大な行為を遂行できるレベルのイメージの想起はなされていると考えられる。また対象の想起（表象する能力）に関しては、「あれ？」という「あるはずのものがない。見えない。感じない」などなんらかのおかしさに気づいていると思われることから、表象する能力そのものは潜在的にあるのではないかと考えた。

では、学習することに関してはどうであろうか。症例Ⅰは、訓練時の手順や昨日行った流れなどは覚えている、しかし失語によりそれを言語化はできない。訓練効果の可能性としては、少なからずあるという程度しか、初期時はわからなかった。

では注意という側面はどうであろうか。視界や身体全体に注意を向けることは困難なことから、注意の全体性は低下している。視界や身体全体に注意を向け続けるという持続性においても同様で右空間に注意が向きにくい一方、左側の空間には過剰に向くという偏重がある。聴覚的な情報に敏感といえるが、その反面自分に話し

かけられているのか、そばにいる他者に話しかけられているのかわからず、返事をすることがある。右空間であっても、知人らしき人の声や存在がおぼろげながらでも知覚されると（潜在的知覚？）、受動的な注意が働き、右空間であっても注意が向くことがある。

　こんなことがあった。ある日、症例Ⅰが以前世話になった医師がたまたまある患者に用事がありリハビリ室を訪れた。その際、症例にとってはほとんど気づかない右空間にである。そしてその医師が右空間にいる他患者に話しかけた瞬間である。一気に右空間のその医師を注視し、挨拶を交わし、しばらく話し続けた（発語内容はジャルゴンにより不明だが）。これは明らかに潜在的知覚というべきか、潜在的認知というべきか、いずれにせよ、反応できるという特徴をもっていた。

　基本的に私たち自身は、今というタイムリーな時間に、その時注意の引かない事柄、必要と思っていない事柄には、意識を向けない。しかし、日常生活において脳は意識に上らない情報を処理しているというのは事実なので、それほど驚くことでもない。

　その一方、意図的な注意はこちら側の強い援助がないと働きにくいし、右側では、ささやいても大きな声をだして呼びかけても、右側身体に接触しても、応答を求めるために叩いても、全く反応できないというのも症例Ⅰの特徴だった。

　あと全般性注意という面では訓練に対しては、単純なものであれば持続性はあり、1時間以上は訓練室で過ごせる良い要素はもっていた。視覚対象および身体に対する注意の分配性は著明に障害を受けていた。

　では、症例Ⅰに求めた模倣の評価はどうであったか。前述のとおり、模倣の正答度は極めて低く、口部・顔面、上肢のいずれの身体部位においても困難なことが多く、保続が高頻度で出現した。

神経心理学的な視点からの暫定的なまとめ

　対象そのものを正確に見ることができないという問題は、精神性注視麻痺、視覚性注意障害、目の失行と解釈できた。つまり、注視すべき対象がわかっていても確実にできない要素は精神性注視麻痺。本来注意すべき場所を確実に見ることができず、更にその空間にある必要な対象に注意を向け、更にその対象の細部に目を凝らすことができないというような要素は、対象の空間性と属性の問題であると考えられるので、視覚性注意障害の要素。「見ようとはしているが、どのようにすればしっ

かり見ることができるかわからず、どのように瞼を開けばよいかわからない」という要素は目の失行であり意図性と自動性の解離と解釈できたということだ。

正確にリーチングできないという問題も精神性注視麻痺、視覚性注意障害。対象の操作の誤りは上肢の観念運動失行。右空間を捉えられないという問題の中核は右半側空間無視。右側の自己身体空間を捉えることができないという問題は右半側身体無視と解釈できた。これは、他動的に右側の特に上肢に対して触覚、圧覚、運動覚の情報が与えられても、全く反応しない、つまり気づかないという特徴に如実に表れている。その一方で、本人の意識（神経活動）として、反射的な、意図的ではない、より自動的に作動するような際には、身体の無視症状は一過性に改善するという特異的な面をもっている。物をうまく摑めないという問題は視覚性失認に加え、触覚性失認も完全に否定できない（多感覚様式性失認だ）。

と概ねこのような整理をつけたが、見るべきものを見るべき時に見ることができないという症状を、失行症の意図性と自動性の解離と解釈して治療は可能か再度検討してみる。なぜなら、私としっかり目を合わせる、私の指示に合わせて対象を見るということがどんな訓練でも重要だからだ。

私たちが誰かの動作や仕草を見て、もの真似をする場合、あるいは要求に応じる時、見たその人の形態・特徴を視覚的に分析し、それを自己の運動として再現する、あるいはその動作が示す意味を理解する必要がある。

つまり模倣を例にとると、後頭葉からの視覚情報は、頭頂連合野で体性感覚情報へ変換され、自己の運動として再現するために、運動前野で運動のプログラミングがなされ、その情報が一次運動野へ、そして筋収縮が生じ、実際目に見える模倣という運動が観察される。これが「真似る」まで脳で起きているであろう一連の流れと考える。

口頭指示によって模倣する場合は、側頭葉からの聴覚情報が頭頂連合野で、その指示された言葉の意味に対応した身体の動きはどのようなものかにつながる体性感覚情報へ変換されると想定される。つまり見て真似る、口頭指示を受けて真似るいずれにせよ、情報の変換が重要な鍵となるのだ。言い換えると、これがうまくいかないと模倣はできないことになる。

誰かの動きを理解するということは自分の身体と照らし合わせることを意味し、「ああ、あれは私の体をこう動かした時の運動パターンだな」と認知したと解釈できる。この視覚と運動のマッチングは、他者の動きを「なぞる」ことである、と言い換えることもでき、この時に活性化している領域のひとつが運動性言語中枢領域

（ブローカ野）だ。この意味において情報の変換・統合には言語の関与がひとつ考えられる。

これらの点を認知運動療法の考えに従って整理すると、失行症の病態は、「視覚・体性感覚などの感覚情報が言語によって観念運動に変換・統合できないことの障害である」と解釈することは可能だ（p.262「06」章の図4参照）。

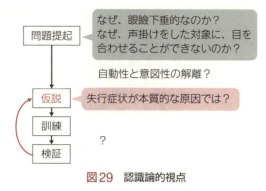

図29　認識論的視点

失行症患者にみられる特有の問題の共通点についてPerfettiの指摘はこうだ。注意を身体部位や外界世界の「どこに」、どの感覚情報に対して向けてよいかわからない。動作遂行の際に、「どの関節」を使ったらよいか、どの順番で動かしたらよいかの認識の異常、空間のどの平面上に対象があるのか認識できない。自分の身体の運動感覚や空間に関する言語の理解・産生に問題があると述べている[15]。

ではPerfettiの指摘を症例Ⅰに当てはめてみよう。視覚性の注意を身体部位や外界世界の「どこに」、そして「どのように」向けてよいかわからない。つまり動作遂行の前に、眼瞼の挙上や眼球そのものを「どのように」動かしたらよいかの認識の異常、故に空間のどの平面上に対象があるのか適切に認識できない。つまり症例Ⅰは目という身体を介して情報を読み解くことに問題があるとはいえないか。

認識論的視点では、なぜ、眼瞼下垂的なのか？　なぜ、声掛けをした対象に、目を合わせることができないのか？　と問題提起することができる（**自動性と意図性の解離**）（図29）。

この眼瞼下垂については、「いつも眠そうで目が見開いていない」「覚醒レベルが低いのではないか」「昼夜逆転か、薬の影響か」などの声が多く聞かれた。家族がリハビリを見学に来た時もそうだ。

その時私はこう説明した。

Pt弟▶先生、いつもこんな感じで目が閉じとるんですわ。眠たいのやろか？　話しかけて起きているようなのに、全然目が合わないんやわ。
Th●いいえ。私は眠たいからとは思っていません。思うように瞼を挙げたり、目をパチって合わせられない症状と思っています。

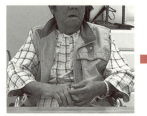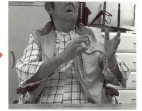

常に眼瞼下垂（いわゆる薄目で見ている状況）　　　風船を見ている時は著明な眼瞼挙上

図30　風船の提示による眼瞼挙上

Pt弟▶薬でも‥‥ないと‥‥。

Th●はい。ではその証拠といいますか、薬ではないということを私が今から示しますね。

私は症例Ⅰの目の前に風船を出して、以前評価したように、風船を眼前から上下左右に揺らして、取ってくださいよと指示した。すると次の瞬間には左上方に誘導した風船に反応して両手、体幹、頸部、目線が掴む体勢に入ったのだ（図30）。

Pt弟▶なるほど。本当ですね。

Th●薬で問題がでているのであれば、風船によって瞬時にこのような反応が起きることの説明にはならないと思っています。同じことが食事でもいえます。いま嚥下食を食べていただいていますが、その時も、寝ているようでいつも目が閉じかけている。大丈夫か？と介助の職員が言っていました。

Pt弟▶実は私も見ていてそう思ったのですが‥‥。

Th●では、今日の昼私が評価で病棟へ上がりますので、一緒に見てみますか？

実際の食事の時にいつものように何も声掛けしないと、眼瞼下垂になったままでじっとしている。そう、ほとんど端から見ると寝ているように見える。
しかし声掛けして、「今から食べましょう」というまさにそういう状況の時に、スプーンで下方から誘導し、「はい。どうぞ」と声をかけると、瞬時に開口するのを見てもらった（図31）。そして、彼は「はい。もう一口たべましょうね」と言いながらも口元へ下方からスプーンをもっていかない時は開口しないという明らかな差を弟さんの前で見せつけてくれたのだ。

Pt弟▶本当ですね。よくわかりました。

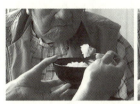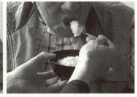

図31　口元へ接近すれば開口

　話を戻そう。

　今までの失行症の訓練の提示（「06」「07」章の症例）は全て、見るべき対象を見るということが一応できることが前提での訓練の設定だ。では症例Ⅰの症状を目の失行症と捉えた場合、目そのものの失行症に対してはどうすればいい？　私の知る限り目の失行を想定し、訓練を構築した前例はないように思う。

　従来の認知運動療法の失行症の訓練で実施されている中核は、「情報変換」課題だ。例えば、「二次元の視覚情報と三次元の視覚情報の異同を思考させ、問うような設定」や視覚情報と体性感覚情報の「変換」課題などだ。だから、自動的にも意図的にもどちらも適切に「見る」ということができない症例には適応できない。‥‥適応できない場合、自分でつくっていくしかない。そこで一つのアイデアが浮かんだ。「情報」というキーワードで自動的と意図的という行為を捉えなおしてみたのだ。

　自動性による視覚情報（半ば反射的、無意識的に見るという行為）と意図性による視覚情報（こちら側の指示などによって見る行為）の2つは、日常の行為の中では必要に応じて適宜「切り替わっている」。これを「情報の相互変換」と解釈してはどうであろうか。

　例えば、一瞬でもこちらの指示（セラピストの意図）を汲み取ってくれる状況、すなわち訓練状況を設定できたら、今度はその指示を受けて、「よし、あいつの求めていることはこういうことか」とおぼろげながらも自らの意志で対象を見るという運動行為をシミュレーションする。すなわち今度は自らの「意図」した行為の予測「情報」と行為の結果「情報」が思ったとおりであったか否かについて考えてもらう。つまり「予測」と「実際」という意味では時系列的には異なる情報の意味だが、「相互に等価として変換できる」という意味では、「情報の相互交換」と見做すことはできないかと思ったのだ（用語の混乱を避けるために、意図性の意図という言葉については補足しておこう。例えば、食事場面で口唇についたご飯粒を舌先でとり口の中に取り込むという運動が可能であるにもかかわらず、「舌先で口唇を舐めてみなさ

い」と他者から指示された場合、舌の運動ができない。このような場合、失行症患者特有の自動性と意図性の解離を示しているというが、筆者がここで使用している症例自身の「意図」という意味は自らの意志に基づいたという意味である。注意していただきたい）。

この「情報の相互変換」という意味についてはもう少し補足しておこう。

ひとつは、言語的な援助（声掛け）を得ながら視覚情報の自動性に基づき見るという状況から、意図性に基づきある対象を必要なだけ見るということが可能となる、スイッチング可能なネットワークをイメージしたものを意味している。症例Ⅰは、以前世話になった医師の声が右空間に聞こえた際に、それまでは全く違うところをおぼろげながら見るという状態（対象への確実な注視ではなく、かつ眼瞼下垂状態）であったにもかかわらず目を見開き、その医師の方向を見て話し始めたという場面を思いだしてほしい。この事実はやはり自動性と意図性の解離といえ、必要に応じて「どこ」をそして「どのように」見ればよいかという意識の顕在化が適宜なされないということに他ならないと思った。

もうひとつは、オフライン的な記憶情報（過去の体験的世界の記憶）とオンライン的な今目の前で起きている事態からの情報の照合を意味している。症例Ⅰは、右側への衝突や、課題がうまくいかない時には「気づき」と解釈しうる発語があった。これはすなわち、オフラインを活用した予期情報とオンラインの結果情報の照合の結果が、あの気づきを匂わす発語であったと解釈できると思ったのだ。このような考えに至れたので、いけそうな気がした。ただ厄介なのは、症例Ⅰは、右側の空間の無視、身体の無視があることだ。これは無視できない。この点を踏まえていかなければ、回復は難しいだろう。

では認知運動療法の考え方に従った半側空間無視に対する訓練はどのように進めているのか。私が過去に何例か担当して、共通した治療介入によって一定の効果があったと思っている症例のことをまずは整理していこう、そう思った。

中核的な介入方法は、

①共同注意の活用（視覚）

②左右の身体それぞれからの情報の統合（体性感覚情報と視覚）を図るアプローチ

③方向性注意の問題と全般性注意の問題を総合的に考慮したアプローチ

である。

その訓練は「02」章の症例Bを参照してもらいたい。その後、ここへ戻ってもら

いたい。そうすると、過去に実施した介入方法では症例Ⅰに対しては困難であることがわかる。

暫定的な訓練の指針

従来の失行症の治療を踏襲しながらも、視覚そのものに対する訓練を考案する必要がある。

これまで経験した半側空間無視の患者さんの訓練では、視覚の活用が有効であった。しかし、今回はそれが全く適用できない。なんとしても、訓練をまずは成立させるためには、治療者の目と患者の目が合うこと、そして、こちらの意図を少しでも汲み取ってもらえる瞬間をつくること。これが何よりも重要と考えた。

目の失行症と右半側空間無視へのアプローチ

その時間（こちらの意図を少しでも汲み取ってもらえる瞬間）をつくれるきっかけがこれだった。

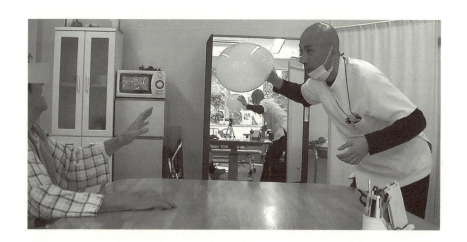

訓練1 見える世界と見えない世界をつなぐ物体の永続性を活用した訓練

治療者の目と患者の目が合うには、まずは眼瞼下垂の状態から必要に応じてある程度は眼瞼の挙上ができ、そして特定の対象を注視し続ける（眼球運動における選択的注意から持続性へ）ことが求められる。そこから考えて訓練をつくっていく。

［認識論的視点］
1) 問題提起：①どうして眼瞼下垂様で、目が合わないのだろうか？
②どうして、右空間無視が出現しているのであろうか？
2) 仮　　説：①目の失行症なのではないか？
②機能解離、半球間抑制が生じているために、右半側空間無視が生じているのではないか？

「意図的に見る（対象を注視する）」という失行症のための訓練の要素と、本来見えるはずの空間を「見る」という半側無視のための訓練の2つを組み合わせていけば、上記2つの症状の改善は可能なのではないか？

［神経生理学的視点］（研究知見など）
　まずは、科学的な知見の前に少々それにつながる思考過程に付き合ってもらおう。
　乳児が人やモノに働きかけた時、相手からの反応がほぼ同じように生じるという出来事を何度も繰り返し経験すると何が起こるだろう。例えば「いないいないばあ」は、一旦相手の顔が見えなくなるのだけれど、そこにはちゃんと存在していて、次にまた現れることを予想して楽しむ遊びであると考えられる。その繰り返しを経験することによって「対象が視界から見えなくなっても存在し続ける」という認識、すなわち物体の永続性・連続性の理解が成立していくと考えられた。つまり「物体の永続性」を理解して、初めて反応する遊びだといえる。また例えばある子供Aがカーテンの左側から入って隠れて見えなくなっても、真ん中あたりのカーテンが膨らめば、それを正面で見ている子供Bはその裏のごそごそとした動きを知覚し、「きっと右側から出てくるぞ」と期待して、出てくるであろう子供Aをじっと待っている。そういう場面は日常の光景としてある。このような「見えない世界」への期待は、言い換えると、「見える世界」だけではなく、見えない世界にも関心を向けていくようになっていることを意味する。おそらく正常な発達に伴い子供は、「見えなくてもそこにいる！」という対象の永続性を理解するわけだが、それは「表象」機能の発達を意味しているのではないかと考えた。
　ここでいう「表象」は目の前にない事柄を心の中で思い浮かべることであり、今の例の場合、子供Aの姿を視覚的な表象として想起し、言語的な表象へという情報変換も関係し、象徴的な思考（ある事物を別の事物で表す、見立て遊び、ごっこ遊びなど）が可能となるような素地となっているのではないか。子供B（観察者側）が、子供A（隠れる側）は「左から右へ移動していってきっと出てくるぞ」と思考する

基礎には、物体の永続性と連続性という物理的な概念が必要となる。

加えて、文献にあたって自分の発想がそれほど突拍子もないことではないと思ったのは、認知的な発達に関する以下の知見を見つけたことだ。

Spelkeらは、まずは、数の概念、初歩的な物理の概念（物体の永続性や連続性）や心の理論などの発達が言語獲得より先に始まり、言語獲得の基盤となっていると考えている[16]。私にとって認知的な発達と患者の学習過程を鑑みた際には、物理の概念（物体の永続性や連続性）は使える可能性がある。そう思ったのだ。

どういう意味かというと、重度の失語症を呈する症例Iにとって初歩的な物理的な概念を訓練に取り入れるということは言語の再組織化を何らかの形で促す可能性をもつという点、更にこの物理的な永続性と連続性の概念は、症例Iの風船バレーのような活動の際に、無視側への意図的な眼球運動、つまり能動的に風船に目を合わせ、追い続けるという行動が観察されたことと重ねられると考えたからだ。

実はSpelkeの述べている物体の永続性・連続性と同様の知見をみつけた。Baillargeonらの「うさぎのスクリーン通過実験」[17]だ（図32）。この実験は赤ちゃん（5.5か月）に対する物体の永続性の実験である。この知見は訓練の考案に決定的

うさぎのスクリーン通過実験

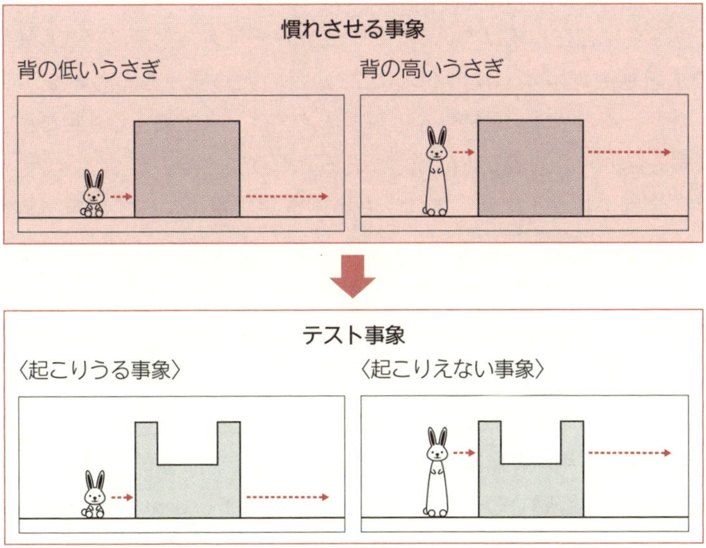

慣れさせる事象

背の低いうさぎ　　背の高いうさぎ

テスト事象

〈起こりうる事象〉　　〈起こりえない事象〉

（Baillargeon R, Graber M：Where's the rabbit? 5.5-month-old infants' representation of the height of a hidden object. Cogn Dev; 1987: 375-392より）

図32　うさぎのスクリーン通過実験

なヒントとなったのだ。

　彼らの実験をいくつかの関連ある文献[18,19]の助けを借り、要約するとこうだ。背の高いうさぎの人形と背の低いうさぎの人形の2つを用いて、どちらのうさぎの背の高さでも隠れてしまうスクリーンを設定する。そしてその後ろを、まずこちら側から観て左端から右端まで何度かうさぎを通過させる。これを赤ちゃん（乳児）に何度も見せて馴れさせる。この時にはスクリーンを通過する前（左端）とスクリーンを通過した後（右端）にしか、2つのうさぎの人形の姿を見ることはできない。この設定では赤ちゃんは別に驚いた表情を見せることも注視したりすることもなかったというのだ。そう、当たり前の状態だから、当然の反応といえる。

　次にスクリーンの真ん中を切り取って、背の低いうさぎがスクリーンを通過する時はスクリーンでその姿が隠れてしまうのだが、背の高いうさぎが通過する時には箱のようなスクリーンよりも背が高いのでその姿が見えるという設定を作った。

　しかし‥‥ここからが重要だ。うさぎの人形の通過の仕方を人為的に操作し、背の高いうさぎがスクリーンを通過する時にもその姿が見えないようにするのだ。その設定によって、通常起こり得ない状況が生みだされた。さて赤ちゃんは‥‥‥‥非常に驚いた表情を見せ、ずっと注視し続けたというのだ。

　この結果は、「うさぎの人形がスクリーンに隠されて見えなくなっても、その向こう側にうさぎは存在し続けている」と、視界から消えた対象は存在し続けるという物体の永続性を理解する能力が既に5.5か月の乳幼児にあることを示唆するのだ。この赤ちゃんの物体の永続性を理解する能力は、言い換えると目の前にない対象を表象する能力、心的表象化の能力があるということなのだ。

　つまり、今回の症例Ⅰに関しては、右半側空間無視によって対象が消えた（見失った）時、「あれ？おかしいな？」などの発言があり、この、「あるはずのものが見当たらない」という気づきがあることをPositiveな因子と解釈できたのだ。

　上記から、物体の永続性・連続性という観点を用いて治療介入はできるのではないかという仮説を立てた。

　症例Ⅰの病巣は左半球の頭頂葉下部が含まれている。抽象的な概念には側頭葉、頭頂葉、後頭葉の接合部であるTPO（temporoparietal-occipital junction）と角回が関係しているらしいが、特に角回は異種感覚情報の統合に関わっているといわれている（クロスモーダルな情報の統合領域）。

　これに言語が関与すると当然左半球となるわけだが、物体の永続性や連続性に関

する理解は、言語的な概念に限られず、視覚的あるいは聴覚的な情報から右半球ないしは残存する左半球の機能でも、ある程度可能なのではと仮定してみたわけだ。この時、思いだしたのはメルツォフら（1979）のおしゃぶり実験[19,20]のことだ。彼らの実験では視覚的に一度も提示していない、異なる形状のおしゃぶりを乳児の口の中に入れて、その後、視覚提示すると、どれであるかわかっているだろう反応を示したというものだ。つまりこの実験では口腔内の触覚情報から視覚情報のことだが、乳幼児では既に感覚モダリティ間の情報転移がなされていると解釈できるのだ。このことはスターンが主張した無様式知覚[21]に相当する。

つまり拡大解釈として症例Ⅰは、重度な言語障害があっても残存した脳を駆使して、様々な感覚情報を統合したり変換したりすることは可能なのではないかと考えたということだ。

あるいはこういう例もある。あるライオンの群れのなわばりへ他の群れが侵入してきた場合、明らかに、群れの数がこちら側のほうが多いと戦い、少ないと退散するという事実があるという。視覚的に敵の群れの量的な判断をするだけでなく、聴覚的な吠え声の量的なものでも判断できているらしい。つまり明確な一つの感覚のモードによる脳内の表象があるというより――センス（sence）という表現を正高はしていたが[22]――多感覚でこれを表象している部位が人間では角回あたりに相当するようなのだ。

いいたいことは、症例Ⅰは確かに左半球の頭頂葉を中心とした損傷があるが、残存した右半球の機能、また残存した左半球を用いて物体の永続性・連続性の概念に相当するものを引きだすことができ、それをトリガーとして治療可能だと踏んだわけだ。

そこで、症状を検討する中で試した作業活動のうち、他との違いが明らかだった風船を使うことにした。

[作業的視点] 共同注意を介した訓練

1) 対象部位：目
2) 異常要素：左側空間の無視、眼瞼下垂、対象への眼球定位不全（目の失行症）
3) 感覚モダリティ：視覚
4) 認知作業：空間問題
5) 治療道具：風船
6) 肢位：座位

［教育学的視点］
1) 内容：風船という媒体を介して、眼瞼をある程度挙上し、対象に対する眼球運動の定位（注視）を促し、途中に治療者の目とも合わせる瞬間をつくり、注視時間の延長や注視から追視を図れること、また段階的に右側身体周囲空間に広がりがあることを自覚していくこと。
2) 方法：患者には、①風船を注視；②風船を追視；③治療者の目も注視。④治療者の目から風船へ注視対象を移動；⑤風船という対象が途中から消える事態をつくる。⑥右空間への広がりへ指さし、言語化へ。

①〜⑥の具体的方法の中には以下の内容が含まれている。

見るという行為は、視覚を介した意識とも言い換えられる。これは少なくとも何かを見た、見ている、あるいは見ようとした、見ようとしている、いずれの場合も過去の経験の記憶が参照されている。だから、見ることは記憶と関係している。また「何かを見る」という行為が成立するためには、その対象を正確に捉える必要がある。ということは少なくとも注意機能も関与していることがわかる。このように捉えると、視覚の意識、見るという行為は、少なくとも、注意・記憶を含めた認知過程が関与していると見做すことは可能だ。単純に眼球を介して何かが見えたというもの以上のことが内包されている。

何がいいたいか。「見る」という行為は、眼球を介した映像をそのまま反映しているわけではなく、目の前にある対象物などを知覚しているわけである。そして、この知覚は、自分の知識や注意、経験（記憶）に基づいた解釈（判断）が入っているのだ。認知過程の要素としての知覚、注意、記憶、解釈（判断）、そしてイメージがやはり関与しているということだ。

私たちが何かの意図に合わせて運動をする場合、その身体を動かすために脳から指令・命令がだされるが、それだけではなく、実際にその意図に合わせた行為がなされたかを確かめるための、コピー情報があることも想定されている。このコピー情報とは、自分がしようと思った行為の結果得られるであろう感覚の予測のことである。だから、相手の顔、目を見ようという自らの意図が発生した場合、結果が予測と違うと気づけば、自分自身の目の動きにいっそう注意したり、修正する行動にでるはずだ。

ここで2つのことを述べた。ひとつは目の失行だと解釈した場合、まず情報変換をする手前では、分析する過程がある。分析には注意機能が外せない。だ

から、まずは注意が向くという面を強調する訓練にすべきだということ。もうひとつは半ば反射的な、自動的に症例の目の向いている先に治療者の目（顔）を向かい合わせ、見ようという意図をつくらせる状況設定だ。

3) 目標：右側の空間に気づけること。眼瞼挙上し、対象を意図的に注視・追視できるようになること。

視線の転換を起こすことは、そこに治療者と対象を共有しようという患者との三項関係がある。この視線の転換を起こすという行為は、①注意を向けている注視対象から**注意を解放**する；②次の注視対象を選択し、そこに視線を定位するというプロセスにより構成されると考えられる。

風船を両手で摑むという課題設定にこだわる意味（右手を巻き込む）

機能解離と半球間抑制を考慮した訓練であることが大切なので、風船は両手で摑むという課題設定にこだわった。それは以下の考えからである。

機能解離の解除という観点では、強い刺激ではなく、弱い刺激をという訓練の内容および難易度とする。

この意味は肉体的な身体運動を要求するという強度をさすのではなく、あくまで脳にとって混乱させすぎない程度の刺激（情報）、つまりある程度症例Ⅰにとって予測しうるのではないかという訓練設定を意味している。

半球間抑制という観点では、障害脳への刺激による活性化を図る。

この意味は非麻痺側のみ、すなわち左上肢のみで風船を摑むという課題では、右半球の過剰な活性化が更に強まる可能性があるからだ。よって右上肢も使わざるを得ないような設定とすることで抑制を拮抗化させ、左右の脳のバランスを少しでも整えていくという意味である。

では実際の課題の様子を示そう。

まず最初に視覚的に捉えられる場所へ風船を提示する（図33-1）。すると瞬時に症例Ⅰはそれに反応する。ここまでが自動性のレベルだ。そこから風船に注意を向け続けるようにわずかに、そしてこちらは注意深く彼の目を見ながら、風船の動きに注意を向けさせ続けていることを確認しながら、風船を操作していく。そして追視できることを確認していくのだ（図33-2, 3）。この段階が自動性から、本人の意図性へスライドさせていくという考えに従った治療的操作である。

そして、風船と私の顔が重なり合うように、風船を私の後頭部へ移動させ、私と

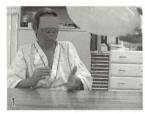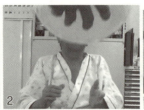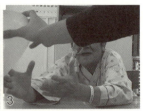

図33　視覚的注意を、自動性から本人の意図性へスライドさせる

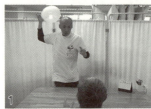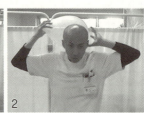

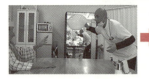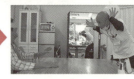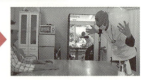

図34　見える世界と見えない世界をつなぐ物体の永続性を活用した訓練

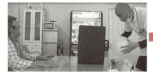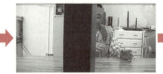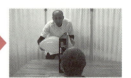

図35　物で一部遮蔽化する

目が合う瞬間をつくり（図34-1）、視覚的に一部消えるような状況をつくる、つまり遮蔽化していくのだ（図34-2）。これを横のアングルから捉えた様子が図34の下段だ。

　次に、風船を動かしてセラピストの頭部ではなく体幹の背部へ隠していくようにしていったり、机の上に物を置いて途中から見えなくしていったりする（図35）。この他、この訓練で風船を遮蔽する対象として私以外にもう一人加え、スリットの要素を盛り込んだりもした（図36）。

　また遮蔽化の位置を右側へ広げ、風船の運動方向、運動速度などに変化をつけたりした。運動方向の基本は水平方向であったが、徐々に症例Ⅰにとって左上（左下）から右下（右上）方向など斜めの方向も行った（図37）。運動速度については、基

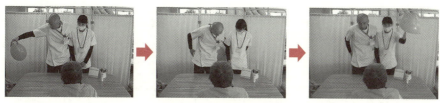

図36　スリットの要素を入れる

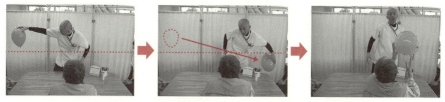

図37　遮蔽化の位置を右側へ広げ、風船の運動方向も変える

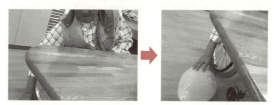

図38　右側の風船を初めて右手で掴む

本はゆっくりだったが、速くしたり、わざと遮蔽部で停止し、数秒たってから見えるように操作したり、時には遮蔽部で停止したあとに運動方向の連続的な軌跡を描かない方向から風船を出したりしていった。つまり、1) 物体の永続性と連続性の理解に基づき予測を立て、その次に出てくるだろう風船の空間的・時間的位置を表象化させる段階、2) 視線を移し待たせ、注意を途切れさせないような操作をし続ける段階、そして3) 治療的操作として症例Ⅰの予期を外して思考させ、自己修正を図るように進めていったのだ。

このような訓練の結果、徐々に右空間の広がりが生まれ、右側で取り損ねた風船を右手で初めて掴めるという行為が観察されたのだ（図38）。

「あ、そこか！」という発見した際の発語も正確にでてくるようになった。また、一部介助下だが、立位でもこの訓練に対応できるようになっていた（図39）。

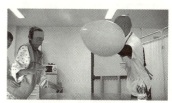

図39　立位で

更に右側から声掛けをした際に、こちらの目をしばらく注視して、話を聞けるような変化が認められるようになってきた。

しかし、右側の視空間の改善および意図的に見るべきものを見るという改善は一部認められたが、右側の身体無視の傾向はそれほどの改善は認められなかった。そうやすやすと回復というものは手に入らない。

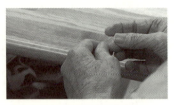

図40　左手で右手の皮膚を‥‥

でも私は、あることに気づいた。それは‥‥症例の肌は乾燥しており、左手で右手の皮膚の皮をめくったり、掻いたりしていたことだ（図40）。これを使えないかと。

右側の身体無視と上肢の失行症へのアプローチ

（訓練2）　自己身体への注意から他者の模倣をするための注意へ広げる訓練

乾燥した肌を気にするという自己身体に対する行動が観察されたことをヒントに訓練の前段階をつくることを思い立ったのだ。閃いたら即実行だ。臨床現場では必要な行動のひとつだ。

狙いは、自己身体に対する注意を、反射的な、自動性のレベルから意図性（他者の要求に合わせた）のレベルへつなげていけるようにすることだ。

Th● Iさん。これ見えますか？
Pt◆ はい。
Th● じゃあ‥‥肌がガサガサしているので、このクリームを塗りましょうか？
　　手を出してください。
Pt◆ ‥‥。

右手を出してくれたので、クリームをつけた。そうすると両手で擦り合わせてくれたのだ。

左手にも同じことをしていった。

とはいえ手だけだったので、続けて左も右も、前腕、肘、肩へ声掛けしながら注意が向くように仕向けていった。そうすると、こちらの声掛けに応じて何回も擦り込む動作を続けてくれた。この間、目線は自分の右腕へ向けられるようになっていった（図41）。

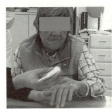 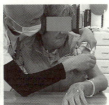 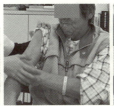 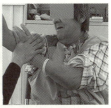

図41　自己身体への注意を自動性から（他者の要求に合わせた）意図性へ展開

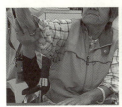 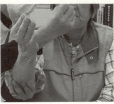 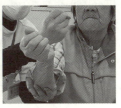

図42　自己対象への注意から他者の模倣をする段階へ

そこで次の段階だ。右手や右腕に注意が向き続けている。身体無視に関してはこのような課題が少なからず貢献していくだろうと踏んでいた。ただし忘れてはならないのは、症例Ⅰは両上肢に失行症も呈していることだ。

そこで一番見続けていた上方にある手で模倣を指示した。「僕の手と同じグーをしてください」と。すると、でき始めた。そこで症例Ⅰのその手を次第に空間的に下方に下げ続けて、いくつかの模倣を作る課題へ移行していったのだ（図42）。単純なグー、パーはできたが、チョキの模倣は指1本しか伸展しなかったり、前腕の回内・回外は不十分で、更には肩関節の内旋・外旋が伴い、関節運動のエラーがやはり著明であった。とはいえ症例Ⅰは共に挑み続けてくれた。

更に次の段階としては、本人の手を隠す。つまり遮蔽化模倣へ移行していった（図43）。遮蔽化する目的は直接的な視覚を介さなくても、自己身体を介して、視覚表象化させるためだ。この作業は、当然左手にも同様に適用していった。

また、上肢全体を用いた模倣も非常に困難であった。そこで意図的に見えにくい身体部位での模倣も挑戦していった（図44）。

まとめると、治療の前半戦としての訓練1は、見える世界から見えない世界をつなぐ、すなわち物体の連続性を取り入れた訓練によって目の失行

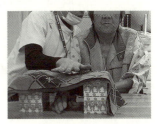

図43　右手を隠して手の形を模倣

症に対するアプローチと、右半側空間無視の改善アプローチを統合させた介入、そして後半戦としての**訓練2**は、右側の身体無視とともに手の失行症を含めた介入であったということだ。

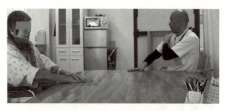

図44　見えにくい身体部位での模倣

　訓練1の介入の後半の時期には、右側空間で積極的な追視や手の構え、つまり風船を捉えてやろうという意志が見え隠れしていた。そしてかなり遮蔽化の物理的な広がりがあっても自ら風船が移動しているだろう空間的位置を予測していた（図45）。

　そこでいくつか、聴いてみた。

　　Th● Iさん。見えるのですか？
　　Pt◆ ああ。
　　Th● 途中から見えなくなるでしょ？
　　Pt◆ はい。そこから‥‥そっちいくやろ？

そこからそっちと言う時は、ジェスチャーで左手を挙げて、右側方向へ腕を引き寄せて示したのだ（図46）。

別の日にも同様のことを聴くと‥‥。

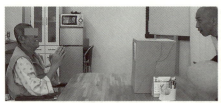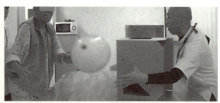

図45　訓練1の介入の後半：右空間の広がりがみられる

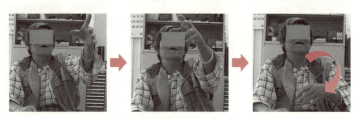

図46　右側方向のジェスチャー

Pt◆はい。それは1回持ち上がっていくやろ。それでこっちにいくやろ。
Th●わかるんですか。
Pt◆ああ。わかる‥‥しゃもじがおちついとるからわかる（右側空間が見えるようになったことについて必死に語ってくれていた）。

介入から約4か月後のパフォーマンスの変化

介入から4か月ほどでパフォーマンスは下記のように変化した（次頁図47）。
①移乗動作では、右側にある手すりを視覚的に確認し、把持することができるようになり見守りレベルとなった。
②更衣動作のレベルとして上着の着脱は一部介助のレベルのままだが、靴は履けるようになった。
③歩行においても、歩行器にて1階のリハビリ室から4階の自室まで右空間の壁や人などと接触せずに概ね可能となった。見守りから言語指示の援助レベルへ。
④食事が左手のスプーンで概ね自立へ。このとき介入初期に認められていた鏡像現象は消失していた（図47の食事場面の右手）。

その他として症例Ⅰは糖尿病があったので、食前などに血糖値を測ったり、定期的な血液検査などをすることがあった。その際に、看護師などから指示があるとともに、「手をこうして」と見せられると、自然に回内位から回外位をとることができることが増えていた。以前は言語的に求められても、身振りで指示されてもできないので、看護師が処置しやすいように彼の腕を持って動かしていたのだ。

更には症例Ⅰを囲むようにして、右から左、左から右と棒を手渡していく、私の掛け声で急に反対回りにするなどの課題を行った。しかしこの時期には特別難しくない状況なら難なくこなす場面が多くなった（図48）。

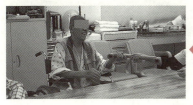 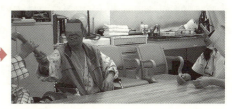

図48　棒の手渡し

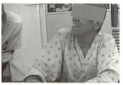
常に眼瞼は挙上し、右空間で目を合わせ会話可能となる
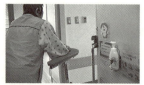
病棟で、右空間にある自室を探せる

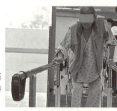
方向転換時でも右手で手すりを把持できる
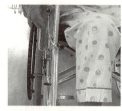
右側でもブレーキ操作ができる

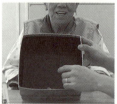
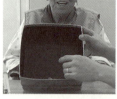
箱の中のお手玉を全て取りだせる
一部介助で袖を通せる

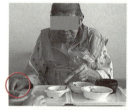
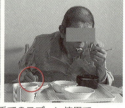
右手は机の上で、左手でのスプーン使用で食事は概ね自立

手指のスプーンの把持の仕方や掬った時の前腕の回外が生じる中でスプーンの凹部を水平位に保つ

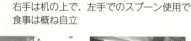
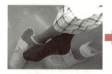
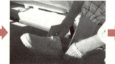
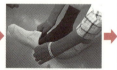
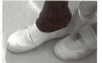
靴もきちんと履ける

図47 結果（介入から約4～5か月後）

残された興味深い謎

謎1. パソコンの声に反応する

　ある日、ビデオ撮影した本人の治療映像を見てもらっていた。その間治療者は他の患者さんの治療を少し離れたところで実施していた。その時、パソコンから治療者の声が流れた。

　最初は興味津々という表情で画面を見ていた。そして数十秒後‥‥

　「Iさん、風船が下に落ちましたよ」。症例はテーブルの下を探しだした。そして数秒後、ないと判断したのか、その行為をやめて、またビデオに戻った。

　仮説1：症例Iは、「誰」が「誰」に話しかけているのかわからないのではないか。
　仮説2：症例Iは、治療者の肉声と録音のパソコンからの音の質の違いを判断できないのではないか。
　仮説3：音源の空間定位ができないのではないか（実際の治療者は離れていてその場にいないということを想起し、一瞬おかしいと感じても、ああ、そうだ、この声はここからだ‥‥という比較照合プロセスが生じていないのか？）

謎2. 写真のみかんを手に取ろうとする

　ある日、実物を撮影したカラー写真がのっている絵カードを使って、訓練をしている時のことだ。

　一番最初に、たまたまであるが「みかん」を提示した。すると驚くことに症例Iは、その「みかん」をカードの中から取りだそうと手を伸ばすではないか。

　その直後「なんや！」と発語し、表情は苦笑するように見えた。

　このような現象は一度きりだ。他のカードでは生じなかったし、次の日にも二度とそのようなエラーは認められていない。たった一度だ。誰にでもあるといいたいが、脳損傷を呈していない成人であれば、そのようなことはしない。

　しかし、これに類似した現象は、乳幼児などの発達の段階ではあるようだ。この問題は二重表象、象徴の理解ということに関係があるようだ。ある物Aとそれが表すものの関係を心の中で思い浮かべられなければいけないということだ。

　ちなみに失語症のあった症例H（「08」章）には一度も認められなかった。これは知覚の混乱の問題ではなく、概念の混乱の問題ではないかという見解があるようだが、よくわからない。

謎3．「ここ」が指さしできない

　ある日、症例Ｉは、もがいている様子だった。そしてその理由として「痛い」と言うこともできていた。しかし、「どこ」を定位できない。自分の身体の指さしができないのだ。

　症例F（「06」章）を思いだしてほしい。やはり、左半球損傷の患者で失語、失行症が合併している患者は、どうやら、内臓系の痛みに対して定位できないことが多いようだ。これを身体部位失認として捉えてよいか確信は得ていないが‥‥。

　鑑別はさておき、自分の身体の不調を明確に言語で伝えられなくても、表情で苦しいのは他者から見ても理解できる。しかし「どこ」がわからなければ、そこから対処ができない。このような事態への明確な対処法は、まだ得られていない。大きな課題として残っている。

謎4．「熱い」を「冷たい」という

　症例Ｉの調子があまり良くなく、積極的なリハビリができない日があった。そんなある日、「（リハビリ室の物理療法の）ホットパックでも当てて気持ち良くなりましょうか？」と誘ってみた。すると、明確に何をされるかはわからないようであったが、「ああ」と応じる返答であった。首と肩に当てた。「ああ。ええわ！」嬉しそうな顔でそう返答が返ってきた。

　「どのくらい熱いでしょうね」と言ってホットパックを肩から外し、いきなり症例の手の甲へ当ててみた。すると反射的に症例Ｉは、なんと、なんと明確に「冷たっ！！」と発語したのだ。「熱っ！！」ではなく‥‥。反射レベルに近い状況下で、明確な錯語がでることに正直驚いたわけだ。当然びっくりさせてしまったことに申し訳なさを感じたが‥‥。

　言語を習得していない乳幼児だとこのような状況で、どうなるのであろう。通常の失語症のない、左片麻痺患者であればどうなっていただろう。

　私たちでも、冷覚と温覚は、ある程度の温度を超えると、冷たい／熱いではなく、「痛み」として知覚することは経験的にも知っている。この時の症例Ｉにとってもどちらともいえない感じで、どちらの言葉にもなり得たのだろうか。

謎5．口腔内半側空間無視か？

　症例Ｉは、口腔内半側空間無視を疑う現象が観察されていた。図49の丸印の中が食物残渣。舌の解剖学的な正中から丁度右側にきれいに残存しているのがわかる。

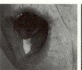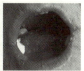

図49 口腔内右側の著明な食物残渣（嚥下直後）

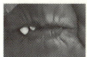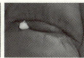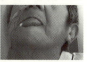

図50 右側下唇についた食塊を舌で取る

　その日だけたまたまではないかという疑いもあったので、後日複数回確認したが同様で、嚥下直後の口腔内には舌の右側と臼歯内側部に著明に残存していたのであった。加えて右口蓋部にも食物残渣が付着していた。もし、この症状が口腔内半側空間無視の可能性があるすると、自験例では2例目（1例目は右半球損傷、「04」章で紹介した症例D）、左半球損傷例としては初めての症例である。

　症例Ⅰは、右空間無視、右半側身体無視の傾向もあった点から、症例Dとは無視する空間は真逆となるが、視空間の無視、身体の半側の無視、そして口腔内もという点では非常に類似点がある。

　また、要素的な感覚の異常の有無については、重度な失語症から判別は困難だが、図50に示すように、下唇についた嚥下食に気づき、舐めて、口腔内に収めるという行為が認められている（舌の感覚が麻痺していたら、下唇への正確なリーチングは困難と考えられる）ことから、要素的な感覚障害によって食物残渣が右側の口腔内空間を構成する舌背と口蓋にあったとは考えにくい。その根拠のひとつが舌と口蓋の支配神経は、ともに三叉神経支配であることだ。

　では、運動麻痺によって生じた可能性はどうであろうか。図51に示すとおり、口腔顔面領域の失行の検査で模倣を要求した際に、挺舌は十分できることも確認できているので要素的な運動麻痺とも考えにくい。では口腔顔面失行による嚥下障害で結果として食物残渣が生じた可能性はどうだろうか。なぜなら右下唇に付着した嚥下食を口腔内へ取り込もうとした舌の動きに伴い、頸部の伸展が生じていたということだ。思いだしてほしい。模倣検査の際に、舌出しを要求した際も頸部の伸展など本来必要のない運動が生じたことを（図19参照）。そう、口腔顔面失行に

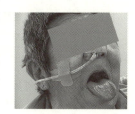

図51 挺舌

よって嚥下運動がスムーズにいかず、結果口腔内に食物残渣が認められる可能性は十分にある。ただし、食物残渣が口腔内全体ではなく、右側口腔内に著明に残ることの理由としては十分とはいえず、むしろ口腔内を空間と見做した場合、右側空間内の対象に気づきにくいという事態が生じたという解釈のほうがしっくりくる。なぜなら、繰り返しとなるが右視空間の無視、右側身体の無視傾向という臨床像があったからだ。

とはいえ嚥下食の試行（介入から約1か月後）から2か月の間に右口腔内空間の著明な食物残渣は徐々に認められなくなり、右半側口腔内無視と解釈しうる症状はほぼ収束していった。

興味深い点は、症例Dでは左側の視空間無視、左側の身体無視の傾向は比較的早期に収束していったが、口腔内の左半側空間無視は収束していかず、かなりの治療介入が必要であった。一方、症例Iはその逆であった。この点も解釈しきれていない。

いずれにせよ、左右半球のどちらの病巣でも視空間性の無視、身体の左半側空間の無視が出現しうるし、口腔内半側無視においても同様の可能性があるのではないだろうか。患者の食べるという行為を確実に改善していくには、まだまだ多くの厳密な観察の必要性を強く感じている。

この他、半側の触覚性失認の可能性も残されている。ただし症例Iは、回復の過程で平行棒歩行を行っている際、視空間無視の影響から、右手で把持する右側の棒（手すり）を見つけることができなかったが（図10参照）、探索するような上肢の運動をやめた中、偶発的に手背部が棒（手すり）に触れることによって、把持すべき平行棒の棒に気づき、その接触感を手がかりに把持が可能となる場面も観察された。

つまり触覚という感覚を介して、棒（手すり）に気づき、把持することができる事実は、触覚を手がかりにパフォーマンスが変化するので、触覚性失認とは考えにくい。とはいえ口腔内に限局した触覚性失認があったという可能性までは否定できない。この点はどうだろう。

症例Iは、実際の食事場面で、口へ運ぶスプーンの凹部を水平位に保つことはなく、そのまま挿入した。しかし口唇、歯、舌にスプーンに接触することによって凹部が水平位へ戻る状態であった（図17参照）。つまり、口腔器官の触覚を介して行為のエラー修正がなされるという事実は、触覚性の失認があったら困難であったのではないだろうか。いかがだろうか。

従って私がだした結論は、嚥下後に認められた右側口腔内の著明な食物残渣は、

右側半側口腔内無視の可能性がどの症状よりも強いというものだ。

追記

　このように課題は山積みであったので、少しずつではあるが、病態を紐解きながら機能回復を進めていこうとしていた。しかし残念なことに、症例Ⅰは介入5～6か月を過ぎた頃、再梗塞を発症した。重篤な状態となりリハビリが継続困難となった。従って山積みされた課題は、症例Ⅰを介して克服することはできなくなった。とはいえ未来のリハビリテーションのために、このような点も含め次の担当する症例さんのために、勉強という歩みを止めずにカメのようにゆっくりかもしれないが進みたいと思う。

【追記の追記：目に関する症状の真相は如何に？】

　カメのようにゆっくりと症例Ⅰについて、まとめ作業をしていたある日、Jacksonが述べていた目に関する記述以外に、目の失行に関する文献を手に入れることができた。秋元らの『神経心理学の源流　失行編・失認編』[23]だ。その中にはなんと開眼失行、閉眼失行、先天性の眼球運動失行と称された症例について詳しく書かれてあったのだ。

　その著書で紹介されている4例の開眼失行患者の特徴は、開眼という行為を開始することが困難で非麻痺性の運動異常だと記されていた。また随意的な閉眼後に眼瞼挙上が困難な例が2例であった。

　これに対して症例Ⅰの介入初期の目に関する特徴はどのようなものだったか。以下3点にまとめてみた。

　①いわゆる「薄目を開けて外界を見ている状態」、「目をしっかりと見開くことができない状態」であり、つまり覚醒時は基本的に眼瞼下垂の状態が維持されていることが著明であった。しかし常にわずかに眼球が見える程度開眼しており、見えているのだ。外界が見える状態を維持した程度の眼瞼下垂は、立ち上がる際や手を伸ばして何かを取る際、食事の際など普段の日常生活場面全般に確認された。また、睡眠時や明らかに眠たい時は完全に眼瞼は下垂し、確実な閉眼をとることができていた。②日常生活においても検査時においても随意的な眼瞼挙上はほとんど認められなかった。唯一、「眼前に投げられた風船を相手から受け取る」という課題時に自動的な状況に反応することを契機として著明な眼瞼挙上が意図の継続によって認められ、次第に必要な状況に応じ完全な開眼が確認された。③この時に観察された眼

球の運動範囲に著明な異常はなかった。

　ではまず開眼失行として紹介された患者と症例Ⅰを比較検討してみよう。

　共通点は主に2点あった。1点目は「開眼」という意味を、「確実に眼瞼を開け続けていることである」と定義されたならば、症例Ⅰは眼瞼挙上が確実にできないという意味では開眼失行に含まれると解釈できる（ただし何をもって確実とするかという点の詳細さに欠ける）。開眼失行は実際の開眼の随意性開始に関係しているという見解も示されているので、「しようと思っているがなかなかできず時間的な遅延がある」と解釈すると、症例Ⅰは、自発的に内観を記述できないので確かめようがないのだが、当てはまらないのではと行動観察上考えている。ひとつ例を挙げるとベッドで休んで横になって閉眼している症例Ⅰに対して、声掛けすると瞬時に眼瞼の挙上はわずかだが見られ、その時間的遅延らしき状態とは思えなかった。しかし、完全に閉眼した状態から眼瞼を少しでも挙上し始めた時点を開始と見做し、眼球のおおよその黒目の部分が外部から観察可能な位置まで挙上している状態を終了位置とし、要するに眼瞼挙上の運動範囲をおおよそ規定すると、症例Ⅰは眼瞼挙上の開始はなされているが不全状態で常に止まっているという状態（薄目を開けている状態）となり、同じく開眼失行といえる。2点目の共通点だろう。

　相違点は3点あった。1点目は、開眼失行として紹介された症例は、錐体外路症候に随伴しているという見解が示されていたが、症例Ⅰは、脳梗塞による錐体路症候が著明であったこと。2点目は、一度閉眼してしまうと、開眼が困難であるという点が開眼失行患者で2例ほど紹介されていたが症例Ⅰには該当しない。症例Ⅰは訓練中、疲労感または興味・関心がないなどいくつかの考えられる理由で次第に閉眼してしまうこともあった。しかし数秒後には自ら開眼したし、名前を呼ばれ自分に声をかけられたと判断した場合には開眼は瞬時に可能であった。つまり外界が全く見えない状態まで眼瞼が下垂された状態（つまり閉眼）からの開眼は、随意的、自動的にも可能であることが多く観察されたので、この点は相違点といえる。3点目は、顔面部の失行症状は紹介されていた症例にはないようであったが、症例Ⅰは、挺舌などで認められていたのでこの点も相違点といえる。

　次に閉眼失行の特徴についても一部紹介し、その上で症例Ⅰの症状と比較検討していこう。

　閉眼失行とは、両眼は眼瞼筋の麻痺がないにもかかわらず、命令に従って意図的にあるいは自らの発動性をもって眼瞼を閉じることはできないことと示されている。別の面からいえば睡眠中は確実な閉眼ができるということであり、これは症例

Ⅰとの共通点であった。

　ただし疑問点は残った。

　いかなる症状も、重度、中等度、軽度など程度は示すことは可能だ。強調しておきたいのだが、この意味において症例Ⅰは、開眼失行として紹介された患者らより、おそらく眼瞼を挙上することが程度としてはできていない。この「程度」という部分はどう扱えばよいかはいまだはっきりしない点として残っている。それは開眼失行および閉眼失行の「開眼」と「閉眼」の定義が必ずしも明確ではないからだ。しかし開眼の開始が遅延する、ないしはできないということはなかったことから、紹介されていたような開眼失行ではないといえるかもしれない。

　では先天性の眼球運動失行の特徴はどのようなものであったか。それは端的にいうと自然状況下では左右の眼球運動に異常はないが、随意的眼球運動は欠如しているというものである。

　症例Ⅰは、まず眼球運動の異常は基本的になかった。症例Ⅰは、普段の入院生活やリハビリ場面では、基本的に眼瞼下垂が著明であり、眼球運動を確実に観察することは困難であった。しかし、いわゆる視覚探索目的でギョロギョロ見るという場面は一度も観察されなかったし、指示とジェスチャーで上下左右のいずれかを見るように求めても眼球運動はほとんど認められなかった。にもかかわらず眼球運動に制限がないと思われると表現したのは、風船を用いた課題中は、著明な眼瞼挙上が可能であったことから眼球の運動を観察することができた。その時の眼球の運動方向は、上下左右に動いていることが確認できたからだ。

　従って症例Ⅰの眼球に関する症状は、非麻痺性の運動異常であり、特に随意性の眼球運動は風船を用いた作業活動を除き困難であったことから、「後天的」な眼球運動失行と解釈できるのではないかと思った。

　残念ながら眼球運動の上下左右方向の程度までは観察しきれなかった。とはいえ、この文献を手にすることができて幸運だった。かなり目の失行に関することがわかってきた。

　当初、症例Ⅰの目に関する症状をJacksonの述べていた記述を拠り所にしながら、そして認知神経学的な視点を含め、「目の失行」と解釈するに至った。そして「目の失行」に対してどのような介入可能性があるのかという観点から話をする機会を得た[24]。しかしその後、重度な感覚性失語や右側の著明な半側空間無視など多彩な症状が重複していたので、そう呼んでいいかためらった。失行と見做しうる類似した症状として、目に関する失行「様」症状としたほうがいいのかもしれないとも思っ

ていた。

　しかし今、症例Ⅰの症状は「後天性の眼球運動失行」と「開眼失行」の症状が一部重複した眼球および眼瞼運動に関する意図性と自動性の解離、すなわち「意図的に見るという行為の障害としての失行症」といえると思っている。

　いずれにせよ重要なことは、ある症状に対して治療的介入が可能な病態解釈を立て、実際に機能回復のための臨床（訓練）展開をすることだ。セラピストがこの仕事をしなくなったら、誰も代わりはいないのだから。

　（その後Ⅰさんは、全身状態が悪化し、転院先で永眠されたという知らせを家族の方から直接受けた。心からご冥福をお祈りする。）

文献

1) 山鳥重：神経心理学入門．医学書院，2000，pp.90-91．
2) 船山道隆，北條具仁，他：Bálint-Holms症候群と距離判断．高次脳機能研 35（2）：62-68，2015．
3) 山鳥重：ジャクソンの神経心理学．医学書院，2014，pp.142-149．
4) John Huglings Jackson（秋元波留夫・訳編）：ジャクソン 神経系の進化と解体．創造出版，2000，pp.88-90．
5) 大東祥孝：失語・失行・失認をめぐる最近のトピックス．Clin Neurosci 24（7）：738-742，2006．
6) オリヴァー・サックス（高見幸郎，他・訳）：妻を帽子とまちがえた男．昌文社，1992，pp.29-54．
7) 元村直靖，中西千代美，他：観念運動失行と観念失行－その問題点と鑑別診断について．失語症研 16（3）：254-257，1996．
8) A・R・ルリヤ（鹿島晴雄・訳）：ルリヤ 神経心理学の基礎 脳のはたらき 第2版．創造出版，2003，p.127．
9) 横山絵里子，中野明子：頭頂葉に関連する高次脳機能．高次脳機能研 28（2）：184-191，2008．
10) Ward NS, Cohen LG：Mechanisms underlying recovery of motor function after stroke. Arch Neurol 2004; 61: 1844-1848, 2004.
11) Tsuboi F：Neuronal mechanism of mirror movements caused by dysfunction of the primary motor cortex in the monkeys, 2009（総合研究大学院大学，博士論文）
12) 元村直靖，瀬尾崇，他：口腔顔面失行における意図性保続の検討．失語症研 9（4）：262-269，1989．
13) 遠藤邦彦：口・顔面失行（BFA）の症状と責任病巣－行動理論からみた失行症の出現のメカニズム．失語症研 14（1）：1-10，1994．
14) 宮口英樹：失行症の治療は可能か．広大保健学ジャーナル 4（1）：6-13，2004．
15) Carlo Perfetti・編著（小池美納・訳）：脳のリハビリテーション[1]中枢神経疾患．協同医

書出版社，2005，pp.53-148.
16) Spelke ES, Kinzler KD：Core knowledge. Dev Sci 2007; 10(1): 89-96.
17) Baillargeon R, Graber M：Where's the rabbit? 5.5-month-old infants' representation of the height of a hidden object. Cognitive Development 1987; 2: 375-392.
18) 内田伸子：よくわかる乳幼児心理学．ミネルヴァ書房，2008，pp.52-53.
19) J・ヴォークレール（明和政子・監訳）：乳幼児の発達－運動・知覚・認知．新曜社，2012，pp.28-29，pp.139-154.
20) P・ロシャ（板倉昭二，他・監訳）：乳児の世界．ミネルヴァ書房，2004，pp.37-39.
21) D・N・スターン（小此木啓吾，他・監訳）：乳児の対人世界－理論編．岩崎学術出版社，1989，pp.57-81.
22) 正高信男：ヒトはいかにヒトになったか－ことば・自我・知性の誕生．岩波書店，2006，pp.152-185.
23) 秋元波留夫，他・編：神経心理学の源流 失行編・失認編．創造出版，2002，pp.163-288.
24) 本田慎一郎：「失行症の認知神経学的解釈と訓練」の講義スライドおよび準備資料．認知神経リハビリテーション学会主催 ベーシックコース北海道 2016.

10

「健側は健側にあらず」を認知過程から考える
片麻痺に高次脳機能の障害をみる必然性

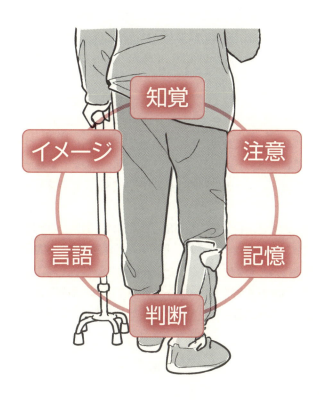

はじめに

　健側は健側にあらず、という言葉の意味を考えたことはあるだろうか。
　脳卒中によって片麻痺になったという場合、普通は病巣の反対側の上下肢に麻痺がでるのでこちらが麻痺側と呼ばれ、病巣と同側上下肢は麻痺していない健全だという意味で健側と呼ばれている。これは基本的に錐体部で神経線維が交叉することによるが、一般的には錐体で交叉するのは80〜90%で、残りの10〜20%は交叉せずに下行するといわれている[1]。神経解剖学的に四肢のほとんどは対側性だが、体幹、肩関節、股関節などの近位部は両側性支配である。
　だから片麻痺といっても、いわゆる健側の四肢の近位部は脳損傷による影響を受け、もはや健側ではないという意味で使われるようになったのかもしれない。そう思うともっと、神経解剖学的な錐体路を原因とする「健側」の問題もクローズアップされてきていい。要は、麻痺の有無だけで行為の現れ方が決まるわけではないといいたいのだ。でも今回いいたいのは、またそれともちょっと違う（なんや違うんかい！という突っ込みが入りそうだ）。
　つまりこういうことだ。例えば、片麻痺患者の歩容、立ち上がり方、移乗動作の仕方は、運動麻痺の影響で非麻痺側優位に行為を遂行しなければならないことが多い。しかし、片麻痺患者自身が、ある行為を遂行する時に、何に注意を向けているか。その動作手順や方法を選択したのは、なぜか。どのように自己身体を捉え、また外界を捉えているかなどの認知的な判断が行為遂行に影響を与えていないかということだ。
　本人に聴いてみると、目に見える現象（行為）は、動けない手足だけが原因ではないことが明らかになることが多い。要するに、認知過程の状態（高次脳機能的要素）を含めて、行為を見なければならないということなのだ。ここで紹介する症例は、「健側」という意味を深く考える機会を作ってくれた最初の患者であり、認知過程から見直すことで、患者の病態が見えてきたと実感させてくれた初めての患者でもあった[2]。

-------- 症例 J --------

　40歳代、男性。
　既往歴としてX年12月、転倒により自宅の壁に頭部を強く打ち付け硬膜下血

腫を受傷し、その翌日には手術。幸い一命は取り留めたが右片麻痺を呈する。他院にて約8か月の入院加療および段階的なリハビリを受け、自宅内であれば、4点杖と短下肢装具にて歩行可能となり自宅退院（Br. stage右上肢Ⅲ〜Ⅳ、右手指Ⅲ、右下肢Ⅳ）。その後は在宅療養生活となった。

現病歴としては、X＋7年9月、自宅自室の冷蔵庫のビールを取ろうと中腰になった際にバランスを崩して転倒。麻痺側である右大腿骨骨間部骨折し、入院。

リハビリの経過としては、入院当月から介入したが年齢に比して整形外科的に骨癒合が不良なため、荷重許可は11月中旬以降となった。しかし、その後の段階的なリハビリは順調に進んでいった。12月頃には概ね受傷前の歩行レベルに到達したことから（入浴以外の更衣、整容、トイレ動作の自立および4点杖短下肢装具装着にて屋内歩行可能）退院予定であったが、家族諸事情により延期され4月上旬に自宅退院となる。

入院中の特徴的なエピソード

介入中期のある日、症例Jに聴いてみた。

Th● （介入前）自分の歩く感じとか、右足は左足となんか違う感じってあったのですか？

Pt◆ はい。ちょっとこう、ふらっとふらつくので気をつけて歩くっていう感じです。足にこう何か錘のようなもので縛り付けられているような‥‥（自分の右膝から大腿部を触りながら）。

Th● えっ？ 錘か何か？

Pt◆ 錘を全体につけているような感じがします。

Th● ところで、もう、その装具をつけて何年経ちますか？

Pt◆ ですから、5年近く（実は7年）になります。

Th● 5年近くつけっぱなしだったんですね。装具‥‥。

Pt◆ はい。

Th● ところで‥‥コブラガエリ（痙性による足関節の内反・底屈を本人が表現。こむら返り）について教えてくれますか？

Pt◆ コブラガエリは、不意に起こることも多く、逃れられない支配されたものです。だから装具をいつも（就寝時以外）つけます。装具は僕にとって鎧

のようなもので、守ってくれるものです。

Th● そうですか。では今回の入院をきっかけに、おっしゃっていたコブラガエリはどうですか？ 少しは変化がありましたか？

Pt◆ だいぶ。はい。少なくなりました。

前は（コブラガエリ）大きいのがグワァーって感じが来てたのが、最近は細かいのが、チョチョって感じがある程度になって（減って）きました。今までは、（コブラガエリに）なったら放っておくしかなかったんですよ。どうしようもなかったので自分では。でも今はなりそうだっていう感じがわかったときに、どうすればいいか、その対処が少しわかってきたのでいいです。

※対処とは、症例Jに対して治療の当初は、ギプス固定に伴う右膝関節の伸展制限に対するリハビリを中心に進めていた。その後、運動イメージを治療に取り入れたところ、膝関節の伸展制限が改善しただけでなく、痙性（特に膝関節の運動に伴う足関節内反・底屈の放散反応）の制御が一部可能となり、そのことを自覚して言ったのだ。

症例Jの介入初期の状態は、整形外科的に膝関節の伸展制限があるだけでなく、膝の屈伸運動に伴う痙性の出現があった。それはかなり強い足関節の底屈と内反が伴っていた。更には、何もせずにただ背臥位になっている時ですら、不随意的に彼がいうコブラガエリは生じていたのだ。

そこで健側の膝関節が伸展する感じをイメージするだけではなく、むしろ当初は膝を伸展することは背景におく感じで、「（足趾よりも）踵が遠くへ踵が遠くへ」というイメージを作っていった。そういう言葉を用いたのは、結果的にそのほうが膝関節の伸展に伴う足関節の背屈が生じ、痙性が制御されやすいという臨床経験が数例あったからだ。

それが少しできるようになると、「あなたは寝ていますが、立っているとしよう。そしてこの右足も左足と同じように地面に足がつくぞ、踵がつくぞ、つくぞってイメージしてみましょう」と、言語を介して足と床が関わり合うイメージの想起をしてもらった。狙いとしては、股関節屈曲、膝関節伸展に伴う足関節のコブラガエリを制御できる状態を寝ている時からトレーニングさせることだ。

実際、彼は少しずつだが、「（自室で）少し自分でもやり始めました」と語った。このようなことが契機となり、症例Jは入院中に下肢の痙性の制御を含めた機能的

な治療を強く望むようになり、「装具なしで屋内を少しでも歩けるようになる」が退院時の目標のひとつとなった。

5つの視点から考える

では訓練を構築するための5つの視点に沿ってみていこう。

[認識論的視点]
1) 問題提起：①どうして、短下肢装具を（就寝時以外）常時、装着し続けなければならないほど、強い足関節の内反・底屈が生じる痙性が出現するのか。
②非麻痺側の下肢においても立位時のバランスが悪いのはなぜか。
2) 仮　　説：①受傷から今まで、どのようにすれば痙性という病理を制御できるかという学習の機会が乏しかったのではないか。
②もしかすると、非麻痺側においても痙性麻痺とは異なる病理が隠れており、この意味において健側ではないのではないか。

ここでいう「学習の機会」とは、運動イメージを介して、運動の予測（意図）と結果（感覚フィードバック）の比較照合過程を経る学習経験を意味する。この「経験」によって、陳旧性の片麻痺患者であっても、脳に可塑的な変化を促し、パフォーマンスとして装具なしの歩行は一部可能となるのではないかと考えたのだ。

[神経生理学的視点]

運動イメージを介して、運動の予測（意図）と結果（感覚フィードバック）の比較照合過程を経る学習経験をさせるということが、脳に可塑的な変化を促すのではないか。その後ろ盾となる考えは、いくつか持っていた。ひとつは皮質脊髄路の投射先は脊髄前角のアルファ（α）運動ニューロンだが、一次運動野だけではなく、運動前野、補足運動野、一次感覚野などからも起始していることだ[1,3,4]。このことは脊髄介在ニューロンとシナプスは下行路の影響を受け様々な伸張反射の増幅を修飾すると考えられる。運動前野や補足運動野は運動イメージの際に賦活している主要な領域なのだ。また、これらからの運動指令（遠心性コピー）が運動自体によって生みだされる感覚入力を相殺することを可能とするかもしれない。

また錐体路の起始の1つ体性感覚野からは、脊髄前角のα運動ニューロンへ投射

するのではなく、脊髄後角に投射していて、感覚の調整をしている[4]ようだ。この調整という意味は、過剰な運動が出現してからブレーキをかけるというよりは、「そのような過剰な運動は必要ないよ」というあらかじめとしての抑制的なブレーキ役があると見做すことができるのだ。

症例のようなコブラガエリの出現は、受傷後の機能解離によって脊髄前角細胞が抑制され、過興奮の過程で発芽が生じ、それにより末梢刺激の優位性が生じたことによる結果の現象と見做すことができる。従って運動プログラムの修正を図っていけるような学習経験（認知的介入）によって、不必要な運動単位となっている痙性を制御し、願わくは適切な運動単位の動員へつなげたいと考えたということだ。

[認知的視点]

《どのように歩くのか》

では実際の症例」の身体についてみてみよう。

麻痺側股関節は内転・外旋し、歩行は、いわゆる分回し歩行（振り出す際は麻痺側股関節外転・外旋）であり、麻痺側下肢を振り出す過程で麻痺側後足部が非麻痺側の踵部に接触してしまう状態であった。

症例自身は右足について、「ズルズル引きずる感じで、（左足に）絡まって転びそうな怖さが常にあります。右足は何か錘をつけられている感じ、ぶら下げて歩くという感じで（右足は）重いです」と語った。

彼が特に気にしていた右足関節の異常な放散反応（右足関節の内反・底屈）がどのような時に出現していたかについて以下に示す（図1）。

1) 右股関節の自動運動時（立位時、座位時、背臥位時いずれも）。
2) 背臥位で右股関節・膝関節屈曲位の静止した状態（膝を立てた状態）を保持しようとした際。
3) 右股関節・膝関節の他動運動時や右足底へ何らかの対象が接触（触覚）した時（立位時、座位時、背臥位時いずれも）。
4) 目が痒くて左腕で擦る行為に伴って（立位時、座位時、背臥位時いずれも）。しかし目を擦る行為の停止とともに、その異常な放散反応は減弱し、10秒ほどで、元の肢位に戻る。

当然、足関節の痙性に関しての治療介入の必要性も感じていたが、異常な放散反応は麻痺側股関節の伸張反射の異常による要素が強いと考えていた。だからまずは可能な範囲で麻痺側股関節の機能を改善することで、コブラガエリの制御は勿論、

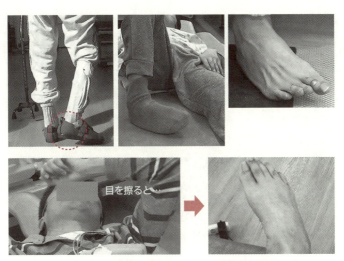

図1　コブラガエリ（内反・底屈）が頻繁かつ強く出現

歩行時の左足に右足がぶつかり引っかかる怖さや不安定さを除去していくことが先決だとこの時考えた。

　治療対象部位が麻痺側の股関節であり、麻痺側に直接的に介入するのであれば、麻痺側だけでいいのではないかと思う方もいるであろう。また、どのような介入方法でも別に認知過程を含めた介入にこだわる必要もないと思われる方もいるだろう。

　まあ、そういう思いをもつのも理解できるが、ちょっとそれを横に一旦置いておいて、症例Jの非麻痺側下肢についての観察内容を以下に記すので見てほしい。思いを強めるのはそれからでも遅くない。

1) 左股関節の自動（他動）運動における方向性の認識異常があった。
　　膝を立てた肢位から股関節中間位を保つ中で膝伸展位を求めた。いわゆる「はい、足をまっすぐ伸ばして」である。症例自身は、股関節中間位を保持し、股関節・膝関節を伸展しているつもりだが、実際は著明に内転していく（図2）。しかし、そのことに症例自身は全く気づいていない。
2) 非麻痺側の足を床に下ろす際に空間的な位置を一定にできない。
　　座位姿勢で、左足を下ろす場所に不安定板を置く（この道具は、板底中心部の長軸方向に半円形の軸が付いており、左右に動揺するので結果的な足関節内反－外反をつくることができる）。この板を水平位で安定させるには、概ねその板の中心を知覚し、自分の足の重さを板に預ける必要がある。症例にはそれが全くできなかった。

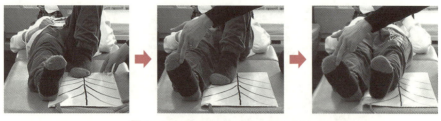

図2　「まっすぐ伸ばして」いるつもり

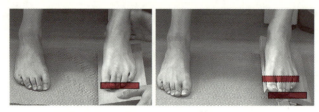

図3　水平保持や同じ場所への接地が困難

　求めたのは、最初に足底が板から離れる程度に左股関節を屈曲してもらい、そのあと足を板の上に戻し、板を水平位で保ってくださいという課題だ。この課題で2つの異常が観察された。ひとつは何度やっても足の接地位置が板の手前になったり、後方となったりしてしまうことだ（図3）。これは主に膝関節を一定に保持することが困難なことを表すと解釈した。もうひとつは板の中心を知覚できないことだ。だから常に板はグラグラして、なかなか足を板の上で安定して乗せておくという運動制御ができない‥‥そう解釈したのだ。

3）床の前後の水平性の認知異常もあった。

　今度は結果的な足関節底屈 - 背屈位が生じるような前後に動揺する不安定板の上に足を乗せる。すると足関節軽度底屈位を水平、中間位置だと若干背屈位になっていると認識してしまうのだ。

4）左足の足底の触覚は、内側部の母趾球側が外側部の小趾球側より認識しにくかった。

　左足の足底で触れる対象を母趾球側と小趾球側とで別のものにして認識を行うと（図4）、例えば母趾球側ではなめらかな素材、小趾球側ではザラザラとした素材の場合、「外側の情報が優先されて、内側はかき消されてしまう」と答えた。内側と外側の素材を入れ替えると、なんとか二分されたそれぞれを知覚できるということも確認された。そこで母趾球側に注意を向けたらどうなるかをみてみると、誤りや迷いはあるが認識が容易になるという特徴が

あった。言い換えると意識をそれほど高めない状態では、足底の触覚情報の処理は外側部で優位に処理され、その情報に基づいて歩行している可能性があるのだ。

5) 左足の足底の圧覚にも異常があった。やはり内側部が外側部より圧を知覚しにくい。

6) 右足関節背屈の他動運動をしながら右足の運動イメージを要求すると、左足の背屈および足指の伸展（背臥位、座位）の著明な放散反応が出現する。

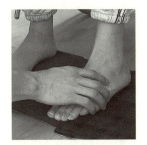

図4　小趾側の触覚情報が常に優位

例えば足関節の底屈-背屈が生じるよう前後に動揺する向きに不安定板を右の足の下に設定し、左足は床の上に接地させた。そして以下のように問いかけてやってみたのだ。

Th● 今から右足（麻痺側）を僕が動かします。‥‥車でいえば、アクセルワークですね。アクセルを踏み込んで加速、あるいはあっ信号が黄色に変わった、減速って思えばアクセルを緩めますね。まずこういう動きが見なくてもわかるかやってみたいのですが、いいですか？
それから左足は何もせず、じっとしていてくださいね。

Pt◆ はい。

Th● これは？（右足関節背屈位方向に動かす）

Pt◆ ブレーキのほう？

Th● 正解。ではこれは？（足関節底屈位方向へ動かす）

Pt◆ アクセル踏むほう？

Th● 正解。

足関節の背屈-底屈の運動の認識は麻痺側の足関節では著明な異常は認められなかった。

このようなことを確かめている中、非常に驚く運動が目に飛び込んできた。右足を他動で動かしていると左足の足趾が過剰に伸展しながら、足底全体はなにか踏ん張っているような異常な運動が観察されたのだ。

そこでより明確な動きを視覚的に確認できるように、左足にも不安定板を設定した。右足と同じように前後に不安定となるよう板を置いたのだ。

そうすると、驚くことに右足関節の背屈運動（他動）に伴い、なんと！左足の

足関節も同じ背屈へ動いてしまうのだ。このことに症例自身は全く気づいていない。だから「じっとしておいてください」とこちら側が求めても、なぜそう言われるのか最初は理解できていないようだった。

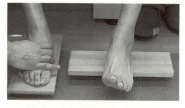

図5　非麻痺側の静止が困難

動いてしまっていることを症例自身に視覚的に確認させて、不随意的な足関節の背屈運動を制御しようと試みるがうまくできず、症例の頑張る意識は、足趾、特に母趾の過剰な伸展という形で現れていたようだった。何度行っても彼自身の今の能力ではできなかった。他動で右足関節の底屈運動（アクセルを踏み込むようなイメージ）をした際も同様だ。左足の足関節は底屈・内反し、足趾は伸展してしまうのだ（図5）。繰り返しだが非麻痺側！！！　非麻痺側で認められた現象なのである。これには私も彼自身もびっくりだった。

　これらの観察された事項は、もう単なる片方の運動麻痺というものだけではない。健側といわれる左側下肢には麻痺という運動障害はない。しかし運動の異常、および運動の異常を生みだす認知の異常があるのは明らかだ。脳損傷を呈する前の健全な左足では、もはやない。だから非麻痺側の病理として立位バランスの不良さがあることが頷けてきた。1つは非麻痺側そのものによるもの、2つ目は、麻痺側の伸張反射の異常や異常な放散反応の影響を、非麻痺側である側も受けている可能性だ。そしてこの非麻痺側の異常性により、麻痺側の痙性が増強していった可能性だ。これは見逃せない重要な点だ。麻痺している側だけが治療対象ではないということだ。

　両下肢を含めた上で観察をする必要性がおわかりだろうか。
　症例Jの入院当初のADL（観察）からも問題があるのは麻痺側だけではないことはうかがえた。

- 基本的なADLは車いすレベルで見守りから自立レベル。しかし起居動作、移乗動作は当初、手すりなどで引っ張りこむ方法しかできない。
- ベッドでは非常に偏って寝ているが、「これがいつもどおりです」と語り、看護師からよく「ベッドから落ちますよ」と指摘を受ける。トイレから車いすへの移乗、また杖歩行後に車いすへ着座する際の方向転換は、苦手意識が強い。そ

して、上手ではないことを自覚していて、「しんどいから早く座らせて」と訴え、性急さが目立ち、遠くからでも強引に着座する傾向が強い。

もし非麻痺側の運動の異常性（麻痺を意味しない）がなければ、基本的に安定して動作ができ自立できているはずだ。

《どのように認識するのか（麻痺側）》

麻痺側の運動覚は若干低下し、関節の運動方向や距離は非麻痺側より大きく認識する。とりわけ、関節の近位部の認識が低いという傾向にあった。

麻痺側の足底の触覚は、概ね非麻痺側と同様なのだが、彼は「ザワザワとした気持ち悪い、不快感（痛みとは異なる）がする」と教えてくれた（図6）。そのため、素足で床につくことを嫌がった。「例えば、（ふわふわの毛のような素材を指さし）こういうものだったら普通気持ちいいじゃないですか、でも僕の右足の足の裏では毛虫とかなんかそういう嫌な感じのものを触れるような気持ちになるんです」と対象に対する認識は同じであっても、必ずしも、その対象を触れた時に生じる情動的な快、不快は同じではないことを教えてくれた。

麻痺側の圧覚は粗大な3種は認識可能だが、運動覚で知覚してしまう傾向が強い（図7）。

麻痺側の足を空間的にどこへ移動させるかについて、股関節ではなく足関節だと認識している。

非麻痺側・麻痺側ともに触覚は粗大な3種は認識可能だが、運動の方向性としては垂直方向へ押し付ける傾向があった（図8）。

この他に、自己身体像全体は視覚を介さないと非常に曖昧で、歪んでいることに驚いた。

> **Pt◆** 先生できました。これで僕はまっすぐです。寝れたと思います。

私が、「このベッドに対して、自分自身ですね‥‥まっすぐきれいに寝てください。できたら、できたと教えてください」と彼に指示した数十秒後のことだ。

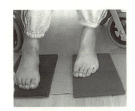

図6　「右は嫌な不快感があります」

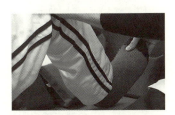

図7　圧覚ではなく運動覚で

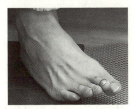

図8　垂直方向へ押し付ける

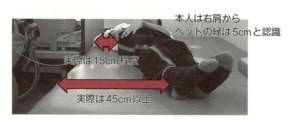

図9 右左の混乱。まっすぐ寝ていると認識

図9のようにこんなに歪んでいても普通だと思っており、全く気づいていないのだ。

Pt◆そういえばねえ、よく看護婦さんに、Jさん落ちそうですよ！って言われるんです。

Th●そうですか。今のように自分ではまっすぐ寝ているのに？

Pt◆そうなんです。

Th●落ちそうですよって言われるのは体のどこのことですか？

Pt◆それは足と‥‥体両方だと‥‥。右側‥‥足もそうですし‥‥こっち（右の肩を左手で触り）ギリギリやって言わはるんです。

Th●そうですか？　私の勘違いかもしれませんが‥‥おかしいですね？Jさん。病室のベッドの設定は、こっち側（右側）には柵はありませんが‥‥？　寝起きする側は反対の左側ではありませんか？

Pt◆違います！（即答する）。こっちにこう寝て（即座に右上肢側を指さし）‥‥‥‥‥
‥‥いやいや‥‥違いました。反対？　ですか？

Th●そうですね。違いましたね。
ちょっと、体とベッドについての質問をさせてください。今の右の腕からベッドの端までの距離と右足の外側の足首からベッドの端までの距離は、同じでしょうか？違うのでしょうか？　目を使わず感じているまま教えてください。

Pt◆今は同じですよ。だってまっすぐ寝ていますから。

Th●なるほど、では右の腕はベッドからどのくらいの距離があると思っていますか？

Pt◆5センチくらいです（実際は15cm程度）（図9）。

Th● 5センチですか。腕のどこを基準にしましたか？
　Pt◆ 肩の端です（肩の外側を触れて答える）。

　このように麻痺側の**体性感覚を介した身体認識**や**身体像**の歪みが著明になったわけだ。

　今度は**高次脳機能的な注意の面**についても上記の評価内容や動作面を観察することでわかってきた。以下に列挙する。
- 身体全体に注意を向けることが可能だが、遠位部よりも近位部関節に注意を向けにくい特徴がある。しかし言語的援助があると注意を向けることができる。
- 注意の集中、特に閉眼時の注意の集中は高い能力があるが、開眼時は閉眼時に比べ外的刺激に注意を奪われやすい。
- 注意の持続性は、言語的援助により十分あり。
- 複数の身体部位へ注意を向けることが難しく、注意の分配は苦手（健側であっても）。
- 動作中であっても連続して特定の1つの部位に注意を向けることは可能。

　自己身体のイメージについて、**運動をイメージする能力**についても評価してみた。以下に列挙する。
- 自己身体のイメージ（視覚表象化）は、比較的容易に可能だが、運動イメージには言語的援助が必要。
- 運動イメージの想起には確実に「どこに」という部分の焦点化を図れば、病理を一部制御することが可能（途中で集中力が途切れてしまうと病理がかえって出現することがある）。
- 運動イメージの言語化は難しさを感じている。
- 言語的援助を行えば、運動イメージの時間性は概ね正確につくれる。
- 心的回転やその操作が苦手。

　リハビリにとって**学習する上で重要な記憶面**はどうであったか。以下に列挙する。
- 訓練時の手順や理解した内容は覚えている。
- 記銘・想起に関する能力は高いが注意の影響を受けることが少なくない。
- 疲労感がでたり、嫌なイメージの想起によって歩行中に病理が増悪する（学習

の定着が不十分な時期）。
- 歩行中に病理が出現しそうな感じを自ら知覚し、「何に注意すればよいかの意識化（イメージの想起）」によって制御を試みる手段をある程度学習している。
- 新奇性のものには強い抵抗感と心理的不安が高まりやすい傾向があるが、一旦受け入れる心構えができた場合、即時的変化に終わらず、（パフォーマンスの変化に伴う）学習効果は次の日にキャリーオーバーしやすい。

右片麻痺でも一見著明な言語障害が認められないが、**言語面**はどうであったか。以下に列挙する。
- コミュニケーション能力は保たれている。
- 言語的理解は一見良いが、訓練についての説明や課題の実施中に何かうまくいかない時（失敗時）に「ああ、そういうことですか」と後から意図の読み違いや思い違いが発覚することが多い。
- 長文や空間的な左右などの概念や数と量の概念の組み合わせで言語化を求めると混乱する。
- 「ベッドから落ちそうですよ」と言われたエピソードを想起し、他者へ説明する際に、左右の概念の混乱により、自分の右半身と左半身を間違えて説明し始め、そのことに指摘されないと気づけない。

以上の評価結果からリハビリをする上で回復の促進因子（Positive）となる要素と回復の阻害因子（Negative）に分けて整理した。以下に列挙する。

●回復の促進因子（Positive）●
- 運動イメージを適用すると麻痺側股関節・膝関節の伸張反射の異常や足関節の異常な放散反応を一部制御できる。
- 麻痺側全般の知覚低下は軽度である。
- 近位部の関節に注意を向けにくいが言語的援助があると注意を向けることができる。
- 開眼時、外的刺激に注意はそれやすいが、閉眼時の注意の集中および持続性は高い。
- 記憶の面には著明な問題はない。

●回復の阻害因子（Negative）●

- 麻痺側の足関節の異常な放散反応が他の関節部位より著明である。
- 下肢を振り出す方向性の機能は、股関節ではなく足関節が担っていると認識している。
- 非麻痺側、麻痺側問わず股関節は、内転位および内旋位を中間位に、中間位を外転・外旋位になっていると認識する。
- 日常会話レベルでは聴覚的言語理解に問題は一見認められないが、意図の読み違いや思い違いが多い。
- 言語面では空間に関連した概念（上下、左右、前後）や、数と量など複数のカテゴリの組み合わせがあると混乱する。
- 心的回転などのイメージ操作は困難で、異なる方向からの移乗・床上動作などが極端にできず手順の言語化も困難である。

　ここまでくると、もうわかったはずだ。右側の運動麻痺だけの問題ではない。ここでもう一度介入前のADL関連の様子を思いだしてほしい。

　彼は起居動作、移乗動作は当初、手すりなどで引っ張りこむ強引かつ努力的な方法しかできなかった。トイレから車いすへの移乗動作や杖歩行後に車いすへ着座する際の方向転換は、苦手意識が強く、上手ではないことを自覚しているから、性急さが目立ち、遠くからでも強引に着座する傾向が強かった。これらのADL関連動作は、非麻痺側がいわゆる健側であれば、そして高次脳機能的な要素に問題がなければ容易に自立しているはずだ。

神経心理学的検査をしてみると…

　上記の内容で確かに高次脳機能的な要素に問題はありそうだが、例えば神経心理学的検査との整合性はあるのか？　そういう指摘の声も聞こえてきそうだ。事実、私自身もその時、気になったので、ある程度接点があるはずだという確信はあったが、過去にこの擦り合わせを少々怠ってきたこともあり、本人に承諾をもらいながらいくつかの検査をしてみた。そうすると予想以上の手ごたえだ。勿論本人も驚き、苦笑いだ。

　まず、注意面、ワーキングメモリ面、心的回転（操作）面をADL動作と関連づけて考えてみてみた。TMT（トレイルメイキングテスト）や「かなひろいテスト」を行った。すると、予想以上に戸惑いや見落としが目立った。これは注意面だ。

トークンテスト（Token Test）も行った（新日本版トークンテスト〔三京房〕）。主にこれは聴覚的理解力のテストとして、失語症検査のテストバッテリーに組み込まれているものだ。
　著明なエラーは、以下のやりとりで明らかになった。

　　Th● （課題として）黄色の四角以外の四角を全部取ってください。
　　Pt◆ はい。こうですね。バラバラにあるやつを‥‥

　そう言って黄色以外の四角と丸の全てを取ってしまうのだ（図10）。次に‥‥。

　　Th● （課題として）全部の四角にゆっくりと、全部の丸に速く触ってください。
　　Pt◆ えっ‥‥こういうことですか？

　困惑し、どうしたらよいかしばらく考え、そのあと手前の丸い形に全ての四角を近づけて、丸と四角を交互に触っていくのだ（図11）。

　　Th● もう一度ゆっくり言いますので、やってみましょう（ゆっくり指示を繰り返す）。
　　Pt◆ ということはこういうこと？

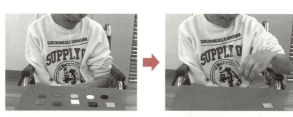

課題「黄色の四角以外の四角を全部取ってください」
→黄色以外の四角と丸の全てを取ってしまう
図10　トークンテスト（Token Test）1

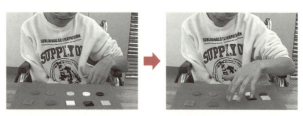

課題「全部の四角にゆっくりと、全部の丸に速く触ってください」
→しばらく考え、手前の丸に全ての四角を近づけて丸と交互に触っていく
図11　トークンテスト（Token Test）2

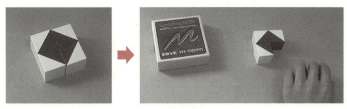

見本提示　　　　3秒後遮蔽　　　　遮蔽下で構成

図12　WAIS-Ⅲの積み木構成課題

今度は手前の丸の形と奥の四角の形を速度を変えることなく交互に触れていった。このように言語的な指示に対して、適切に課題をこなすことができないのであった。

今度は積み木の構成課題を行った（（日本版）WAIS-Ⅲ成人知能検査〔日本文化科学社〕）。3秒ほど視覚的に見本を提示して、その後見本を隠して、同じものを構成してもらうのだ。図12に示した程度の課題はクリアされた。

次には、少し形も変えていくつか行った。今度は10秒視覚的に記憶してもらい、その後見本は隠して再生してもらう。その様子は図13に示したとおりだ。

課題1では、一番の下のところが不安だと語り、ここの箇所がもしかしたら違うかもと自信のなさを訴えた。そのとおり誤りがあった（図13上段）。予想的中ですねと言うと‥‥

「だって消えましたから‥‥‥‥あれっなんやったかなっていう感じで」と述べたのだ。

課題2では、「途中でわからなくなりました」と手で隠すように途中で手を止めた（図13中段）。課題3では、全体の形も誤ってしまったのだ（図13下段）。「これは僕には難しいです

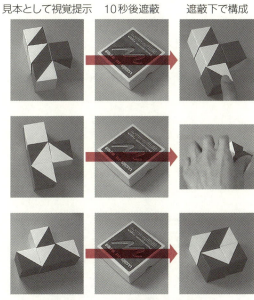

見本として視覚提示　　10秒後遮蔽　　　遮蔽下で構成

図13　WAIS-Ⅲの積み木構成課題の応用（作業記憶を中心に）

ね」とも語っていた。

　トークンエイドを用いた評価では、「丸は？」「白の四角は？」「赤の丸と黒の四角は？」など形や色の理解や簡単な対象の操作を指示する聴覚的な言語情報の理解に問題はなかったのだが、前述したような対象を操作する際に、速度などの要素が負荷されると混乱するという状況があった。

　積み木を用いた評価では、視覚的な2種の色によって形が提示されるが、それに合わせて形を構成することができなかった。

　共通するのは、異なる感覚モダリティであっても行える情報の正確な分析と把持力（短期記憶）を含めたワーキングメモリ機能の低下があると解釈できるということだ。この点は体性感覚を介した身体の運動に関しても実は同様であった。

　ワーキングメモリとは短い時間内で自らの脳内で必要な情報を保持し、同時に処理する能力のことをさすので、この点は訓練上考慮しなければ学習効果としては低いものになるということが明らかになったのだ。

　次は、**身体の空間的な動きとしての心的回転を求める課題**を行った。

　言語的な指示として、自己中心座標系から対象の左右などの空間的な身体部位を捉えた場合や、他者中心座標系から自分ないしは他者の身体部位に、適切に対象の部位をポインティングできるかみていった。

　特徴的な混乱を以下に提示してみる。症例Jの正面と右左の三方に人形を置いて、

> Th● 左にいる人（図14の丸印の人形のこと）から見て、右の人（症例Jのことを意味している）の右手はどこにありますか？
> Pt◆ それは膝の上にあります（自分自身の左肘が自分自身の左の膝上にある）（図14-1）。

迷わずそう答えた。私はもう一度同じ指示を与えた。

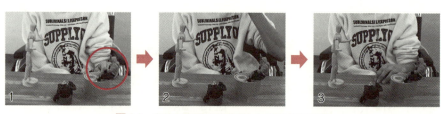

図14　身体の空間的な動きとしての心的回転

すると、今度は少し左手を動かしながら‥‥（図14-2）

 Pt◆手はテーブルの上にあります（額に一旦あてた手を戻す）（図14-3）。

そう答えた。次に、

 Th●裸で立っている人（本人から見て右にある人形）から見て、右側にいる人の右手に触ってください。

そうすると、なんと人形を持ち上げ、その人形の右手で対象となった人形の右手に触れるという行動をとったのだ（図15）。

このようなことから、言語的な指示をよく聞いて、何を求められているかということに関する理解が不十分である可能性、仮にそれが十分であったとしても自己と他者の身体を心的に回転させていくことがうまくいかないのだと思った。

ここで考えたことは、自己身体と空間の関係性についてだ。彼は杖歩行後に車いすへ移乗するような動作や、車いすからベッドへ移乗することが非常に苦手であった。このことと関係がある、そう思った（図16）。つまり自己身体の心的な操作能力だ。

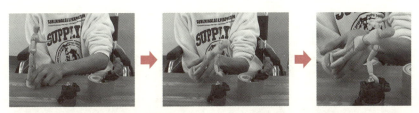

図15　エラーとなった課題

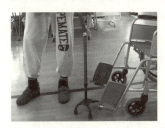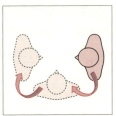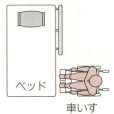

自己身体像の歪みと自分自身の居場所を心的に操作していくことが困難であれば、車いすへの着座もベッドへの移乗も難しい可能性があるのでは？

図16　自己身体の心的操作と移乗

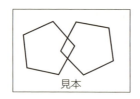
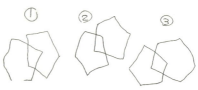

図17　平面の模写は概ね正確

　また二次元の構成課題として模写も行った（図17）。更に立方体として描かれている対象を提示し、その模写も行ってもらった（三次元の構成課題。図18）。

　結果は興味深いものであった。左手で書いたから模写が下手であるということではない。そう思った。症例Jは「書き直していいですか？」と三度も申しでて書き直すのだ。しかし正確な模写はできなかった。その時の彼は‥‥「どこの面を手前として書いていた

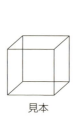
見本
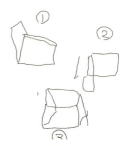

図18　三次元の模写は困難

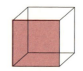
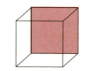

図19　どこの面が手前か混乱

かという点が途中からわからなくなるんです」そう教えてくれたのだ（図19）。
　つまり、その混乱は、どこに（何に）注意を向けるべきか、向け続けていたかが不明瞭になっていたことを示唆していた。そう思ったのだ。

病態解釈と訓練仮説

　症例Jは硬膜下血腫によって生物学的機構が損傷を受け、その現象としては右側の運動麻痺のみならず、非麻痺側（左側）の過剰な運動単位の動員（強引さ）や非麻痺側下肢の機能異常を生み、麻痺側の病理を増強させていると考えた。その背後には高次脳機能的要素（認知過程の異常）が強く関与し、結果的なADL動作全般の強引さや拙劣さ、自信のなさへつながっていると考えられたのだ。従って右下肢の運動麻痺を治療すると考えた場合には、お手本、手がかりとなる非麻痺側の運動性が適切に発揮できるような治療も併せて設定することが重要であり、認知過程の適切な活性化を図る訓練によって回復が得られるのではないかと考えた。

図20 患者の経験世界の理解へ

　表現を換えると、硬膜下血腫によって生物学的器官としての脳が損傷を受け、装具をつけなければ歩行できないほどの運動麻痺が生じた。更には高次脳機能障害の影響を受ける中での在宅生活の継続が、より病理を強固にしていったと解釈したのだ。また右下肢の運動麻痺を治療すると考えた場合、抽出された認知的要素の回復の促進因子を十分に活用し回復の阻害因子の改善を図る治療を構築すれば、右下肢の機能は改善し、装具を外した歩行が一部可能になるのではないかと考えたということだ。

　患者の経験している世界を理解しやすいのは、このような生物学的機構と目に見える現象を引き起こしている認知過程そして、本人の経験を関連づけてみていくことだ（図20）。

　ではどのように介入していけるのか。

　まずは非麻痺側下肢の機能の再構築を優先して行った。非麻痺側下肢の股関節・膝関節の運動覚を介して運動軌道を認識するところから入った（図21）。運動の軌跡の差異が大きいものから実施し、その後右下肢へ移行していった（図22）。

　麻痺側下肢の訓練において興味深かったことを紹介しよう。症例Jは、他動運動下であっても足関節のコブラガエリが起きそうなことを知覚した。その次の瞬間彼は、自ら足関節の背屈のイメージをつくったようで、その制御に一部成功したのだ。なぜそれがわかったかだが、私は彼の膝窩部を片手で支え、もう片方の手では下腿を保持して、他動的に彼の下肢を動かしているし、それを見ている。つまり触

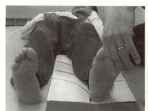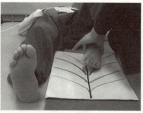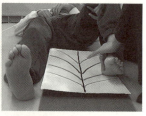

図21　非麻痺側の訓練：股関節・膝関節による運動軌道の認識

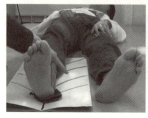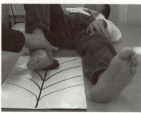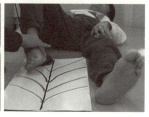

図22　麻痺側の訓練：股関節・膝関節による運動軌道の認識

知することによって異常な緊張の高まりを感じられるので、足関節の異常である放散反応の出現の直前と瞬間で、彼が何か認知的なイメージの想起をしている時とそうではない時の差異を知っているからだ。

　当然その時に私はすぐに聴いた。そうすると、「きそうな感じがあったので（コブラガエリが生じることの予期があったのだ）、イメージしてみました（それを生じさせないように事前に足関節の背屈方向の運動のイメージを試みた）」と語ったのだ。

　そして、注意が下肢の股関節・膝関節の動きに向かっていくことが深くなるに従って、不随意的な足関節の異常なコブラガエリは消失傾向となっていったのだ。

　当然、上記の訓練によって股関節・膝関節の病理が制御されていったのはいうまでもないが。

［作業的視点］
1）対象部位：股関節・膝関節
2）異常要素：右股関節内転筋群・膝関節屈筋群（ハムストリングス）の伸張反射の異常、右足関節の異常な放散反応、右股関節の運動単位の動員異常、非麻痺側（左）股・膝関節および右股・膝関節の運動覚異常
3）感覚モダリティ：運動覚
4）認知作業：方向と距離を含めた空間問題

5) 治療道具：運動軌道板
6) 肢位：背臥位

[教育学的視点]
1) 内容：運動軌道を認識する課題を介して、上記に述べた特異的な運動の異常要素の制御を図れることを教えていった。
2) 方法：①非麻痺側下肢の下に運動軌道板を設定した。
　　　　②セラピストは他動運動で軌道9種のいずれか1つを辿り、患者にはどの軌道を辿ったかを股関節・膝関節の体性感覚（運動覚）を介して、自ら思考し解答させた。
　　　　③その後、同じ手順で麻痺側の下肢へ移行していった。

認知的視点で抽出された阻害因子に対する具体的な考慮は以下のとおりである。つまり、高次脳機能的要素の問題がある場合、訓練の中で考慮して進めなければ学習は促進されないからだ（図23）。

- 知覚面としては、麻痺側の基準となる非麻痺側下肢の運動に関する認識の改善および調整を図ってから、麻痺側へ移行した。難易度は粗大な差異か

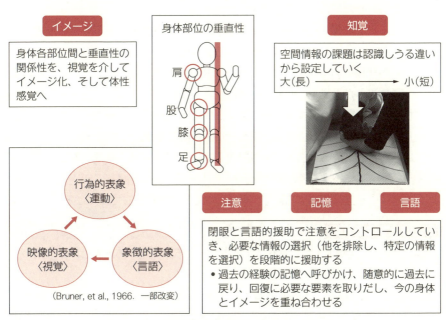

図23　訓練の方略

ら設定していった。

- 注意・記憶面では、何に注意すればよいか（何に注意すればよかったか）が、不明瞭になる傾向があったので、閉眼させ適宜セラピストの言葉かけによって注意のコントロールを促した。
- 言語面では、認知問題の解答を言語（左↔右、手前↔遠くなどの空間性に関連した言語）で求めると、混乱が生じやすかったので、初期時は運動軌道板（図21、図22）と同様の軌道をA4の紙に書いて用意し、その紙にポインティングさせる解答の手段をとった。その後、混乱が生じない段階で言語化を求めるように移行していった。

具体的な**運動イメージ**の導入については、

①人形（フィギュア）を用いて、身体の各部位間の対称性・垂直性を確認させ、身体構造に関する視覚的なイメージを鮮明化させた。

②人形（フィギュア）の股・膝関節を用いて足の振り出しに見立てた動きを視覚的に与えたあと、症例自身の非麻痺側の股・膝関節を同方向へ動かし体性感覚的な運動イメージの想起を求めた（背臥位）。

③同様の手順で麻痺側の股・膝関節を動かし、どんな感じが得られるか運動覚を介したイメージの想起を求めた。

④更にビデオ撮影した映像記録を活用し比較照合過程を経る学習の形式も取り入れた。(1)治療者の歩行との比較、(2)その日の訓練前後の比較、(3)前日との比較である。このようにビデオ撮影した歩行を観察し、どこがどのように違うか、変化したかなど言語化を求めた。

3）検証：訓練前後の麻痺側下肢に関する変化（主観的経験）を言語化させることと、訓練前後の歩行を撮影した映像記録で確認していった。

4）目標：①右下肢の伸張反射や放散反応が一部制御され、右足が左足に絡まらずに不安なく歩くこと。

②自室に相当する距離（環境）であれば装具なしで歩くこと。

足底の知覚の細分化

更にもうひとつ実は大事な治療対象があった。それは足底の触覚と床との関わりについてである。

足関節の背屈（底屈）と内反（外反）、足趾の屈曲（伸展）などの関節の動きによってどのような運動空間が形成されるかは異なってくる。つまり足底の接触機能

面が決まってくるのだ。逆にいうと足底の接触する情報が変質したものになってしまった場合、おのずと足関節の底屈・内反という異常性が生じるということもありうるのだ。

症例は、「右足では（素材の認識は左足同様に可能だが）嫌な感じで気持ち悪いです。毛虫のようなものが触れてきている感じで‥‥」と記述していたのだ。

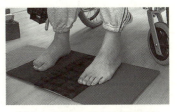

図24　足底に対する接触課題

従って、足底に対する訓練も実施していった（図24）。訓練の詳細は割愛するが、単に麻痺側の素材の識別に固執するのではなく、非麻痺側と同様に不快が伴わない経験とする、すなわち認識のレベルだけで終わらずに情動的な記憶の想起やイメージの比較をする過程を重要視して進めていった。

知覚の細分化の重要性は手などについてよく語られるが、足底も大事なはずだ。随意運動による接触感は、床と接触した足底との関係により運動イメージが想起されるはずだ。つまり、「どこ」に「どのような」接触感が生じるのかを予測的に先取りすることで、円滑な歩く行為の実現に貢献しているはずだ。視覚的に「床が濡れてて滑りそう」、そう判断したら、大胆な踵接地をしないように…。

また、その予測と異なる場合や「びっくりしたり、不快な違和感」から伸張反射が異常に活性化されたり、異常な放散反応が出現してしまうことは十分考えられるのだ。時折バラエティ番組で目にしているはずだ。被験者には見えない設定で箱の中の「何か」を触らせる（実は「たわし」などなんでもないもの）。被験者は、「何か嫌なものが入っているのではないか」というイメージが想起されながら、恐る恐る、箱の中へ手を入れる。ビクビクしながら‥‥。「なんだ！たわしか！」とわかるまで、精神的緊張と身体的な筋の緊張は高まったままだ。このようなことだ（図25）。

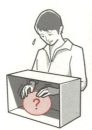 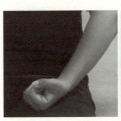 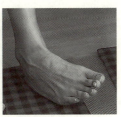

図25　予測と筋緊張

従って、機能面を考慮した接触に関する運動イメージを想起させるような治療が重要だということになる。

　下肢の機能システムとしては、接近機能に相当する（図26）。ただし、踵接地期ではあるが、症例の下肢全体の随意性のレベルはそこまで至っていないので、前足部から全足底接地でも構わないと思っていた。重要な点は、足底への接触が不快な刺激となることで更に接触空間が減少するという事態を避けることだ。その一つ一つの積み重ねが結果的な接触空間の広がりをつくり、結果、体を少しでも預けられ、麻痺側下肢の安定性も増す、そう考えたのだ（図27）。

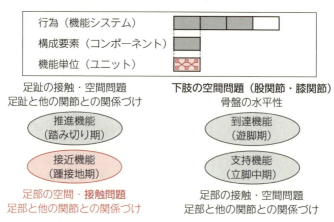

（宮本省三：手の機能回復におけるシステムアプローチの探求：認知運動療法アドバンスコース資料（名古屋），2008）

図26　下肢の機能システム

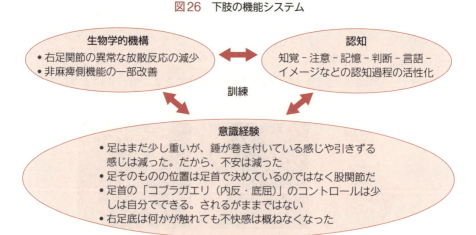

図27　患者の経験の変化

この接触の訓練を実施したあとに、不意に、あるいは強い接触で擦るようなことをしてみた。その時に症例Jは以下のように語っている。

Pt◆ 大丈夫です。多少はこちょこちょされている感じに近いですけど‥‥不快じゃないです。

以前は急に針で、チクッて刺されるような、急に冷たいものをバッとつけられて驚くというか、足を引くようにしていたというか、そんな感じでした。今は大丈夫ですね。触れるものもある程度わかるし、えっ！？触られるの？って嫌な感じがくるのを構えているようなことはもうないです。

介入6か月の結果

受傷後7年間、常時短下肢装具を装着していたが、起床後の限定した時間内に限っていえば、装具なしの屋内歩行が一部可能となった（図28）。また痙性は逃れられない支配されたものという経験や素足で床につくことを拒むことは消失した

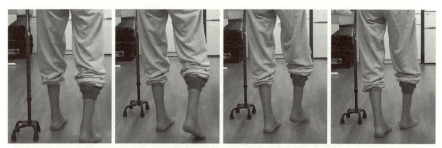

図28 装具なしの室内歩行

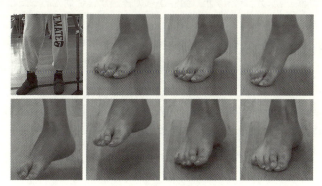

図29 素足での床接地

(図29)。ちなみに、非麻痺側に認められた異常も概ね改善し、他のADLとして移乗動作はゆっくり確実に、どちら側からも可能となった。

症例Jから学んだこと

1. 運動の障害は麻痺だけではなく、非麻痺側の拙劣さや過剰な運動単位の動員も運動の異常と解釈することで、目に見える現象レベルを理解しやすくなった。つまり「健側は健側にあらず」ということである。つまり両下肢を治療対象として常に考えておくことが賢明ということである。高次脳機能障害の要素（認知過程）によって生じる運動の異常は、両側の下肢に生じている問題である。従って運動の異常性は、麻痺と高次脳機能の要素を同時に考慮して治療をしなければ、運動機能回復は勿論、動作能力の向上も困難かもしれないということだ。
2. 運動麻痺に対する治療は、伸張反射の異常や異常な放散反応を主に学習（予測的制御）という観点から治療することが有効であるということだ。この学習は認知過程の活性化を介したものだ。
3. 運動の異常の観察は、手の触覚同様足底も重要だ。

振り返りと反省

　1年半ぶりに症例Jと再会する機会があった。いたって元気で安心した。しかし、短下肢装具を外す時間を自ら確保することの継続はあまりできていないようだった。

　何が足りなかったのであろうか。発症からの経過が慢性期であったからというのが理由とはならない。なぜなら、本書で紹介した多くの患者は慢性期といわれる時期でも回復したのだから。では「運動麻痺」に伴う痙性が重度だったからだろうか？　そうではないだろう。おそらく痙性という運動の異常を制御する訓練が不十分で、学習の成立が確実なものとなっていなかったのだ。

　そう考えることで、また5つの視点のうちの認識論的視点に立ち返り、また新たな仮説、訓練を構築する思考が生まれてくる。この点は次の患者に生かすよう継続的に検討していかなければならないと思っている。

文献

1) S. David Gertz（依藤宏・訳）：リープマン 神経解剖学 第 3 版．メディカル・サイエンス・インターナショナル，2008，pp.31-33．
2) 本田慎一郎：「高次脳機能障害に対する臨床」の講義スライドおよび準備資料．認知神経理リハビリテーション学会主催 ベーシックコース京都 2015．
3) André Parent：Carpenter's human neuroanatomy, 9th ed. Williams & Wilkins, 1996, pp.383-389.
4) ジョン・H・マーティン（野村嶬，金子武嗣・監訳）：マーティン 神経解剖学―テキストとアトラス．西村書店，2007，pp.186-211．

11

「8年間変わらないものが そう簡単に治りますか！」

片麻痺患者が再び泳げるその日まで

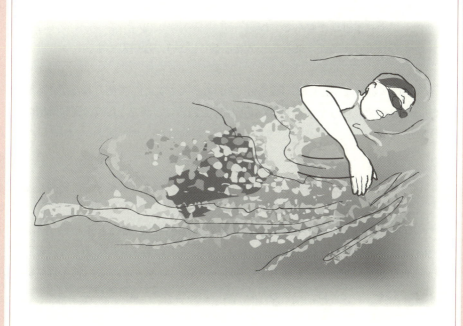

はじめに

8年間変わらないものがそう簡単に治りますか！

　症例Eは、8年間我流のリハビリをしていたが、あることをきっかけに（医師の勧めもあって）、リハビリ（OT）を開始した。その数回目のリハビリの際に症例Eは以下のような発言を半ば吐き捨てるように、とまではいわないにしろ、感情をこめて訴えてきたのだ。

　　Pt◆何を言ってるんですか（セラピストに対して）。こんな8年間ダメだったものがそう簡単に治りますか。

そしてその数か月後‥‥

　　Pt◆そう（簡単に治るわけないと）思っていたんです。正直にいうと‥‥。
　　Th●俺の8年間はなんだったんだって言ってましたね。あの頃（介入初期）。
　　Pt◆いやー不思議なもんですね。
　　　　今はもう、ここに来ることが楽しくてしょうがないんです。

　症例Eについては「05」章（「僕の舌の先はないんですよ」）で紹介したが、本章ではリハビリ開始から数か月で大きく機能回復を図ることができた彼の運動麻痺の治療について述べる。

------- **症例 E** -------

　OTが開始される約8年前にラクナ梗塞を発症し（図1）、軽度の右片麻痺を呈していた。
　初回時の評価は、神経学的所見としての運動麻痺は、右上下肢・手指はBr. stage Ⅴレベルであった。感覚麻痺は上下肢・手指は軽度鈍麻であった。著明な高次脳機能障害は外部観察および問診レベルでは認められず、神経心理学的検査で精査する必要はない状態であった。日常生活は、ほぼ自立し、独歩で来室してきた。

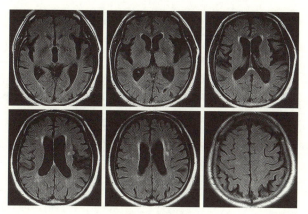

図1　MRI画像

リハビリへの要望

症例Eがリハビリに対して最初に求めてきた要望は、「うまく字を書けない。すぐ疲れてしまう。なんとかなるのだろうか」であった。

その後、訓練で改善していくたびに、以下のような要望が次々と溢れだすようにでてきた。

- 「箸でうまく操作できない。すぐ疲れてしまう」
- 「口まで運ぶ手前でこぼしてしまう。エプロンをつけないと‥‥」
- 「自転車に乗ると、右へ右へ寄ってしまって危ない」
- 「うまく歩けない。転びそうになる。疲れる」
- 「階段を降りるときに危ない」
- 「楽に立てない」
- 「床に寝ている状態から楽に立てない」
- 「右の靴を楽に履けない、脱げない」

などだ。そこで一つずつ進めていった。いくつか記していこう。

訴え1：「うまく字が書けないんです。すぐ疲れてダメなんです」

訓練前にはこうも言っていた。

「線は大きく書けません、まっすぐも引けません。字はだんだん小さくなります」

「全く書けないのではないです。ゆっくり考えながらであれば、書けます」

訓練前後でよく聞かれる症例Eの特徴は、「すぐ疲れるんです」であった。
　この言葉に隠れているものは何だろうか。
　症例Eは訓練時に「そんなことは意識したことありません」「そんなところを意識したことはありません」ともよく言ったが、それは、なぜそんなことを求められるのかよくわからないというふうであった。でも、回復するには、良くなりたいと思った時、「何に対して意識を向けるか、身体のどこに対して意識を向けるか」、「どのように向けるか」は重要ですと私は答えた。この時も症例Eは、あまりしっくりした顔をしていなかった。言い換えれば、動作の反復で、できない動作はできるようになるという信念を感じた。
　でもある行為において、「すぐ疲れる」という背後には片麻痺のある病態が隠れているように思った。
　「すぐ疲れる」＝「本来の特化した役割としての機能が果たせていない場合、他の部分が常時、代償している」と考えてみたらどうだろう。その代償した結果が強く意識に上ると、「すぐ疲れる」という経験になるのではないか？
　身体部位にはそれぞれ特化した機能がある。例えば何か取りたいものがあった時、すなわちリーチングであれば、肩関節は主に「どこ」という、欲求となる対象に対しての「方向」を定める役割、肘関節はその対象が自己身体から遠いか近いかという「距離」を、前腕や手関節は「方向づけ」を、手指は対象を正確に「把持、操作」するためにというようにである。
　症例Eは、著明な運動麻痺や感覚麻痺はないが、本来のそれぞれの関節が特化した機能としての役割が十分果たせない状況（システム異常）にあるのではないか？
　代償的な運動による行為の遂行が過剰な緊張（肉体的・精神的）ないしは、努力感を生み、その結果として現れているのが、「疲れる」という訴えなのではないか？
　また症例は、ある行為の実行は可能だが、ぎこちなかったり混乱したりできない時がある。単関節の動きを求めると、運動がぎこちない。とりわけ、右上下肢に関しては、肩甲骨、手関節、足関節の動きが悪い。他動で動かすとガクガクと抵抗感が少なからずある。閉眼で動きをモニタリングすると、イメージが湧きにくいのは右の上下肢だった。
　さて「うまく字を書けない。すぐ疲れる」という訴えに対する評価をしていくと……。
　ペンの把持に関与する部位としては、母指と示指の空間性、母指と示指の接触性、中指の空間性、中指側面での接触性が関係があると思った（右手でペンを把持

するが、その場所を何気に左手で微調整するのだ)。

　ペンで実際に書く時の操作に関与する部位としては、上記に加え、手関節の空間性だ。特に手関節については触診・他動で動かすと非常に硬いことが明らかになった。

　そこで、強引な誘導にならない程度に、解剖学的な動きをまず見せて、次に健側を動かして感じさせて、運動イメージを右側へ転移させる。もしだめなら、症例がイメージしやすいものに置き換えてイメージを重ね合わせる。うまくいった時には、伸張反射の異常ないしは放散反応が一部制御されることが、触診でこちらが知覚できる。または触診でこちらが知覚できなくても、患者の経験が変わり本人が語りだす。ないしは、パフォーマンスの変化が明らかになる、といった具合に考えて進めた。

　具体的な訓練の設定と訓練の様子を一部述べておこう。

　まず紙を机の上に置き、その紙の上に手掌面を乗せる。そして紙の上に乗せた手関節の橈屈−尺屈の動きを車のワイパーに見立てる。そして手首の動きは、ワイパーの根元の部分と同じ軸のような動きをするイメージをつくってもらう。そう、これがイメージを重ね合わせるということだ（図2）。

　まずは視覚イメージでいいと思う。次に窓をきれいにするために動くワイパー。ワイパーは窓に接しながらも滑らかに動いている。ワイパーの軸がぶれてしまっては滑らかに窓に対して動かないはずだ。だからこの軸に相当する手首の動く感じも同様に、まずは滑らかに動くこと、更には窓に対して押し付けすぎず（訓練では机を押し付けすぎない、でも浮かない）を学んでもらおうというわけだ。

　次の訓練段階として、訓練部位は手首で同じだが、運動方向を変えた。手関節の橈屈−尺屈という運動方向から今度は前腕を中間位にして掌屈と背屈の運動でも同様に行っていったのだ。その後、上下左右、そして円を書くような運動方向をつくっていった。

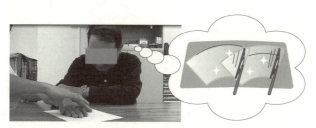

図2　手関節の運動イメージをワイパーと重ね合わせる

大事なことは、最初は視覚イメージでいいが、その次に動いている軸としての大元締めを感じ取れる（運動覚を介した動きを感じ取る）ように導くことだ。大元締めが感じ取れていくと手首の運動が滑らかになり、手指も柔らかくなるのがセラピストは触知できるはずだ。

〈訓練後の記述〉

Th● どうですか？（訓練前に住所氏名などを書いてもらい、訓練後に同じ書字動作で何か変化があるか検証するとともに、症例自身にも経験の差異を記述してもらう）。

Pt◆ ああ、だいぶ書きやすくなりました。

Th● 手首の動きが変わりましたね。さっきは（手首が）硬くって、重いって言ってましたね。

Pt◆ 意識しなくても、できますね。

Th● おおっ、意識しなくてもできますか？

Pt◆ これだけの練習で‥‥おかしいな。

Th● さっきは意識してもできないって。

Pt◆ なんか潤滑油がチュッと入った感じみたいに楽に動きます。線も大きく、まっすぐ引けます。
　なんか、また催眠術にかかったみたいです。なんか、ものすごく安いボールペンから高いボールペンになったような違いです。書きやすいです（当然訓練前後のボールペンは同じものを使用）。滑らかですね。
　明日になったら‥‥‥‥。
　震えてたのに、今は震えないですね。10分前とこんなに‥‥全然違う。なんでやろ（図3）。
　あの時（8年前）から一生懸命、字を書く練習はやってきたんですよ。でもダメだった。だから（妻に）パソコン持ってきてくれ！って、字を書くという練習は遠ざかりました。
　さっき（訓練前）はだいぶ意識して書いたんですよ。でも今は意識しなくてもすらすらと‥‥。

　なぜ、そもそも書字がうまくいかないという訴えに対して、私はまず手首に着目したのか？

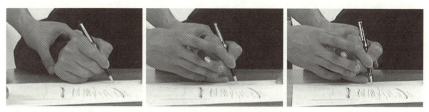
訓練前：左から右へまっすぐ線を引く（介助がないと動かない）

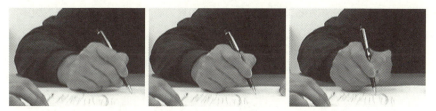
訓練後：左から右へ線を引く（主に手関節の尺屈・背屈 – 橈屈・掌屈）

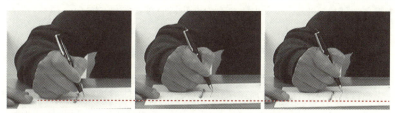
訓練前：上から下へまっすぐ線を引く（肩関節伸展の代償を使っている）
（点線は手の空間的位置を表す。線を上から下に引く際に肩関節伸展によって手が後ろに移動するのが見て取れる）

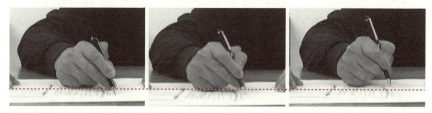
訓練後：上から下へまっすぐ線を引く（主に母指IP・示指・中指PIP関節の屈曲 – 伸展）

図3　書字（線を引く）

　字を書く時には母指、示指、中指（の側面）の3指の協調的な動きがあるが、裏方としては手首の関与がある。普通、字を左（/上）から右（/下）へ何文字か書く時には、手指の関節運動だけでなく、微妙に手首が連動（尺屈・背屈）している。そうすることで滑らかに字が書けている。小指球側面を机に接地させながら滑らせ

るように動かせて字が書けるのも手首の地味な運動が関与している。

　しかし症例の手首は、過剰に力が入りすぎて動きが硬かったのだ。そのために手指の動きまで硬くなり、運動範囲が狭いか時には動いていないように見受けられた。だから症例は字を左（／上）から右（／下）へ何文字か書く時には、一旦腕を机から離し肩関節を少し外転（伸展）する代償が観察された。

　また手首の過剰な筋の緊張は、手指の運動にも波及し、硬い動きになるのだ。水面に投げた小石から広がる波紋のように。逆の見方をすれば望ましい波紋の広がりは行為の変化へつながることになるのだ。

　　Th● ところで、箸使いもうまくなっているはずですよ。
　　Pt◆ またー。箸の練習はしていませんよ。
　　Th● 前回、箸も使っているとだんだん疲れてくるって言ってましたね。
　　　　（模擬食塊と箸をだして）5回皿からつまんでみてください。
　　Pt◆ おお、摑める！　こんな小さなものも楽にいけますね（図4）。
　　　　今までは大きいのも、小さなものも摑むなんてできなかったですね。
　　　　‥‥不思議だね。注射うったわけでもないし、揉んでもらったわけでもないし、ある意味なんにもしてないですね。
　　　　先生はただ、手首と指の節の動きを少し指導してくれて、目を閉じて動きを感じてイメージしてみただけですよね。言葉だけといってもいいぐらいの指導ですね。
　　Th● そうかもしれませんね。体の節々というのは、それぞれ特化した役割があるんですね。その役割について、少しお伝えして、その役割を実際の手や指で感じてもらったわけですね。今までは特化した本来の役割を担うべき場所がおやすみしていて、その肩代わりが他の部位、Eさんの場合、腕全体を、ある意味過剰に動かしてなんとかしようとしていたと思います。そ

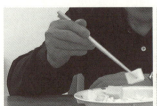 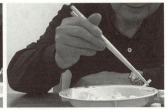

図4　訓練後の模擬的な箸操作

して動かしやすいところばかりが働くので、そこが疲れてしまっていたのだろうと。

今回はですから、Eさんにとってイメージしやすい方法を選んで、感じてもらって、行ってみたのです。

訴え2：「口まで運ぶ手前でこぼしてしまう。エプロンをつけないと‥‥」

Pt◆こうなってしまうんです（図5より上にスプーンを上げるとこぼれてしまう）。
Th●わかりました。

豆をスプーンで掬う動作をしてもらうと、主として関与する前腕の回内・外の動きが非常に乏しく、そのため指先でスプーンの柄を調整し、こぼれないような戦略をとっていたことが観察された。そして手首を固めてしまうような状態だった。そこで‥‥

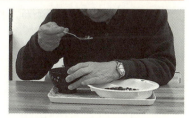

図5　途中でこぼしてしまう

Th●例えばですよ。僕がちょっとやってみましょう。これ見てください（スプーンで掬う動作を見せ、その後スプーンに掬ったものをこぼさずに上肢全体で空間に丸を書くような動きを見せた）。

どうですか。どうしてこぼれないのでしょう？
Pt◆スプーンが平らな状態を保っているからです。
Th●そのとおり。ですので、僕は目を閉じてもできますよ。どうです？
Pt◆はい。できてますね。
Th●では目を閉じてEさんはできるでしょうか？
Pt◆目を閉じてですか？
Th●2つのポイントがあるのです。

こうなりすぎてもこぼれます。反対に行きすぎてもこぼれます（図6）。つまりまえうで（前腕）の捻じれるような動きが‥‥もうひとつ、こうなりすぎるとどうなります？（スプーンを手前に傾ける）

Pt◆服のほうへこぼれてしまいます。
Th●そうですね。ですからまずは、スプーンが水平という状態と前腕の捻じれは関係があるのです。

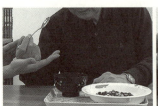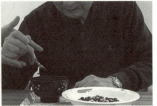

図6 スプーンと前腕の関係

これでわかりましたね。水平は捻じれです。あとは肘を曲げ伸ばししてもこぼれないですね。
Pt◆そんなことを意識したことなかったです。
でも、そうですか？ 今までだったら、こぼそうと思ってもこぼれませんね（一度水平にすると逆にこぼすことができないということ）。不思議ですね。
Th●なかば無意識に、やりやすいところでなんとかしよう、見えるところで調整しようという働きがあったのだと思います。
Pt◆そうですね。目に頼ると手指でやりたくなりますね。
Th●先ほどスプーンの凹部を水平にするためには、まえうで（前腕）の捻じれが関係あるという話をしました。今度は手首も考えてみましょう。
皿の上で掬った模擬の食べ物を口の高さまで水平に上げた位置からですね、こうすると（口先までスプーンを運ぶために肘を屈曲していくと）、手首はこのままではどうなるでしょう？
Pt◆ああ、スプーンの凹部が傾いていますね。私のほうに（症例にとっての手前に）。
Th●そうですね。そうならないためには、口に近づいていくと（肘の屈曲）、手首は下のほうに折れ曲がります（手関節の尺屈）。遠ざかれば（肘関節の伸展）、少し今度は反対に折れ曲がります（手関節の橈屈）。そうすることで凹部は水平を保てますね。
Pt◆なるほど‥‥やってみます。ああ。少しできますね。
Th●では今度は目を閉じて凹部の水平をとるときに手首と肘の関係を感じてみましょう。
Pt◆はい。ああ。なるほど‥‥少しイメージできますね。肘の動きと手首のつながりですね。

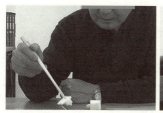 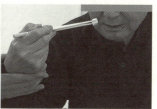

図7　訓練後の箸操作2

　　　今まではねえ、こんなことできると思わなかったです。
Th● 8年間、そういう動きができるための潜在的な能力は有していたのですよ。スプーンを平らに維持していくのに、今までは指でスプーンの柄をその都度角度をずらしていたんですが、実はまえうで（前腕）と手首の関係性が整うとその必要性はもうないのです。
　　　箸も、これで前回よりさらに使いやすくなりますよ。
Pt◆ 本当ですね（図7）。今までこぼさないように顔を近づけていました。前は本当に疲れたんですよ。

〈次の来室時の記述〉

Pt◆ できましたよ。こぼさないで‥‥。
　　　結局これって脳の働かせ方だったということですか‥‥。
　　　食べることに疲れなくなりました。結局はこぼすから、汁物のように流し込んで終わらせてしまいたいと思ってたのです。

訴え3：「自転車に乗ると右へ右へ寄って子供を轢きそうになります」

Pt◆ この病気になってから、自動車の運転は諦めました。自転車にしました。でもどうして自動車をやめたかといいますと、自動車のハンドル操作です。いつもこっち側に（右側の中央車線のほうへ）寄ってくんですよ。なんぼ意識してもダメなんです。対向車にぶつかりそうになるからやめたんです。
　　　そこで自転車に変更するんですけど、それでも似たような感じになるんです。自転車で体を右に寄せていけば、右に行くことができますね。でもそれはハンドルの操作でもできるじゃないですか。でもダメなんです。

だから、左手だけではどうかとやってみたんです。そうすると、不安定だけど、ましなんですよ。右に寄って行きにくい。だけど片手でずっと運転するのはしんどいですよね。

なぜかわからないけど、右手でハンドルをしっかり握ってやろうとすればするほ

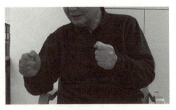

図8 「右へ寄ってくんです」

どダメなんです。こっち側の影響がでてるんでしょうけど‥‥どうしていいか‥‥（図8）。

Th● 原因はだいたいわかりました。

おそらくですが、右手がハンドルを握るとなかば無意識に左手以上に握りしめるだけではすまず、腕から肩にかけて全体として筋のこわばりが強まってしまって、結果としてまっすぐにハンドルを保とうとしていても、その影響で、右へハンドルが持って行かれるのではないかと思います。

これはおそらく、脳梗塞の後遺症による運動の異常な反応がでていると思います（異常な放散反応の出現：強くグリップを握ることによって肘の屈曲、肩甲帯の挙上、肩甲骨内転）。

Pt◆ 切実な問題なんですよ。歩道を自転車で走行するにしても、車道の端を走るにせよ、一般の自動車は僕の右側を走っているわけです。轢かれそうな恐怖です。それから歩道であっても、行きかう通学などの子供を轢きそうになるんです。

Th● ちょっとお体触らせてもらっていいですか？

それから自転車を走行している真似をしてもらっていいですか？（図9）

【記述から推定する】

- 「右手を離すと多少ふらつくが右へ右へと寄らない」
- 「力が入れば入るほど、右へ寄ってしまう」

症例Eには脳卒中片麻痺患者の後遺症の特徴が少なからず残存し、腕全体のパターン化された望まない運動が出現してしまう。すなわち、手で過剰に頑張れば頑張るほど、上肢全体は屈曲の癖が

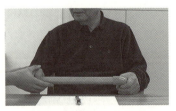

図9 自転車走行を想定

強まり、肩甲骨の動きは内転し、背骨のほうへ引き寄せられると考えられた。

つまり、症例の記述と臨床的観察から直観的に、心理的緊張に加えて脳卒中片麻痺による上肢の屈筋共同運動パターン（表1）の残存あるいは放散反応（当該関節の運動によって本来必要のない関節にまで筋活動が広がる現象）が出現したと思った。

表1　共同運動パターン

	屈筋共同運動	伸筋共同運動
肩甲帯	挙上・後退	前方突出
肩関節	屈曲・外転・外旋	伸展・内転・内旋
肘関節	屈曲	伸展
前腕	回外	回内
手関節	掌屈	背屈（＊臨床では掌屈が多い）
手指	屈曲	伸展（＊臨床では屈曲が多い）

どうしてそう思ったのかを簡単に述べると以下のようになる。

「右手を離すと多少ふらつくが右へ右へと寄らない」という記述を分析的に語ってみると、麻痺側右上肢の随意性の関与がなければ問題がない、つまり左手のみであれば右へ右へと自転車は寄らない。これが右上肢の随意性の問題である証で、共同運動パターンは、自動運動、すなわち随意運動の際に認められる病理であると判断した。

「力が入れば入るほど、右へ寄ってしまう」という記述を分析的に語ってみると、ハンドルのグリップを強く握ると共同した上肢全体へ波及する筋収縮は誰でもある程度生じうる。しかし、手指以外の関節運動が生じるようなレベルには普通はならないし、物を最大の握力で握りしめていても、上肢を万歳することや肘だけ屈曲伸展することも自由にできる。つまり、症例の記述は行為の選択性がない状態で上肢肩甲帯を含めた運動制御の困難性を示している、とこのようになるのではないだろうか。

〈訓練時の記述〉

Th● ちょっと、手を伸ばす動きをさせていただきます（図10）。右手と左手を

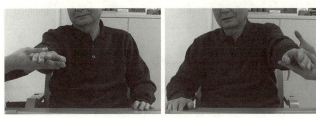

図10　左と右を比較

伸ばされたときに何か感じたことがあったら教えてください。
どうですか？

Pt◆ ‥‥‥‥（しばらくの沈黙）。

こっち（左上肢の肩屈曲・肘伸展 → 肩伸展・肘屈曲の交互の他動運動時）は腕全体が動いているというのがわかります。でも右はわかりにくいですね。

Th● 見ているとわかるけど、見てないとわかりにくいという感じですか？

Pt◆ そうですね。でも少し曲がった、伸びたという程度です。
特にここが全然わからない感じです（肩から肩甲帯を触れて‥‥）。

Th● では僕の背中を触ってみましょう。
腕が動くことと肩甲骨という骨がどのような関係であるか、ちょっと一緒に考えてみましょう。

Pt◆ ‥‥‥‥

Th● ではここ（肩甲骨）は、上に動いていくのか、外に少しずれて動くような感じか。やってみますね。はい！！（肩関節屈曲90°、肘伸展を行う）

Pt◆ なるほど‥‥。外ですね（図11左→右）。

Th● ではもう一度やります。今度は腕が戻るとき、ここ（肩甲骨）はどう動いているか、感じてみてください。

Pt◆ 開いていたドアが今度は、ドアが閉まっていくような（図11右→左）。

Th● いい喩えをしますね。では今度は私の背骨を触ってください。

Pt◆ はい。これですね（私の背骨を触れる）。

Th● そうです。それです。では今度は先ほど、ここ（肩甲骨）をドアが閉まるという表現をしてくれましたので、背骨を家の柱とします。この背骨という柱に対して、すぐ横にこれ（肩甲骨）がありますね。どういう関係にあるか、ここを（肩甲骨）を触れながら考えてみましょう。私の手が前に行くと（肩の屈曲）、トビラ（ドア）はどうなります？ そして私の手が戻る

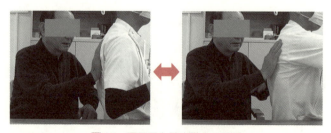

図11　肩甲骨と腕の動きの関係

とトビラはどうなります？

Pt◆（先生の手が戻るとトビラは）収まっていきますね。蝶番とは違うけど、そのような‥‥。ああ、面白い動きしますね。（先生の手が前に行くとトビラは）出て行きますね。

Th●いいですね。どのような感じで出て行くのですか？　もうちょっと教えてください。やってみせて（実演して）ください。

Pt◆こういう感じですね。こう出て行きますね（図12）。

Th●そうですね。この手すりの面をトビラと接する面（胸郭）、私のこの手（右手）がトビラ（肩甲骨）としますと、こういう動きで（胸郭の上を肩甲骨が滑りながら外転していく様をイメージして）出て行くということですかね？（図13）

Pt◆そうそう！

Th●いいですね。
　トビラの喩え…がでましたが、出て行くときはトビラは開きます。この出て行くという言葉を使って、こういう喩えはどうでしょう。Eさんと奥様の関係は良いとは思いますが‥‥亭主関白ですか？

Pt◆まあ、どちらかというと。そうです。

Th●そうですか。ではこういう喩えがいけそうな気がします。亭主関白では、

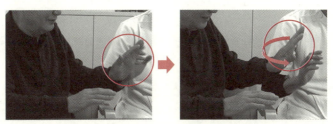

図12　「こう出て行きます」

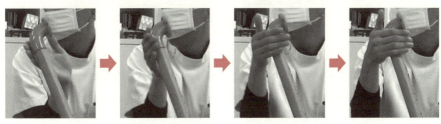

図13　胸郭の上を肩甲骨が滑りながら外転するイメージ

おそらく夫が表舞台として外に出る。これがEさんの腕だとしましょう。そして妻は影で裏方として夫を支えるので、ここ（肩甲骨）は、奥さんとしましょう。今の若い世代では通用しない話かもしれませんが（笑）。とにかく腕はEさん自身とさせてください。腕が動けば（Eさんが動けば）、裏方の肩甲骨の奥さんは知らんふりではなく、ちょっとあとからついていきますよというイメージを一緒につくれるかやってみたいのですが‥‥。

Pt◆はい。わかりました。

症例Eには、人体の構造を何かに喩えてイメージすると運動が変化するという良い特徴があったのだ。

Th●では、始めます。今は家にいると思ってください（図11左）。腕がEさんだといいましたね。今からEさんは出かけて行きます（右の上肢の屈曲）。そうすると奥さんである肩甲骨はどうなります？
Pt◆ああ、ついてきますね。
Th●そうなんです。関係性としては、どうでしょう。対です。Eさんが出かけると奥様はついてくるんです。
Pt◆なるほど。そうですね。
Th●では、目を閉じてEさん自身でもう一度感じて、イメージしてもらいたいのですが‥‥。先ほどの家の構造のトビラの開閉のイメージと夫婦の関係のイメージとどちらが湧き上がりやすいか教えてください。ではいきますね（症例Eには肩甲骨を触知させ、私は肩の屈曲伸展を何度も何度もゆっくり行ったあと）どうでしょうか？
Pt◆女房がついてくるイメージのほうがいいかな。今は助けられているし。
Th●では夫婦の喩えでいきましょう。

まずは自動運動で想起できるか、ハンドルを操作するような状態の設定で4〜5回試みた。

Pt◆ダメですね。意識できません（図14）。

症例Eは、右上肢を動かすことに意識が向かいすぎて肩甲骨を意識することは勿論、夫婦の関係性のイメージをつくることはほとんどできなかった。
そこで、やはり他動運動の中で感じてもらおうと思った。

Th● では動かすのは僕がやりましょう。ここ（肩甲骨）だけに意識を絞ってみましょう。いいですか、Eさん。今からEさんは家から出勤するイメージです（肩関節の水平内転の方向へ他動で動かした）。

Pt◆ はい。

Th● いいですか。さん、はい（私の左手は肩甲骨の内側縁と外側縁を挟み込むようにサポートしながら外転方向へ押し出し動きを援助していき、私の右手は症例Eの手を持ちハンドル操作に見立てた動きを行った）（図15）。

しかし、そう簡単にはいかないものだ。なかなかイメージがつくれていないようで、しばらく他動運動を続けた。
そして約10回目の時に‥‥

Pt◆ 先生が触っているというのがわかりました。

ここでようやく肩甲骨に私の手が触れていることを知覚したようだ。そして更に10回ほどの時に‥‥

Pt◆ ああ、初めてですね。左ほどではないですけど‥‥（肩甲骨が）在るっていうことがわかりました。

患者は肩甲骨の存在そのものを知覚できないことも少なくない。症例Eもその一人であった。

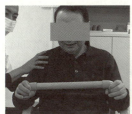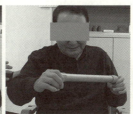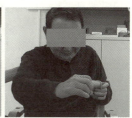

図14　「意識できません」

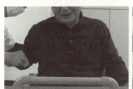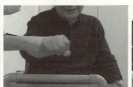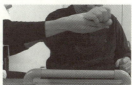

図15　肩甲骨に意識を集中

Pt◆壊れてたな。
Th●いえいえ大丈夫です。壊れているというより、眠っていて気づけなかったのですよ。誰も起こしてくれなかったようなものです。

——休憩5分ほど。そして再び訓練を再開した。

Th●ではもう一度始めましょうか。
Pt◆はい。

10回ほど同じ動きで動かしていった。

Pt◆おお。少し感じられるようになってきましたよ。
Th●感じられてきましたね。それに少しついてくるようになっている気がします（私の左手は症例Eの肩甲骨を挟み込むようにサポートしていたので、上腕骨の動きに伴いわずかでも連動してくる肩甲骨の動きを触知したのだ）。
Pt◆見えるとこだけでなんとかやろうとしていたと思います。
Th●でも本当は裏方である、奥さんの存在が実は大事だったんですよ。
では、Eさんが出かけると奥さんもあとからついていきますよー。
Eさんが出かけるときに、肩甲骨という奥さんはあなたを押し出してくれますよ。

肩甲骨と上腕骨の動きの関係性を夫婦に喩えることは症例Aの臨床でひらめいたのだが‥‥症例Eにも適用可能か試みた。もし夫婦関係が逆のようであれば、上腕骨を妻、肩甲骨を本人と逆にしても問題はない。
要は、機能的観点と喩えが重なり合い、運動イメージとして成立すればいいのだ。しかし、私は自分の予想より満足いっていなかった。だから色々と腕を動かす方向を変えながら、左手では肩甲骨をサポートし続け、何かもう少し肩甲骨と上腕骨の関係性をつくりあげる手立てはないか模索したのだ。

Th●では、今度は万歳してみましょう（上肢の挙上）。基本は同じなんです。
Pt◆同じ？
Th●妻（肩甲骨）と夫（上腕骨）の関係性です。
Pt◆左ほど意識できませんね。少しは（妻を）感じますけど。
Th●なるほど。では今度はぐるぐる回してみましょう（図16）。

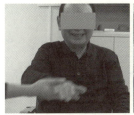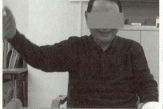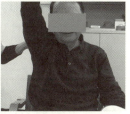

図16　肩のローテーション

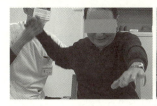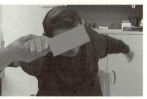

図17　水泳のクロールの動き（右手はセラピストが援助）

その最中、チャンスが訪れた。

 Pt◆左手ほど意識できませんね。こんなに意識しないとダメなもんですか。水泳を以前やってましたが、そんなことは意識してなかったですが‥‥。
 Th●水泳やってたんですか。それいいです。使えますよ。
 Pt◆何がですか？
 Th●水泳ではクロールですか？
 Pt◆そう。クロール。
 Th●クロールってテイクバックといいますか？腕を大きく後ろにやりますね。一緒にやってみましょう。

クロールの動きをしてもらうと（図17）、更に肩甲骨が動き始めたことが触知できた（ここでその日のリハビリの時間がたってしまった）。

 Th●これでたぶん大丈夫です。次回来たときにまた教えてください。

〈翌日の記述〉

 Th●昨日の帰り、自転車どうでしたか？
 Pt◆ダメではなかったですね。まっすぐというわけではなかったけど、グラグラは多少あるけど、寄るっていうのはなくなりましたよ。なにか右に寄

るっていうのは。今日の朝も大丈夫でした。
Th● 8年間悩み続けた右に寄るっていうのはなかった？
Pt◆ 自転車に乗っていたとき、教えられたことをやろうという気持ちはそのときはなかったです。悪いけど‥‥。余裕はないですから。でもいけました。自信つきました。

今日の朝は‥‥いつも朝は筋肉が硬いからダメだろうと思ってましたよ。でも大丈夫でした。もうこっちは（右腕を触り）忘れているだろうと。昨日の帰りはリハビリの直後だから、たまたまだろうと。でも、そこそこやれました。今日の朝は昨日より、ましだったんですよ。意外にすいすい。（以前は）とにかく右へ必ず行くんですよ。しゃーない。戻す、でもまた右へ。だから垣根にぶつかったり、ガードレールにぶつかったりとこれがひどかったんですよ。ひどいときは川へ落ちそうになることもありましたよ。私は今までこっちの右手と対話しよう、しようと思っていましたが、そのしようがないんですよ。この手はそっぽ向いている感じでしたよ。

〈更に次の回での記述〉

Th● いかがですか？（自転車が右へ寄って怖いという訴えの後の治療介入3回目）
Pt◆ これ（右へ寄ること）がまったくなくなりました。不思議だね‥‥。
Th● これで、続いてますね。昨日はやってませんし。これで4日経過ですが‥‥。
Pt◆ 昨日も外出した際に自転車のって自分で出かけましたが、問題なしです。びっくりです。
Th● なぜ寄って行くかという現象に対する僕の仮説に基づいた訓練を一度行ってから、その訓練はしていませんが大丈夫のようですので‥‥。
では、もう少し先に進みましょうか。次にお困りのことは？
Pt◆ 実は‥‥‥‥

訴え4：「足が重いんですよ」

Th● （歩いてもらって）今歩いた感じがいつもと同じ感じですか？（図18）
Pt◆ そうです。
Th● 歩くということで自分の感じていることを教えてください。
Pt◆ いわゆる長距離歩いて疲れるのとは違うのですよ。足がこう‥‥鉛の感じ

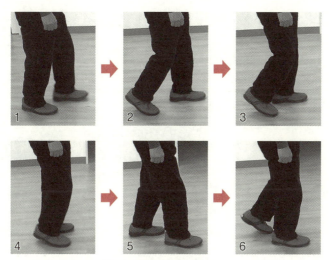

図18 「足が鉛の感じです」

ですね。

Th● 足全体が棒状の鉛のような感じなのか、それとも足枷のように足首あたりが引きずるようになっている感じ？

Pt◆ だいたい下にいけばいくほど重くなる感じです。

Th● それが自分の足にまとわりついてきたような足の感じなのですね。

Pt◆ はい。そうです。
例えば段差とかあるでしょう。そこでは気をつけて足をうえに上げて、上げてと思いますが、結果的には足は上がってなくて、躓いたり転んだりしたことは何度もあります。

Th● 最近でもそれはありますか？ つまり自分で気をつけようという意識が働いて足を上げたつもりだけれども結果として躓いたり、転んだりと‥‥。
思ったようにいってないのですね。

Pt◆ あります。上がってないのですね。

なぜ、症例Eは麻痺側の足について「私の足は重いです」と語るのか？ ちょっと踏み止まって考え方を整理していこう。

「麻痺側の足が重い」という意味はどう解釈することができるのだろうか。

この問題を解釈するには、まずセラピストとしての観察の視点が必要となる。更にその前に、観察とは何の目的で行うのだろうか。それは「患者さんを理解するた

めに行う」と、一言でいうならそうなる。だから「観察とは単に見ることではない」し、「観察とは単に計測することではない」し、「観察とは単に説明することではない」、ということになる（イタリアのセラピストから教ったことだが）。

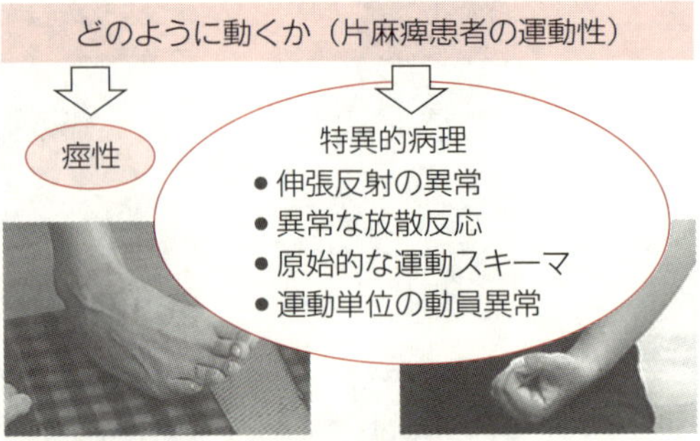

図19 外部観察

一般的に患者を観察する時、私たちセラピストは関節の運動性について観察したり、筋出力（収縮）はどうかと観察したり、病的な反射はどうかと観察したり、ADLの行為の状態を観察したりする。これは患者を外から眺めた、すなわち外部観察の視点である（図19）。そしてこの他に、内部観察という視点もある（図20）。これは運動を認知過程の異常という視点から捉えて病態の分析をするものだ。

例えば、患者の手や足がどのように動くかを観察する一方で、その動きを支えている関節の運動覚や触覚、圧覚などを介した認識はどのようになっているかなどの視点である。

ところで、「観察は患者を理解するために行う」といったが、その理解が何につながるのだろうか。そして内部観察をすることで、どうなるのであろうか。それは、患者の認知過程のどこが変質しているのかを知ることであり、それを考慮した認知過程の活性化を介して回復を図ると考えている（図21）。

そして、その回復を図るということは、言い換えると、治療者が患者の抱えた問題を解決することに他ならない。

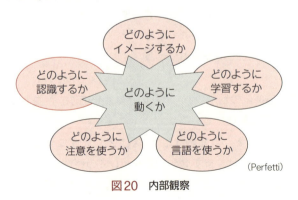

図20 内部観察

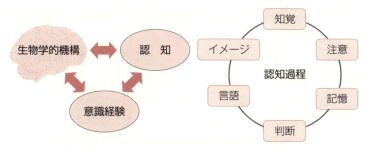

図21 認知過程の活性化を介して回復を図る

　ペルフェッティによれば、Luriaは、「患者の問題に向かい合うには2つの方法がある」といっている[1]。

　ひとつが"クラシックサイエンス（古典科学）＝三人称的観察"。もうひとつが"ロマンティックサイエンス（記述科学）＝一人称記述"である。しかし、真の科学者は、そのどちらかだけというのではいけないともLuriaは述べているようだ[1]。

　三人称的な観察「科学」とは、要素還元的な手法で、実験や検査を行い、そこから得られた客観的なデータ、すなわち画像や物理的な尺度で示せる数値化された所見からみえてくることをもとに物事を判断するという考え方といえる。つまり（古典）科学は、「客観的なデータによって裏打ちされた仮説の体系」ということができる。

　リハビリテーションの世界でも、「客観的」な要素の収集に基づいた観察を重要視する傾向が強い（例：治療者による関節の角度、筋力、動作分析などの数値化も含まれる）。だが三人称的な観察のみでリハビリの訓練を構築することは、杓子定規かつ機械的な当てはめをしてしまう危険性を孕んでいる。

　一方、「記述科学」とは、客観的なデータと行動面の観察だけでなく、患者の一人称記述も含め観察し、解釈していく手段とすることだ。言い換えれば記述科学は、対象者のありのままの現象を考えぬき、それを捉え理解しようとする科学観を示している。その手段となる一人称記述とは、患者本人が自らの身体を介して感じた（感じている）主観的な内的な現実世界の記述（表現）であり、それによって数値では表せない、病理を抱えた患者の世界を知ることができる。患者を理解するためには、この「一人称記述」に基づく分析がないと病態を解釈しきれないことも少なくないのだ。

　生物学的機構－認知－意識経験の三項関係（図21左）について話そう。認知神経リハビリテーションでは、患者のこの三項関係がどのようになっているかを理解す

ることが病態解釈となり、患者の三項関係に整合性を得ることが回復であると考えている。

三項のうちの意識経験は一人称記述によって知ることができる。訓練による認知過程の活性化を介して中枢神経系（生物学的機構）の改変が図られ、患者の機能が回復していくと考えるわけだが、その経験は患者自身を変えているはずである。とすればその変化は経験の言語（一人称記述）の変化としても表出されるはずだ。

ただし、患者になんでも自由に語らせ、その語っていることが全て一人称記述で、客観的なデータより正しいと誤解してはならない。重要な点は、三人称の観察と相関づけていく視点と、手続きを踏んで治療者が適切に患者を導くことだ（セラピストは仲介者）。これを忘れてはいけない。

訓練を考えるまでの手続き

私が症例Eの臨床で実際に行った手続きを述べていこう。

《手続き1：聴く》

症例Eに対して、「自分の足（麻痺側）をどのように感じているのですか？」と対話の中で聴いてみた。

> 「歩くとだんだん足が重くなる。長距離を歩いて疲れる感じとは違うんです。足が鉛ですね。下にいけばいくほど重い感じ」。

《手続き2：従来の考えに当てはめる。しっくりこなければ棄却》

従来の考え方でいけば、「麻痺側の足は弛緩期を経て少なからず筋は廃用的要素もあるので、物理的な下肢の重量でいえば、逆に軽くなっているはず。慢性期で8年経過し、自分なりにウォーキングをしていても運動単位の動員はあくまで非麻痺側と比べると貧弱であろう」となるだろう。

おそらく症例Eの麻痺側は萎縮した筋で下肢を動かさなければならないから、鍛える（筋力増強訓練）という発想で生活してきたはずだ。でも残存筋を鍛えたらいいのではという発想で、つまり筋力増強訓練などで成功していたら、「足が重い」ということが「単に長距離歩いた疲れとは違う」と言うだろうか。

例えば「体が重い、胃が重い」という訴えがあった場合は、疲労感や身体の不調を意味している時もあるだろう。でも上記の考えでいけば、片麻痺になったのだからしょうがない、私たちより疲れやすいだろうが頑張れ！となるしかない（動機づけ訓練のように）。

でもよく考えてみよう。
症例Eは「私の足は鉛のように重い」と比喩を用いている。

《手続き3：なぜ、患者は比喩を用いたか》
　自分の身体で感じたことを完全に他者へ伝えるのは困難だ。
　だからこそ患者は、メタファーという喩えを介して他者に伝えようとしていると考えられる。自分の経験している「この今の身体の感じ」を表すために、自分の過去の経験（記憶）から類似したものを探してきたといえる。損傷をのがれた言語機能を介して、患者は、自分の現実に意味を与えようとしているとも考えられる。
　一般的に「メタファーの本質は、ある事柄を他の事柄を通して、理解し経験すること」といわれる。メタファーが成立するなら、2つの物事の間に何かしらの類似性（共通性）が存在するということだ。
　「私の足は鉛のように重い」。
　鉛は原子番号82の金属元素である。青灰色で、重く軟らかく、溶けやすい重金属のこと。重金属とは比重が4～5以上の金属元素のこと。一般的に鉄以上の比重をもつ金属の総称である。

どのような類似性か
　症例Eは、「運動する麻痺側の下肢」と「鉛」との間に、どのような類似性（共通性）を認めているのだろう？　非麻痺側（健側）では重いとは言わない。「むしろ自然で滑らか。滑らかとすら感じない、何もないぐらい‥‥」と言うことが多い。

《手続き4：一人称記述を解釈するために》
　どの機能が脳の損傷によって変質したかという観点で考える。
　機能とは、「中枢神経の様々な要素と末梢器官の要素が一緒になってお互いの関係をつくりながら何かの目的の達成に向かうために行う」働きである[1,2]。そのために必要なのが情報であり、身体は情報の受容表面である。機能を果たすためにどの情報が欠如、変質をきたしているかを、認知過程から捉え、結びつけて考える。

下肢の機能と歩行
　程度の差はあれ、分回し歩行は遊脚期の下肢の振り出し機能の異常として出現しているといえる。下肢の正常な振り出し機能は、骨盤の回旋、股関節伸展位からの屈曲、膝関節屈曲位からの伸展、足関節底屈位からの背屈の協調的な組み合わせで実現できている。

11　「8年間変わらないものがそう簡単に治りますか！」

症例のような患者の場合、股関節は屈曲位で、内転位から外旋したまま外側かつ前方へ運ばれるような動きである。膝関節は伸展位で固定され、足関節は内反・尖側位となり、棒状かつ硬い動きとなっている。つまり、大腿四頭筋や下腿三頭筋の痙性（伸張反射の異常や異常な放散反応）が出現している。

《手続き5：ひとつの解釈へ》
　患者は、麻痺側下肢の運動が生じる際に、特に鉛のように重いと記述している。しかし、非麻痺側下肢の運動の際にはそれがない。つまり、意図した運動に対して概ね随意的な運動が実現可能な非麻痺側。その一方で麻痺側下肢は意図した運動とは異なる運動を余儀なくされている。すなわち「痙性」によってである。
　この運動の意図と結果の解離によって生じた「抵抗感」が意識に上り「鉛のような重さ」と記述しているのではないだろうか？　過去に重いもの（鉛のような）を引きずった時と同様の抵抗感を身体が感じたように‥‥。

　訓練　**股関節に対する意識化と運動イメージ**
　さて上記の手続きを経て訓練は、股関節に対する意識化と運動イメージとした。
　なぜ、「下にいけばいくほど重い感じ」と記述していたのに、私は股関節の治療にいったのか？　スタンダードに足関節に問題があると思ってもいいのでは？
　実は語られない部位に問題がある時も「ある」ということだ。よくあるのは、患者は目で見える結果に意識が向きやすいが、その過程を意識しない。身体の末端である手や足には視覚的にも注意が向けやすいので、その見えるところで行為の実現を図ろうとする傾向がある。語られる内容も、実は意識化されやすいところが顕在化するから語られるということもある。
　ということは、身体の近位部には意識は向きにくいので、語られにくいということにもなる。事実症例Eは、身体各部位を動かす際に各関節を他動で動かすと、肩関節や股関節には注意が向きにくかった。
　そこで、股関節に絞ってやってみたということだ。

　背臥位で自分の足の動きを知覚できるかみてみた。
　すると、右下肢は左下肢よりかなり動きを捉えられていないことがわかった。そこで症例自身に触知してもらい、その後背臥位で自動運動してもらう。

Th● ではまず自分で歩くイメージで足を10回動かしてみましょう（図22）。

Pt◆ 疲れますね（10回もしないうちに次第に股関節の屈曲角度が減少していく）。

Th● でも足の付け根に触れているとそこが大元締めだということが少しわかりますか？

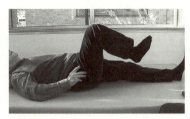

図22　歩くイメージで動かす

Pt◆ はい、少し。

Th● では今度は右足を助けますので、一緒に動かしてみましょう。ところで、好きな場所はどこですか？　どこの風景が一番歩くのに好きだったかとか。

Pt◆ ゴルフのグリーンを歩いている感じですかね。

Th● ではそれでいってみましょうか。右は僕が助けますので（右股関節の屈伸）。寝た姿勢ですが、今あなたはグリーンの芝の上にいます。そうイメージするところから始めましょう。いいですか。今寝ている姿勢ですが、○○ゴルフ場にいます。そして今からグリーンの上を闊歩します。思いだしてください。気持ちよく闊歩する自分を。少しでもイメージができたら、教えてください。

Pt◆ ‥‥‥‥（イメージの想起中）。

グリーンの芝生の上を闊歩するイメージを症例Eに想起するよう求めたので、私の提示した言語内容によって、過去の経験の記憶内容を引きだし、重ね合わせるようにしている時間がおおよそ30秒以上あった。私は待った。

Pt◆ はい。なんとなくできたような気がします。

Th● では、やってみましょう。さん、はい。
　　スーットン（スーッは、他動で右股関節の屈曲していく運動を音に喩え、トンは右股関節、膝関節を伸展し足がグリーンへ接地する時の音に喩えた誘導を意味する）。スーットン。

交互に股関節に意識を向けさせて下肢全体を動かしていった。約10回ほど進めていくうちに‥‥

Th● （右脚を介助しながら）スーットン。今良かった、軽くなってきた。

なぜ、軽くなってきたと私が言ったのか。それは他動で介助している時の実際の運動と、運動イメージの想起がうまく重なってきた時には、不必要な筋活動は制御され、必要な運動単位の動員が出現してくる。今回もそれがきたのを触知したからだ。

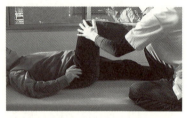

図23 気持ちよく歩くイメージで

Pt◆疲れませんね。助けられてますけど‥‥(図23)。

これは、彼が生きてきた経験を利用したのだ。つまり自分の脳の中にある記憶というものを活用して、その気持ちよかった時のイメージを、今の股関節の動きを中心として歩くようなイメージに重ね合わせるようなことをする。これが運動をイメージするということである。本来、運動イメージといえば実際の運動を伴わないものだが、症例の場合は足の動きがあったほうがイメージしやすいようなので、それでいくことにした。

Th●ではもう一度やってみましょう。
Pt◆はい(10回ほど他動で行ったあとに‥‥)。
Th●右足ってどうですか。何か変化ありましたか？
Pt◆軽いですね。最初は重かったし疲れましたが。
Th●いいですね。ではちょっと起きてみましょうか(背臥位から端座位へ)。
Pt◆はい。
Th●いま行ったイメージの練習の成果があれば、座っている姿勢でもおそらく足の感じが変わっていることを実感できるはずです。片足ずつ上げてみましょうか(座位で股関節屈曲を交互に求めた)。
Pt◆ああ。(右足は左足の感じと)そう変わらないですね。むしろこっちのほう(右足のほう)が軽いかもしれません(笑)。
Th●このような変化を…少し繰り返しですが、説明しますね。体の動きをイメージするということは、自分の蓄えられてきた、生きてきた経験の記憶をうまく使う、重ね合わせるというトレーニングだったのです。気持ちよく歩いていたときの足の動きは非常にスムーズなわけです。そのイメージは再び気持ちよく歩くために必要な足を動かすプログラムへ活用される可能性があるのです。Eさんの場合は特に足の付け根(股関節)の動きに焦

点を当ててやったということになります。疲れないと感じた事実は、どのように動かせばいいかわかって、無駄なところはカットされて過剰に頑張らなくてもよくなったんだと思います。

Pt◆へえー。

Th●では、実際に歩いてみましょう。

Pt◆はい。

〈訓練直後の歩行とその経験の記述〉

　1回の訓練を実施した直後に歩行をしてもらい（図24）、その直後にインタビューした。図24では、右足の振り出しが良くなり、右足が引きずるような歩容ではなくなっていることが見て取れる（クリアランスの改善）。訓練前では、右足の振り出しが悪く、右のつま先は常に床に引きずる感じであった（図18参照）。

Th●今歩いていただきましたが、どうでしたか？

Pt◆自転車も驚いたけど（自転車に乗る際に右側に寄って行くという現象に対して右上肢の訓練を実施して、訓練後自宅に帰る際に自転車に乗ってから、もう右に寄らなくなったということ）、今のも、もうひとつ驚きました。

Th●今やったこと（訓練でしたこと）は、大元締めはどこかという点を明確にしたことです。大事なことをEさんは言ってましたね。Eさんは今まで右

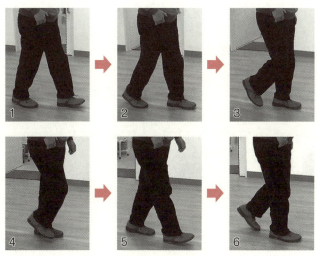

図24　訓練後の右足の振り出し

足を出そうとしたときに、足首から持ち上げよう、出そうとして頑張って
　　ました。でも歩き方は変わらなかった。今日はどこを意識して変わったの
　　でしょう？　わかりますか？
　Pt◆付け根（股関節）です。
　Th●そうです。引きずってませんでしたね。（ビデオに撮った）映像を見ても。
　Pt◆‥‥‥‥‥‥（非常に困惑の表情を浮かべながら頷く）。
　Th●顔がちょっとびっくりしているような‥‥。
　Pt◆（首を傾げて語り始める‥‥）わかりますか？　言葉がないです。わかりま
　　すか？　今まで動かなかった足が動いたこの感じが‥‥‥‥‥
　　ありがとうございます。
　Th●いえいえ、これはひとつのきっかけです。まだまだ今日は粗削りです。粗
　　削りでもどうして私が今日のような訓練をしたか言いますね。Eさんの歩
　　き方を見て引きずる感じが見えたのです。そして鉛のようだ、重いって言
　　いましたね。これは意識は足元に向いていたけど、付け根には向いていな
　　いなあと思ったわけです。大事なポイントは付け根です。付け根の役割を
　　取り戻そうと思ったのです。
　Pt◆騙されてる感じがしてなりません。
　Th●字を書くことの魔法、自転車の魔法、食べこぼしがなくなる魔法は解けて
　　いませんね。
　Pt◆はい。いまだに信じられない。言葉がないですよ（へえ‥‥と首を垂らす）。

〈それから更に1か月経過した時点の記述〉

　Pt◆（症例Eは歩きながら）こうなったら（かなり早歩きをしていく）、足が絡
　　まっていいのに‥‥（小走りを始める）（図25）。
　Th●おお、走りますか。ゆっくりでいいですよ。
　　うおーっ。すごい（リハビリ室内を笑顔で小走りを何往復もし続ける）。
　　ちょっと休憩して、ビデオを見てみましょう。
　　では。今は歩いてもらいました。というより途中から走り始めましたね？
　　どういう心の変化というか、何が起きたのですか？　教えてください。初
　　めてですね。この病気になってから走ったの。
　Pt◆はい。初めてです。いけそうな気がしてきた。これだったら駆け足できる
　　な。こけるなんて思いはよぎらなかったです。

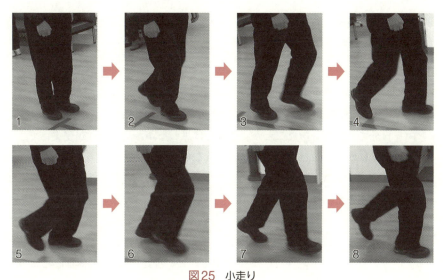

図25 小走り

Th● よぎらなかった？ 歩いている最中にいけそうな気がした？
Pt◆ そうなんです。これなら町内会の運動会できるかな（笑）。

　このように、患者は、ある運動機能回復に関連する経験をすると行為の最中にこちら側の予測を超えるパフォーマンスを見せることがあると思う。
　「いけそうな気がした」と思った次の瞬間には、もうやってのけているのだ。この現象はどう解釈できるのだろうか。積み木をたくさん高く積み上げていくためには土台の積み木をしっかりつくることが大事だ。同様に基本的なリハビリテーションの考えとしても、順序立てられた思考や段階づけられた訓練は重要だ。しかし、ある機能訓練によって脳の再組織化がなされた場合（今回の場合は、歩行に必要な股関節の機能だが）、一気に異なるステージへ引き上げられることがある。この感じはなんといえばいいのだろうか。ドミノが次々に倒れていくような連鎖のイメージとも違う。
　喩えが適切ではないかもしれないが、両手の支持があっても立てない人がいるとしよう。とすると、まずは両手でようやく立てる。片手で立てる。手放しができる。よちよち歩く。こういう段階を経なければ走れるようにならないということでは必ずしもないということだ。歩くという経験の最中で「脳」に何が起こったのだろうか。今わかることは、「いけそうな気がした」と自らのその感じが、次の瞬間に

は走るということを可能とするシステムが人間の脳にはあるということだ。これが「創発」ということかもしれない。できないことの反復ではおそらく起こらない事態が起こる‥‥。

先へ進もう。

 Th● この約2か月間の総括をひとこと語っていただけませんか？
 Pt◆ 自分でもいろいろなことができるとは思わなかった。それが現実にできるようになったとき自分ではないような気がして。
  初めは、意識して、意識して。でもだんだん自然に考えなくてもできるようになった。まったく考えずにできるようになったということが大きいですね。
 Th● ありがとうございます。ひとことだけ‥‥私たちが行ってきた訓練は、自分の身体を見て映像として確認すること（視覚）、自分の体を感じてみるということ（体性感覚）、そして感じたことを言葉で表現すること（言語）、この3つのことを常につなげて考えてきたわけですけれども、この3つのことはやはりEさんにとって今のお話と絡んできますか？
 Pt◆ そうですよ。勿論。一番歩くのが顕著ですね。僕にとっては地面を蹴るような足の動かし方。これが僕にとって一番難しい。頭の中で映像で、こうだ、こういうふうにやるんだって初めは言い聞かせていました。そうすると、今度は自然にね。すすっと。なんにもしなくてできるんですね。これが。不思議なことです。そしてそれが、次の日になっても忘れない。これがすごいですね。記憶されて、再生されるということ。
  それから自分で気づかなくても‥‥頭のほうが気づかしてくれる。教えてくれるんです。次のこともできるのではないかと。次もって。もっとって‥‥。不思議なものですね。

〈別の日の記述〉

 Th● どうですか？ 走れるようになってお孫さんと少し遊びができますか？
 Pt◆ 孫とね、サッカーしましたよ。こんなふうにね（やってみせてくれた）（図26）。
 Th● サッカーですか？ すごい‥‥。
 Pt◆ ヘトヘトになりました。小学校4年生だから、大したことないけどね。ド

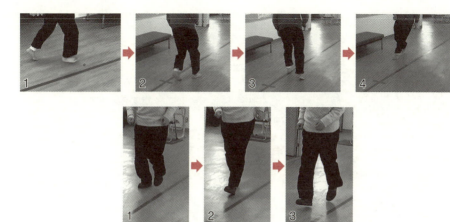

図26 「孫とサッカーしました」

　　リブルやフェイントも少しできました。動けました。
　　自分でも半信半疑でしたが、これは今晩こむら返りになってひどくなるなあ‥‥と思ったけど。大丈夫でした。
Th● この前ね、急に走りだしたでしょう。急にいけそうだと。
　　歩いている最中に、いけるんじゃないかと頭によぎって、その瞬間には既に走っている自分がいましたと言ってたでしょう。これがやはり「創発」ってことかもしれません。
Pt◆ わけのわからん人に（まるでできそうな気がしないのに）やれっていってもできるものじゃあないですね。この病気になってから、こんなに走ったのはないですね‥‥。歩けるんだ、走れるんだ、ボール蹴れるんだ‥‥。
　　昨日は、うまくいったもんだから‥‥。8年ぶりにいい汗かいたですね。

訴え5：「もう一度泳ぎたいんです」

概ねスタスタ歩けるようになり、自宅から京都へ電車で行って、1時間以上歩いても疲れないようになった。そんな時に彼は言った。

　　Pt◆ 実は8年前に倒れる前は、仕事帰りにプールに寄ってひと泳ぎ。これが趣味であり、楽しい日課でした。

算定日数上限まであと1か月という期間で、「水泳が再びできるようになりたい」

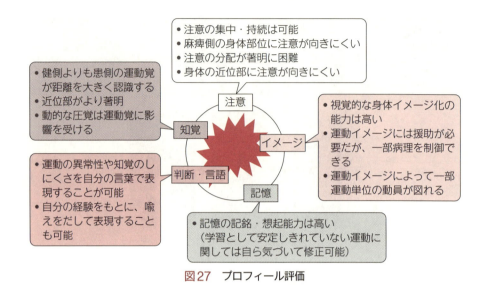

図27 プロフィール評価

という訴え。そこで、最後の挑戦へ。

この時の症例Eのプロフィールからの観察の抜粋を図に示しておこう（図27）。

泳げないセラピストの悩んだ点

重力下と浮力のある環境における身体の運動はどう違うのか？ 同じ解釈でいいのか？

わからないことは患者に聞いてみよう。そう思ったわけである。

「泳ぐ」時の下肢の動きは？

腹臥位で泳ぐ時の下肢の動きはどうなっているのかを考えるひとつの視点として（図28）、腹臥位になってもらい、下肢の各関節の動きを確かめた。

 Th●泳ぐときって足は両足同時に同じ方向へ動くのですか？ それとも交互ですか？ やってみせてください。

 Pt◆こうなったとき、こうですね。

左下肢の股関節が伸展する時は、ベッドに対してそれほど同側の骨盤は上がらずに可能であった。しかし右股関節を伸展しようとすると、著明に同側の骨盤が上がってきた、つまり体幹の回旋を使い右下肢を見た目あげようとして骨盤全体を

引き上げたのだ. 代償である. 言い方を換えると, 麻痺側下肢の股関節の伸展は生じていなかった(図29).
そこで, もっと自分の病理を自覚してもらうために‥‥.

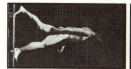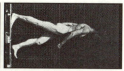

(Muybridge E：The human figure in motion. Dover Publications, 1955より)

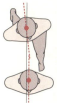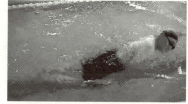

図28 泳ぐ時の下肢の動きは？

Th● Eさん, では腰はいっさい動かさずに体をひねらずに, 純粋に左足を真上に少しだけ動かせますか？

Pt◆ やってみます.
はい. できます.

Th● では右足はできるでしょうか？

Pt◆ はい. やってみます.
あれ！？動きません. できません. あっダメだ.

Th● これがひとつの答えだと思います.
ではちょっと訓練の設定を変えてみます.

［認識論的視点］

1) 問題提起：①どうして発症前は泳げたのに泳げなくなったのか.
②どうして鉛のように右足を重いと感じるのか.
③どうして模擬的に泳ぐ動作をすると骨盤が挙上してしまうのか.

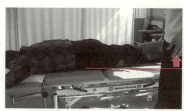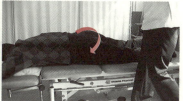

左は骨盤が収まったままで股関節伸展が可能だが, 右股関節を伸展しようとすると骨盤が回旋していく（右）

図29 股関節伸展の左右差

2) 仮　　　説：右下肢の股関節の機能不全ではないか。「あれ！？動きません」という記述の裏にあるのは、動かすということはどういう感じか、体性感覚的に意識化できないことではないか。
　他の身体部位と比較しながら、股関節そのものがどこにあるか、そしてどのように動くかを知覚できるようになれば、「泳ぐ」という行為が変化するのではないか？

(訓練1) 上記のように、3つの問題提起に対してそれぞれ仮説を立てたが、実際にはどのような訓練設定をすれば股関節の存在そのものに、そして股関節の運動覚に意識を向けさせることができるだろうか。ひと工夫必要だ。
　そこで、ベッドと左右の大腿部前面にスポンジを挟み込んで、介在物が意識できるか確かめた（図30）。スポンジを介在させたのは、骨盤を回旋させずに、股関節の伸展ができるかどうかをもう一度確認するためにだ。
なぜ股関節の伸展ができるかどうかをもう一度確認するためにスポンジという介在物を挿入する必要があったか、なぜ、そのような設定にしたのかもう少し補足しておこう。
症例は歩行の介入初期の訓練時もそうであったが、股関節そのもの、つまり運動覚に注意が向きにくく、そして注意が向いても、知覚能力としても低下していた。そして歩行に必要な下肢の訓練では、主に股関節の屈曲方向、内旋・外旋方向、内転・外転方向を背臥位で実施していたが、伸展方向との組み合わせは実施していなかった。つまり、股関節の機能としては実は不十分なままで済ませていたことが露呈したのだ。
症例が「あれ！？動きません」と記述したのは、今まで一緒に取り組んできた訓練を介して股関節を伸展させるという経験などしていないということだったといえる。
従って、股関節の伸展を中心としながら、もう一度改めて股関節の機能に着目した訓練をつくっていかなければならないと思った。また股関節そのものの動きとはどういう感じなのか、自ら気づかせる工夫も必要だと思った。そこできっかけとしてベッドと身体との間に介在物を設定してみてはどうかと考え

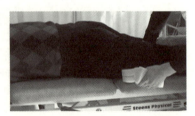

図30　股関節伸展の仕方を確認

た。つまりスポンジのような介在物は、圧が加わっている状態ではつぶれたままだが、圧が減ると元の状態に戻ろうとする。つまり身体を押し上げるような変化が生じる。このような仕掛けがあると、非麻痺側と麻痺側の股関節の違いに気づきが生まれやすいのではと考えたのだ。

だから訓練1の目的は、股関節の存在の意識化、そして運動覚を介した股関節の運動方向の知覚をスポンジという介在物を用いて行ったのである（空間問題）。また訓練1は非麻痺側を行ってから、麻痺側を行うというような時間軸でいうと一側ずつ他動で順に行うというスタンダードな認知課題ではなく、非麻痺側と麻痺側を交互に動かしながら並行的に行う課題として実施した。なぜなら泳ぐ足に関する運動イメージをつくっていくにはこの方法がリアリティがあると思ったし、早道となると踏んだからである。

 Th● では左の足の付け根を泳ぐときのパタパタといいますか、ヒラヒラといいますか。泳ぐときの足の動きはできますね。
 Pt◆ やってみます。

左股関節を伸展する時には骨盤の前が浮いてこない（上前腸骨棘から股関節前部）。

 Th● できますね。
 Pt◆ はい。
 Th● 左足では、腰やお尻はグラグラしてませんね。でもそのグラグラしない（動かさない）状態で、左足はまっすぐ上へあげることができるじゃないですか？ この（大腿の下の）つぶれたスポンジがふわってなるじゃないですか？
  では、この設定で右ではどうですか？
 Pt◆ できません。どうしたらいいか、わかりませんよ。腰の前が浮いてきますね。ダメです。
 Th● では僕が動かしますので感じてください。どうですか？（図31）
 Pt◆ えー動いているのはなんとなくわかりますけど、左のような感じではなく、どう動いているのかよくわかりません。
 Th● では、左に戻って、左はどんなふうに

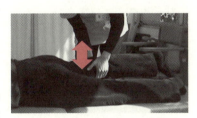

図31 右の股関節を感じる

動いているか感じてみましょう。
まず確認です。Eさんの肩の関節がある場所と、股関節という付け根がある場所、そして膝のある場所は一直線で並んでいますね。

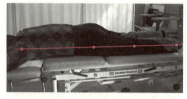
図32　肩から足関節までの位置関係

Pt◆はい。
Th●では、その一直線上で足が動いているのか、そこから外れていくのかどうでしょう？　やってみますよ。
Pt◆ずれてませんね。
Th●もうひとつ大事なことを確認します。
　　Eさんの泳ぐ姿勢を真横から見た場合、今のショットを切り取った場合、肩、足の付け根、膝、足首の位置関係は並んでいますね（図32）。
Pt◆それもわかります。
Th●ではいいですか。泳ぐときにパタパタする動きが生じると、左足のこの一直線の関係はどうなるでしょう。付け根を中心とすると体は動きます？　まあ、ベッドがあるから動けませんが‥‥。
Pt◆動いていません。
Th●では、付け根を中心とすると膝から足までの末端はどう動いていますか？
Pt◆なるほど、体の上の高さまで上がります。体から一本の筋を感じます。
Th●筋？　もう少し続けて‥‥どういう意味ですか？
Pt◆背中のほうまでつながっているという感じです。
Th●なるほど。その感じは覚えておいてくださいね。右でもあるか、興味深いです。では右で同じことをやってみましょう（非麻痺側股関節を参照しそして再度麻痺側へ）。
　　一直線の映像はどうですか？　頭に浮かびますか？　動きは感じられますか？　付け根です‥‥。
Pt◆映像はなんとなく浮かびます。‥‥そう動かされるとわかりやすいです。
Th●いいですか。Eさんのここが足の付け根ですね（股関節を圧するように触れる）。
Pt◆わかります。
Th●ここが付け根、そして膝、足首（順に触っていく）がありますね。今一直線上にありますね。

Pt◆はい。

Th● 今から付け根を軸として膝と足首までの末端を意識に上らせておいてほしいです。付け根を動かしますと一直線はどうなるか、もう一度感じて。

Pt◆はい。

股関節を中心として体幹と下肢の末梢部を視覚的イメージで結ぶ。他動で動かし、イメージ化を図る。

Th● では動かします（3〜4回、股関節の伸展を他動で動かす）。
非常に付け根に硬さを感じます。Eさんはどうですか？ 映像として動いていますか？

Pt◆ 映像が鮮明になってきました。
左より右は、強烈です。映像が鮮明です！ 太い針金でブスッてきた感じで通ってきました。

Th● そうですか、いいですよ。交互に僕がすべて動かしてみます。付け根に集中して！（図33）
⋯⋯⋯おおっ軽くなってきました。
いいですね。右の付け根が軽くなってきましたね。動きもやわらかくなってきましたよ。では。次に手も動かすとどうなるかやってみましょう。
両足は僕が全面的にやります。では手はお願いできますか？（クロールの動きを脚の動きと合わせていく）。

Pt◆はい。

Th● どうですか？（10〜20回ほど他動で脚を私が動かし、症例Eは手をクロールの泳ぎに見立てて動かしていった）。

Pt◆ ああ、いい感じです。イメージが湧いてきます。

Th● いいですね。ではいったん起きましょう（端座位へ）。

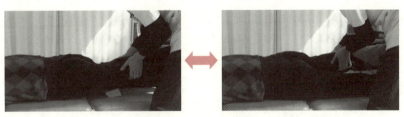

図33 股関節を中心に体幹と下肢をイメージで結ぶ

おさらいをします。歩行のときに大元締めはどこかという訓練をしました。大元締めは付け根でしたね？

Pt◆はい。

Th●あの時（歩行のための股関節の意識化を図るために背臥位をとった時）は、主に足を前に振り出すような動きを感じてもらいたいということで行いました。実は泳ぐときも同じで、股関節という付け根が大事なのです。あの時は前でしたが、今度は後ろです。いずれの場合も付け根の働きが十分ではないのです。

Pt◆最初はほんとに丸っぽ（全く）感じないし、動かないし。でも言われてから感じ始めましたね。左は竹ひごぐらいが通っている感じ（股関節を伸展した時に背中まで伝わる筋の収縮感を表現）、右はずぶとい鋼が付け根から頭まで通った感じのイメージがでてきました。

Th●ずぶとい鋼っていうのは、硬くてダメというマイナスのイメージを意味しているのですか？

Pt◆違う違う！！いい意味です。意識が走るというか。感じられない状態から感じられるようなという意味です。

Th●それはバシーッと1本の線としてのイメージが現れたということですか？

Pt◆そうです。

Th●それはよかった。やっぱり今日の肝は付け根です。

Pt◆そうですね。

　この日の訓練後、症例Eは実際にプールへ行くことになっていた。結果はどうだったのだろう。次のリハビリの日…。

Pt◆ご期待に添えず、すいません。ダメでした。
　結局ねえ。水の中では全然です。地上の上でやるのと（前回のベッド上で腹臥位になって行った訓練）水中では、力の伝わり方が（泳ぐ時の脚の動きとしての股関節伸展時に感じた背中から頭まで鋼が通った感じが）全然わからなかったです。大丈夫なほうの足も動いているのはわかるけど、どう動いているかよくわからない。右足はどうかというとズブズブズブって沈んでいくんですよ。足っていうのはね、確かに推進力としては必要ですよ。浮き（ビート板）を使えば手を使わなくても前に進めるからね。でもね、それ以上に大事なことは、体を浮かすにはね、浮力が関係あります。足を

動かすことによって体全体がスーッと浮きます。

Th● 興味深い。泳げない僕にはまったくわからないことです。どうぞ続けてください。

Pt◆ だから左足は動いて、右足は動かないんです。手を動かすともうダメですね。いや、(全く止まるということではなくて)動くには動くんですよ。でも同時に動いてしまったり、ゆったりと交互に動かないんですよ。交互に動かないとダメなんですよ。だからね、浮き(ビート板)を使えば両足の交互の動きは少しはできる。でもね、手を使った(動かした)途端ダメですね。水の中に入ったときね。訓練中に感じられた背中の鋼が通る感じ、ラインがね。まるで感じませんでした。右も左も何も感じない。あれほど地上では感じられたのにね。参りました。

Th● いえいえ。ちょっと、こちらこそすいません。一緒に考えさせてください。

このように、そう簡単にはいかない。しかし手がかりはあったと思った。ビート板(浮き)を両手で把持して泳いだ場合には両足で動いたと記述していた点だ。これは意識的な運動の制御の数が関係しているということだ。麻痺側の脚でも両手さえ動かさなければ動かせたと言っていたからだ。

また四肢を動かそうとするとだめだということは、動かそうとする意識的緊張が筋緊張を過剰に高めすぎ、結果的には下肢全体に過剰な努力感となり、結果的に右脚は鉛のように沈んでいったという可能性だ。

もうひとつが「浮力」だ。浮く感覚へつなげるために、下肢に過剰な緊張を生まないために、もっと下肢の股関節の運動の制御を自動化できるレベルに引き上げることはできないか。その自動化には麻痺側の股関節の機能そのものをもう少し上げるしかないと思った。なぜそう思ったか。それは小走りができるようになった以降のインタビューで症例Eは、「最初は意識して、意識してだった。でも次第に考えなくてもできるようになった。自然に動き始めた」と語っていたからだ。そこで、今まで行った訓練を最初からやり直していった。

[認識論的視点]

1) 問題提起：どうして水の中では、身体のイメージが湧き上がらないのか？ タイミングがずれるのか？

2) 仮　　説：訓練の設定として、もう少し股関節を自由にして、屈曲から伸展

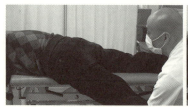 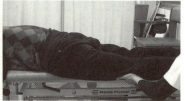

図34 股関節屈曲位がとれる設定

に向かうようにしていくと体性感覚的な意識化が図れるのではないか？

まずは四肢の運動の自動化が大事なのでは？

(訓練2) 前回の**訓練1**で、鋼が通ったという感じがいい意味で使われていたので、**訓練2**では腹臥位で更に股関節を屈曲位がとれるような肢位に変更していった（図34）。

設定の変更理由は、どうすれば泳ぐイメージに近いかと症例Eと訓練の設定について何度も試行錯誤した結果、下肢をフリーにした状態でかつ他動運動による股関節伸展相へもっていったほうが、努力感を削ることができたからだ。

訓練の目的は、股関節の意識化を図るとともに、股関節を伸展する時の筋感覚を意識化することとした。そして股関節屈曲位から伸展に向かう時に、「鋼が背中まで通る」というイメージを改めて活用することを決めた。股関節を中心とした体幹と下肢の空間性のイメージをつくるためだ。

具体的には、股関節を他動で伸展方向へ動かす時に症例E自身には、鋼でピーンと引き寄せるような1本の線をイメージさせた。そうすると、やはり右股関節の伸展の随意性が以前よりはっきりでてきたのだ。

そして下肢のみで動かすことに強い意識が必要がない状態になったと症例Eと対話の中で確認した時期に、次のステップへ移行した。

(訓練3) 次の段階として、注意の分配を図り両上肢と両下肢の協調性の自動化をつくる訓練を行った。

つまり両手の動きを合わせた動きも少しずつできてきたこともあり、息継ぎを取り入れた場合を想定して実施してみた（図35）。両手でクロールの動き、右足は

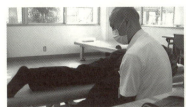
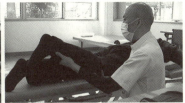

図35 手と息継ぎを入れ注意の分配を図る

自動介助、左足は自動運動の中、泳いでいる時のイメージに合わせて下肢も交互に動かしていった。

そうすると、15〜16回ぐらいの時に左足が右足の動きと同じになってしまい、一旦止まってしまう現象が生じた。つまり、明らかにタイミングがずれたわけだ（図36）。

 Th● 今何が起きたか教えてください。
 Pt◆ 今ねえ、息継ぎをしようとしたら、あれって左足がどうにかなりました。左足の意識がうすれたんだと思います。
   実際のプールでもそうなんです。足の浮き（ビート板）を外すと5mは行くんですけど‥‥ダメです。いわゆるねえ、手の動きと息を吸う動作が全然あわない‥‥動きが合わない‥‥‥‥合わないというより足が動いてない。
 Th● 足首のことですか、足の付け根のことでしょうか？

リハビリで介入する前の歩行に関する意識経験を思いだしてもらいたい。症例Eは、股関節に意識が向きにくく、視覚的に捉えやすい足首に意識が向かい、重たく引きずる歩容となる原因を足首に帰結していた。そして一生懸命足首から上げよう上げようとして、うまくいかなかった。泳ぐ時の下肢の動きも同様なのではないかと考えたわけだ。

 Pt◆ 付け根はそんなに動かさないですからね‥‥。足首？！（迷いながら答える）

症例Eの「泳ぐ」という経験世界は図37のようにまとめられる。

上記のような訓練を経て、運動イメージと視

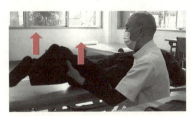

図36 タイミングがずれる

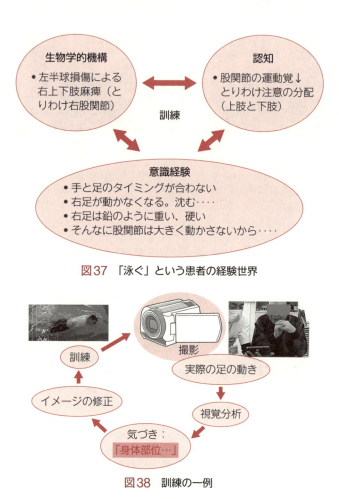

図37 「泳ぐ」という患者の経験世界

図38 訓練の一例

覚イメージについて少し考えた。運動イメージに関しては森岡らの著書[3,4]に記載されている知見が手がかりとなり参考になった。詳細はそちらを参照していただくとして、症例Eの運動イメージが想起できない大きな要因は、運動イメージに視覚イメージの要素が含まれると解釈すると、鮮明な視覚イメージが脳内で表象化できないことなのではないかと考えた。

そこで視覚イメージを明確にするため、他者の泳ぐ映像をYouTubeでダウンロードし何度も一緒に見て分析した。更に実際の訓練の映像を見ることも何度も行った。具体的には1分間の四肢のタイミングをビデオで撮影し、その直後ビデオ学習として、症例自身がイメージした身体運動と一致しているか、視覚を介して照合す

る過程を経ていった。特に、漠然とした感じとならないため、下肢の左右の動き、手とのタイミングについて順に見ていった。そして、他者の動く映像を観察して、症例Eの泳ぎと比較した（図38）。

その上で最後に以下のような訓練を実施した。

(訓練4) 本人の最終目標を25メートル泳ぎ切ることとし、以下のような設定で行った（図39）。

まずは立位で泳ぐ下肢のイメージをつくることを考えた。なぜ、立位で行うことにしたのか。腹臥位でもいいのではないか。そう思う方もいるかもしれない。理由はいくつかあった。

1つ目は、体幹・骨盤に対しての下肢の運動の制御という点だ。仮に肢位を腹臥位にした設定は泳ぐ姿勢に外見上類似しているのでいいように思う。しかし症例の特徴（多くの片麻痺患者にも共通する問題）は、骨盤・体幹に対して股関節を自由に動かせないことが問題となっている。つまり、歩行時の症状と類似しているのは、股関節の屈曲・伸展の分離した運動が乏しいという点だ（体幹と骨盤とが一体となっている）。

腹臥位で行うとベッドに体幹腹部が押し付けられる形をとるので、股関節の伸展は一部可能となることもあるが、それは体幹がベッドによって固定されているだけの話だ。

では、立位で、股関節伸展を指示するとどうなるかというと、一見足は後ろにいくので、股関節が伸展したかのように見える（トリック）。しかし実のところそうではなく、体幹と骨盤は一塊となり、体幹は前傾しているのだ。

だから、今の症例の訓練の段階としては、体幹・骨盤をある程度自ら制御しながら（立位であれば垂直位を保持しながら）、可能な範囲で股関節の屈曲・伸展の運動を行うということを求める必要があると思ったのだ。当然この訓練にはデュア

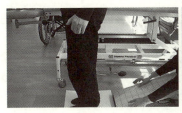 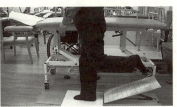

図39　訓練4：泳ぐ脚のイメージをつくる

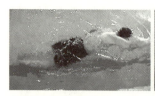 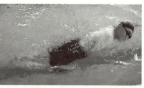

介入前：泳ぎ始めるが、徐々に下肢は沈んでいき5mほどで立ってしまう

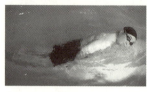 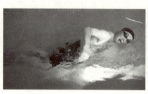 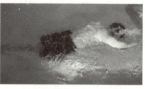

介入後：骨盤下肢は浮かせるような戦略をとり上肢をうまく使い25m泳ぎ切れるまでになる

図40 実際の泳ぎ

ルタスクの要素が内包されている（体幹・骨盤を垂直位で保持することに注意を向けつつ、股関節にも注意を向け、動かしていく）。

2つ目は、靴下を履いたままで、傾斜板の上を滑らかに滑らせていくように股関節が伸展していく課題となっている点だ。この設定は歩行の立脚中期から後期以降に近いと考えているが、足底と地面との間で生じる荷重感や摩擦のような抵抗感は少ない。従って泳ぐ時の下肢全体の動きとして余分な情報は少ないので、水中に少しは近いイメージがつくれるのではないか（水圧という抵抗はあるが）、そして股関節の運動覚へ注意を向けやすい設定なのではないかと思ったのだ。

更には傾斜板と靴下との間で生じる若干の「滑り」は、自分自身の下肢の重さを幾分か助け、股関節の運動をアシストしてくれる可能性もあるのではないかと思った。違う表現をすると、立位で傾斜板などを使わず、振り子のように足を前後に（屈曲・伸展）振っていくほうがいいと考える方もいるかもしれないが、その設定の場合は前後の運動の方向性において、自分の下肢の重さの制御がそのまましのしかかり難易度が高い（自由度が高い）と思ったからだ（とはいえこの振り子のような下肢の空間課題は実施していないので本当のところどうかはわからない）。

また訓練1以降、泳ぐ時の下肢のイメージとして「ヒラヒラ」という喩えを用いてきた。「ヒラヒラ」というイメージは、空中で舞う葉などのイメージも想起されるが、この舞うイメージは、ある葉などの対象そのものは空間の中で「軽く揺れて動いている」イメージとして私は捉えた。そう捉えると水中で動く下肢（特に股関節）も、水に負けないような筋出力の努力感ではなく、水に逆らわないよう

な軽く動く（下肢の）イメージとして重ね合わせられないかと考えた。以上の点が訓練3から4へ移行した理由である。

結果、なんとか25m泳ぎ切ることを成し遂げた。ビデオカメラで撮影した映像記録で確認した（図40）。

〈25m泳ぐ時の足の経験について〉

Th● あえてゆっくりやってみようとされてましたね？
　僕は正直泳げませんので、よくわからない点があるので教えていただきたいのですが‥‥。
　ビデオでのEさんを見る限り前回の泳ぎより、あえてゆっくりされたのは——ゆっくり手足を動かすと推進力は弱まるのでしょうか。でも逆に今までのEさんの泳ぎは努力で、力で泳ごうという姿が強かったように見えました。でもそれは結果として手足に強いこわばりになり、足の動きは硬く、そして手足のタイミングが合わない。だから沈む‥‥というようになっていた。でもゆっくりまず力を抜こう、浮こう、可能であれば足を動かそうというような発想に変えたように思いましたが‥‥。

Pt◆ そのとおりかもしれません。

Th● あともう一点は、訓練では腰骨の部分が「く」の字になるような‥‥歩行の時もどうしても少し腰が引けてしまうのと同様の姿勢が、泳いでいる時も観察されていたように思います。それを訓練で、体幹は垂直に保ちながら下肢の動きとしては地面に対して馬のヒヅメのように地面を蹴るイメージなど練習しました。あのこともいい影響があったのではと。

Pt◆ ただ‥‥前は足を動かすことに集中していたけど、今度は左足と同じように右足も動かすようにイメージしてみたのです。考えてみたのです。仮に実際には（プールの中では）動かなくても、そのうち脳は学習してくれると思いましたから。

Th● 前、右足の膝が曲がりすぎて、そのとき足首も過剰にそっていたという指摘をさせてもらいましたが、今回はそうなってませんでした。

Pt◆ 昨日も泳ぎに行ってきたんですよ。やっぱり25m泳げたんです。

Th● ヒラヒラの練習と歩行。

Pt◆ 右足を動かすことを意識しすぎても、ダメだったんです。

あくまで左足と同じように動かすというイメージを大事にしたのです。それから結果的に浮けばいいやと。

左の足の上に右足を乗せてみたんです。そしたら、両方一緒に動くでしょう。それでもいけるんですよ。このまま、片脚を捨ててもいけるなと思ったわけです。

じゃあ、極端な話、右足を使わなくていいんだ。浮かせておければ‥‥と思ったわけです。そしたら、楽になったんです。4往復ぐらいやりましたよ。いけたんですよ。

症例E自身による意識経験の記録

　Eさんは私と、言語聴覚士との間で行われたリハビリテーション治療の内容をブログにアップしていた。本人の許可を得て掲載する。

　セラピストである私が今まで述べてきたのは、私から見た症例Eについてである。彼のブログをこの場にのせた意図は以下である。訓練についてなどセラピストとしての私の思考が、本人が経験していたリハビリテーションとどの程度接近できていたかを垣間見ることができるのではないかと思ったからだ。

　以下がEさんの意識経験をつづった記録である。日にちや固有名詞のみ削除したが、それ以外は全文のせさせていただいた。彼の真実の物語である。

●●リハビリテーション-1●●
不摂生とストレスが祟って、脳梗塞で倒れてから8年になりました。
手と足が歳をとる毎に不自由になってきました。
嚥下（飲み込む）の力も弱くなりました。歳の所為（せい）でもなさそうです。
担当医の勧めで私は現在リハビリテーションを受け始めました。
今丁度1か月が過ぎました。そろそろ効果が出るころです。
そう言えば、自転車に乗るのが怖くなくなりました。
左右のバランスが良くなったのです。
今まで出来なかった、コップの水が一気に飲めるようになりました。
ビールはどうでしょうか。
これから色々と効果が現れるでしょう。楽しみです。
長生きするには人生楽しまなければ生きている甲斐がありません。

●●リハビリテーション-2●●
僕がリハビリテーションをやっているのは先に報告しました。
初めは「リハビリ何て」と少し軽く扱っていたのかもしれません。
それとも手足を器械体操のような器具を使って、
無理やり動かしたりするものと思っていました。
違いました、僕の考えは見事に外れていたのです。
脳梗塞で傷ついてしまった脳は二度と回復しないのです。
だったらリハビリをしても効果なんか無いじゃないの？
機能が回復するなんてありえない、そんな無理な。
その考えが間違っていたのです。
実際に僕の或る一部の機能が回復しました。
忘れられていた機能が本当に回復したのです。
自分でも驚きでした。信じられませんでした。
僕の機能の回復に努力された二人のセラピストには感謝の気持ちでいっぱいです。
コップ一杯の水を一息で飲むことが出来た時は、
担当セラピストは涙を浮かべ鳥肌を立てておりました。
それを見た僕は自分の変わりように嬉しくなり貰い泣きしそうでした。

●●リハビリテーション-3●●
病院でのリハビリテーションの効果で嚥下力が本当に上がったのでしょうか？
この間ビールを飲んだらどうなるかと言いました。
この何年間、飲んだら本当に酷いのです。
一口入れただけなのに目の前に誰が居ようともブワーと噴き出すのです。
その光景を想像しただけでも身の毛が逆立ちます。
そこいら中泡だらけです。
一緒に飲んでいる人に迷惑かけたお詫びで必死です。
それでもセラピストさんの努力を信じて、
コップ一杯のビールをグビッーとやりました。
あの懐かしい喉から食堂までつながる全神経が呼び起されました。
長年我慢してきたあのビールです。
初めて飲んだのと同じとても苦い味がしました。
ビールの心地よい飲みごこちと共にビールの味もすっかり忘れていました。
見る見るうちに缶ビール2缶ほど空けました。好きだからね。
勿論、後日あの優しいセラピストの先生方にも早速報告したのは当然です。

11 「8年間変わらないものがそう簡単に治りますか！」

先生方はとても喜んで下さいました。
この次は何ができるようになるのかな？
小学生が胸躍らせて校門をくぐる様に、病院の門を叩いている僕に気づきました。

●●リハビリテーション-4　お魚を美味しく食べる●●
脳梗塞で倒れてから僕は長い間お魚らしいお魚をあまり食べてはおりませんでした。
食べられるお魚は骨ごと食べられる小さなお魚がほとんどでした。
大骨、小骨の有るお魚は若しかしてと言うことを思って避けて来たのです。
僕は元々無類のお魚好きです。若い時からお魚をきれいに食べるので、
「お前の家の猫は可哀相だな、たまにはちゃんとした魚を食わしてやれよ。」と言われておりました。
この間TVで寒ブリの大根煮をやっていました。
それを見るともうたまりません。寝ていたお魚好きが目を覚ましました。
早速、近くのスーパーに家内を走らせ、寒ブリの「かまと粗」を買い求めました。
大根は友人の畑で採れた立派なものを使いました。
早速二人で食べました。その美味しいことは表現の仕様がありません。
珍しく焼酎のお湯割りも頂きました。
かまに付いている身は勿論、粗の小さな身も綺麗に取って食べました。
お酒が入って本当なら口の中、口元の動きもたどたどしくなり、
何時骨を引っ掛けて大騒ぎするはずが、何事もなく無事その晩の夕餉は終わりました。
これで自信を付けました。もう一つ大冒険をやろう！
翌々日赤魚の西京漬けを奥さんが買ってきました。
それを見た途端、これは無理だと一瞬思いました。
僕も男だ。一回やったろじゃないかと心に決め、早速台所のレンジに件の西京漬けを乗せました。
いい色に焼き上がってきた西京漬けは堪らない匂いをさせて僕の食欲をそそりました。
美味しく頂いたのは勿論です。小骨が多くて多少困難はしましたが、
これも無事見事にその夜の夕餉の行事を行うことが出来て、ますます食事の楽しみが増えました。
このように僕のリハビリは健常な人が何でもなくやれていることが、
ひとつひとつ出来る様になっていっています。

その指導をしてくださっているセラピストの先生方に心より感謝いたします。
これからも僕の脳の中の身体を再生すべく努力して行きます。

●●リハビリテーション-5　健常人の様に歩ける〜！●●
リハビリを始めてからひと月半経ちました。
またまた驚きの連続でした。
この8年間歩くのにどうしても右足を引きずって歩いていました。
右足が鉛の様な重いものを付けられている感覚でした。
歩く距離はせいぜい500mから1000mで、それを超えることはできませんでした。
歩きたくても足が言うことを聞いてくれません。本当に悲しいことです。
今までリハビリで大分良くなってきたので何か方法があるのではないかと思いました。
そこで先日セラピストの先生に相談を持ち掛けると、快く「やってみましょう。」という返事でした。
早速翌日からビデオ撮りから始まっての僕の歩行分析が行われました。
その結果、大腿部の動かし方に問題があることが分かったそうです。
ベッドに横たわり大腿部を健常な左足のように動かすイメージを右足でもやる演習をしました。
それは、たった5分か10分程度の練習でした。特別苦しい練習でもありませんでした。
頭の中のイメージと、口で言葉に出し、動かなかった足をセラピストの先生のリズムに乗せるだけでした。
そのうち右足は独りでに軽く動くようになりました。
僕は常に頭の中で足の動きをイメージしていました。
ベッドから降りて床の上で歩行の様子をビデオ撮りしました。
歩いている時、右足は左足より軽く感じ、ふらつくことも無く、足を引きずることもありませんでした。
すぐビデオを再生して、練習の前後を比べて見ました。
本当に変わっていました。8年前に戻ったようで、僕は身震をしました。また魔法に掛けられました。
セラピストの先生には心から感謝の気持ちでいっぱいです。
家に帰ってから、いつもの散歩のコース4kmを一気に歩いてみました。
途中休んでいた道を休憩なしで歩くことが出来ました。右足はもう鉛ではありませんでした。

この魔法何時までも解けないで置いて欲しいと思いました。

●●リハビリテーション-6　脳のなかの身体（A）●●
どうして今まで歩けなかった僕が、人並みに歩けるようになったのでしょうか。
とりわけ一生懸命にスポーツ選手のように右足を鍛えたのではありません。
この訓練は過去8年間絶え間なくやってきました。しかし、回復の兆しはありませんでした。
確かに筋肉の衰えをカバーする効果はありました。
マッサージや電気療法・温熱療法・筋のストレッチもやりましたが、駄目でした。
麻痺に近い足の回復には余り効果はありませんでした。
ところが僕は今回のリハビリで相当の効果が出たのです。
これはこのブログに載せたとおりです。
ある書物を読んだところ、脳損傷で麻痺した時は、手術も薬物も効果がありません。と出ていました。
いったい今まで僕は何をしてきたのだろうか？
僕はリハビリでセラピストと一緒になって、脳が自分の動きを感じ取る練習をしてきました。
目を閉じて、最大限の注意を払って身体を動かしてみました。
脳の中でイメージしていることを口に出して言葉で言い聞かせました。
セラピストに任せることなく、僕が治療に参加することでした。
セラピストと僕はお互いに信頼してこの方法で治療を続けました。
右足の治療のみならず、嚥下治療のための口腔訓練も同じでした。
僕は治療訓練中にとても失礼なことを考えたことが何度かありました。
こんな治療で果たして8年間動かなかった身体が動くだろうか？
しかしこの考えは何日以後かには見事間違っていたことに気付かせられました。
なんと、手足も嚥下も口腔も見事回復に向かったのでした。
僕はセラピストに失礼な思いを抱いていました。
セラピストと僕との信頼関係は更にきついものとしなければならないと思いました。

●●リハビリテーション-7（B）脳のなかの身体●●
僕がお世話になっている2人のセラピストに失礼な思いを抱いていました。と先のブログで言いました。
全く2人のセラピストに対して失礼な考えだったのです。

僕は2人のセラピストを信じて、僕はこの身体を完全に治すのだと言い聞かせなければなりません。
そうして僕の運動麻痺回復のため、傷ついた脳の機能回復システムを回復させねばならぬと、
回復トレーニングで、セラピストに僕の身体を通じて自然に教え込まれました。
教え込まれたと言うよりは、僕はそのように信じ切って、
僕の身体と脳と言語は一体となってシステムを構築していったのです。
この構築されたシステムは一度その能力（効果）を発揮し出すと独り歩きして行くようです。
次々と今まで回復不可能だった機能を一歩一歩回復していきました。
まるで傷ついた脳の中の機能の一部が回復したような感じでした。
そうとしか表現できませんでした。
僕は脳梗塞で入院してから、身体を主体とした運動療法だけで機能回復を図ろうと努力してきました。無理でした。
それがこの認知運動療法に挑戦し、神経システムを鮮やかに再生することに成功したのです。

●●リハビリテーション-9　夫婦でディナーショーに行ってきます●●
両先生のリハビリテーションのお陰で嚥下力に自信を持ちました。
今夜は夫婦揃ってJAZZ PIANOのディナーショーに行ってきます。
もう人前で咳き込んで物を口から吐き飛ばすことも無い自信がつきました。
右手を上手に使って洋食を美味しく頂ける事でしょう。
水もワインシャンパンも飲むこともできて、楽しい思い出に残る音楽会になるでしょう。
2カ月前までは想像が付きませんでした。
まるで初めてのデートのように2人とも心が躍ります。
上手く振舞えたら両先生と子供たちに張り切って報告しようと思います。

●●リハビリテーション-10　ディナーショーに行ってきました●●
ここにあげた二人のセラピスト先生のおかげでディナーショーに行くことが出来ました。
本当にありがとうございました。
西洋料理も咽ずに食べることが出来ました。お酒もワインとウィスキー水割りダブルも飲みました。

スプーンやフォークも健常人と同じようにこぼさずに美味しく食べられました。
こんな楽しかった食事を過去8年間味わったことがありません。
すっかり僕が脳梗塞に罹って右半身が不自由になってしまったことを、忘れてしまった時間でした。
この食事が上手くできたことを契機に、これからも自信をもって色々なことに参加しようと思います。
改めてお礼を申し上げます。
僕と同じ脳障害で半身麻痺に罹られた方々自信をもってください。
壊れた脳を回復するためのリハビリすることをお勧めいたします。
セラピストと患者が一緒に回復の努力をすれば、きっと良い結果が期待できるでしょう。

●●リハビリテーション-11　お正月●●
明けましておめでとうございます。
いつもと変わらないお正月と思っています。
昼からガラス越しに小春日和の様な暖かい日差しが降り注いでいます。
気の早い梅の木も木蓮も花水木も芽を吹き出して来ました。
山茶花と椿が今を盛と咲き競っています。
暮れの大晦日に一日早い初詣（？）に家内とふたりで行きました。
大きな門松がお正月を祝っている、ふたりだけのもったいないお参りです。
この家にお正月は一日早く来ました。
珍しくワインをいっぱい飲んで紅白を聞きながらお正月を迎えました。
明日からは孫たちが来て、家の中が一段と明るくなるでしょう。
今年のお正月、私は元気な姿で孫たちと一緒に外で暴れられるでしょう。
走り回ることだって出来るでしょう。足が縺れません。
お餅を遠慮なく沢山食べられるでしょう。上手く飲み込めます。
我が家に8年ぶりに楽しいお正月がやって来ます。
いつもと変わらないお正月と思っていましたが、大分様子が違います。
感謝の気持ちを忘れないお正月にしようと思っています。

●●リハビリテーション-12　孫とサッカーをしました●●
新年が明けた3日の日に孫たちは名古屋の爺婆の家からやって来ました。
案の定、家の中はひっくり返りました。
お年玉を貰ったらサッカーボールを出して外へ行こうと言い出した。

僕が仕方なく腰を上げると、「ジージ本当に出来るの？」
小学4年の孫と1年の孫娘を連れて近くの公園へ急いだ。
「ジージ本当に出来るの？」の通り出来なかったらどうしよう。
心配は取り越し苦労でした。
孫の勢い良く蹴るボールを見定めて僕は渾身の力を出して蹴り返しました。
ボールは辛うじて孫の足元まで転がって行きました。先ずは合格。
それからが大変、サッカークラブに通っている孫は疲れ知らず。
繰り返し繰り返しこのパスやドリブルを夕方まで付き合わされました。
その間心配していた足は、孫の過酷な要求にようやく応えました。
身体は汗びっしょりでした。それでも足は動きました。
僕は孫に心の中ではそっと感謝しました。
「ジージを遊ばして呉れてありがとう。」
家に戻り早めの夕食、美味しかったことは言うまでもありません。
その夜「こむら返り」が起こるかと心配しましたが、どうもありません。
公園の中を勢いよく走ったり、ボールを追いかけてもびくともしない。
僕は私の足に自信を持ちました。8年振りに小学生時代の腕白坊主に返りました。

●●友人のFace Bookの内容を転記します。●●
高校の友人のFace Bookを見たら、私のブログの中身を紹介していました。
内容を転記します。

～～～～～～～～～～～～～～～～～～～～～～～

脳梗塞で倒れてから8年間諦めていた手足の麻痺がとれ、ほぼ健常者の体に回復した友人からメールをもらった。
普通のリハビリを8年間やっても良くならなかった。が、去年の10月ごろ始めた、病院のリハビリテーションにより、みる間に良くなったらしい。
その背景にある療法の考え方は「認知神経リハビリテーション」であり、その詳細は「認知神経リハビリテーション学会」のホームページhttp://www.ctejapan.com/ncr/ncr.html#03　を見て欲しい。

～～～～～～～～～～～～～～～～～～～～～～～

●●リハビリテーション-13　お正月お餅を戴きましたが・・・・・●●
お正月の元日と2日はお雑煮をいただきました。
我が家のお餅は関西風で丸餅です。

11 「8年間変わらないものがそう簡単に治りますか！」

オーブンで焼いた香ばしいものです。大き目のお椀に2個入っています。
鶏肉の入った醤油味の普通のお雑煮です。
一口で食べるにはちょっと大きいかなと言う感じです。
歯で食いちぎり、二つか三つに分けて口に運びますが、
時には一度で食べることもあります。
そんな時、良い加減で飲み込んでしまうこともあります。
この時いつも思い出すのは、餅を喉につかえて命を落とす老人のことです。
餅一個をそのままお椀の中に入れる、
我が家のような老人宅ではいつ何時不幸が起きるかわかりません。
そう思い2日からは、家内に言って四つに切って焼いてもらいました。
口に入れる前にお餅の大きさをしっかりと目で確認し、それから食べ始めます。
こうしてお餅を口の中に入れると、
お餅の大きさ、形が口の中でどうなっているかもはっきりわかりました。
つまり食べる対象物をしっかりと認知し出したのです。
これによってお餅が喉につかえる心配がなく、安心してお餅が食べられました。
お節料理の数の子を戴きました。あの数の子を嚙んでいる歯触りの心地よさ。
その歯触りを暫らく楽しみました。ところがその後が大変でした。
噛んで小さくなった数の子を呑み込もうとしましたが、上手く飲み込めません。
それどころか咳込んでどうにもならないのです。
数の子の粒粒は小さくなっても最後まで粒粒が硬いまま残るのでした。
それが嚥下作用に悪さを与えるのです。
それと同じことが緑茶を飲んだ時おこりました。
お茶を飲んで最後に湯呑の底に残された澱を飲んだ時です。
途端に咳込みました。塗炭の苦しみとはこんなことなのですね。
味噌汁の鹹めの（しょっぱい）澱を飲んだ時も同じでした。
つまり一寸した小さな物でも喉もしくは気管の付近に張り付くとそれを食道の方へ
嚥下力不足で送り込めないため、咳込み（喘息）が起こると考えました。
ここで僕はまた勉強しました。
物を食べるとき、飲むときはしっかりそれらのものを良く観察することと。
つまり対象物を良く認知して、脳に理解させて行動を起こすことです。

●●リハビリテーション-8　担当の二人のセラピスト●●
僕がリハビリ科へ行ったのは担当医の勧めがあったからです。

リハビリに行くまで、リハビリ科はどんなことをするのか全くわかりませんでした。
脳梗塞で入院していた頃、通りがけに時々リハビリ科を覗いたことはありましたが、さほど興味がありませんでした。
多分手足を動かしたり、柔軟体操などするものと思っていたのです。
リハビリ科に指定の日に行きました。二人のセラピストが僕の治療に当たると紹介されました。
さて治療に当たることになりましたが、机と椅子が用意されている部屋でカウンセリングから始まりました。
いつになってもいわゆる肉体運動による療法は行ってくれませんでした。
僕と二人での何故手足が動かないか、口の筋肉が動かないのかの話が入るプログラムでした。
僕は初めてのうち、正直言って、こんなことで回復するのかなと思っていました。そろそろ効果が現れて来た頃、これは大変なことをやっているのだと思い始めました。
早速ネットで二人のセラピストを見ました。
やはりそうでした。お二人は立派な先生だったのでした。
軽度摂食・嚥下障害（脳卒中片麻痺）4症例に対する認知神経リハビリテーションの試み
という発表をなさっていたのでした。
その頃、僕の嚥下障害をはじめ方々の患部の状態が回復に向かっていったのは、このブログで書いたとおりです。
それなのに僕はお二人の治療を軽く見ていたのでした。
しかし今となってはこの二人のセラピストと主治医の先生の力がなかったら、このような奇跡があり得なかったと思っております。
今回の治療はもう少し続きますが、必ずや僕の麻痺した患部がまた元通りになると信じています。

●●リハビリテーション-14　靴を上手く履く●●
どんな時でもあなたは靴を脱ぎ履きできますか？　立ったままできますか？
普通の人なら難なく出来るでしょう。僕は殆どできないのです。
玄関の上がり框（かまち）にどんと座ってもなかなか上手くできないことが多いのです。
本当にイライラします。大人数の時は、急かされている様で尚更イライラし

11　「8年間変わらないものがそう簡単に治りますか！」

ます。
今日セラピストさんに足首の教育の時、靴の履き方を教育してもらいました。
先ず健常な足をどうやって靴を履いているかの観察から始めました。
次にセラピストさんがどうやっているかをセラピストさんとじっくり観察しました。
その様子を僕の頭に叩き込み認知しました。
その結果、僕の右足の親指が靴の中で殆んど動いていないことが分かりました。
足を靴の中に入れたら親指で前の方に漕ぎ出さないとダメなのです。
漕ぎ出すとすんなりと足全体が靴の中に簡単に収まることが分かりました。
意外と簡単な動作でした。なぜこんな簡単な動作が忘れていて出来なかったのだろう。
左足の動き、セラピストさんの動きを認識してそれを学んで自分のものにする。
これが大切で、あとは練習を繰り返せば自ずとできるものだと分かりました。
靴が履けたら、今度は脱ぐのはどうするのだろう？
サッカーでボールを上手く蹴り上げるのはどうすればよいのだろう？
色々課題がぼくの周囲には転がっている。

●●リハビリテーション-15　靴も簡単に脱げました●●
この間、今まで苦労していた大作業の靴が履けましたので、さて脱ぐことです。
靴を履くのと同じです。今どうやって靴を脱いでいるかのおさらいです。
健常な足、左側はいとも容易く脱ぐことができました。
セラピストさんは同じようにやってご覧なさいと言います。
やってみましたが足が言うことを聞きません。
左足で靴を抑えて子供のように右足をバタバタさせて四苦八苦して脱ぎました。
脱げることは脱げましたが、靴を放り出したと言ったほうが正しいでしょう。
セラピストさんは足にある関節全部を一つずつ動かす練習を教えてくれました。
僕の右足は8年間動かそうと思って動かしたことがありません。
セラピストさんの力添えで動かされました。ゴリゴリ・ボキボキ大きな音です。
それでも何回もやっているうちに自分で意識して動かせるようになりました。
さてこれからです。左の足で靴を脱ぐのを良く観察して頭に入れました。
確かに足の関節が奇麗に順序よく曲がって靴からスムーズに抜けてゆきます。
右足も同じようにそれをイメージして靴を脱いでみました。
確かにその様子は僕の頭にイメージできましたが左足のように上手くゆきません。
4～5回イメージでの練習でほぼ右左とも簡単に足を抜けるようになりました。

これで靴の履き脱ぎができるようになりました。
しばらくは靴の履き脱ぎの練習と足の関節の自由な動きの練習は必要でしょう。
8年間動かしてなかったつま先から踝（くるぶし）までを僕の友達にしよう。
長い間仲間外れにしていたことを謝らなければならない。

●●リハビリテーション-16　家内が僕のリハビリを見学しました●●
昨日何時もの様にリハビリを受けていると、家内がひょっこりと現われました。
セラピストさんにお願いしてリハビリの様子を見学させて欲しいと言うことです。
家内は学生時代の友人と電話で僕のリハビリのことを話し合ったらしいのです。
友人はそのような奇蹟にも似たことがあったのならその様子を是非見て置くべき。
そう勧めてきたので見学に踏み切ったのです。
45分×2単位セラピストと時折会話をしながら僕のリハビリを見学してました。
セラピストさんの熱心な回復への努力には本当に感心していました。
家内は、自分はあのような作業は続けられない、頭が下がりますと言っていました。
身体の回復で終わらずに、心や脳のことを考えたケアということを知ったのです。
ずっと笑顔を絶やさずに励んでいたセラピストさんに感心していたのです。
その日の私との会話はセラピストさんのことだけでした。

●●リハビリテーション-17　僕のリハビリの成果をDVDで検証しました●●
一通り足の動きも板に付いてきましたので（？）、今日は身体で認知する運動はお休みにしましょう。
今までの成果をまとめてDVDに撮ってありますので見てみましょう。
明日認知神経リハビリの学習会があるのでその教材用にあなたの認知治療の様子を発表します。
ということでそのDVDのラッシュを見ました。
僕の歩行の様子をリハビリ前後を映像で見た時は声を失いました。
僕が最高の歩き方で歩いた姿が見ておれないほどでした。
何回かのリハビリを受けた後は、ほとんど健常人と変わりありません。
セラピストさんに心から感謝いたしました。
近日中にラッシュをまとめて僕にくれるとのことです。
その時は出来ればFBとブログで発表しようと思っています。
それまでアップロード法を勉強しなくちゃぁ！

●●リハビリテーション-18　数の子を咽せずに飲み込めました●●
リハビリを始めて、数の子を飲み込むと咽ることが分かりました。
リハビリのセラピストさんに話すと、嚥下障害を起こしていると言われました。
そしてもう少し口の中の認知神経リハビリテーションを続けましょう。
そうすれば、きっと嚥下障害は良くなるでしょう、との返事でした。
今は餅を食べられたし、水も一気飲み出来たし、数の子をトライしたくなりました。
家内に近くのスーパーで数の子を買って来させました。
「お父さん、また咽て嫌な思いをしても知りませんからね。」
そう言われれば益々トライしてみたくなります。
遂に清水の舞台から跳び下りました。数の子は縦横無尽に飛び跳ねました。
しかし塊は小さくなったものの、粒粒はそのまま口の中で飛び跳ねています。
咽ないので、好い加減に噛むのを止めて、そっと飲み込みました。
何事も無く、喉の奥に、その粒粒が下りて行ったのでした。
本当にスムーズにです。心配していたことが何も起こりませんでした。
目の前で見ていた家内も気が抜けたように唖然としていました。
僕は、これって嚥下力回復の証しなんだと思って、「良かったぁ」と叫びました。
そう言えばこの頃、お茶の澱みを少し喉に通しても咽ることが無くなりました。
やはり僕の嚥下力は回復に向かっているのです。
明日のリハビリで二人のセラピストさんに報告しましょう。
きっと喜ぶに違いありません。

●●リハビリテーション-19　歩行練習の仕上げに入りました●●
リハビリの記録を撮っていたDVDを見る限り僕の歩行は大分改善されたと思っておりましたが、
健常人の歩き方より劣る点がたくさんありました。
重心の移動がまだスムーズでなく、とてもぎこちないのです。
特に足首の下での重心の移動が全然理解してないのです。セラピストさんに紙の上に描いて貰ったのに。
どうしても右足で上手いこと映像（イメージ）として捉えられないのです。
これでは認知神経リハビリテーションにはなりません。目を閉じて左足の動きを右足で何回も繰り返しました。
そのうちにやっと左足の重心の移動が右足でも少しずつ出来るようになりました。
実際に室内で胸を張って、まるで軍人さんのように威風堂々と歩けと言われたよ

うに歩いてみました。
初めは意識して重心の移動を確かめていました。終いには意識しないでも胸を張って歩いていました。
長年直そうと思っていた猫背（前屈み）が無くなっていました。胸を張っても転倒の恐怖が無くなりました。
自分の歩き方に自信を持ったのです。スイスイと足が前に出ます。まるでファッションショウの女性モデルです。
リハビリが終わってから病院の廊下を歩いてる僕はどんなに得意げに歩いていたのでしょうか。

●●リハビリテーション-20　水泳を再開しました●●
二足歩行が健常な人なみになったと心の中で思ったので、一大決心しました。
昨日病院の帰りに、スイミングスクールに入会手続きに行って来ました。
リハビリにはもってこいだし、ダイエットにも有効と考えたからです。
スイミングスクールはこれで5軒目です。いずれも遠いので止めました。
米国に行く前を含めて20年近く続けていたスクール通いを再開しました。
今度は自転車で10分ほどの近さです。小さな施設ですが、まあまあのところです。
早速今日から水泳を始めました。
足に不安があったので念のためフロート（浮き）を持参しました。
先ず初めは浮き無しで25mクロールで挑戦です。15m程は前に進みました。
その後がいけません。手を動かすストロークと足のリズムが狂ってしまいます。
左足はどうやら就いて行くのですが、右足は言うことを聞きません。
挙げ句の果ては左も右も一緒に動いてしまいます。制御が利かないロボットです。
このまま25m泳いで行くと足の方から沈みかけます。
仕方なく途中で一休み、気を取り直して再び挑戦して25mを泳ぎ切りました。
復路はゆっくりとしたストロークで手を動かし、足が就いてくるようにしました。
やはりそれでも往年の様に優雅に泳げませんでした。
やっと50mのスタートに戻りました。リハビリ前と大して変わりありません。
その後は浮きを付けて優雅なクロールを心行くまで楽しみました。
その後バタ足だけの練習をやり、再び浮きを付けてクロールをやりましたが、
何の進歩もありませんでした。
今日は諦めて、来週出直すことにしました。
さてどうなることか、大分不安が募ってきました。

●●リハビリテーション-21　足の裏の肉球って？●●
二足歩行を更に完璧なものにさせようとセラピストの先生は僕を次に挑ませました。
今度は足の裏の肉球を使えと言う事らしい。
肉球と言う言葉は先生から何度か聞いておりましたので、
足の裏のどこにあるのかだけは知っておりました。
先生の手を借り足首を持ち上げて、先生が考えただろう機材を用い、
足の裏が地面にどの程度当たっているかを、目を閉じて訓練を繰り返しました。
この時、不自由な右足だけでなく健康な左足も同じように訓練を繰り返しました。
不自由な右足は、健康な左足の地面に触れる感覚を感じ取って覚えて行くのです。
初めのうちは、右足は繰り返すので、幾分鉛の感覚が続きました。
次第に左足の軽い感覚に近づいて来たのが分りました。自分でも信じられません。
この時、足の踵と親指に近い肉球を意識して、地面に強く当てる訓練もしました。
すると足の裏の重心の移動がスムーズに足の裏の内側にできました。
何だ、こんなに簡単だったのだ、初めて気が付きました。
この感覚を覚えて、早速床で歩行実習です。
肉球を意識して、胸を張って歩きました。
折り返しをしてからは肉球を意識しなくても肉球がしっかり地面を捉えてます。
全然疲れません。小指から着地しないため、幾分蟹股の様な癖が出ないようです。
今日は先週より威張って病院の廊下を歩いて行けました。宝塚の男役のように。
この成果は私よりも先生が喜んでいるかもしれません。

●●リハビリテーション-22　肉球2個と踵で平面を創る●●
右足の練習中あまりに足の動きが良いので、何かしたのですかと尋ねられました。
昨日歩いて梅の蕾を見に行ったのをセラピストの先生に話しました。
やはり毎日適度の運動が欠かせないようです。炬燵の中でひっくり返っているのは・・・・・
今日は高校の幾何の復習でした。以下が先生の幾何と運動力学の講義です。
A-B-Cの3点が決まれば平面が生まれます。2点だけでは駄目ですね。わかりますか？
それを右足で考えてみましょう。僕は言われるまま、右足を先生の手の中へ預けました。
今までは母趾の肉球と踵だけを考えていました。今度は小指の肉球を加えて3つにします。

そうすると、この3点で平面が創られますね。目を閉じて頭の中に想像するのです。
先ず右足の小指の肉球の存在を感じ取れますか？　左足ではどうですか？
何回か繰り返した結果、ようやく右足の小指の肉球を認知してきました。
そう小指も母趾の様にあります。左足と同じく右足にも新たに肉球をはっきり認知しました。
はっきり認知したことを脳に叩き込んで歩行練習をしました。
前に出す足の重心を、踵⇒小指肉球⇒母趾肉球の順番にスムーズに移動させました。
足の底に3点で安定した平面を創ることが出来て、脳で認知して安定した歩きでした。
何度も何度も歩きましたが、足の底と地面がぴったりついて安定した歩きでした。
階段の上り下りも3点を認知すればふらつくことも無く、安定して足を運べました。
足の底の重心の移動は健常側では意識しないで出来ましたが、
非健常側ではいちいち脳で認知しなければ難しいことが分かりました。
でも床を3回ほど往復しているうちに重心の移動は気にしなくても出来たのでした。
また遠くへ散歩して、家内と梅を見に行こう。
今日も喜んで水泳に行き、身体全体のバランス感覚を研ぎ澄まそう。

●●リハビリテーション-23　3点で平面作るだけでなく3次元でも考えよう●●
右足のリハビリがだんだん複雑になってきました。
今度は拇・小指の肉球と踵で創る三角形を三次元で考えなさいと先生は言います。
この3点が床から高低があるかをそれぞれで認知しなさいと言うことです。
健常側の左足と非健常側の右足でそれぞれの肉球と床との間に板を挟んで、高さがどれだけあるかの認知の練習を行いました。
右足での認知はなかなか出来なかったのですが、左足の感覚を覚えておいて右足の方へ教え込みました。何度か練習を重ねました。
左足の感覚を覚える、それを真似る、想像する、言葉に出す、で少しずつ右足でも分かるようになって行きました。
最後に歩行確認です。右足底の重心移動を以前とは違って、圧力を感じながら行いました。
踵から2つの肉球にスムーズに重心が移る様に右足を床に触れました。
その様子が僕の脳の中に鮮明に映し出され、重心の移動が恰も感圧紙に映し出される様でした。

何度か歩行確認をしました。そのうちに右足を意識しないでも歩ける事が出来ました。
後にビデオで見ると心なしかリズミカルな足の動きになっておりました。

●●リハビリテーション-24　水泳には苦労しています●●
歩行練習は相変わらず続いています。足の裏の肉球を意識しての訓練です。
足の裏で平衡感覚も正確につかめるようになり、遂にはサッカーでのドリブルを想定したジグザグ走りもできました。
さて今度は最大の難関である自由形水泳に挑戦しました。
脳梗塞で倒れる前は一番好きな水泳です。毎日会社が引けてから1,500ｍほど泳いでいました。
ところが後遺症が残ってからは足のリズムと手の動きのリズムが合いません。
右足が全く体のリズムについてこないのです。仕方がないのでフロート（浮き）を両足で挟んで泳いでいました。
それを克服すればもう後遺症がすっかりなくなるぞと頑張って水泳リハビリに励んでいます。
その様子をこれからのブログに載せようとしています。
時間限られています。3月いっぱいです。週3回のリハビリです。セラピストの先生も必死です。

●●リハビリテーション-25　陸の上では水泳できないね●●
今日も水泳の特訓を陸の上でやっています。
ベッドの上で手を動かして左右の手足がリズムよく上手く動くかの練習と観察です。
クロールでゆっくり泳ぐ時、足の動きはバタバタとは決して動きません。
水中で揺ら揺らかヒラヒラと言った感じです。両手もその速度に合わせてゆっくり動かしました。
まるでお魚がゆっくりと海の中を泳いでいると言った感じに似ています。
確かに水族館に行ったとき見る風景です。
息継ぎも交えてベッドの上でやってみました。様子が少しおかしいぞ、セラピストが叫びました。
その場でビデオに撮ってよく見ると新しい発見がありました。
ビデオを見ると健常なはずの左の足が一瞬止まったり、または遅れたりしてリズムを乱しているのです。

セラピストも僕も初めは全く気付きませんでした。
僕の脳は両手と両足を規則正しくリズミカルに動かす能力に欠けているとしか言いようがありません。
そこに息継ぎの動作が加わると更に困難になったに違いありません。
早速、来週にもスイミング・スクールに行って実際の水泳をしている場面の撮影をすることにしました。
そしてそれを検討することにしました。
病院の帰りスイミング・スクールに寄って許可をもらってきました。来週のブログはその様子です。

●●リハビリテーション-26　実際の泳ぎをビデオで撮りました●●
いよいよ本格的にリハビリも水泳の分野まで進みました。
これが上手くできれば画期的な出来事です。是が非でも成功させたいものです。
スイミング・スクールの許可を貰ってインストラクターにビデオ撮影をお願いしました。
撮影内容はセラピストさんと次のように決めました。
バタ足だけで推進力と左右の足の動きはどうか。
普通にクロールの動きで足・手・息継ぎ全体が上手くいっているか。
ブイ（浮き）を股に挟んでクロールで泳ぐ。全体のバランスはどうか。
進行方向前から見て、手と腕の動きはどうか。
その結果をビデオでインストラクターに見てもらい、
その後病院に帰ってからセラピストさん・水泳のエキスパートに見てもらいました。
その結果、足の動きは全然成ってない。大腿骨の動きが悪いとしか言いようがない。
右足首が伸びきっていない。従ってひらひらと言う感じがない。推進力ゼロ。
右手の動きは肩甲骨を大きく動かしていない。左手の様に思い切って動かせ。
僕は、右手は左手以上に大きく動かしていると思ったのに、ショックでした。
僕の脳は右手を動かしていると思っていたのに、左手の様にはいかなかったのです。
セラピストさんと右手の訓練をやって右手に教え込みました。
病院の帰りにスイミング・スクールに寄って、病院の訓練のように右手を動かした。
どこまで左手に追いついたかは分からなかったが、脳に叩き込むことはできた積

もり。
明日からは右足の訓練が待っています。
頑張ります。ブイ（浮き）なしで泳げるまで。

●●リハビリテーション-27　少しはましかな●●
セラピストさんとビデオを見てからの2回目の水泳をします。
陸の上で右手・右腕の動かし方を左手の動きをイメージして、声に出して、しっかり僕の脳に叩き込みました。とにかく肩甲骨をしっかり動かすことです。
リズムを合わせ、意識をしながら右の手腕を右の手に負けないようにきっちり動かしました。
いつもより時間をかけて手腕の練習を1時間余り必死で頑張りました。
フラフラになり今日の練習を終えました。
努力の成果を見るためにスクールの方に来週の月曜日ビデオ撮影を頼みました。

●●リハビリテーション-28　再度ビデオ撮影です●●
陸の上で何度も右足の動きをセラピストさんと左足のように右足が動かすことができないか練習しました。
練習の結果分かったことは右足の大腿骨が自在に動いてないことでした。
また大腿骨から膝そしてつま先までの動きが鈍く、水を後ろに蹴っていないのではないか。
今日はその辺を見るためと、先日のビデオ結果を比べるためにスクールにカメラを持ち込みました。
トレーナーさんにビデオを回して貰い、陸の上の練習を思い出してしっかりと泳ぎました。
左足の動きを認知して、それを右足で再現するのは泳ぎの中で見えませんから困難です。
それでもブイ（浮き）なしで25ｍを往復しました。今回が初めてでした。明らかに効果が出ています。
後日セラピスト先生と画面を見て検討します。どんな結果が検討されますか？
明日もスクールに通います。僕の脳を鍛えあげます。覚えなければ足は動きません。

●●リハビリテーション-29　全身を使って泳げました●●
セラピストさんと2回目のビデオ撮影を見ました。

セラピストさんも僕も本当にびっくりしました。
足のブイ無しで25ｍを泳ぎ切って、折り返しも泳ぎ切ったことばかりではありません。
麻痺している右手も右足も想像していたよりはるかによく動いていたのです。
それまでは手と足はリズムが取れずバラバラでしたのに、リズミカルに動いていたのです。
何度も何度もビデオを再生して見ました。
泳いでいる間はこんなに上手くいっていると想像できませんでした。
陸の上の認知運動が効いたのでしょうか。それとも僕のやる気が効いたのでしょうか。
とにかく、ひらひらと泳げたことには間違いありません。
あとは不自然な動きを健常者のような動きに変えることです。
リハビリは来週4日だけしか残されていません。特別に4日間受けます。
今日、3回目のビデオ撮影を来週月曜日撮ろうと決めました。これが最後です。
来週で6ヶ月励んできたリハはおわりです。

●●リハビリテーション-30　3回目のビデオ撮影を検証●●
これが最後のビデオ検証です。
昨日インストラクターさんにしっかり撮って貰いました。僕も必死で泳ぎました。
今日そのビデオを持って行き、セラピストさんと二人で検証しました。
2回目のビデオより数段良くなっておりました。セラピストさんも驚いておりました。
もうブイを外しても自力で泳げますね。と、言ってくれました。
また何べんも何べんも二人でビデオを再生して画像を見ました。
欲を言えば、まだまだ直したい所がありましたが、脳の方が付いて来てくれるか分かりません。
あとは毎日の水泳を続けることで少しずつ慣らして行くことにしました。
セラピストさんは自分が泳げたように喜んでくれて興奮していました。
きっと近いうちに学会で論文を発表することになるでしょう。
彼は脳梗塞で半身不随になった僕を曲がりなりにもクロールで健常人のように泳がせたのです。
僕は彼の情熱に心打たれ、日に日に悪くなって行く麻痺を解こうと努力しました。
まさか水泳までできるとは6ヶ月前は考えもしませんでした。
せいぜい不自然な歩きをしないようになればと思うだけでした。

明日からはこの６ヶ月間のリハビリの総ざらいをやって行きます。

●●リハビリテーション-31　リハビリ最後の日●●
６ヶ月にわたるリハビリが今日終わりました。週３回1.5時間ぴっちり励みました。
一日たりとも休まずに病院へ自転車で雪や雨の日にはバスで通い続けました。
初めのうちは主治医が勧めてくれたので仕方がないと正直思っていました。
セラピストの先生方の指導があまりに信じられないことだったので、
嫌気がさして来たこともあったのです。
セラピストの先生方には本当に失礼だったと感じています。
親身になっていろいろ指導して下さいましたのに。
そのうちいろいろと僕の体や神経に変化が表れ始めました。
と言うより、忘れかけていた何かが呼び起されて来たのです。
自分の意識下に今までなかった神経や筋肉や骨が目を覚ましたのです。
僕の脳が恰も僕が命令したかのように健常な頃のように動き出したのです。
驚きでした。初めはぎこちない動きで、頼りなさを感じる動きでした。
そのうちに力強い動きに変わって行きました。
健常な部位の動きを見て麻痺した部位を動かそうと、自分の脳に自然に働き掛けました。
口で号令をかけ、時にはセラピストさんに手伝われ、慣れるまで、覚えるまでやりました。
病院でだけでなく家に帰ってからも辛抱強く続けるようにしました。
病院での嚥下訓練は何度も何度も口の中に球体や立方体や三角錐の固形物を入れました。
そして口腔内での感覚を研ぎ澄ませました。
舌の動き、頬の動き歯茎の動き等が麻痺以前の動きに戻りつつありました。
その結果ある日突然、長かった失語症に近いと思われる口から流暢な言葉が出てきました。
その陰にはセラピストさんと僕との会話、心の会話が影響しているのではないでしょうか。
二人のセラピストさんは親身になって僕の世話をしてくれました。
僕の話もよく聞いてくれました。それに応えるように指導も必死でなされました。
そうやっているうちに、お互いのうちに相互信頼関係が出来たと思います。
そういう中での心の会話は、自然と僕の心と体を解きほぐしていったと思います。
病気してからの僕は他人の話を聞くときは、聞いた話を一度に理解することがで

きません。
そのためゆっくりと脳の中で咀嚼してから自分の考えを述べておりました。
ところが、自分が口から言葉を発する前に相手から次の言葉が出てくると脳の中は混乱してしまいます。
僕はもう面倒だから話すのは止めようという気持ちになり、口を閉じてしまいます。
恰も失語症になったのと同じ現象です。決して失語症ではないのです。
そう見えるだけなのです。
このリハビリで二人のセラピストさんは話を僕のペースに合わして話して下さいました。
次第に僕の口の動きは滑らかになったのです。嚥下が上手くゆくのと同時期です。
リハビリを続けて行くに従って僕の体は健常人のように変わっていくのが分かりました。
こうなると僕自身欲が出てきました。セラピストさんと励めばどうにかなると。
歩行練習には随分苦労しましたが、長時間かけてやり遂げました。
歩くことは勿論、走ることも、サッカーの真似事のジグザグ走りも難なく出来ました。
リハビリの期限が来たので、水泳が出来るようになりませんかと無理を言ってみました。
ここのセラピストさんは水泳が出来なかったのですが、ビデオ撮影を駆使してやりました。
苦労の甲斐あってどうやら泳げるようになりました。
スイミングプールには安全に運転できるようになった自転車で通っています。
これからの人生益々楽しみが増えました。
このように二人のセラピストさんには本当にお世話になり、心から喜んでいます。
家内も僕の体と心が元気になって行くのを見て感激しております。
家の中も会話も増えて、明るくなりました。
一人で寝起き出来るようになり、介護ベッドを用意するのが早かったと冗談言っています。
最後に病院の先生方やお世話して頂いた方々皆さんに心よりお礼申し上げます。

●● **だいぶ自由に動けるようになりました** ●●
6ヶ月に亘るリハビリを終えて大分私の体と心が長い間の呪縛から解き放されました。

> 小学校以来の友人からの勧めがあって、私のリハビリの様子を初めてフェイス・ブックのノートと私の私的なグループのブログに書き込みを行ってみました。
> 書いたところ各方面からの反響と言おうか励ましの声が届きました。
> それに押されて10回を目途に止めようと思っていましたが、遂にリハビリ最後の日が来てしまいました。
> だらだらと自分のことを書いたことで陰気だからこんなこと書くものじゃない、との意見もありました。
> しかし私は書き続けて、遂に水泳ができる体になりました。
> 何年か前の中学校の同期会で泳いだ時よりずっと立派に泳げるようになったので、今度はその友人にお見せしたいと思っています。
> 本当にみなさん最後までお付き合いありがとうございました。

　症例Eの意識経験の記録はどうだっただろうか‥‥セラピストである私から見た症例としての視点との整合性はあっただろうか。

　　　　　　　～～～～～～～※～～～～～～～

　次は、整形疾患についても触れておく必要があると思っている。整形疾患はあくまで末梢器官の問題だから、特別おかしな意識経験を語ることはないだろうと思う方もいるのではないか。まずは症例Kを紹介しよう。

文献

1) カルロ・ペルフェッティ（小池美納・訳）：身体と精神―ロマンティック・サイエンスとしての認知神経リハビリテーション．協同医書出版社，2012．
2) カルロ・ペルフェッティ（小池美納・訳）：認知神経リハビリテーション入門．協同医書出版社，2016．
3) 森岡周：リハビリテーションのための神経生物学入門．協同医書出版社，2013．
4) 森岡周，松尾篤・編：イメージの科学―リハビリテーションへの応用に向けて．三輪書店，2012．

12

整形外科疾患の本質的問題の在り処

患者の意識経験が教えてくれること

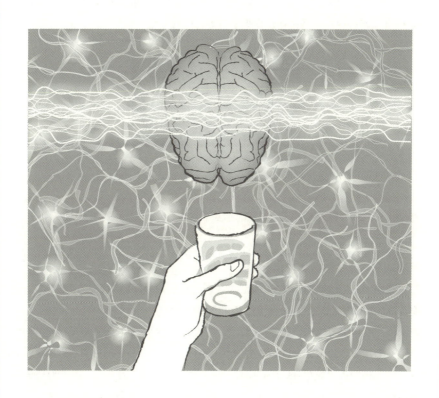

はじめに

　整形外科疾患で損傷するのは、物理的な身体だけだろうか。意識経験も変質することはあるのだろうか。
　この章では三人の症例を通して、そのことを示してみたい。最初に紹介するのは、意識経験の変質を如実に示してくれた症例Kだ。

------- ■ 症例K ■ -------

　50歳代、女性。
　誤って転倒し左橈骨遠位端を骨折（図1）。骨折によって、痛みや手関節の可動域制限が生じた。その結果、ご飯茶碗を水平位に保持できない、鍋の柄を持って水平に保持することができないなど日常生活の問題が生じた。受傷から約3〜4か月経過した頃に私が担当することになった。

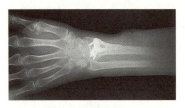

図1　X線画像

丸い化粧ビンを丸く感じない

　「丸い化粧ビンを持っても、丸く感じないの！！」

　印象深かったのは症例Kのこの記述だ。ここから始めたい（模擬の化粧ビンとして円筒形のものを把持してもらうと図2のようになった）。
　彼女は、脳損傷ではないので、当たり前だが脳は至ってノーマルだ。では何が起きているのだろうか。彼女はいつも使う丸い形状の化粧品を把持する際に、過去の経験では手指の各関節が丸い形状に合わせて包み込む形が作れた。しかし受傷後の手は形状に合わせて曲がってくれない。この時、彼女の意識には皮膚の接触情報は含まれず、固有受容覚と視覚情報のみが意識に上った結果の記述の可能性だったの

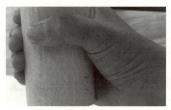
健側の右手

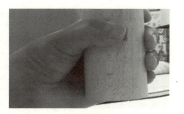
患側の左手

図2　円柱の把持（訓練前）

ではないか。つまり彼女の手指の関節が化粧品の形状に合わせた屈曲角度を生みだせない結果が、角張った対象物を把持した過去の記憶と今の経験とが類似した経験として重なったのではないかという仮説だ。

今の経験とは、対象に触れることの重要性の認識が欠如している中で、握る意識が全面にでてしまい、対象の形状に合わせた手指の形が作れないパターンが形成されている経験のことだ。このパターンの改善は、対象の面に対して手掌面がピタッと接触するよう意識を向かわせることで、不必要な筋収縮が制御され、過剰なパターン化された把持形態とならないのではないかと考えたのだ。

この仮説に従って、触覚情報を核としながら形態認知を探る訓練（訓練1）と対象の形態変化を追いつづける訓練（訓練2）を段階的に実施した。それぞれ簡単に、どのような流れで実施したかを説明しておこう。

訓練1　触覚情報を核としながら形態認知を探る訓練

まず、右手で大きさの異なる四角柱を手全体で感じ取ってもらった（図3）。そして右手で四角柱の大小の違いをどのようにして認識しているか、更に円柱との違いはどのように認識しているか記述してもらった。

症例Kは、「角は節に当たるからわかる」「大小は節の曲がり具合が違う」と記述するのみであった。しかし何度もそれ以外はないか迫ると「節でも感じとれるけど、大きさによって角が皮膚にも当たるのも感じるわ」と記述した。

では「左ではどうでしょう」と患側へ移行した（図4）。すると症例Kは「左では皮膚の当たりがよくわからないし、な

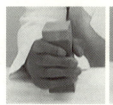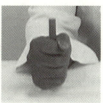

図3　四角柱の把持（健側）

んか右と比べるとここの肉が（手掌面のMP関節周囲）ぶつかるような感じで邪魔しよる」と記述した。この時の状態を外部観察的に分析すると、特にMP関節が伸展位傾向のままとなり、更に第4・5のCMC関節も屈曲位をとれていなかった。つまり形態に沿った接触面を作れていない状態であったのだ。

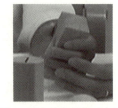

図4　四角柱の把持（患側）

そこで症例D（「04」章）で紹介したような、「手のひらの中で優しく包み込む感じを皮膚で感じとってついてきてください」と手掌面の触覚を介した感じ取りを求めていく戦略をとりながら、手指から手掌面へ円柱（図5）を操作していった。その様子が図6なのだが、私の手と重なっていてわかりにくいので、症例Kの手がどのように動いていったかのイメージ図も示しておく（図7）。

(訓練2) **対象の形態変化を追い続ける訓練**

症例Kの第4・5CMC関節の屈曲が不十分だったと先に述べたが、第4・5CMC関節の適度な屈曲があることで手掌の凹みを深め、更に回旋要素も加わり形に添うような手の運動が実現するということを過去の症例（第4または5指中手骨骨折後の症例）から学んでいた[1]。だから症例Kに対しても第4・5CMC関節が、様々な形状に合わせて第2・3CMC関節とは異なる把持が可能となるには、訓練1の道具とは違う道具を用いた訓練が必要と思ったわけだ。

そこで直径10cm程度、長さ20cm程度の円錐形の道具を画用紙で作製した（図

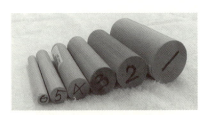

図5　様々な大きさの円柱

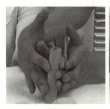

図6　訓練1

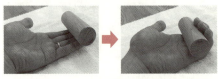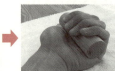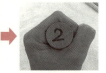

図7　円柱と手掌面の関わり（イメージとして）

8)。円錐形にしたのは、対象物の形状に合わせた手掌面の形成の実現には、第4・5CMC関節の機能解剖学的な特徴を考慮すると、円錐のような形の道具が有効なのではと思ったからだ。

訓練は、①円錐の径が太い部分を母指と小指の間で軽く把持できるように設定した。②母指と第4・5指の指腹の触覚に注意をさせた。③円錐の筒を症例Kの手からゆっくり抜いていった。実は円錐を直接把持すると症例の手掌面の汗などの要素も加わり、滑りが悪いこともあった。そこで円錐と症例の手の間には習字で使う半紙を挟んで、症例Kには、筒が手掌面からスルスルと抜けていくような感じの中で「触れていながらもすり抜けていくことを許すような相手となるように、筒をつぶすことなくソフトに触れ続けるイメージ」を可能な範囲で求めた。④途中で止まり、どのくらいの周径かと尋ねたり、丸みを感じ続けられているかなどを聴取していきながら進めた（図9）。

訓練1、2の実施直後、症例Kは、様々な対象物に合わせて手の形を変化させていくことができるようになり、「あれ？ 丸いものを丸いと感じるわ」と語った（図10）。

その数日後、彼女は言った。

「自宅に戻って化粧ビンを持ってみると、丸い化粧ビンは、丸く感じられるよ

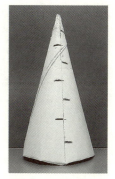

図8　円錐形の道具

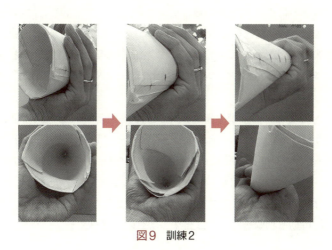

図9　訓練2

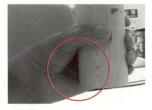
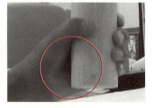

訓練前　　　　　　　　　訓練直後
図10　患側での円柱の把持

うになったわ。不思議ね」

　彼女の手関節は受傷後、背屈制限はあったので、手関節に関する治療も当然対象となったが、興味深いのはこの手指に関する意識経験だった。
　治療が終了してから既に4〜5年経っているが、「今も大丈夫です。丸いものは丸く感じます」という記述が得られている。
　この症例Kでいえることは、整形外科疾患によって損傷するのは、物理的身体としての当該関節のみならず、時には機能的な損傷の余波は、周辺の関節に及び意識経験を変質させるという事実だ。
　しかし、もう少し丁寧に順序だった説明も必要だと思うので、少し整形外科疾患の捉え方を述べていくべきだろう。
　整形外科疾患において、関節可動域制限は大きな問題のひとつである。整形外科疾患においては受傷してからしばらくの運動療法は、ホットパックで患部を温め（炎症や熱感があれば冷やす）、その後、マッサージ、そして関節可動域訓練と進んでいくのが無難で一般的だと思う方が多いと思う。確かに物理療法の適用として、①局所循環の改善；②組織の柔軟性改善；③鎮痛効果等が期待できるといえるし、機能的な訓練の前段階として物理療法は併用し、その後、関節可動域訓練をするのは有効かもしれない。
　セラピストの多くは、多少患者さんに「痛い」と言われても、我慢してもらって、関節可動域訓練をしないと治らないと強く思っていないだろうか。なぜなら、「動かさないことで、関節可動域制限が生じたのだから、動かしてこの制限を改善しないと！」という強い信念や、「不動が慢性的な痛みを生みだすこともあるから、活動性を上げ、頑張って動かしてもらう」という思いが払拭できない。多少我慢してもらい関節可動域訓練を行うのは当然のように一見みえる。

運動器の障害の本質 ── そして脳との関係性

　しかし、ちょっと踏みとどまって考えてほしいと思う。それは目的と手段の混同が起きていないかと。従来の外科的疾患に対する運動療法のひとつとして関節可動域訓練や筋力増強訓練には一定の効果はあるだろう。それぞれの目的は可動域の改善や筋力の向上となるが、だからといって手段もイコールとなるかは別の問題ではないだろうか。この目的と手段が混同されてしまう背景には運動器の障害の本質に関する理解が十分なされていないことがあるという指摘[2]はかなり前からなされている。そのいくつかを述べておこう。

　まずは、運動器における関節の機能的な意味についてだ。関節には豊富な感覚受容器（固有受容感覚）がある。この感覚受容器の存在によって、関節の運動方向や身体部位に関する位置の情報が脳に伝えられ、円滑な関節運動が可能となり、自然な日常生活の行為はなんの不自由もなく、当たり前の日常が広がっていると思える。

　私たちが食事をする際に、ご飯茶碗をお腹から胸あたりの位置で把持している場面を切り抜いて考えてみる。この場合、直接お茶碗の把持に関与する手指の関節の可動域も必要だし、ご飯茶碗を水平に保持するために必要な手関節の軽度背屈〜中間位、前腕の回外位、肘関節の90°前後可動域の確保は重要だ。同様にご飯茶碗を保持するだけの筋力も必要だ。

　しかし、その当たり前の行為を当たり前として可能にしている素地はないのだろうか。ここでいう素地とは、お碗の形・大きさや材質に関して手指の関節から収集される空間情報、すなわち対象物の適切な把持に必要な情報のことだ。同時にお碗のザラザラ、ツルツルなど把持力の調整に必要な接触情報、そしてお碗を水平位に保持し続けることを保障する、手関節・前腕・肘関節から収集される空間的な情報が得られる状態にあることだ。そして各関節からの情報のそれぞれは、中枢神経系でまとめあげられている。この目に見えない過程は、普段あまりにも意識せずに成立してしまっていて、私たちにとって忘れがちな存在となっている。

　だが、各関節には特化したそれぞれの機能（主な役割）があるといえる。肩であれば対象物を取るため、手を「どこ」へもっていくべきかという方向性の機能があるし、肘であれば対象が自分から近いか遠いかによって「距離」を調整する機能があるといえる。

　このことを先の症例Kを例に考えてみよう。

前述したが、彼女は左の橈骨を骨折し、それによって痛みや手関節の可動域制限が生じた。その結果、彼女は食事中、ご飯茶碗を水平位に保持できないし、調理中、鍋の柄を持って水平に保持することができないなど日常生活の問題が生じた。このお碗や鍋を水平位保持できない問題は、主に手関節（橈屈、尺屈、背屈、掌屈）と前腕（回内・外）を介して対象物をどのように空間の中で定位するかという「機能」に異常（変質）が生じたと見做すことができるのだ。

　また重要な点は治療過程の中で彼女は、徐々に関節可動域の改善が図られていったものの、「お碗を持つときの水平にするには、どのようにすればいいかわからない」と訴えていた。付け加えて彼女は言った。「見ていればわかるわよ。でも食べるときいちいちお碗を見てられないでしょ」。ごもっともな話だ。

　そこで、健側と患側の違いについての気づきを促すことにした。手関節と前腕の運動覚を介してお碗を水平位に保つ場合の左右差や、鍋を持つ場合とで手関節と前腕の動きはどのように違うかということを体性感覚的に捉えなおすような認知的な訓練を行った。その結果、お碗を持つ手そのもの、鍋の柄を持って料理する際の動きを、いちいち視覚的に確認しなくても遂行できるようになっていった。

　ここで最初の感覚受容器の存在意味が浮かび上がってくる。各関節の意味は、目に見える運動としての現象が常に前面にでることで背後に回るが、実は感覚受容器によるフィードバック情報が常にサポートしている（このサポートは脳内の情報処理システムによってだ）。そういう考えをもつことで目的と手段の混同は生じにくくなる。

　つまり患者の機能回復の目的（成し遂げようと目指す事柄）とそれを目指す手段（目的を達成するための方法）は同じではないと考えることができるのだ。

　目に見える現象としての関節可動域制限と筋力低下は結果であり、その結果の背後には重要な問題（根本）があると見做す。円滑な自然な振る舞い、行為の実現の背後には感覚フィードバック情報をキャッチし、脳内における運動イメージと比較照合して、常に調整を図れる仕組みがあるのだ。

　とすると関節に存在する感覚受容器の意味は、円滑な行為を遂行する上で、欠かせない情報の源だということだ。だから「お碗を持つときの水平位にするには、どのようにすればいいかわからない」という訴えを解決するためには、情報器官としての関節の機能という存在を意識し、脳を介した訓練が必要なのだ。

　「運動器の損傷に対して脳を含めて考える必要なんてない！」と、まだしっくりこない方もおられるだろう。では一番わかりやすい例を紹介しよう。

幻肢痛を持つ患者だ。切断して物理的な身体はないのに、無い部位が痛いというあれだ。あくまでも切断は末梢器官である運動器の欠損だ。にもかかわらず無い身体部位の存在を感じてしまう。この現象は脳を含めず説明可能だろうか。

症例Lの登場だ。

彼は、「ない足をあると感じるのです。時にこの足（切断して無い足部）が痛むのです」と言うのだ。

■ 症例 L ■

70歳代、男性。

左足関節糖尿病性壊疽によって幻肢痛が出現していた。

既往歴と経過としては、数年前に糖尿病性壊疽による右下腿切断を余儀なくされた。その後、右下肢は義足を装着し歩行できていた。そんなある日、まだ物理的に存在している左足で頑張り歩いていたが、その左足を挫いたのだ（捻挫と思った本人は、そのうち治るだろうと放置）。しかし徐々に左下肢の内果が少しずつ痛みだし（皮膚の色などの変化の自覚はなかったらしいが）、立とうとしても、その痛みで踏ん張れなくなったらしい。この左足首の捻挫をきっかけに慢性的な痛みに変化していったとのことである。本人は「捻挫が癖になった」と判断しつつ、整形外科受診をするが、その後、壊疽に伴う痛みが出現していくのだ。そう‥‥症状が徐々に悪化していくのだ。そして遂に左足関節糖尿病性壊疽による左大腿頸部切断術を施行される事態に見舞われた（図11）。

それから約1か月後、ADLの安定化や幻肢痛の改善可能性も含めたリハビリをということで私が担当となった。

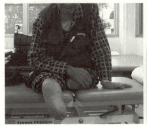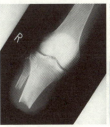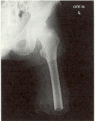

図11　症例とX線画像

幻肢痛に対する、義足を健肢として活用したミラーセラピー

Pt◆ 左足のくるぶしが痛むときがあるんです。訓練をしたら、ない足が動くのを感じました。あの訓練をしたあと、なぜか‥‥ない足がうずく（痛む）ことがなくなりました。

　この記述は左大腿頸部切断後に出現した幻肢痛に対するミラーセラピーを試みた時に得られたものだ。義足を装着し健側と見立てたミラーセラピーであった。
　その前にいくつか評価をしてみた。評価をし始めたのは、左大腿頸部切断術後、約3週間経過してからだった。まず左股関節の可動域に著明な異常は認められず、左股関節の筋力は、MMTに準じた方法にて4程度は有していた。
　幻肢痛の出現部位は、左下肢足部の内果に相当する部位であった。痛みの種類としては、マクギル疼痛質問表簡易版（Short-Form McGill Pain Questionnaire：SF-MPQ）を用いた項目の、①ズキンズキンする痛み、⑨うずくような痛み、ビリビリする痛みであった。痛みの強さはVAS（Visual Analogue Scale：VAS）でいうと、20mm（耐え難い痛みを100mm、全く痛くないを0mm）を示していた。つまり強烈な痛みというわけではなかった。しかしこの不快感は、当然嫌な感じとして症例Lは感じていた。
　幻肢痛の出現時期は、常時ではなく、不定期で、車いすに座りそれが長時間となると出現する時があるというのだ。また寝ている時に出現することもあるとのことであった（頻度は2～3日に1度くらいだった）。幻肢痛の消失はどのような時に起こるかについて聴いてみると、車いすへ乗って、断端部後面が重苦しくなったと感じたら、座りなおして除圧のような対処をした時に比較的消失することが多いということであった。しかし寝ている時の出現は嫌な感じがあって、寝つくまでなかなか消失しない時もあるとのことであった。「できればなくなってほしい」と望んでいた。
　断端部に対する体性感覚地図、断端部以外の触覚と体性感覚地図について検討した。結果は概ね著明な異常はなかった。断端部に対する圧覚についても検討した。結果は大腿後面では軟らかいスポンジを硬く知覚する傾向にあったが、とりたてて異常があるというほどでもなかった（図12）。
　リハビリテーションの世界においても、食べず嫌いは基本的にいけない。ある症状に対して有効だといわれる治療（理論）があるとしよう。臨床家であれば、自分

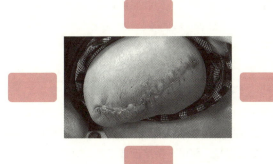

大腿後面では軟らかいスポンジを硬く知覚する傾向あり
図12 断端部に対する圧課題（スポンジ）

自身でその治療を経験せずに完全に否定することは賢明とは思えない。このことは他の症例さんを介して学んだことであり、身をもって知らされたことだ。

ある治療に関する理論が絶対的に正しいと一度思ってしまうと、段々盲目的になるものだ。私自身もその傾向はあったし、今もその傾向があることを認めた上で述べていこう。

というわけで、あることがきっかけとなり（上肢に対するミラーセラピーを経験[3]していたので）、症例Lに対してもミラーセラピーを実施してみる機会をつくった。ミラーセラピー（mirror therapy：MT）は、上肢切断者の幻肢痛を改善する目的でRamachandranにより考案されたものだ[4-7]。

ミラーセラピーの介入3回目までは効果はほとんどなかった。しかし4回目から効果が劇的にではじめた。何が起こったのだろう。その後、週末を挟んで、「幻肢そして幻肢痛はまったくでなかった」というのだから驚きだ。つまり、数回のリハビリの直後に幻肢と幻肢痛は消失し、その後2日間持続効果があったのだ。

Th● 昨日のリハビリ終了後から今の時間まで幻肢痛はでました？
Pt◆ いいやまったくでない。もうでないと思う。

実際の介入方法について紹介しておこう。ミラーセラピーの目的は、幻肢痛の除去であり、介入時期は、幻肢痛出現より1か月経過した時点からである。

具体的な訓練設定は、身体正中矢状面に縦180cm、横100cmの鏡を置いた。どこのリハビリ室にでもある大きな鏡だ。症例Lは右下肢も切断していたので、健側

肢と呼べる下肢はなかった。そして、幻肢痛があるのは左足の内果であった。そこで考えた。「右下肢に義足を装着し健側肢としたらどうか！」と。

実施方法は、右下肢に義足を装着したあとに下衣を穿かせ、義足がむきだしで見えないようにズボンの裾を下ろした。身体正中矢状面に鏡を置き、右足を鏡に映し、患側の左大腿部はその鏡の背側となるよう設定した。つまり丁度座位で鏡をまたぐような姿勢、つまり両下肢の股関節の間に鏡を設定したのだ（図13）。

鏡に映る右下肢の基本肢位は、股関節90°、膝関節90°の座位姿勢をとり、幻肢痛が出現する領域が鏡像となり、鏡に一番接近して見えやすいよう鏡と座面の高さを調整した（図14）。

健側肢として義足を装着した右足による自動運動のみをまず実施した。

訓練の対象部位と症例に求めた自動運動は、介入初日から2回目までは座位姿勢で股関節の屈曲‐伸展の自動運動（訓練1）だ。この時、幻肢の出現は訓練中認められず、症例Lの意識としても特に注目すべき発言はなかった。

症例は入院時から就寝後に幻肢痛が出現することが度々あり、介入3回目の訓練前には、「昨晩もありました」と報告を受けた。幻肢痛の出現は消失していないことから、一部訓練を変更してはどうかと思った。

そこで、介入3回目からは座位姿勢での股関節外転‐内転の自動運動に変更した（訓練2）。訓練1、2のいずれも前段階として、右側下肢も左側の下肢も動かさず鏡像を見ることに最大限の注意を向けることを要求した。訓練1では全く何も生じなかった。しかし訓練2の直後、症例の脳に変化が起きた。なんと、幻肢がでてきたのだ。興味深いことに幻肢とセットで幻肢痛は出現しなかった。

その時の訓練の一部を紹介しよう。

  Th●（鏡を見ながら訓練1を実施して）これはやはりリアリティはない？
  Pt◆はい。ないですね。

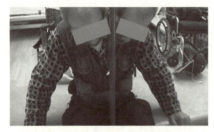

図13　股関節の間に鏡を設置

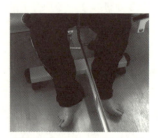

図14　見やすい位置に調整

Th● つまりこのときって、断端部がついてくる感じがないからでしょうか？
Pt◆ そうかもしれません。
Th● じゃあ、もう1回足を開く運動に戻すと途端に幻肢が出現するのでしょうか？
Pt◆ やってみます（股関節の外転と内転の交互の自動運動〔訓練2〕を始める）（図15）。僕にとって、このように（右側の足の）運動をすると（左の）断端部がついてくる感じがあるんですよ。
それから足の付け根を大きく開いたりすると（右股関節外転）、自然に左の大腿部がついてくる感じにともなって足が在るように感じてきます。
頭の片隅に歩きたいという願望があるのでしょうか？
Th● 足があるっていう感覚になる？（幻肢が）でる？
Pt◆ でてきますね。すぐに（10回ほど反復してもらう‥‥）。

　この介入後から翌日のリハビリ来室時（介入4回目）までの間に幻肢痛の出現はなかった。
　鏡像は、症例にもよるとは思うが、やはり健側の体性感覚情報を介した運動イメージや視覚イメージの想起によって、直接的で生々しいリアリティを与えてくれるようだ。やはりと述べているのは、過去の症例W（頸椎症性脊髄症の術後に重度の感覚・運動麻痺と手関節から遠位に耐え難い痛みが出現した症例)[3]でミラーセラピーを実施する前に、認知的な介入や運動イメージを介して治療を進めたが効果がなかったという私の臨床経験があったからである。
　その時の症例Wの特徴は、患側の腕に関する運動をイメージすることはもちろん、視覚的なイメージの想起すら困難であった。その時の私は、あまりにも術前の健常な自分の左手の記憶と現在の重度の感覚・運動麻痺を呈した左手がかけ離れているため、運動イメージの想起や転移が困難なのではないかと解釈し、ミラーセラ

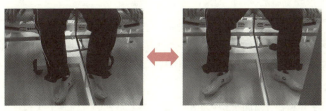

図15　義足を履いて行うミラーセラピー（股関節外転 − 内転）

ピーを試みたからだ。

　話を戻そう。

　Th●動きとしては、回数を重ねると筋肉は疲れてくると思いますが、そうすると幻肢の足首から下の部分はでてくるのでしょうか。あるいはその幻肢の鮮明さは薄れていくのでしょうか？

　Pt◆鮮明さは増しますね。

　Th●回数を増やすと、幻肢は鮮明になる？

　Pt◆はい。

　　じゃあ、これを混ぜたろかな？（症例自らの発案で、股関節外転－内転の運動と股関節中間位で膝伸展－屈曲の運動を交互に行うような順序に変更してみる）

　Th●はあー、面白いこと考えますね。ではやってみてください。消えたりでてきたりするのかどうか‥‥。

　Pt◆足のあるという感じが少し薄らぐけど‥‥。

　Th●感じたまま教えてください。

　Pt◆ぽちぽち走りだそか‥‥ゆう感じがでてくるね。

　　単純に足を外、内、外、内と動かすと幻肢はでてくるね。

　Th●前後方向だと、ぽちぽち走りだそかという感じはでるんだけれども‥‥足の在るという感じ、幻肢は薄れるということ？

　Pt◆はい。そうです。縦の動きでは幻肢はでないけど、横は（股関節の外転－内転運動）でるんですね。幻肢が‥‥。不思議ですね。何が違うんでしょうね。

　Th●2回に1回で交互に行うとどうなるでしょうか。

　Pt◆やってみましょう（股関節は中間位で膝伸展－屈曲を2回、股関節外転－内転1回の頻度の交互運動を行う）。

　　（幻肢がでるという）効果は薄いですね。

　Th●でも興味深いですね。この訓練のあと、（夜は）このミラーセラピーをやってからは幻肢と幻肢痛はでてない。

　Pt◆概ね手術してから1か月は、切断したあとですが、幻肢がでてくるようなことはなかった。

　Th●つまり術後3週間半から1か月はなかったということですね。

Pt◆唯一でていたのが、あくまでも断端部の鈍痛があっただけです。そのあとです。車いすに長時間乗っているとでてきたり、夜でてきたり‥‥‥‥。でも今は訓練ででるのですから‥‥不思議ですね。

Th●しつこいですが、昨晩は無い踝はでてきました？

Pt◆でなかったです。昨日のリハビリ開始前までは幻肢がでてきたし、痛みも少しでていました。でも、もう完全に消えたね。
この訓練のときは左の断端部も右の動きに合わせて、それが（左大腿部も）動いていますので、そのとき幻肢がでてきますね。右を動かすと断端部がついてくる感じ、勝手にでてくる感じなんです。

Th●左の断端部がついてくると感じていると、鏡を見ていると、まさにあるようなリアリティがでてくるんですか？

Pt◆はい。そうです。

Th●どのような設定をすると幻肢がでないかという点を確認してみたいのですが、いいですか？

Pt◆どうぞお好きなように。

　設定1として、自己身体から鏡を左へ1m以上離した設定で課題を行った（図16）。つまりこの設定では、反対側に足があるように鏡像は映らない。予想どおり幻肢は出現しなかった。

　設定2として、鏡を再び股関節の間に置いた課題に戻した（図17）。すると瞬時に幻肢が現れた。

　その時に、

Th●ない足は頭の中で浮かびますか？　描いてもらっていいですか？

Pt◆いいですよ。

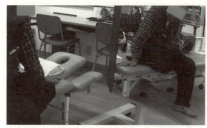
図16　鏡を身体から離した場合

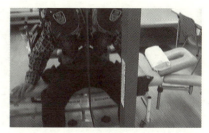
図17　股関節の間に戻す

図18のような絵を描いてくれた。

設定3として、義足がむきだしの場合はどうだろうか（図19）。幻肢はでないのか。結果は、幻肢は出現しなかった。

設定4として、義足を装着している大腿部に治療者が擦る刺激を反復するという課題を行った（図20）。つまり、右大腿部は物理的に存在する部位なので触覚刺激を与えた場合、物理的には存在しない左大腿部に身体幻触は現れるかを確かめたのだ。

結果は、鏡に反映したような結果はなく身体幻触はでなかった。

　Pt◆もう大丈夫な気がします。

と彼が言った。そこで1週間鏡を使う課題は行わず、動作レベルの生活上の指導などのリハビリを行った。1週間後、彼に聴いた。

　Th●幻肢と幻肢痛はどうですか？
　Pt◆幻肢すら、もうでてこないよ。

そうあっさり答えた。その後、諸事情により症例Lは退院する。
約2か月後、他の用事で外来受診したLさんと病院の廊下で再会したので、幻肢痛について聴いた。

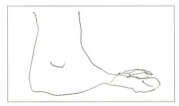

図18　ない足のイメージ

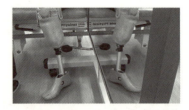

図19　義足がむきだしの状態

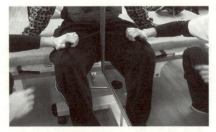

図20　触覚刺激は身体幻触として現れる？

Th● ない足の痛みはその後でてますか？
Pt◆ でていません。まったく完全に消えてます。

それから更に約2か月後（介入初期から約5か月後）、外来待ち合い付近でまた偶然出合ったので、幻肢痛について再度聴いてみた。

Th● ない足の痛みはその後でてますか？
Pt◆ いいえ、まったく。

笑顔でにっこりそう答えてくれた。

考察：幻肢痛が消失した理由について

症例Lの幻肢痛の消失の理由は以下の3つが考えられた。

1点目は、慢性疼痛患者に対するミラーセラピーは、固有受容感覚に起因した痛みには効果を示すが、皮膚受容感覚に起因した痛みには効果がないという報告[8]があるが、症例はSF-MPQの痛みを表現する項目として、①ズキンズキンする痛み、⑨うずくような痛み、を選択しており、痛みの性質としては、固有受容感覚に起因する痛みだったと解釈できるので効果があったという可能性だ。

2点目は、切断後私が担当し、ミラーセラピーを実施するまでの間に幻肢痛の出現が認められたが、その痛みはVAS20mmと比較的軽度であり、頻度としても一日数回であったことが功を奏したと考えられる。

3点目は、幻肢痛の出現から介入までが比較的早かった点だ。

興味深い点

治療をとおして興味深いと思ったのは次の3つである。

1つ目は、幻肢痛に対するミラーセラピーは健常な上肢または下肢を用いた報告例であり、義手または義足を健側として用いたミラーセラピーの報告例はあまり見受けられないが、症例Lを介してその治療効果の可能性をみた点だ。

2つ目は、むきだしの義足で、同様の運動をしても幻肢がでなかった点だ。そして動かす運動方向が大きく広いと、鏡像によって左足（幻肢）も動き始めるということだ（残念ながら股関節の屈曲－伸展の運動範囲を、外転－内転運動と同様に広げ

たらどうなるかは確認していないので、そちらではなんともいえないが）。

3つ目は、「だそうと思ってもでてきません」という言い回しである。これは症例A（豚足に憑依されていた「01」章の症例）の記述と共通のフレーズである。

病理として出現した痛みや不快な経験は、脳が改変されることで消失した後は、不快な記憶をなんとか想起し、もう一度現実世界へ引きだそうと思っても、そうはならないという事実だ。この点は一番興味深い。

また、症例Lは、他の定期的な診察の目的で病院に来ていた。そう1年ぶりに直接話をする機会が得られたので幻肢痛についてまた聴いてみた。すると彼は「大丈夫ですよ。あの日以来でてません。ただやってないほう（介入していない右側下肢）に少しでてますね（笑）」。

さあどうだろう。幻肢痛という症状はやはり整形外科疾患としては特異的な例だからという思いは払拭されなかっただろうか。ならばもっとオーソドックスな骨折例で考えなおしてみよう。

症例 M

60歳代、男性。

木の枝葉の剪定中、木から誤って転落し、右肘頭脱臼骨折を呈した。その受傷によって、約4か月のリハビリを受け、肘関節の関節可動域の制限は、ほとんどなくなった。しかし、右環指と小指の手掌面に強い痺れと不快感が出現し残存していた。

どのようにすればいいかわからない

右環指と小指の手掌面の強い痺れと不快感の問題は、肘頭脱臼時に尺骨神経が損傷したのだろうということで比較的納得しやすい。症例Mは私が担当してから以下のように語ってくれた。

Pt◆先生。水道の蛇口に手を伸ばすのですが、いつも届きにくく、また蛇口をつかみ損ねます。何度やってもです。
朝食時にパンにバターナイフでバターをぬろうと思うのですが、思うようにぬれません。

歯磨きをしようとすると、実はどのように磨けばいいかわからないのです。うまく磨けないのです。

肘を痛めたのに、なぜか親指も当初使えず、箸もうまく使えませんでした。それに、ドライバーでねじを回すようなことができなくなりました。私の腕はどうなってしまったのでしょう。普通にしていても（肘関節を伸展位にして上腕二頭筋が弛緩していても）、力こぶができているように張った感じがあり、何かのカバーで覆われている感じなのです。

　興味深いのは、「‥‥どのようにすればいいかわからないのです」というエピソードだ。このエピソードは本章の最初に紹介した橈骨遠位端骨折の症例Kも述べていたが、このようなくだりは実はサックスも彼自身の経験として『左足をとりもどすまで』[9)]で克明に記述している。実に酷似しているではないか。

　繰り返しだが、この症例M、前述の症例Kもサックスも運動器の疾患であり、脳損傷を呈した患者ではない。これらは、どう解釈すればいいのだろうか。

　ある行為をする目的は理解していても、「どのように」というHOWがわからなくなるという事実は、運動のプログラムの形成や想起は、単純に記憶されているということではなく、現在の身体部位からの体性感覚情報に基づいたオンラインの情報に強く影響を受けていることを意味するのではないか。

　話を症例Mに戻そう。

「先生。水道の蛇口に手を伸ばすのですが、いつも届きにくく、また蛇口をつかみ損ねます。何度やってもです」

　このような訴えがあったので、リーチングを観察してみた。すると、肘関節のみの要素的な肘の関節可動域は、自動・他動いずれにおいても、ほとんど制限はなかった。しかし、行為のレベルでは十分肘が伸展していなかったのだ。

　体幹の前屈が著明となり、右上肢のリーチングは右肩甲帯の挙上、肩関節の内旋傾向が著明であった。また閉眼すると健常な反対側のリーチよりも手前で左にずれていた。今述べた情報器官としての身体部位の問題は受傷した関節より近位で生じている。

「朝食時にパンにバターナイフでバターをぬろうと思うのですが、思うようにぬれません。歯磨きをしようとすると、実はどのように磨けばいいかわからないのです。うまく磨けないのです」

これは受傷部位より遠位の関節で生じた問題といえる。二次的な問題として、軽度だが手関節の背屈制限と前腕の回外制限があったからとみることも可能だ。確かに関節の制限も問題なのだが、行為の遂行時には関節の動きが非常に硬かった。そこで手関節や前腕の回内・外に関する運動覚情報は大丈夫なのだろうかと疑問をもった。そこで評価してみた。結果は手関節のみならず、前腕の回内・外に関する空間的な情報は歪んでおり、健側と比較してもらうと‥‥‥‥

　「運動の速度や程度があいまいで、ぼやけている」

　と記述したのだ。やはり、優先すべき訓練（手段）は、各関節の機能を取り戻すことではないか、そう思う。

　望む随意運動が遂行できるためには適切な運動プログラムがつくられる必要があり、運動を適切に組織化するためには関節からの情報が必要なわけだ。だから優先すべきことは、各関節の機能を発揮するために必要な情報を構築する（まとめ、つくりあげる）能力を取り戻すことなのだ。

　「どのように‥‥」という言葉は、受傷後の運動プログラミングでは以前のような行為が遂行できていないことの表れで、それを修正する術をもっていないことを表していると解釈できるからだ。

　関節を情報器官として捉えた訓練（手段）が、関節可動域および筋力低下の改善という目的を達成すると考えられるのだ。目的と手段の混同はこれで生じない‥‥。

　また、症例Мは、ある日こう訴えた。

　「フマキラー（スプレー式の筒状の殺虫剤）を押せないのですよ」

　その時の手首の動きを真似てもらうと、手関節の背屈が不十分であった。他動運動においては概ね健常の関節可動域を有していたが‥‥。

　彼は、庭先で作業をしている時、蚊が気になったらしい。そこでフマキラーを倉庫に取りに行って、「よっし」とフマキラーで「シューッ」と蚊を退治するはずだった。でもなんと少し押すことはできても噴射できないので、「蚊を仕留めることができなかった」と訴えてきたのだ。これはどういうことだろう。よくよく彼の動きを観察してみると、噴射する部分を押そうと示指を屈曲すると、手関節が掌屈していき缶から手掌面が離れていくのだ。

　そこで、訓練として、手掌面はフマキラーの缶に見立てた対象物に接触させ続け、その中で手関節の空間的な訓練を実施した。手関節の背屈位によって蚊を狙う

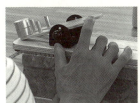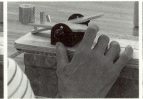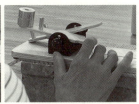

図21　示指による重量覚課題

噴射部の向く先は異なるという設定だ。次に接触面として手関節は一定の角度を保持し続ける中で示指の単独で押すことを想定した、示指による重量覚課題を介した訓練を少し行った（図21）。驚くかもしれないが、健側と比べると、非常に努力性が強く、またより重く知覚されていた。

しかし、その課題中に手関節と接触面への注意、そして接触面への少し圧していくような知覚が得られると示指の硬い動きも減少していき、重量の知覚も健側同様になっていった。その結果、殺虫剤を自由に使いこなし、蚊を仕留めることができるようになった。

症例Mの受傷部位は肘だ。しかしこのような事態が生じるのだ。

情報と代償運動そして学習

次に重要なことは、代償運動は誤学習の結果であるという捉え方だ。

症例Kは左手の橈骨遠位端骨折によって痛みや関節可動域の制限が生じたので、お茶碗や鍋を把持するには当然肩関節の内転・外転・外旋等の代償動作を余儀なくされた。このような肩関節の代償動作は買い物に行ってお釣りをもらう場合にも見られる。前腕を回外位にして手を差しだすことができないからだ。確かに骨折している間はいたしかたない。家事動作全般はしなくてはならないのだから。

患者の多くが日常生活上必要な課題に迫られたり、自分のしたい欲求を抑えることがなかなかできない状況で動作を反復することによって、それを学習すると解釈できる。つまり受傷して使えない関節部位の代わりに他の関節運動を介してその課題を達成するので、本来とは異なった運動のパターン、つまり代償運動がつくられたという意味だ。

しかしながら問題なのは痛みがかなりとれ、関節の可動域や筋力は概ね日常生活に支障のない範囲まで回復したとしても、代償動作が残存する場合がしばしばみら

れることだ。症例Kも症例Mもそうだ。

　通常、私たちは関節から得られた情報（感覚フィードバック情報）に基づいて、巧みさを増していく。学習過程によって最新の運動を組織化する仕組みがあり、常にアップデートされていくのだ。これは脳のおかげだが、整形外科疾患によって、本来の感覚受容器の意味、すなわち情報器官としての機能が変質する事態が生じた場合も、誤った形だが学習されていくのだ（図22）。

　だから代償運動が修正されるための訓練は、当該関節の運動覚情報がもたらす行為の変化を患者に気づかせることから始まるといえる。そして当該関節の情報の組織化には、患者が当該関節へ注意を向け、動きを感じ取りながら、他の関節とのつ

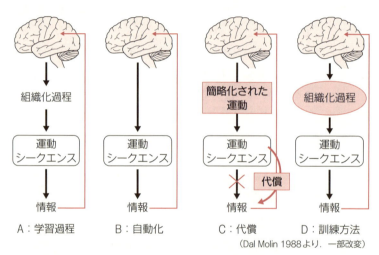

（Dal Molin 1988より．一部改変）

A：学習過程とは、身体を介した環境からの情報を獲得しながら中枢神経系で運動の組織化（運動のプログラム形成）を図り、意図した適切で順序だった複数の筋収縮の組み合わせ（運動シークエンス）となる調整過程を意味する。この調整は、運動の結果としての感覚フィードバック情報と運動の意図に関する情報の擦り合わせによってなされる。また、この擦り合わせ（比較照合）は認知過程（知覚 - 注意 - 記憶 - 判断 - 言語）の活性化を介してなされる。

B：自動化とは、身体を介した環境からの情報を獲得し、その情報に基づき運動の組織化が図られ、適切な運動シークエンスとなったこと（組織化の完了）を意味する。

C：代償とは、誤った情報に基づき運動の組織化がなされた結果の現れを意味する。この場合においても一旦運動の組織化が完了したことになり、代償的な運動は自動化していくことを意味する。

D：訓練方法とは、学習過程を踏まえて考案されたリハビリテーションの手立てを意味する。

図22　運動療法による代償の考え方

ながりを再構築していくことが重要なのだ。

システムアプローチ

　更に重要なことは、「人間をひとつのシステムと捉える」[10-12]という視点だ。システムとは、「複数の要素が体系的に構成され、相互に影響しながら、全体として一定の機能を果たす何物かのことである」というのが一般的な定義だ。

　だから身体全体と中枢神経系を含めたものをひとつのシステムと見做すことができる。ある身体運動の異常は、個別の要素と他の要素および中枢神経系を含めた組織化異常の結果生じた現象という捉え方ができるのだ（少々小難しい表現となったが）。

　症例Mの「フマキラーを手に取って蚊を仕留める」という上肢機能とつなげて考えてみるとわかりやすい。フマキラーという殺虫剤が倉庫の一番上の棚にあるとしよう。今立っている自分の場所から空間的にどこにあるかは視覚を介してわかった。次のステップは、では「そこ」へ手をもっていくためには‥‥ということが求められる。肩関節と肘関節が方向と距離の機能を担う。これがリーチングの到達機能ということになる。そして倉庫の棚に置いてあるフマキラーを摑むために前腕と手関節で手掌を缶の面に合わせていく機能を担う。これが接近機能だ。更にそのフマキラーの直径、形状に合わせて手指の関節を開いて、手掌面全体で包み込むようにして摑む。これが把持機能だ。そして人差し指で「シューッ」とプッシュするのが操作機能だ。

　この上肢の機能システムは到達・接近・把持・操作の主に4つに分けることができるが、症例Mの記述、「先生。水道の蛇口に手を伸ばすのですが、いつも届きにくく、また蛇口をつかみ損ねます。何度やってもです」、これは肘関節のリーチング機能の距離という情報の変質によるシステム異常だ。まあ肘頭脱臼骨折だから当然ともいえる。

　「朝食時にパンにバターナイフでバターをぬろうと思うのですが、思うようにぬれません」。これは前腕と手関節を主とした、パンという対象に対してバターナイフの面を合わせるという対象との適切な関係をつくるための情報の異常によるシステム異常だ。更にフマキラーの噴射部分を押せないという指の操作機能の異常事態まで生じるのだ。

　このように「部分的な局所の問題は、身体全体のシステム異常につながってい

く」[10-12]のだ。各関節は単なる身体を支える力学的器官、実際の運動を遂行する実行器官という視点に留まらず、適切な運動を組織化するために必要な情報を脳へ伝える情報器官として捉えなおし、人間をひとつのシステムとしてみる視点が必要なのだ。

　また、関節の求心情報は、将来遂行される行為を予測制御するという役割を担っていると考えられる（Johanson 1991）という[2]。この観点を欠いて従来の運動療法のみで能力回復を果たしたとしても、損傷部位の再発可能性や急性期の代償運動の残存はあるかもしれない。

　だからこのシステムという視点を持ち込んだ介入が重要なのだ。

　そして、このシステムの話に補足しておくべきこととして「互換性」がある。当たり前の日常の中で述べていこう。

　もし、あなたがお風呂に入ろうとした際に、片手に洗面器を持って、もう片方は怪我をして湯につけられないとしてみよう。浴槽に溜めたお湯の加減を確かめたい場合はどうするだろうか。通常手で確かめたり、かき混ぜたりするだろうが、今それはできない。そうすると、おのずと、おのずとだ、足先を入れて湯の温度を確かめ、熱ければ足でかき混ぜるという行為をしている自分に出合うはずだ。本来は肩関節が湯をかき混ぜるための運動を果たすだろうが、その機能と類似した機能をもつ、股関節がその役を引き受けるのだ。股関節の特化した機能は「どこに」足を運ぶかという方向性の役割があり、肩はリーチングにおいて、「どこに」手を伸ばすかを主に決めるという類似性がある。

　歩いていてちょっとしたゴミが落ちていたとする。それを拾うこともできるが、足でほうきのような動きをしてそれを道の端へ避ける、つまり上肢で本来行う「掃く」という行為もできる。大瓶のふたが開かない。押さえる方の手が油で滑る、このような時、股で挟んで開けるという行為がおのずと生まれる。

　これらは本来上肢で道具を操作するという動き全体を下肢全体の動きとして変換し、道具そのものを靴の側面や足底や大腿部で肩代わりしているのだ。

　何かで両手がふさがっている。思わず脇に物を挟み、更に物を追加して持つ、このような行為が生まれてもいい。これは本来腋窩と肋骨間においては、物を挟むというような機能はないが、状況によって母指と他の手指間で行われるべき挟む、摑むという行為を上肢と他の身体部位へ変換させたということになる。

　あるいは両手がふさがっていて、でも扉や引き出しを背中やお尻で閉めたりす

る。これは本来肩・肘のリーチのような伸展方向の腕に加え、手のひらなどを対象物と接触する面として押し付けて、引き出しを閉める。この手という面が使用できない時、その面を臀部へ変換する。あるいは閉める時の押す力を体幹の側屈や屈曲によって実現することになる。手では外せない密着したものや小袋を、歯をハサミ代わりにしてちぎる、切るという行為がでてもいい。

　このように挙げればきりがない。身体の各部位は特化した機能を有していても、その時の状況に応じて、互換性をもたせる仕組みがあると考えられる。人間の身体とは、このようなシステムを有しているのだ。ではなぜこのようなことがおのずと、おのずと実現できうるか。やはり身体経験を介した「思考」をすることができるからではないか。ここで思考という時、言語を含めた認知プロセスの関与を意味している。つまり経験の自覚がベースにあると思うのだ。

　このように人間をひとつのシステムとして見た場合、各関節部位や接触面は他の部位と互換性があり、その都度状況に合わせてギアチェンジ、シフトチェンジするようなものだ。

　おそらく、これと本質的に同じことをベルンシュタインは「適宜性」という言葉で表現していた[13]と思う。患者さんはこのような適宜性を有しているだろうか？ この適宜性を有しているか、否かで本当に機能回復ができているかがわかる。なぜなら健常な私たちはそれができるからだ。

症例K、症例L、症例Mから学んだこと

　整形外科疾患の本質的な問題は、当たり前の行為を遂行するための運動プログラミングの形成と想起に欠かせない情報が、受傷部位をはじめとした各関節から得られないことのようだ。それを如実に表しているのが症例K、症例Mらの意識経験の記述だった。

　そして整形外科疾患の訓練も、身体と脳を含めたシステムとして捉える視点が重要だということを強く思った。目的と手段の混同を避けるには、情報器官としての関節の機能を取り戻すことを考えた訓練をすることが優先されるべきかもしれない。

　また整形外科疾患の代償動作の残存が誤学習の結果だと解釈すると、物理的な身体を治療するのではなく、情報器官としての身体を脳とひとつのシステムと見做して治療するのだ。そうした訓練によって、その相互作用が再び適宜性を有した身体に仕立て上げてくれるのだと。

~~~~~~~~~※~~~~~~~~~

　整形外科的疾患で問題は他にもある。それは「痛み」についてだ。その中でもとりわけセラピストを悩ますのは、慢性的な痛みを呈した症例に出合った場合だ。では次は患者の身体を触れることさえなかなかできずに難渋した症例Nについて述べていこう。

文献

1） 本田慎一郎, 玉木義規, 他：円錐形の治療道具の考案－第5中手骨骨折2症例から小指の特化した機能へ. ポスター発表スライドおよび資料, 第13回認知神経リハビリテーション学会学術集会, 2012.
2） Franca Pantè（小池美納・訳）：認知運動療法講義. 協同医書出版社, 2004, pp.141-198.
3） 本田慎一郎, 福井聖, 他：Mirror Therapyによって著明な鎮痛効果があった頚椎症性脊髄症の1症例－介入方法の検討. 日本運動器疼痛学会誌 7(1)：63-67, 2015.
4） Ramachandran VS, Rogers-Ramachandran D：Synaesthesia in phantom limbs induced with mirrors. Proc Biol Sci 1996; 263: 377-386.
5） V・S・ラマチャンドラン, サンドラ・ブレイクスリー（山下篤子・訳）：脳のなかの幽霊. 角川書店, 1999, pp.29-98.
6） V・S・ラマチャンドラン（山下篤子・訳）：脳のなかの幽霊、ふたたび－見えてきた心のしくみ. 角川書店, 2005, pp.5-42.
7） V・S・ラマチャンドラン（山下篤子・訳）：脳のなかの天使. 角川書店, 2013, pp.48-69, p.236.
8） 住谷昌彦, 宮内哲, 他：幻肢痛の脳内メカニズム. 日ペインクリニック会誌 17 (1)：1-17, 2010.
9） オリヴァー・サックス（金沢泰子・訳）：左足をとりもどすまで. 昌文社, 1994.
10） 宮本省三：片麻痺－バビンスキーからペルフェッティへ. 協同医書出版社, 2014, pp.258-265.
11） カルロ・ペルフェッティ：整形外科的疾患に対するリハビリテーション治療. 認知神経リハビリテーション学会学術誌 2012：3-22.
12） カルロ・ペルフェッティ（小池美納・訳）：身体と精神－ロマンティック・サイエンスとしての認知神経リハビリテーション. 協同医書出版社, 2012.
13） ニコライ・A・ベルンシュタイン（工藤和俊・訳）：デクステリティ 巧みさとその発達. 金子書房, 2003, pp.254-295.

13

「触れられると思うだけで痛いです」

触れない慢性頸部痛患者への介入

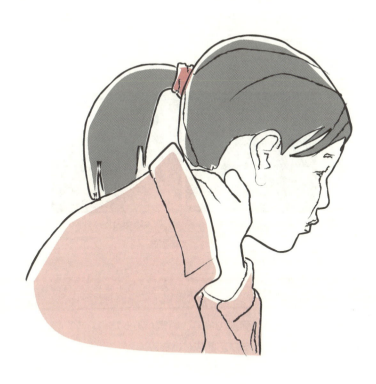

はじめに

「痛くて、痛くて、触れられると思うだけで痛いです」そういう訴えが続くとセラピストとしてはお手上げだ。そんな経験はないだろうか。

なんとか直接こちらが触れずに介入はできないか？ そんな手品のような遠隔操作的なことは………考えられなかった。しかし、入院の症例であったので毎日治療はあった。逃げられない。必死に考えた。そしてある知見を見つけた。それが応用可能だと感じた瞬間まで、祈る思いだった。祈る思いでいるのは患者なのに…。

症例 N

50歳代、女性、右利き。

現病歴は、X年1月に自転車走行中に車と接触・転倒し、他院にて頸胸椎捻挫、および第三胸椎棘突起骨折が認められた。MRI上の神経損傷は認められなかったが、頸部と右上肢の痛みが慢性化していった。また受傷約10か月後のX-rayでは異常を認めなかった（図1）。

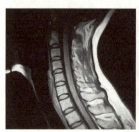
受傷後18日目

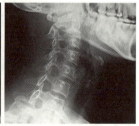
受傷後10か月

図1 X線画像

痛みという症状の解釈

症例Nは以下4点の上肢、頸部の痛みの特徴があった。
1）安静時の灼けるような痛みと重苦しい痛み。
2）他動的な運動でビーンと走る痛みの惹起。
3）自らの運動イメージで痛みが惹起。
4）自らの注意（意識）が自己身体へ向くだけで疼痛部位の痛みが惹起。

これらの痛みに対して受傷2か月目から約10か月間、様々な介入を試みた。しかし物理療法以外の運動療法全般（触れられること、圧すること、動かされること全て）に強い抵抗を示し、積極的な介入は困難な経過を辿った。

　症例の特に首と肩が痛いという症状は、日々増悪の一途を辿り、上肢、体幹背部、下肢、顔面、口腔内の全ての右半身にまで痛みが拡散していった。まるで片麻痺のような症状となっていった。また背中は椅子にもたれるということだけでも不快感があり、食事では口腔内の痺れと不快感により、よく誤って舌を噛んでしまうこともあると記述していた。また、介入初期から半年間では「右半身の背中には皮膚を仮に剝いだら分厚い1cm程度のカビが生えている感じがしてならない」という経験や、痛みが放散する時は、「ミミズのような細いものがいきなり這うようで気持ちが悪い」という経験も有していたのだ。更に院外に駐車している自動車の色は「すべて黒に見える」と訴え、動く自動車を見ることも一切できなかった。

　しかし、後方観察における視線方向認知課題[1]を手がかりに、いくつかのオリジナルを加えた訓練を展開したところ、不快で気持ち悪い経験は軽減していき、頸部痛および頸部の関節可動域が改善し、日常生活に改善が認められていった[2]。

　介入初期時の日本語版Neck Disability Index（NDI）は、43点だった。Visual Analogue Scale（VAS）は、常時100mmを示し、頸部の関節可動域（自動）は左回旋5°、右回旋は不可という非常に本人にとってつらく、苦しい状態であった。

　では、どのように症例の症状を解釈し、訓練を展開していったかについて、臨床実践に欠かせない5つの視点を順を追って述べていこう。

[認識論的視点]

1) 問題提起：どうしてMRI上の神経損傷も認められないのに頸部の痛みが慢性化していったのだろう。

2) 仮　　説：症例Nの慢性的な痛みは、頭頸部の運動のシミュレーションと眼球運動（視覚）に伴う頸部の運動（運動覚）間の情報の不一致の経験の蓄積が原因ではないか？

　つまり、受傷による頸椎捻挫による痛みにより、過剰に頭頸部は固定化され、不動となった。そして目と頸部の協調的な運動が阻害され、同時に有痛性のスパズムが生じる、そして頭頸部の運動の抑制とその運動の抑制の代償として過剰な眼球と体幹の運動が強化されていく。この背後では当然、頭頸部の不動による感覚情報の減少が生じ、本来の感覚フィードバック情報が枯

渇状態となり、中枢神経系への情報が伝達異常となっていった。この異常な状態で運動のプログラミングが組織化されていくので、結果的に脳内の身体再現部位の狭小化[3]や変質が生じていく（痛みと脳内の身体部位の狭小化は一定の関係性がある）。

このように受傷をきっかけとして、本来の頭頸部を介した体性感覚情報と視覚情報の整合性ある状態は一気に崩れ、この崩れた状態の持続が「痛み」の慢性化へつながっていったという仮説だ（図2）。

このような仮説を立てたのは、イタリアからもたらされた考え方に接していたからだ。「人は痛みがあるがゆえに身体を感じられないのではなく、身体を正しく感じられないがゆえに痛みが生じるのではないか」[4]。つまり、痛みは身体受容表面の「機能」の変質が表出されたものだというのだ。「身体が知覚する能力を取り戻せば、痛みを感じる必要はなくなるはずだ。痛みの意味は、誤った体性感覚情報の構築に注意をむけることにあるのだ」[4]。このような提言を拠り所にしながら、ひとつの仮説を立てたことになる。

[神経生理学的視点]（研究知見など）

とはいえ、情報の不一致という観点をもつのはイタリアだけでは当然ない。近年多くの著名な研究者が報告している。また痛みに関する知見の多くは松原らの著書『ペインリハビリテーション』[3]が非常に参考になった。以下にまとめる。

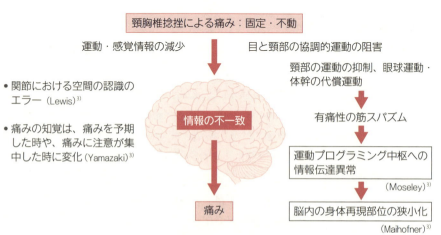

図2　情報器官としての機能の変質

1. 運動の意図と結果の解離が痛みではないか

　Ramachandranは、幻肢痛はなぜ生じるのかという臨床的疑問に関して、運動の意図と行為の結果（とりわけ視覚）という脳内の情報の不一致によって痛みが生じるのではないかと仮説を立て、ミラーセラピー（図3）という訓練で検証し、痛みの改善を報告した[3]（ミラーセラピーについては「12」章の症例Lも参照）。

2. 運動・知覚ループの破綻によって病的疼痛が出現するというモデル

　Harrisは、なぜ、車酔いという不快な状態が生じるのかという疑問に関して、前庭覚－視覚－固有受容系からの情報間の何らかの不均衡によって生じるのではないか、そして、痛みも同様のメカニズムではないかという仮説を立てた。つまり各種の情報をもとに、環境（対象）と関わるために感覚と運動を連携させ、行為をプログラミングする機構が脳にあり、この機構が破綻すると不快感や慢性痛を生むという仮説である[3]。

3. 視覚情報と体性感覚情報の不一致が痛みを生みだす

　McCabeらは、健常者を対象に鏡を用いて自己身体に関する視覚情報と体性感覚情報が一致せずに、知覚－運動ループが破綻した状況、つまり脳にとって健常ではない肢を人為的に作りだした。すると、疼痛などの異常感覚が出現することを明らかにしている[3]。

　このような知見から痛みはもう、物理的な運動器の損傷、あるいは末梢神経の損傷のみで出現するのではないことはグローバルスタンダードとなったと思われる。人間が何かの出来事を経たという経験とそれに伴う脳の可塑的な変化として、「痛み」が現象として出現する。そう解釈したほうが、患者の症状を理解しやすいだけでなく、現在の脳科学的な知見とも整合性があるのではないかということだ。この

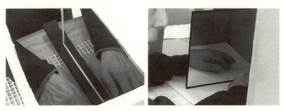

図3　ミラーセラピー

観点がなければ、やはり整形外科的疾患の前章でも述べたが、目的と手段の混同は生じうるとなるわけだ。

[認知的視点]

症例Nのプロフィールの抜粋を**表1**に示す。

最大のPositiveな因子は、他者の頭頸部を後方から観ていても痛みは生じないということだった。なぜなら、他者から触れられることを想起するだけで、あるいは視覚的にそう見えるだけで、身体は逃避的な反応を示す、つまり近づいてきた私の手の反対へ体をのけぞらせるほどだからだ。

そしてわずかだが、他者の頭頸部を後方から観ながら、その人がどこを見ているか推定させる時は、ほとんど頸部を動かそうとはしなかった彼女が、体幹などの代償があるとはいえ動かしていたことが観察されたのだ。また、安静時は灼熱感と重苦しい痛みがあり、その痛みは何らかの運動によって上肢まで放散するが、後方から他者を観察し、どこを見ているだろうかということを思考させている最中に痛みを訴えることはなかったのだ。

更に、動かそうとするだけで痛みがでて痛みに注意が向きやすいが、やはり他者の後頸部を後方から観察して、どこを見ているのだろうかという意識の志向性が働いている時は、痛みを訴えなかったのだ。

とはいえ、頸部を動かすイメージの想起で痛みが増悪するという特徴もあったので、受傷部位の直接的な運動イメージの想起はこの時期は活用できず、頸部に接触

表1 プロフィールの抜粋：回復の促進因子と阻害因子

促進因子（Positive）	阻害因子（Negative）
・他者の頭頸部を後方から観ていても痛みはでない ・訓練に対する意欲が高い ・また注意の持続性も高い ・記憶力が高い ・自分の経験を豊富に言語化できる ・訓練の持続的効果は低いが、確実に蓄積できる ・視覚を介した左側空間の認識は概ね可能	・ほとんど頸部を動かそうとしない ・安静時は灼熱感と重苦しい痛み ・運動時は上肢まで放散する ・自己身体（右）は触れるだけでも不快感・痛みがでる ・動かそうとするだけで痛みがでて痛みに注意が向きやすい ・頸部を動かすイメージの想起で痛みが増悪する ・視覚を介した右側空間は治療者が1つの指標分しか頸部の運動をしていないにもかかわらず、指標2つ分の運動をしたと認識する

するような課題も、触れられることの想起でも痛みが出現することがあったので、困難を極めたのだ。

　ここで、痛みと運動イメージについて、そして痛みと触れるという経験について少し述べておこう。

　痛みを抱えた患者は、動かそうと思うだけで、動かされると思うだけで、物に触れさせようとするだけで「痛い」と感じたり「不快」に感じることが多い。

　このような時、どんなものが好きか、何をしている時、何が一番気持ちいいと感じるか、どれもが嫌といったとしても一番マシなものはどれかなどを聞いていきながら、進めていくと少し道が開けた臨床経験があった。つまり、その人なりの個人史を拾い上げ、それを直接的な治療材料と重ね合わせるか、運動のイメージと重ね合わせるという方法をとることで痛みの治療が促進されたのだ。

　過去の自験例で印象に強く残っているのは、健側の本来知覚しうる運動のイメージや触覚的なイメージではだめだったが「愛犬を撫でるイメージの想起」（図4）が有効であった例だ。

　つまり、接触させる対象を情動的な快を想起させる対象と重ね合わせるという戦略だ。少しでも触れることができるという経験を積めれば、しめたものだ。それを契機に触覚と運動覚を連動させ、動くことに対する恐怖も減らしていくことができた。

　使用する言語にも実はポイントがあると思っていて、「愛犬に触れる」と「愛犬を撫でる」とでは外部観察的には似ているように思うが、内的に想起されるものは全く異なる可能性がある。「撫でる」とは、愛情のこもった方法でその対象に触れる、擦るという意味が含まれていると思う。単に「愛犬」だから、愛があるからいいのではないかということではないし、撫でるというのは軽い接触を意味するのだから、それほどこだわる必要はないと思う方もいるかもしれないが、私はそうは思わない。

　いずれにせよ、このような進め方は、①痛みや過剰な筋収縮をできるだけ引き起こさせずに、少しずつ痛くない範囲から動かすことが可能となる（触れる）；②関節（身体部位）の機能という観点、すなわち情報器官として捉え、中枢神経系も含め情報の整合性を図るという視点で展開してい

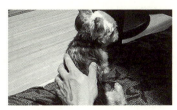

図4　「愛犬を撫でる」

ける。すなわち目的と手段を混同せずに「痛み」の制御を図っていく訓練ということになるのだ。

　もうひとつは、触れるという経験の中に違うモダリティを介在させるという戦略だ。ある患者は、手掌面にアロディニアを呈し対象物に触れることは拒んだが、お湯に手をつけることやアイスノン（冷却枕）に触れることは許した。そこで、その当時の私はアイスノンを治療道具として用いたのだ。アイスノンは一般的に寒冷療法として用いられる。その生理学的作用として、(1)血管収縮による血流量の低下、(2)代謝活動の低下に伴う、発痛物質の産生抑制、(3)筋紡錘のインパルスの発射頻度の低下、(4)神経伝導速度の低下、(5)痛覚受容器の閾値上昇などがある。

　しかし、症例Nに対してこの生理学的作用によって疼痛の軽減を図ろうとは考えなかった。何を考えていたのかといえば、主に以下のことである。①手に対する素材の識別などの接触は「痺れ」や「痛み」に注意が向きやすく、スタンダードな課題に向き合えないが、アイスノンのような対象では不快感や疼痛発生をさせない（cold allodyniaは認められない）。②温度覚の情報は、形態学的分類では痛覚と同様のC線維である。しかし、「痛い」と「冷たい」という情報は類似点もあるが違うということを経験させることもできるのではないか。③アイスノンを手から離した場合、しばらく冷たさの「余韻を感じさせる」ことができるのではないか（氷などをしばらく触れ続けているとジーンとした感じが残るあの感じだ）。つまり、結果として意識的に自己身体に注意を向けさせ、かつ持続的に注意の強度を強めることが可能になるかもしれない。やがて触覚と圧覚を感じ取っていくためには、注意の持続による「ある程度の時間」が必要なのではないか。④冷たいのが来る（接触）という心の構えをつくる、すなわち期待と予期をつくっていく。触れると痛みが来るという不安予期から、あくまで冷たいのが来るという予期へ、つまり痛みではない接触情報が伝わってくるという変化を期待できるのではないか。

　とこのように考えたのは、「快」的な対象をイメージすること、「快」的な対象と自己身体がどのように関わるかというイメージの想起に関係する言葉の選択、そして対象の特性を生かしたモダリティの変更で対処できた痛みの改善に関する経験の蓄積があったからだ。

　しかし、いずれも症例Nには全く及ばず、私はいわゆる無力だった。よって直接的な視覚を介し、かつ他動、自動を強く求めない中で、可能性を見出せる訓練はないかと思っていたのである。

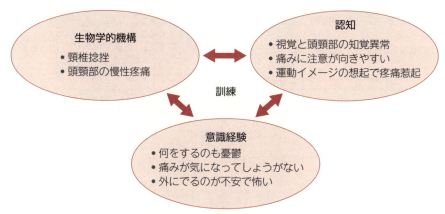

図5 認知神経リハビリテーションの3つの要素

話を症例の評価内容へ戻そう。

認識のレベルとしては、視覚を介した右側空間は治療者が1つの指標分しか頸部の運動をしていないにもかかわらず、指標2つ分の運動をしたと認識するという傾向はあったが、この点は訓練で修正可能だと思っていたので、大きな問題として考えておらず、むしろそのような問題が痛みがでる運動とは異なる側（左頸部回旋）にはないのだから、その感覚を大事にしていこうという指導ができると踏んだのである。

生物学的機構と認知、そして意識経験という三項目を関係づけたのが図5である。

［作業的視点］

1) 対象部位：頭頸部と視覚
2) 異常要素：慢性頸部痛による、頸部の運動不全
3) 感覚モダリティ：運動覚
4) 認知作業：空間問題（方向）
5) 治療道具：21点の指標（1つの指標は1cm角。1〜21の数字が書かれている）と特殊眼鏡（鼻根10cm前の位置に直径3cm大のスコープを付け両眼視野を制限した特殊な眼鏡）を作製し、患者に装着させた（図6）。
   ※なぜこの特殊な眼鏡を作製して、用いたかの補足が必要だろう。何もつけない場合は、眼球の動きで代償がほとんど可能であるからだ。見ることを前景にだして、当初は首を動かすことを背景にしなければ痛みが誘発されるということ、そしてこのような特殊な眼鏡

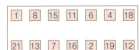
21点の指標は日によって
ランダムに取り付ける(例)

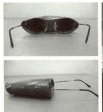
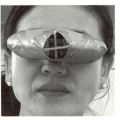
図6 治療道具

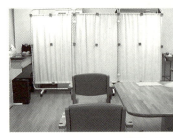
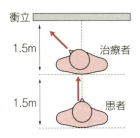
図7 治療設定

を使うと潜在的なレベルで動かさなければ見えないという条件にでき、そのほうがうまくいくと踏んだからだ。

6) 肢位：座位

[教育学的視点]

1) 内容：頭頸部の動きを正確に捉えられるようになることで痛みは制御できる。
2) 方法：患者は治療者の後方1.5mに着座し、治療者は前方1.5mの壁に設定された指標（21点）のいずれかを注視する。患者は治療者の後頭・頸部の運動を観察し、治療者がどの指標（何番の数字）を見ているかを求められた（図7）。

【介入の段階づけ】

段階1：限定的な範囲内にある空間内の指標（図8の①②の範囲）
　　　　※痛みや過剰な筋収縮をできるだけ引き起こさせないよう、痛みを想起させない範囲①から実施して②へ広げる。

段階2：全ての指標（21点）の空間（図8の③の範囲）
　　　　※情報器官である頸部の損傷は末梢部位の問題のみとして捉えるのではなく、中枢神経系も含めた情報の整合性を図るという観点か

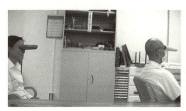
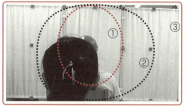

図8　段階1・2

　　　ら訓練する。
　段階3：自分の運動イメージを活用（閉眼で治療者が眼前に居ると想像して、
　　　　指定された指標へ自動運動を行い結果と比較照合）。
3）目標：調理の動作で左右のキッチン空間を適宜を見られる（頸部）。

訓練の展開（視線方向認知課題）

では初回の訓練の実際のやりとりを一部紹介する（特殊な眼鏡を当初はつけないで実施）。

Th● ちょっと今日は時間がないので、次回から行う予習だと思ってください。
　　僕は今明らかに右か左を見ていると思いますか？（正中位を見ている）
Pt◆ わかりません。
Th● 質問を変えます。
　　僕は目と鼻先、あるいは目と頭は同じ方向を必ず向きます。そういう約束事としましょう。僕は今、明らかに右か左を見ていると思いますか？（再度正中位を見ている）
Pt◆ ちょうど真ん中ではないです。
　　ちょうど真ん中ではないですよ。先生は真ん中、見てますよっていうかもしれませんが、私にはそう思えません。
　　ずれてます。左隣りの番号とちょうど半分の位置にある所を見ている感じがします。
Th● なるほど。
　　では、ちょっと質問させてください。私の体と頭について聞きます。私の体と頭は捻じれているように見えます？

  Pt◆‥‥‥‥見えません。
  Th●OKです。概ねで今日はいいですよ‥‥。多少ずれているとしても今日は
   よしとしましょうよ。それはそれとしておいておきましょう。
   どちらかというとどっちという程度でいいです。
  Pt◆わかりました。
  Th●では概ねでいいので、何番あたりかという感じでいいです。
   では今から、私が見ているのは何番かを、後ろから観て当ててください。
   できるだけ体は動かさないでください。
   ではこれは何番でしょう？（左側へ軽度の回旋）
  Pt◆先生は今5番見ていると思います。
  Th●正解。では次です。これは？（先ほどより更に左回旋が必要な場所を見る）
  Pt◆8番です。
  Th●正解です‥‥。
   とまあ、こんな感じで私が直接首を触って動かすという方法でも、肩を動
   かすのでもなく、まず僕の後ろを見て、どこ見てるの、この人って感じで
   いいです。

上記のように、上下左右とそれほど大きな空間的な距離をつくらずに実施した。そして、次回までに症例Nの後ろから撮ったビデオ記録を確認した。その結果、ほとんど首の動きは生じていなかった。そして体を傾けたりすることが時折観察された。
そこで、特殊な眼鏡を用いることで、眼球の動きで代償してどこを見ているかを推定するのではなく、結果的に頸部の回旋が生じるような仕掛けとする必要性が生じたのだ。

  Th●では今日は前回とほぼ同じことをします。一つだけ違うのはこのメガネを
   かけてください。そして、私が見ているのは何番かを、後ろから観て当て
   てください。できるだけ体は動かさないでくださいね。
   ではこれは何番でしょう？（左側で軽度の回旋）
  Pt◆先生は今5番見ていると思います。

症例の左側の軽度の頸部回旋が認められ始めた。体幹の代償はまだある。

  Th●正解。では次です。これは？（先ほどより更に左回旋が必要な場所を見る）

Pt ◆ 8番です。
Th ● では真ん中に戻りますよ。
Pt ◆ はい。
Th ● ではこれは？
Pt ◆ 少し右です。
Th ● 正解。どのようにして当てているのですか？
だって、僕の目を見ているわけではないですよね？ あ、たぶん、あそこを見ているってわかるのは、どのようなことを決め手にしているのですか？
Pt ◆ ‥‥‥‥先生の頭の後ろ、首あたりの動きを観ていると‥‥
Th ● なるほど‥‥自分の首もじゃあ動かしているの？
Pt ◆ あ、あっ痛いです！！（首を押さえる）
Th ● ちょっと休憩しましょう。

――再開――

　上記の内容を再度進めていった（図9）。その中で、空間的な指標を徐々に拡大するという難易度の調整もあるが、より狭い範囲の中で指標の違いを認識させる、あるいはあえて私が指標を見る時の速度を上げる。更には動かす指標を1点ではなく数点に増やして、どこからどこへ到達したかライブ的にその数点をなぞりながら、実況中継的に言語化しながら私の見ている動きを推定していくように、などのバリエーションを加えていった。つまり認知的負荷を高めていったのだ。多くの患者ではこの認知的負荷は裏目にでることが多いが彼女の場合は違った。むしろPositiveな因子（表1参照）の2つ目に挙げた高い意欲が生かされ、注意の集中を求めるように課題の複雑性をつくっていく、意識を高められるだけ高めるという方向性のほうが、よかったのである。

《運動イメージへ（段階3）》

Th ● では今度は、眼鏡はかけたままですが、目を閉じてください。後で、いいですよといったら目を開けてください。今度は目を開けても、私は前にいません（図10）。でもいると仮想していただいて構いません。私の指示をよーく聴いてください。私が

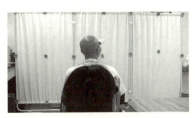

図9　どこを見ているか観察

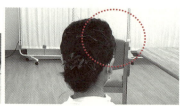

図10　運動イメージを活用

　8番（水平方向の左側）を見ているとしましょう。そしてNさんも、私の見ているのは8番だと後ろから推測できているとしましょう。
　Nさんは先ほど、僕の頭と首の後ろあたりを見て、どこを見ているか推測しているといいましたね。そのことを思いだして‥‥‥‥。さあ、8番を見ている僕をイメージして、そして、あなたはその僕の頭の後ろや首を観て、どのように追っていったかな？　想像しながら、追ってみて！

Pt◆できました。

Th●では目を開けて、眼鏡の十字になった線の中心の概ねでいいのですが、8番のカードはありますか？

Pt◆ちょっとずれてました。

Th●どのように？

Pt◆ちょっとメガネの十字の左側にあります。

Th●結果的にちょっと足りなかったのですね。
　では今の顔の向いている感じを覚えておいて‥‥。
　では、目を開けたままでいいです。もとの真ん中へ戻ってください。
　今度はもう一度8番のところへいきます。私の頭と首の映像をよく思いだして、どんな感じかな、私はどんな感じになると8番を見ている感じかな。もう一度追いかけてきて！

Pt◆はい。できたと思います。

Th●では目を開けて、見て。

Pt◆概ね十字のところへ来ました。

Th●すばらしい。
　では同じ考えでいいです。今度は真ん中へ戻ります。私の頭と首のあたりは右でも左でもない、正面を見ているわけですね。そこからどのような感じでいけばいいか、思いだして追いかけてきてください。

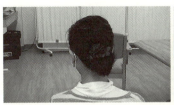 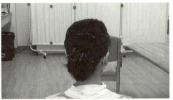

図11　治療中の痛みの訴えの減少

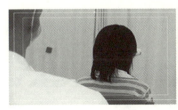 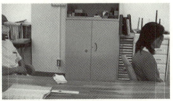

図12　役割の交代

　このような手順で左の空間的な距離を広げたり、右側の空間へも広げていくように進めていった。

　前にいる私の首の捻じれをイメージしても痛みは生じないことから、まずは視覚的なイメージを想起、そして私の頸部の捻じれる感じのイメージ、そして徐々に症例自身の頸部の改善を捻じれとして表現して、イメージしてもらったのだ。この手順でいくと治療中に痛みを訴える頻度は減少し、強度も減弱していくような変化があり、経過とともに治療中はほとんど痛みを訴えることはなくなった（図11）。

　この他、段階4として役割の交代、つまり症例Nが私の役割を、そして私が患者役となって行うことも実施した（図12）。そして、時に私が意図的にわざと誤り、どこを見ているかわからない、もう少し正確に動かしてくれますかとか、どのようにすればどこを見ているかわかるのですか、どのように推定していけばいいですかなど言語的な説明を求めていった。

結果（介入11か月後）

　客観的な結果は表2のとおりである。

　介入約11か月後、NDIは31点、頸部のVASは60〜70mm、治療直後には30〜40mm、頸部の関節可動域は左回旋60〜70°、右回旋50〜60°と改善した。生活レベルでは、自宅での調理動作が眼球運動と体幹の代償動作なく可能となった（図

表2 結果

	介入前	介入11か月後
Neck Disability Index（NDI）	43点	31点
Visual Analogue Scale（VAS）　平常時	100mm	60〜70mm
Visual Analogue Scale（VAS）　治療直後	変化なし	30〜40mm
Range of Motion（ROM：active）	左回旋5°	左回旋60〜70°
	右回旋不可	右回旋50〜60°

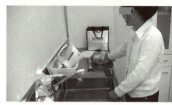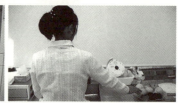

図13　調理動作

13）。持続時間は治療介入後7〜8時間であったが、人に話しかけられた時は自然に後ろを振り向ける、外出が比較的容易になったなどQOLの改善も認められた。また現在職業復帰を果たしている。投薬もpregabalin 75 mg 2回/日の投与は必要なくなり、tramadol-acetaminophen combinationも減量できた（この点は担当医師の助けが大きい）。

更に経過としては、仕事が忙しく来れないという理由で、痛みが残存しているも、1年ほとんどリハビリは実施していない。

慢性疼痛の悪循環[3]と脳について補足しておこう（図14）。

通常私たちが痛みを体験すると、それによる不安や恐怖心を抱かなくて済む思考や認識下では、その痛みに対峙することもある程度できるようになり、回復に向かうことになるわけだ。しかし、そうでない場合、特に症例Nは、交通事故による一時的な原因で生じた痛みと安静による不動、動かすことにより痛みが生じた記憶に伴う更なる不動、そして精神的緊張と同時に筋緊張の高まりの持続、このような重複した因子によって痛みに対峙できず、ネガティブな思考や破局的思考

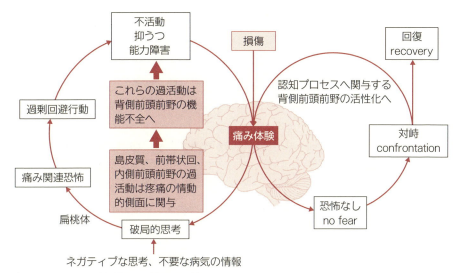

(Vlaeyen JW, Linton SJ : Fear-avoidance and its consequences in chronic musculoskeletal pain: a state of the art. Pain 2000; 85: 317-332より. 一部改変)

図14　慢性痛の悪循環と脳

(catastrophizing) に陥ってしまい、思考だけでなく、行動までもがネガティブになっていったのだ。症例の場合、右半身の背中には皮膚を仮に剝いだら分厚い1cm程度のカビが生えている感じがして気持ちが悪い。痛みが放散する時は、ミミズのような細いものがいきなり這うようで気持ちが悪いという不快感、触れられると激痛が走るという苦痛、視覚的に外にある車はすべて黒く見えると訴えたり、外に出るということそのものを避けるようになっていった。つまり破局的な思考のもと、不安や恐怖心は増長し、活動を制限して様々な行動を避けるようになり、その結果、身体活動性の低下、すなわち不活動状態に陥り、抑うつ症状も増悪し、ADLやQOLの低下といった能力障害も顕著になり、ひいてはこれらのことが痛みの増悪や新たな痛みの発生といった悪循環を形成してしまうのだ。

　一方、このような慢性痛の悪循環をリハビリテーションの視点から断ち切るためには、認知過程の活性化を図るような手立てが重要であったと思われる。

学んだことと残された課題

　今回の鎮痛効果は、器質的損傷後に生じた頭頸部の運動のシミュレーションと眼球運動（視覚）に伴う頸部の運動（運動覚）間の協調性が再構築された結果と解釈

でき、先行研究[1]を支持する結果となったのだが、触れることができないという事態の回避と同時に介入可能性を感じた経験だった。

しかし慢性疼痛化した部位はまるで片麻痺患者のように、首と肩のみならず手指、体幹背部、下肢、顔面、口腔内の全ての右半身に、程度の差こそあれ痛みが残存したままである。従って効果の持続性のみならず、更なる痛みの改善は継続的な課題として残った。

ただし、唯一の心の拠り所は、職業復帰ができており、約2年間経った時点も継続できている点だ‥‥。

今回の症例で学んだことのひとつは、「痛み」は生活の行動範囲を著しく狭め、身体も心も動けなくなってしまうということだ。その一方で、望まないのに過剰に身体も心も揺れ動いてしまう症状がある。そう、失調症はその代表格だ。では次に失調症を呈した症例Oについて述べていこう。

文献

1）信迫悟志，清水重和，他：視線方向認知課題が頸部関節可動域と痛みに与える効果．理学療法学 38(2)：65-73，2011．
2）本田慎一郎，福井聖：後方観察における視線方向認知課題により慢性頸部痛が改善した1症例 口述発表スライドおよび準備資料．日本慢性疼痛学会 2015．
3）松原貴子，沖田実，他：ペインリハビリテーション．三輪書店，2011，pp.95-211，p.362．
4）Perfetti C：痛みに関する講義の文字起こし資料，認知運動療法マスターコース 2007．

14

「揺れる手は私の手じゃないみたい」

失調症状の回復と、残存した不思議な症状

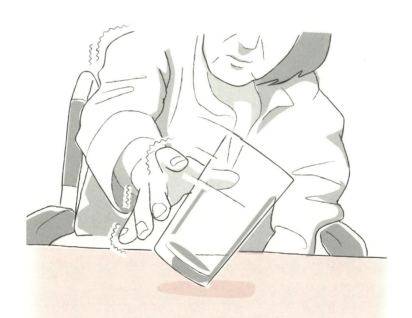

はじめに

　私たちはペットボトルの水をこぼさずに把持することは、お酒を飲みすぎてさえいなければ、それほど難しいことではない。あるいは波の荒い船の上でなければ、体が揺れて足元もふらつくということもない。この当たり前の日常が崩れる時がある。主に小脳機能と関連した障害によってだ。これは以前からわかっていることだ。しかし、この望まない揺れが小脳と関係があるということを知っているという事実は、治療することができることを意味しない。当然、私は今までまともな失調症の治療ができなかった。著明な失調症を呈した患者を過去数例経験したが、生活レベルでは無力だった。訓練室で仮に重錘をつけて、外部観察的に揺れが軽減していても、お風呂に入る時には、重錘をつけて湯船につかることはできないというふうにだ。

　しかし脳科学的な知見をある程度理解し、認知神経リハビリテーションを展開することで、初めて機能的に改善した症例を実感することができたのだ。その私の経験は症例Oを介してもたらされた。この「揺れ」という失調症状は古くから小脳との関係が指摘されてきたが、近年、高次脳機能障害についての報告もなされている。このあたりについても症例Oを介して初めて深く考えさせられた。では述べていこう。

症例O

　50歳代、女性、右利き。
　現病歴は橋出血を発症、人工呼吸器管理が必要な状態となり、閉じ込め症候群となる。閉じ込め症候群とは病巣が橋底部の両側障害で生じることが多いといわれ、意識は清明であるが、四肢麻痺、仮性球麻痺、両側顔面神経麻痺、外転神経麻痺が起きて意思の伝達が不可能となった状態のことだ。彼女は、除脳硬直状態も認められたとのことで非常に重篤であったようだ。
　とはいえ全身状態が安定し、発症から約1か月半後には転院の運びとなり、私が担当となった。

失調症状に関する初回評価

　初回の挨拶時の彼女の訴えは「また右手で食事をしっかり食べたい。物をしっかり持ちたい。手の震えを止めたい、安定して歩きたい」であった。

　右上肢は著明な運動麻痺は認められなかったが、著明な失調症状が認められた。四肢の筋緊張では著明な筋トーヌスの低下は認めなかった。しかし感覚障害としては両側の手指・手関節に表在・深部ともに中等度の鈍麻が認められた。左上肢は運動麻痺が著明でこの時期は弛緩性に近い状態であった。しかし左上肢に著明な失調症状は認めなかった。

　神経学的な観察としては指鼻指試験（finger-nose-finger test）を右上肢に対して実施した。症例Oの検査の結果は図1、図2のとおりであった。症例Oのリーチングは、大腿部に手を置いていた場所から開始されたが、彼女の指先は私が示している指へ到達する前から既に高い位置となっており（図1-1）、次に私の指先に到達しようとするが症例Oの指先は左下へ（-2）、再度私の指先へ到達しようと修正するが今度は右下へ少しずれてしまい（-3）、「今度こそっ」と狙うも、左下へ大きく行き過ぎてしまった（-4）。このような失調症状は、視覚的に確認できる目標点（検査者である私の指）だけではなく、視覚的に確認できない、自分自身の鼻へのリーチも著明にずれていた（図2）。

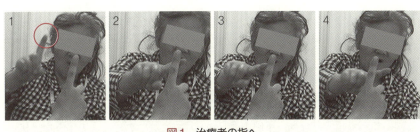

図1　治療者の指へ

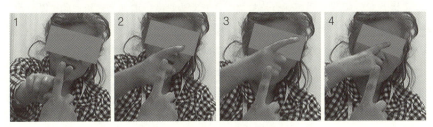

図2　治療者の指から自分の鼻へ

失調症状がどの程度書字という行為に反映するかも検査してみた。結果は、読めないレベルであった。しかし、このような一般的な観察・評価だけでは治療はできないのだ（今回は失調症状に絞って述べていく）。

5つの視点から

[認識論的視点]

1) 問題提起：①なぜ、症例の腕や手が震えるのか、揺れるのか。
　　　　　　②なぜ、小脳出血（梗塞）ではないのに、このような症状が出現しているか。
2) 仮　　説：運動の制御がリアルタイムに入力される視覚情報のフィードバックだけに頼らざるを得なくなった状態で、予測的な運動の遂行が困難となったのではないか。だから運動が行き過ぎては戻るという修正の反復が、目に見える現象としての失調症状なのではないか（上記①に対して）。

この仮説が正しいかどうかは訓練をもって検証することができるから、症例Oの実際の訓練の中で「自らの運動の予測をまず立てられるように、上肢の体性感覚を介して行為の結果の比較・照合を行う」という状況を設定した。

しかしこれでは、なぜ今述べたような問題提起から仮説に至ったのか、その思考プロセスが見えないだろう。そこで神経生理学的視点（研究知見等の知識）と関連させながらこの点から先に述べておこう。

[神経生理学的視点]（または研究知見）

最初に問題提起②「なぜ、小脳出血（梗塞）ではないのに、このような症状が出現しているか」に関して述べる。セラピストであれば「運動失調」と聞けば、その症状がよく出現する脳の局在は、主に小脳であるという知識はもっているだろう。だが、彼女は小脳に病巣はなかった。橋出血だ。これはどう解釈できるのか。

「二次的な小脳機能不全の結果、小脳性運動失調の症状を呈しているのではないか」と解釈したのだ。どういうことかいうと小脳の求心路の1つとして中小脳脚から入るものがあり、それは橋核を介して大脳からの遠心性コピー情報としての意図した運動の情報、または意図的に制御しようとする運動の遠心性コピー情報が、小

脳へ伝えられているとされているからだ[1]。それをイメージ化したのが図3だ。

橋核とは橋底部にある神経核で、錐体路と併走し下行してきた運動指令のコピー情報を小脳へ送り、運動の調節に関係している（比較照合による誤差学習の情報）と考えられている。だからこれが失調症の原因のひとつと考えることができたのだ。

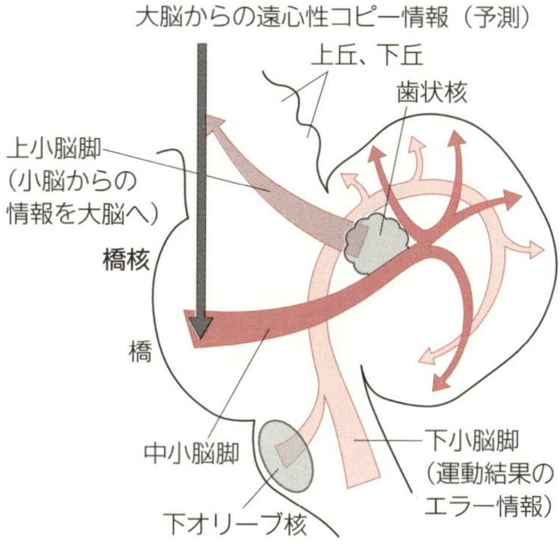

このことを症例のMRI画像に照らし合わせてみる。図4右下の円で囲んだところが病巣で、それを拡大したのが左下の図だ。上のイラストと照らし合わせてみると中小脳脚に相当する部位の損傷がうかがえる。また左上下肢、体幹に相当する部位、すなわち、錐体路の損傷も見て取れた。これで概ね症状と病巣との相関がとれたのだ。

図3　大脳-橋-小脳のつながり

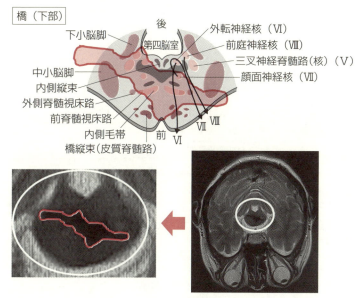

図4　病巣と橋

つまり症例Oは小脳を損傷していないが、病巣は中小脳脚、橋核であったことから、運動に関する遠心性コピー情報（予測的情報）が小脳へ伝達されず（不十分な情報として伝達され）、二次的な小脳の機能不全となったと考えるに至ったのだ。
　ところで、小脳には内部モデルというものが想定されている。内部モデルとは運動の結果を予測し、シミュレーションできるひな型、運動の記憶と呼ぶことができるだろう。
　この内部モデルは生得的に存在するものではなく、感覚運動経験によって獲得されるものだ。言い換えると失敗した経験と成功した経験が比較照合され、「こういう時はこうしたらいいのだ」と成功した身体経験（空間的・時間的・強度的）をモデルとして獲得するのだ。つまり誤差学習によってだ。この誤差学習は、感覚フィードバックに頼る運動の時期（新奇な運動を学習し始める時期）、次に意図した運動と実際の運動の誤差を誤差信号として内部モデルに伝え、その誤差調整が繰り返されることで内部モデルが学習されていく時期、そして最後に感覚フィードバックに依存しなくても運動が成立する時期（誤差のない意図した運動の制御が可能となる時期）と大きく分けて3つの過程を経ていくというフィードバック誤差学習スキーマモデル（図5）のことだ[2]。
　この知見の存在が認識論的視点のところで立てた問題提起や仮説に生かされていたのだ。症例に対しては、自らの運動を予測させ、その情報を適切に小脳へ送るよう導き、実際の行為の結果情報と比較照合する過程を治療として展開することで、二次的に障害を受けた小脳の機能は再び適切に活性化され、失調症状は改善すると考えたわけだ。
　もう少し補足しよう。小脳には内部モデルが想定されているという話は先に述べたが、その内部モデルの形成は小脳のみではなく、小脳と頭頂葉との神経ネット

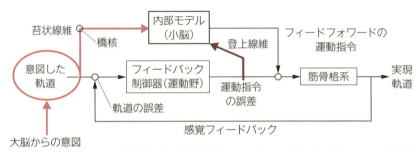

（今水寛：運動学習における小脳の役割．総合リハ32：859-865, 2004より．一部改変）

図5　小脳におけるフィードバック誤差学習スキーマ

ワークによって形成されるようだ[2]。頭頂葉では身体からの体性感覚情報が投射されてから、順次階層的な情報処理がなされ、視覚情報と統合されることで身体像が形成される。そして身体構造や概念化を含めると頭頂葉連合野において異種感覚情報の統合もなされている。このようにみてくると内部モデルの形成には、身体に関する情報は欠かせないということがよくわかると思う。

また内部モデルについて、異なる表現で説明すると「脳からの運動指令の遠心性コピーから、どんな運動結果となるか予測する（順モデル）」というモデル、あるいは「ある望ましい運動結果から、それを実現するための運動指令はどのようなものかを導く（逆モデル）」というモデルの2つがあるといえる。この2つの内部モデルの対応関係の成立（どちらの道筋に対しても思考できるようになること）によって、症例Oの失調症状が改善される可能性があるということだ。なぜなら運動開始前から、このモデルをうまく使えれば（予測を立てられるようになれば）、もう場当たり的な体性感覚フィードバック情報に頼らなくても（症例Oの失調症状に関する病態仮説）、速く正確な運動制御が行えると考えられるからだ。

このようなことを想定した訓練によって、症例Oの機能回復を図ろうとしたことになるのだ。

また「なぜ揺れるのか」という問題提起①に対する仮説を立てた背景には以下の知見も参考になっている。失調症は、随意運動における協調性の障害、随意運動における予測性の障害の結果生じるという報告がある[3,4]。これは主動作筋の活動の遅れが拮抗筋の予測的活動の消失へつながり、現象として測定過大が見られ、更に伸張反射による連続的な活動が生じていくという流れが失調症の本態という見解だ。小脳失調患者では拮抗筋の活動開始が遅れ、目標を行き過ぎたあと、再度目標へ向かってもまた行き過ぎてしまうことが観察されているのだ。

だから症例は、あらかじめ結果を予測する制御ができずに、伸張反射に頼らざるを得なくなり、動作時の揺れ、震えという運動失調が生じたと考えた。そして協調的な運動を行うには、結果を予測して行うフィードフォワード制御が重要であり、場当たり的なフィードバックのみではだめだと考えたのだ。

更に大脳−橋−小脳のシステムとして、橋への投射は背外側前頭前野からの投射が最も密であり、小脳は前頭前野と結びついて認知的な活動に深く関わるという報告（Schmahmann 1999）、キーボードを打つタッピング課題における学習の諸段階で脳血流量を測定し、学習初期が最も活動がさかんであるという研究（Jenkins 1994）、心的なイメージの形成に関与しているという研究（Persons 1995）、運動の

難易度ではなく、課題そのものの難易度に関与しているという研究（Persons 1997）、ペグを差し替える課題において、ただ単に差し替えのみをさせる場合よりも、一定のルールに従って行わせるほうが活性化しているという研究（Kim 1994）、能動的な知覚探索課題（運動と識別の両方を要求される課題）において一番活性化するという報告（Gao 1996）、運動イメージの構築時に活発に活動するという報告（Decety 1990）などがあるという。このような研究の多くはイタリアのセラピストらから教えていただいた[5,6]。

また、小脳は認知的器官であると捉え、治療を組み立てていく必要性があるとも考えさせられた。本例の治療（訓練）は、自分の行為の結果と意図とで誤差が生じている、つまり「思った通りスムーズに手が動いていない」と、まずは視覚を介して確認をすること。そして次のステップとして、ある特定の身体部位へ選択的に注意を向け（上肢のどこに）、運動に関与する体性感覚情報（運動覚情報）を介して、再度意図した運動と一致するかを比較・照合し、その際生じた運動の誤差を判断し、誤差があれば、次にどのような適切な運動をイメージすればよいかを思考していく。この過程が誤差学習となり結果として協調性ある運動の実現につながると考えていったのだ。

［認知的視点］

外部観察的な「どのように動くか（見えるか）」は下記のとおり。

症例は右上下肢の運動時に著明な失調症状が出現し、身体部位では近位部に強く、測定異常が著明であった。リーチングを例にだすと、リーチング時には肩甲帯の挙上および肩関節は外転傾向にあり、プレシェーピングは異常を呈し（回内位のままで手関節背屈の不十分さや手指の形の不良）、物品把持の直前においてもリーチングの運動速度に変化がなく、距離の調整が難しい状態にあったことが挙げられる。

内部観察に関するプロフィールの抜粋を**表1**に示す。

症例Oのように外部観察的に失調症状が著明であれば、運動の要素のみに目を奪われがちだが、実は認知過程の異常があることが明らかになった（**特に注意、言語、学習にも影響がでている**）。

この点は先に述べた神経生理学的視点（研究知見）の、「大脳－橋－小脳のシステムとして、橋への投射は背外側前頭前野からの投射が最も密であり、小脳は前頭前野と結びついて認知的な活動に深く関わる」ということからも頷けるのだ。

だから実際の治療において、症例Oの失調症状を改善させようと考えた場合、認

表1　プロフィールの抜粋：回復の促進因子と阻害因子

促進因子（Positive）		阻害因子（Negative）
• 主症状についての自覚はあり	自覚・意識	• 危険だという理解はしているが、行動欲求を抑制できない
• 他動では右上肢の関節運動の方向・距離ともに認識は可能	どのように認識するか	• 自分の右上肢に関して、「重い」と認識している • 自動運動では、右上肢の運動覚には著明なエラーがあり、一貫性がなくばらつきがでる • 右手指の運動覚を介した距離・方向に異常が認められる。触覚に関しても粗大な材質の識別が困難
• 集中する状況には言語的援助が必要だが、持続性もあり、40分から1時間の訓練は可能 • 状況に合わせた選択的注意の難しさがある（求められている問いとは違う答えとなる）が、言語的援助があることで修正は可能	どのように注意を使うか	• 身体の複数部位に対して同時に注意を向けることは困難 • 課題の失敗、うまくいかないことに注意が向かうと、「笑い」がこみあげ制御できなくなる。またこの「笑い」は動作時の危険が伴う状況下でも出現する • 開眼下では、外的刺激に注意を奪われやすい
• 自己身体の視覚表象化は可能 • 言語的援助が必要だが運動イメージによって病理を一部制御可能	どのようにイメージするか	
	どのように言語を使うか	• 運動の異常性や知覚のしにくさを、言葉で表現することは困難 • 空間的な言語的意味に混乱あり（上下、左右、前後）。また人の名前を呼び間違えても気づかない
• 訓練についての理解に問題はない	どのように学習するか	• 訓練時の手順や理解した内容を自発的に想起するのが困難 • 記銘（注意の影響）能力は高くなく、前の日に何をしたかは語れるも、何に注意すべきであったかは述べることができない

知的側面を含めた介入がなければ困難が予想されるのだ。

［作業的視点］

1) 対象部位：肩（方向性）と肘関節（距離）（リーチング機能）

　　　訓練は、まず肩のみの単関節、次には肩の方向性と肘の距離という情

報を含めた複数関節で行った。
2) 異常要素：失調症状（主に要素として測定異常に着目）としての運動の病理
3) 感覚モダリティ：運動覚
4) 認知作業：空間作業（方向・距離）
5) 治療道具：空間的指標としてペンなどを使用。特別な認知キットは使わなくても可能。
6) 肢位：座位

[教育学的視点]
1) 内容：「腕や手が揺れる、震える」という現象を自らコントロールする術を教えていきたいわけだ。症例Oは他動運動では異常な運動としての失調症状が認められなかった。だから、異常な運動としての失調症状の制御を自動運動の訓練の中で、教えておく必要があった。具体的にはリーチングに必要な「方向」・「距離」に関しては、常にばらつきがある状態だった。そこで肩（肘）の運動覚情報を予測し（体性感覚）、結果（視覚）との照合を図る誤差学習（主に空間的要素）を進めていったのだ。
2) 方法：机上で空間的な指標を設定し、開眼でオリエンテーションを行い、まず内容の理解を確認させた。その後、閉眼でこちら側の指示した空間的指標へ一度自動運動でリーチングをさせ、その後、エラーとしての結果をどのようにすれば、つまりどこの身体部位の情報を修正すればいいか考えてもらい、自らの予想に基づき、再度、指標へリーチングさせた。
3) 目標：具体的な生活レベルの目標として、食事の際に机上の食器へのリーチングが概ねスムーズになり、食べこぼしなく摂取すること。

このような5つの視点をもって組み立てるひとつの訓練は、症例に対して特定の変化としての失調症状の改善をもたらすことができると思う。この5つの視点は症例の機能回復を可能とする教育的手続きであると同時に自らの仮説を検証する手段でもあるのだ。

病態解釈

　生物学的な損傷として、錐体路と併走し下行してきた皮質橋路および橋核の損傷によって運動指令のコピー情報（予測的な運動制御を可能とする情報）を小脳へ送ることが困難となった。その結果、滑らかな運動調節に必要な情報（コピー情報）がないので、運動の制御は、フィードバック情報だけに頼らざるを得ない状態となった。つまり時間的・空間的に最適な運動パターンを構築することができなくなったので、リアルタイムに入力される感覚入力、例えば視覚情報によってその要素的運動のズレを随意的に補正しようとするため、運動が"行ったり、来たり"し、いわゆる目に見える現象としては失調症状、分析的な側面では測定異常という障害になっているのではないか（図6）。

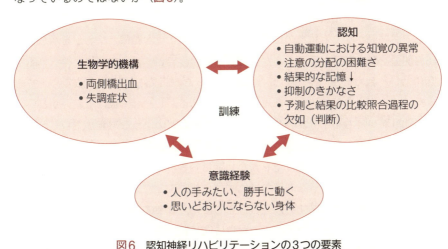

図6　認知神経リハビリテーションの3つの要素

失調症に対する訓練

訓練の2大ポイントとしては、以下の2つが挙げられる。
1. 運動の予測と結果の比較・照合を行うこと。
2. 身体のどの部分のどのような情報が必要かということについて身体を介して思考し、明確化、言語化すること。

訓練（誤差学習の種類）としては、
1. 空間的誤差、2. 時間的誤差、3. 力量的誤差

の3つがあると考え、空間的誤差、時間的誤差の順で介入していった。

症例によっては力量的誤差（重量）を中心に実施する必要があるのであろうが、症例Oに限ってはそれほど必要がなかった。空間的な誤差に関する訓練の一部を紹介しておこう。最初は、図7のように、手を正中位付近へリーチングするオリエンテーションを行い、その後開眼で自動運動を求めた。結果は当然ながら狙った指標から大きくずれた。このズレをどのように修正することができるかを思考してもらいたいわけだ。ここが重要だ。ずれたことを単に何度も繰り返しても誤差学習は促進されない。当初は肩関節のみの空間課題であっても、症例自身にとって、大事なのは肘、あるいは指だと考えていたことが明らかになった。

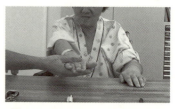

図7　正中位付近へのリーチング

そこで肘関節が動くと机上の指標に対して、どのような結果となるかを示していき、肩関節を動かないようこちらが固定し、肘のみでどのような結果が得られるか実際に行い、自らの身体を介して考えてもらった。指でも同様の方法で考えてもらった。このような身体を介した思考が大事である。しかし、仮に「肩」かということに辿り着いても不十分だった。つまり肩関節のどのような感覚が生じると指標に対して行き過ぎるか、足りないかの違いを考えることができなかったのだ。じっくり考えてもらい、そしてまた肩を動かし感じてもらった。

次第に肩の運動覚に注意を向けなければならないことに気づくようになり、その次には肩の運動の程度に関する知覚と視覚的に見える手の方向性とに相関があることを理解していった。とはいえ肩の運動覚に注意を持続させていくためには、セラピストの言語的援助が必要であったので、その都度注意喚起をする中で進めていった。

結果

ADL関連は、まず食事では、震える右手ではなくなり、スプーンで食事をすることができるようになった。そしてコップでお茶を飲むこともこぼさずにできるようになった。トイレ動作も自立した。書字も誰から見ても読めるレベルとなった。腹部を支持面として活用することで立位をとり続け、洗い物をするという行為も安全にできるようになった。そして「揺れないこの手は私の手です」と語ってくれた。

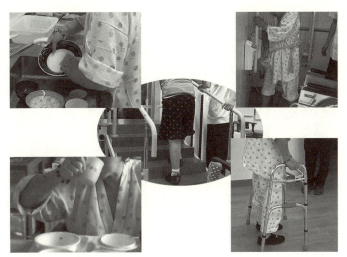

図8　介入後

回復した様子は図8に示しておこう。

不思議に思った症状の数々…

確かに失調症状という、直接的に表れる身体の症状は、症例Oの自立生活を考えた場合、重要であったことに間違いはない。しかし彼女には非常に興味深い高次脳機能障害があったのだ。

以下の課題を行ったある日のことだ。

 Th● たくさんの果物の模型があります。この中から5つ好きなものを選んでください。
 Pt◆ はい。

症例が選択した5つの果物は以下であった。

 Pt◆ サンキストオレンジ、リンゴ、みかん、柿、イチゴ。
 Th● では今から目を閉じてもらいます。そして今自分で選んだ5つの中からどれか1つを手で握ってもらいます。果物は何か当ててみてください。
 Pt◆ はい。
 Th● これは何ですか？（リンゴを握らせる）

Pt◆桃かな？

自ら桃は選択していないのに‥‥なぜ桃と‥‥。何が起きているのだ？？？
文脈に合わせた選択的注意の障害の可能性について、まずは考えた。もし注意機能に問題があれば、求められている問いとは違う答えをすることがありうる。
今度は意地悪で私の手を握ってもらった（図9右）。

　　　Th●これはなんの果物ですか？
　　　Pt◆‥‥みかん？‥‥。

なんとー！！！！！確かに右手の指先は感覚障害があった。しかしセラピストの手を握って「みかん」と悩むか‥‥。

　これは求められていることを理解していても、先ほどの選択した対象の形と大きさの記憶と今の知覚の比較照合が全くなされていない。それだけではない。果物の模型の素材はプラスチックで、つぶれる感じもないし、温度も人の皮膚温とは明らかに違う。それにこの場合、対象を認知する感覚モダリティとして必要なのは形・大きさなので触覚（表面性状）ではないし、圧覚でもないし、温度覚でもない。だから普通は、知ろうとしている5つの対象以外の、例えば人のような温かさや柔らかさがあった場合「ん！？ あれ？」となるはずだ。それが生じていないのだ。なぜ、このようなことが起こるのか‥‥。
　この他、「ちょっと待ってください」とこちらから行動の制止を求める状況の時、例えばベッド前で車いすに乗っている彼女からセラピストが一旦離れるような時に、彼女は待てずに移乗動作を遂行しようと立ち上がるのだ。
　このことから考えられるのは抑制機能の障害の可能性だ。待てずに行為を遂行しようとする。やってはいけない、許されていない場面で行動化してしまうのだ。彼女の場合は、まだ失調症状が残存していて、一人では立ってはダメですよという

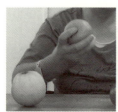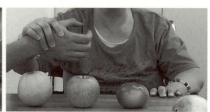

図9　手を握ってもらうと…

時、「はい」とご機嫌さんの笑顔を見せ返事をしていながらも、10秒も経たないうちに、何気に立って一人でカーテンを開けようとしているではないか。
　この他にも空間性の概念の混乱の可能性が考えられた。訓練場面において、よく手足の身体的な空間性を示す上下、左右、前後を表す語の言い誤りが目立ったのだ。
　また担当セラピストは、私の他に女性のセラピストも一人いたのだが、その彼女の顔を見るなり、「ホンダさん！」と私の名前を呼ぶこともあったのだ。その時、症例Oはその誤りに全く気づいていなかった。

　このような症状は何だろう。不思議でたまらなかったことを覚えている。
　介入は残念ながらできなかったが、文献を漁った結果、小脳認知情動症候群[7-12]（CCAS：Cerebellar Cognitive Affective Syndrome）である可能性が高いことがわかった。小脳－前頭前野－後頭頂葉－上側頭葉－辺縁系に及ぶ神経回路の調節に異常をきたす症候群のことだ。CCASとは遂行機能障害（計画能力、セット転換、論理的思考、ワーキングメモリ、言語流暢性の障害など）、空間性障害（視空間構成、非言語性記憶の障害）、社会行動障害（感情鈍麻、脱抑制、不適切行動）、言語障害（プロソディの障害、失文法、健忘性失語など）の4症状といわれている[7-12]。
　もう少し遂行機能と社会行動障害の脱抑制について述べておこう。遂行機能とは、ある欲求を満たす（あるいは他者からの指示に応える）ためには、どのようにすればよいか段取りをし（計画）、実際に行動を開始（継続）して（実行）、終了するまで適切な行動調整を図れる（自己モニタリングによる制御）機能のことであり、脱抑制とは、ある状況に対しての衝動や感情をうまく抑えることができなくなった状態のことだ。
　症例Oの症状と照らし合わせてみると、行動には移せるが、注意を働かせて自己と環境を客観的に眺めるような調整がきかないと見做すことができるのだ。とここまで来ると「ああ、なるほど‥‥」となってきた。
　ではなぜ、CCASが生じるのだろうか。機序については小脳と大脳皮質との線維連絡の障害の可能性が指摘されている[7-12]。この線維連絡の障害は、病巣からは離れた場所の神経細胞の抑制が起こり、遠隔領域の代謝や血流が低下する機能解離の可能性についての指摘である。症例Oは、機能解離の状態が続いたと仮定した場合、橋核の損傷に伴う二次的な小脳－大脳皮質との線維連絡の障害が残存する可能性はあると考えられる。そう思ったのだ。
　また症例Oの身体運動の失調症状は測定異常が目立ったのだが、これは「推し量

る」ことの誤りと見做すことができ、同様にこうは考えられないか。症例Oにみられた病的笑いやその他の問題も共通の測定異常、つまりその場の状況において、その行動化は適切か否かという「推し量る」という認知的判断の異常であったと解釈できないか。

つまり、小脳‐前頭前野系の情報連絡が滞ると、身体の運動だけでなく「思考」という運動による「推し量る」ことの能力低下をきたし、その結果、社会的な意味での協調性の障害（失調）となるのではないか。言い換えると自らの経験に準拠した予測と結果の比較照合により形成されるモデルは身体運動だけではないという考えだ。事実、伊藤によると前頭前野で構築されたメンタルモデルを写した内部モデルが小脳で形成され、前頭前野は内部モデルを操作して思考するようになる[13]と述べていることを見つけた。ドンピシャではないかと思ったのを覚えている。

内部モデルといわれると、身体を想起するが、行動の規範となるモデルも形成され、それを基に思考すると解釈できるのだ。思考も運動と捉えると、予測に関するコピー情報が滞ると比較照合することができないので学習が進まない、とどのつまりはそういうことなのではないかと。

症例Oでみられた「今は、それをするべきではない」という認知的判断がきかない、いわゆる抑制がきかないと解釈できる顕著な行動化は以下のとおりだった。

失調症状がまだ強いので一人では立ってはいけないという約束となっていたが立ってしまうのだ。治療時間以外では、1) 一人で立ってカーテンを開ける、2) 廊下で一人で立とうとする、3) 家族がいるところで強引に歩行をしようとする、4) 一人で立って外を見ようとする、5) トイレに一人で行って手すりにつかまり用を済ませようとする。

これらでわかることは、何らかの欲求を満たすためには立つ必要があると判断しているということだ。つまり欲求を満たす他の方法の選択を思考する前に、受傷前の自分の運動記憶に依存して、あたかも自動的であるかのように行動してしまうのだ。後で振り返ってもらえば、「やってはいけないことだった」と言うことはできるのだが………。

実はまだある。自分の行動を自ら「振り返り」ができない症例O。決定的だったのは以下だ。自分の退院前カンファレンスの時の出来事だ。家族が同席した。そこには孫もいた（赤ちゃん）。その孫をあやし遊んで、赤ちゃんと関わりニコニコと笑い、もう夢中だ。そう、終始、自分のための会議の内容はそっちのけとなっていた。

介入した頃は、二次的に生じた問題である脱抑制も改善すると思っていたが、全

くそうはならなかった。なぜだろうか？ あくまで身体運動の失調をターゲットにしていただけということになるのか。

　症例のこのような行動は、メタ認知機能の障害とも解釈できないか。メタ認知がきかないと、おそらく自分自身を全く客観的にみられなくなったりするからだ。いずれにせよ、このような問題は失調症状よりも社会生活で他者と関わる上では支障が大きい。そう思いながらも何もできず退院となってしまった。

再会して…

■再会によって自信を得た点

　退院して約半年経過した頃、偶然会うことができ、無事に生活できていることを確認しほっとした。その後、足に怪我をしたことがきっかけで、約2年半ぶりに再びリハビリの担当として関わる機会を得た。約2年半前に介入した失調症状はどうなっていたか客観的に確認させてもらった。指 - 鼻 - 指試験と、右手（失調症状のあった手）でペットボトルを把持しグラスに注ぐという課題を実施してみた。結果は、右手の失調症状の改善は概ね維持できており、揺れる手は観察されなかった。つまり、グラスへ水を注ぐという行為のレベルにおいて、失調症状によって揺れて水をこぼすことはなかった。訓練効果の持続がある程度検証でき、失調症状に対する治療仮説はある程度妥当性があったと自信につながった。

■再会によって突きつけられた反省点のいくつか

　しかし、高次脳機能障害としての脱抑制という問題点は、明確に今もなお残されていた。エピソードとしては、自ら車いすで外出することは自立レベルだが、道路の交通状況、路面状態に関する危険を予測し、行動することが必ずしも安全にできているわけではなかった（関わりのあるヘルパーさんから報告を受けて初めて知った）。そして強引な動作によって小さな怪我はよくしていたようだ。運動行動として失調症があるから、あるいは運動麻痺があるからという点ではなく、怪我をするかもしれないという予測が立っていないように思える。

　そして、もうひとつは発症後、満腹感がなかなか得られにくいということから、通常の成人の食事の3食分の量を1食として摂取しているようだ（確かにかなりふっくらされていたのだ）。そして大袋のふりかけも一度に全てごはんにかけ平らげてしまうのだ（私たちだったら、一週間でもゆうに余るだろう量だ）。このようなことは、

恥ずかしながら初めて知った。それを初めて聞いた時、前頭葉系の抑制がきかないからかと思ったがそうではなく、やはり「推し量る」という問題のような気がする。

私たちは仮に満腹感が得られないとしても、発症前の自分の経験の記憶を想起し、比較吟味できるが、どうもそれができないようだ。この発症前の自分の過去の経験を参照し、今しようとしている行為は、概ね適当かどうかを「推し量る」思考がやはりうまくできないようなのだ。だってそうではないか。満腹感が得られにくいからといって、発症前の3倍の量を1食分として平らげてしまうだろうか？

また、驚いたのは、洗濯だ。3日程度に一度まとめて洗濯するらしい。その時に使用する洗濯洗剤の量だ。約1kgの洗濯洗剤を数回で使い切ってしまうというのだ。

■推し量る思考の障害と妄想的思考

実は「この推し量る」ことの障害は、妄想的な思考と結びつくと更に事態の混乱を生みだすようだ（脳損傷による妄想的な思考のメカニズム仮説は「04」章の症例Dの項を参照）。

症例Oは被害的な妄想が生まれて、生活にかなりの心理的ストレスを溜めていたことを後に知ることとなった。セラピストとして恥ずかしい限りである。

どのような妄想的思考であったか一部紹介しておこう。「誰かが私のいない間に部屋に入っている。物色されている。いたずらされていると思ってしまうの」などというものだ。「どうしてそう思うの？」私はその都度尋ねた。なぜなら最終的に発せられた言葉に至る道筋をもちろん知るためにだ。

症例Oは「飲みかけで置いていた飲み物のペットボトルの蓋がゆるくなっていたから」「洗ったはずのグラスが割れていたから」「片づけていない食器が棚に戻っているから」と自分の発言にあまり不安感を漂わせることなく語った。

——おそらく、「どれもが本人にとって身に覚えがない」からだろう。

症例Oは、自分自身に身に覚えがないので、その原因を他へ帰属させるしかなかったのだと思う。購入した食品や食材の量が多かった場合（まとめ買い）、「1回で食べきらなきゃ！」と考え、全て食べてしまうという行動化。これが前述した「食べきってしまう」という原因となったのだろう（大量に買わずに、1回分ずつ購入したら、1食の量は少なくて済むという思考はこの時期にはなかなかできなかった。つまりレジに並ぶ前の症例Oに1食分とはどの程度かという過去の経験の想起に基づく思考ができなかったようである）。

おそらく症例Oは「自分の食事を買いに出かける」という欲求に対する行動化に

は、その目的の達成が何よりも優先されるような意識となり、周囲の状況を把握し自己と環境（他者）も含めた安全に配慮した行動の調整（制御）は、なかなかとれず、拙速となってしまったと思う。これは「推し量る」ことの問題だと思えてならない。

「身に覚えがない」と思う事柄は食事に関連した以外でもあるのだろうか。もし妄想的思考につながる何かが病態の中核として横たわるならば、日常のあらゆる場面にちりばめられているはずだ。

今までの症例Oとの関わりから吟味してみた。この吟味にそう時間はかからなかった。典型的な場面は車いすの操作や起居、移動時の拙速な行動だ。症例Oの部屋の壁やベッドの縁は、車いすとの接触によってできた傷が少なくないのだ。しかしこの事態に症例O自身は、あまり気づかない。指摘しても「そうなの？」としっくり感は乏しい。なぜなら本人の意識は、行先のことや目的へ向かうことにほぼ注がれ、結果的に他へ向ける余裕を持ち合わせていない状態となるからだ。

だから、当の本人が自室に戻って来た時に、壁紙、ベッドフレームの傷や汚れ、ベッドコントローラーの落下やフック部分の破損などを目の当たりにしても、「私がやってしまったかも‥‥」という意識にはならないことが多かった。

症例Oの行動の拙速さは、行動中の自己と周囲の状況を「推し量り」調整する問題とみてきたが、実は自分で計画を立て実行することはできるが（買い物にも自ら出かけるなど）、そもそもその段取りとしての計画が粗いから行動も粗い（拙速）と考えることもできる。

症例Oは、3食分の量を1食として平らげてしまったり、洗剤を一気に大量に使用したりしているという実生活の大変さを（本人はその時あまり大変とは感じていないようだったが）私に教えてくれたのだが、リハビリの時に振り返るよう促すと問題がなかった。つまり「発症前は、どのくらいの量を食べていましたか？」と想起させたり、「洗剤の使う量と洗濯物の量の関係はどうでしたか？」という点を想起させたりすると正確な返答が得られるのだ。

ということは、症例Oは行動の結果を過去の経験と比較照合することに問題があるのではないと思った。症例Oの問題は、行動を起こす前に、いかに自分自身で自分の行動特性（自分の症状に対する気づき）に配慮し、かつ過去の経験を参照し、「どのようにすることが最善か」という計画がそもそも立てられないということなのではないか。

とはいえ自己の行動特性に対する気づきはないのだから、当然「ではどのように

すればよいか」という振り返りはできない。

　では、この「気づき」はどのようにすればいいのだろうか。しばらく何もできずに歯がゆい時間が流れたが、ある外来リハビリの日に光がさした。

　ある日常生活のスケジュールをリハビリの時間に聴いていた時、症例Oは、なんと、寝間着（着替えずに）で、比較的大きなスーパーへ出かけてしまうという事実を私は知ることになった。

　――私は驚愕した‥‥。

　症例Oは、「なぜいけないかわからない。着替えるのは面倒だし、洗濯物が増えるから」と理由づけていた。しかし、「パジャマではちょっと恥ずかしいかも‥‥普通着替えますが‥‥場に合った服装といいますか‥‥」と冷静を装い話をした（実は同様のことは家族などにも何度か言われていたが）。「恥ずかしいことなの？」症例Oは、またしっくりこない顔でこちらを見つめた。

　リハビリを受けたあと、納得していなかった症例Oは、いつものスーパーへ出かけて、人間ウォッチングをしたらしい。

　「パジャマを着ているひとはいるはずだ」と。

　しかし、結果は読者の予想どおり、「一人もいなかった」。この事実に症例は「恥ずかしい気持ちになった。私ずっとわからなかった」、「あっ！私‥‥間違ってた。その場、その場に合った服装って先生いったけど、意味がわかったわ！」とその時感じたことをリハビリの時間で語ってくれた。

　それ以来、症例Oは、外出する時は着替えるようになり、徐々に服装に変化が見られ、髪型やおしゃれに気を配り始め、時にはお化粧もするようになった。当然右上肢の失調症状は概ね改善し維持できているので口紅は口唇のみに綺麗に塗られている（この変化には家族や関わっているヘルパーさんの協力は大きい）。

　細かな生活行為のレベルを聴き取っていき、症例に関わっている方々と情報交換し、具体的な介入を今後も模索していこうとその時思ったことを覚えている。

<div style="text-align:center">~~~~~~~~※~~~~~~~~~</div>

　そう、行動の変容に必要な「気づき」や「自覚」。そしてこの「自覚」には、「羞恥心」や情動的要素が強い影響をもつようだ。そしてこの「気づき」やつぶやき（内言語化）は、自己内の対話ともいえる。そして「自覚」は、自己意識とも関係があるようだ。

　では最後に「羞恥心」による「気づき」、「自己内対話」そして「自己意識」につ

いて考えさせてくれた症例Pの話をしていこう。

文献

1) 宇川義一：小脳刺激の基礎と臨床応用．臨神経 49(10)：621-628, 2009.
2) 森岡周：リハビリテーションのための神経生物学入門．協同医書出版社, 2013, pp.178-212.
3) 越智亮：失調症の脳科学と臨床．大西秀明, 他・編；脳科学と理学療法, 三輪書店, 2009, pp.193-202.
4) 三苫博：小脳症候の病態生理．臨神経 49(7)：401-406, 2009.
5) Franca Pantè（小池美納・訳）：認知運動療法講義．協同医書出版社, 2004, pp.115-138.
6) Carlo Perfetti・編著：脳のリハビリテーション[1]中枢神経疾患．協同医書出版社, 2005, pp.151-201.
7) 前島伸一郎, 大沢愛子, 他：テント下病変による認知機能障害．認知神科学 13(3)：227-232, 2012.
8) 工藤由理, 中野あずさ, 他：小脳出血後, 認知, 感情, 行動障害がリハビリテーションの障害となった1例．リハ医 42(7)：463-468, 2005.
9) 福永典子, 徳田佳生：錯書を呈した cerebellar cognitive affective syndrome の1例．Jpn J Rehabili Med48(9)：628-634, 2011.
10) 田中一成, 山崎英智, 他：小脳出血により生じた cerebellar cognitive affective syndrome の1症例．総合リハ 34：793-796, 2006.
11) 大沢愛子, 前島伸一郎：小脳を中心としたテント下病変の高次脳機能．高次脳機能研 28(2)：192-205, 2008.
12) 出口一郎, 荒木伸夫, 他：上小脳動脈灌流域の梗塞により Cerebellar cognitive affective syndrome を呈した1例．脳卒中 30(5)：749-754, 2008.
13) 伊藤正男：脳の不思議．1998, 岩波書店.

15

リハビリテーションと羞恥心と自己意識について

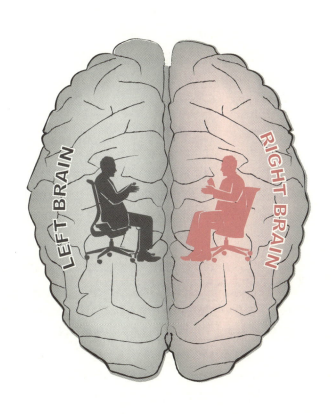

はじめに

　『旧約聖書』の「創世記」の中で、アダムとイヴは、神から「禁断の果実（善悪の知識の木の実）だけは食べてはならぬ」と禁じられていたが、蛇にそそのかされ、この実を食べてしまう。この果実を口にした結果、アダムとイヴの無垢は失われ、裸を恥ずかしいと感じるようになった。これが羞恥心の芽生えといわれている。

　羞恥心とリハビリテーションは無縁だろうか。むしろ、とても重要だ。そう初めて教えてくれたのは症例Pであった。彼は「自分が思うに、自分が他者からどう見られているかという自分に対する意識、気づき、自分自身の何かに対する自覚、すなわち自己意識と関係していると思う」と記述した。

　症例Pは、特に「気づき」や自覚が、治療上何を意味し、臨床上どのような役割を果たしているのか、という問題に関して、ヘーゲルの自己意識論という難解な考えに従って色々助言いただいた方だ。彼は私との臨床の中で、常に「ヘーゲル的にいうと……」と自分の意識的な経験を語ってくれた。まずは、症例Pとの臨床を介して、学んだことの要約を示しておこう。

── 症例P ──

　60歳代、男性。
　頸椎脊柱管狭窄症の術後、自宅療養していたが誤って転倒して腰部を強打し、腰椎を骨折したことがきっかけで長期の臥床が続き、このままでは「まずい」ということになり、リハビリ目的で入院したというのが簡単な経緯である。

症例Pから学んだ自己意識なるもの

　「自己意識は特に、1）自身の意識を対象とする自分の意識の在り方、つまり自覚のことである。自己意識は常に、2）自我が自己内の他者を媒介にして自我に回帰し、自我が自己自身と一致する運動のことである」[1-3]ということである。

　症例Pが受傷した経験から語られていた言語から推測するに、おそらく彼は「自覚」というものには言語が欠かせないと感じている。チンパンジーや乳幼児を対象とした鏡像を用いた（マークテストなどによる）自己認知の意味とは少しレベルが違うようだ。ここでいう自己意識、すなわち「自覚」とは「自己内対話」を意味す

ると解釈している。言語は他人とのコミュニケーションを図る道具といえるが、同時に自分自身とコミュニケーションを図る道具ともいえるということだ。

　冒頭にアダムとイヴが禁断の果実を食べてしまったことで羞恥心が芽生えたということを述べたが、言い換えるとこれは「自我のめざめ」となる。牧野の言葉を借りると、「自我のめざめ」とは「主体の思考の気づき」を意味する[2]。ということは思考する主体が自我ということで、自我のめざめによって様々な物事に対して論理的に理解することができるということになる。論理的に思考するためには言語が必要となるのだ。牧野はこうも述べている。「自我のめざめとは、人間とは何かについて考えること、自分の行動を自分の考えに基づき決め、律していくことができるようになること」[2]。例えば、自分ひとりの勝手な立ち場を優先し、他者、ひいては多くの人を犠牲にするような行為が悪、その逆が善だ。自我のめざめによってある物事に対する意味や価値づけがなされ、それに伴った行為の選択可能性をもったともいえる。これはリハビリテーションの運動行動に置き換えてもいえることだ。結果として見える行為、運動行動は、基本的に神経細胞の抑制と興奮の結果だ。その抑制と興奮の結果は、目に見えないが、脳内での情報選択の結果ともいえるからだ。また機能を回復した身体の運動には、選択可能性がある。常に定型的な運動しかできないのではなく、あえてしないという選択も含まれているのだ。

　また、「自己内対話」について、わかりやすい例を牧野が挙げている。「自分をつきはなしてみる」という表現と「人の身になる」という表現だ[2]。前者は主観的な自分の考えを外から、すなわち客観的に眺めてみるという意味だろう。後者はその逆で客観的な事柄を自分に置き換え主観的に捉えてみるという意味になろう。この例を通してリハビリテーションに落とし込むと2点のことがいえる。

　1点目は、自分の運動行動の修正は自己内対話によって調整されうる可能性があるということ。とすれば、患者も同様だ。このことは更に2つのことを含んでいる。ひとつは、訓練では、自分の身体運動に関する記憶の想起と現在の身体運動の知覚経験の言語化によって、運動の再組織化が促されるということ。もうひとつがヴィゴツキーがいうような内言語による情動的な反応の制御だ。

　2点目は、病理を抱えた患者の経験は100％は理解できないが、わかる気がするというところまで近づける可能性を示唆しているということだ。つまり患者の生きている内的世界へ入り込むような意識が生まれることだ。

症例Pから学んだ「気づき」について

1) 気づきとは何か
   現在経験している事柄に関して何かのきっかけで、自分の記憶に潜んでいる過去の体験を改めて想起することである。
2) 気づきにはどのようなものがあるか
   ①自己身体の差異（健側と患側、非麻痺側と麻痺側、現在の自己と過去の自己像との差異）；②知覚仮説と結果の差異（適切な運動の組織化に必要な情報と予測との差異）で生じうる。
3) 気づきはどのような時に生じるか
   治療者と患者との対話、あるいは患者自身の自己内対話における「問い」を介して得られる。
4) 気づきの促進要素はあるのか
   情動、とりわけ羞恥心。

「気づき」と「自覚」の関係性について

症例Pとの訓練を介して「気づき」と「自覚」の関係性について以下のようなことを感じた（以下、番号は図1に対応）。

(1) 差異に気づく能力は、他者との関係（セラピストとの対話）の中で情動、とりわけ羞恥心を高め、これが自分自身の病態をいっそう強く自覚させた。
(2) 気づきには、現実の正否を計る尺度としての過去の体験に関する記憶の活用が必要であった。

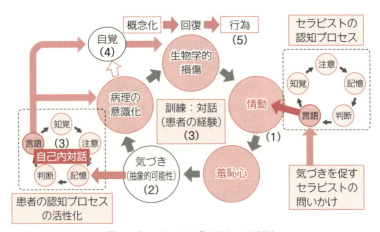

図1　「気づき」と「自覚」の関係性

(3) 気づきを自覚に高めるには、患者自身の意識内で自己（健康体の記憶）と他の自己（病〔障害〕を得た現在）とが対話し、訓練によって、自己の動作に関する健全なイメージを確固たるものとする言語化が必要であった。
(4) 快方（回復）には、気づきから自覚という心的過程があった。それは程度の差こそあれ、社会生活を維持する能力を奪われた事態への羞恥でもあった。
(5) 訓練経過をみると、患者は道具を媒体として、自己の意識の中で他の自分を媒介し、自分の意図を結果に一致させる自己回帰によって、現状の正否を反省し、当面の活動課題を喚起し、動作を正常化していった。

人間の学習と自己内対話

　自分の病態への気づきや自覚は、目的と、そのための訓練と、回復した能力が発揮された実績という経験とを一致させる心的過程の表現ともいえる。
　※ここでいう能力は、リハビリ業界で使う機能回復、能力回復、社会的回復の「能力」とは意味が異なるので注意していただきたい。
　認知運動療法理論を、ヘーゲルの自己意識と突き合わせてみると（おそらく脳の可塑的変化を想定しているという前提だが）、思考器官である脳に改変を求めていくような認知過程（知覚−注意−記憶−判断−言語−イメージなど）の活性化を促すことは、抽象的可能性（偶然性が含まれ、漠然とできるようなもの）を実在的可能性（能力：機会さえあれば何かできる）へ引き上げる。つまり認知課題を適用するという訓練によって、運動の再組織化を図り、しようと思えばできるという行為可能性を形成することにつながるということだ（図2）。
　これは学習の初期から定着化、そして意識しなくてもできるという自動化までのレベルに相当する。またそれは、例えば尿意を感じトイレに行こうという意図の発生に伴い、トイレに行くためにソファーから立つという生活行為そのものになる（実績）。また訓練によって得られた行為結果（経験）は、感覚フィードバックとして脳へ再び戻り、次の訓練が適切なものへと設定されたならば、機会さえあればできうるという能力が形成され、機会が与えられると能力発揮の結果として経験値が積まれていく。
　このような一連の循環は、条件反射（学習）の神経生理学的メカニズム（Anokhin 1961）[4]、つまり、人間の学習がどのような仕組みで獲得されるかのモデルと非常に類似しており、ヘーゲルの考えていることと親和性があると感じたの

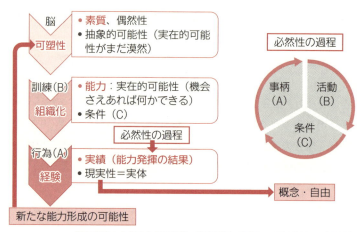

(牧野紀之：生活のなかの哲学．鶏鳴出版，1972．p.101より．一部改変)

図2　能力の形成過程仮説

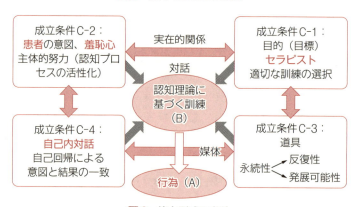

図3　能力形成の条件

だ。このような循環が成立する訓練によって、症例自身の意識としては、気づきから自覚へ高めることが可能となるのではないか。だから訓練は、言語を介さない無自覚的な介入よりも、自分自身で自己内対話をするほうが、自分の行為の結果を整理し、運動行動の修正を促すのには効果があると考えられたわけだ。

　実在的可能性としての能力を形成させるには条件があると考えられる（以下、図3を参照）。言い換えると、適切な望む行為(A)を経験するためには、患者にとっては回復を実現しうる治療理論(B)が必要だ。そしてその治療理論(B)に基づき、患者を観察し、回復しうる適切な難易度の訓練を選択する(C-1)。そして、その訓練は情動的要素、すなわち羞恥心を喚起させることで認知過程の活性化をより促進さ

せ、その中で認知問題に対峙していく（C-2）。その際には患者が環境と適切な関係性を再構築するために必要な道具を用い（C-3）、患者は自己内対話によって、意図と結果の比較照合を図っていく（C-4）。これが学習であり、私たちが考える「しようと思えばいつでもできる」行為可能性の準備状態の形成であるといえないだろうか。

【まとめ】

自己意識は端的にいうと自覚である、という先の一言は、意図と結果を一致させる脳内の心的過程ともいえ、無自覚では自分で自分を快方（回復）に向かわせる能力をもてないということである。

更に羞恥心（情動）も、自己意識形成の一端に位置づけられ、自己身体の「差異」を見出す重要な要素であることが示唆されたのだ。

———————————— * ————————————

上記のようにまとめることができたのは、当時、症例Ｐとの訓練経験を振り返り、症例Ｐが使用した言葉を可能な限り用いて、症例Ｐと共に資料を作成していたからだ[5]。以下がその資料の内容の抜粋だ。

> セラピストにとっては治療の際に、患者の本来的な病前の動作像（行為の表象の意）と現状との齟齬に対する患者自身の「気づき」や、自覚が重要である。さらに言えば、機能回復の訓練の要点に対する患者の自覚の有無が、予後に大きく影響を与えると考える。
>
> この点はリハビリテーションに関わる者であれば、納得してくれると思う。しかし、患者にとっての「気づき」、すなわち健常時の記憶の呼び起こし、および自覚が、治療において何を意味し、それらが臨床上どのような機能を果たしているのか、という問題に関しては必ずしも明解な答えがまだ導きだされているとはいえない。そこで今回は、自覚、すなわち自己意識を巡る諸問題を以下の二項目に整理した。
>
> (1) 自己意識は特に「**自分自身を対象とする意識のあり方である。自己意識とは端的にいうと『自覚』ということである**」[2]。
>
> (2) 自己意識は常に「**他者を媒介しながら自己に還帰し、自己と一致する自己還帰の運動である**」[2]。

ここからはまず、患者の中核的記述を紹介し、その中で臨床上の「気づき」や自覚の意味内容が何を表しているのか、それらが運動機能回復にとってどのような機能をもっているのかについて述べておきたい。その後で、羞恥心といった情動的、感情的側面が、機能回復にとっての自己意識とどのように関係しているのか、この点について検討したいと考える。

自覚の手前にある「気づき」

　多くの研究者の見解として概ね一致している「気づき」は、図4で示すように、苧阪のいう「意識の3階層性」の中間層レベルに相当し、自己意識は意識の最上層に位置づけられている[6]。自己意識を自覚と同義と捉えると、あることを何かの弾みで再び知るという「気づき」は、自覚に至る過程の手がかりだということができる。このことを、図5に示しておく。
　この「気づき」を、リハビリテーションの臨床的な意味で言い表すと、患者の機能回復を図るための糸口（きっかけ）ということになる。治療の過程で患者は、セラピストと共に自分自身の受傷した身体部位を治そうと思う場合には、病理に支配

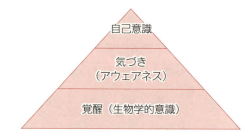

（苧阪直行：意識とは何か―科学の新たな挑戦．岩波書店，1996，p.17より．一部改変）

図4　意識の3階層性

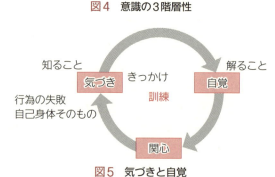

図5　気づきと自覚

された事態、つまり自分に生じた自分の身体の変質、という問題に気づかなければならない。この「気づき」が起きなければ、問題の早期解決は難しい。

　私たち人間は、身体と頭を使って社会的に行動することが常とされ、それは健常であれば比較的容易だ。しかし身体に何らかの障害を負った患者はそうはいかない。自らが健康時の言動に関する記憶を想起し、これと自分の心身の現状とのギャップを認識する、ということは容易ではない。だから患者は、思いどおりにいかずに苛立ちもする。それゆえ、セラピストは訓練を介して、患者にその差異を自覚するきっかけを摑んでもらわなければならない。

訓練の経過の一部

　入院当初症例Pは、要素的な下肢の筋力はMMTで4～5を有していた。にもかかわらず、車いすからベッドなどの移乗動作は軽介助から中等度以上の介助が必要なレベルであった（特徴は、立ち上がろうとする時に、前足部に重心は移動しているが、踵が床から離れているような状態となっていた）（図6）。

　Pt ◆ 力がないから立てないのですよ。
　　それによく踏ん張れ、頑張って立って！というが（昔違う病気で入院した際に担当したあるセラピストから言われたらしい）、どのように踏ん張ればいいかもよくわかりません。

　このフレーズはサックスが自らの著書『左足をとりもどすまで』[7]の中で、大腿四頭筋腱断裂後の自らのリハビリの時に語っていた記述と類似している。「立ち上がらされて歩かされたが、立って歩くにはどうしたらいいかわからなかった」と記述していたと思う。なんと類似した記述だ。そう思った。

　そこで背臥位になってもらい、色々と評価をしてみた（図7）。特徴的な症状と記

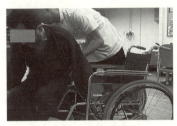

図6　移乗動作

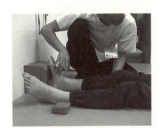

図7　評価

述は以下である。

Th● (壁と左の足底部にスポンジを介在させて) あなたの左足 (健側) の裏に何かあるのはわかりますか？
Pt◆ はっきりわかります。
Th● 大事なことはまず、何か自分の足の裏に触れた！っていう瞬間を捕まえてほしいのです。
Pt◆ はい。
Th● ではいきます。
Pt◆ はい。今触れました (足底の後足部へスポンジを介在させた)。
Th● では今度はその触れた対象がどんな感じか、感じたままに教えてください。
Pt◆ はい。硬いです。
Th● ではこれは？
Pt◆ やわらかいです。
Th● そうですね。正解。
では、同じ要領で右足もやってみますね。これはどうです？
Pt◆ ‥‥‥‥。
Th● ちょっと比較してほしいのですが、先ほどの左の足の裏で感じた感触と今やった右側の足底の感じは違いますか？
Pt◆ 違いますね。
Th● どう違いますか？
Pt◆ 右側のほうが頼りないというか鈍いのかな。
Th● なるほど、頼りないということは、そのものの硬さを基準としますと右は左と比べて‥‥
Pt◆ 反発さが足りないということです。
Th● それは結果として、圧の差としての硬さが感じないということですね？
Pt◆ そうです。
Th● 圧が弱いということですか？
Pt◆ そうです (足底という身体を介した体性感覚表象とりわけ圧の表象の変質可能性)。
Th● ではもう一度やってみますね。
Pt◆ あのーなんか‥‥触れた瞬間、土踏まずのすぐ下くらいにスポンジを感じ

てしまうのです。踵じゃなくて‥‥‥‥

足底という身体の面としての表象の狭小化と変質の可能性が‥‥（足底そのものの形態の大きさと形）。

 Th● なるほど‥‥。では左に戻って、左でも同じように感じるか確かめてみましょう。
 Pt◆（左では）踵で感じられます。
 Th● 足形のような映像でいくと、何か踵の丸みといいますか、足形の踵はあるのでしょうか？
 つまり足の形というか踵のイメージはどうなのでしょう？ 頭の中に浮かぶ像（表象）は右と左とでは違うかもしれませんね？ どうなんでしょうか。
 Pt◆‥‥頭の中に浮かぶ像ですか？ わかりにくいかもしれません。
 Th● 左は解剖学的にといいますか、踵の丸みといいますか、今触っていますが、輪郭はどうですか？ 丸いですか？（図8）
 Pt◆ 左ははっきりと、触られても丸みを感じますし、イメージできます。
 しかし、右の踵は直角かな？
 Th● 直角？ ははあ‥‥。それは丸く存在している踵が削げているというか、欠けている感じという意味でしょうか？
 Pt◆ そういう感じです。角ばっているというか。

踵の表象の変質が明らかになった。機能的観点から、本来踵が果たすべき役割のひとつは体重を支持すること、また前後左右への重心の移動を円滑にするための情報としての役割であると考えられる。それが変質しているのだ。
外部観察的に立ち上がりの際に踵が浮いてしまうという現象、そして内部観察的には、症例の記述として「踵が削げて無く角ばっている」という身体表象の変質

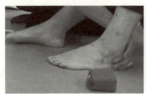 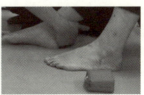

図8　左右の踵の輪郭

が明らかになったのだ。つまり図9に示すように症例の脳内には右の踵の表象がないに等しい状態という意味だ。脳の中の身体表象が歪んでいれば、実際の行為も歪む。このことは今まで紹介してきた症例の多くでみてきた。
だから訓練としては、右の踵の脳内身体表象を再構築することを想定した。方法論的には主に2つ。ひとつは左の健常な踵の表象を更に鮮明化させ、その身体表象のイメージ

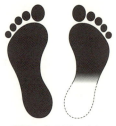

図9　右の踵の表象

を右へ転移させるという方法。もうひとつは、機能的な観点を中心として訓練、すなわち踵部の機能としての圧認識、そして圧の増減が大腿部の筋収縮感とどのような関係性を結んでいるかという点を左側から右側へ段階を経て展開する工程で、結果として右の踵という身体表象を再構築していく方法だ。今回は後者を適用した。

 Th●いいですか。では、その欠けている直角という感じはわかりました。いったんそれは横に置かせてください。
  では、いったん訓練をしていきましょう。
  スポンジが踵に今、触れた！と感じたら、はい、って言ってください。
Pt◆はい。わかりました。
Th●ではいきますよ。
Pt◆はい。触れました。
Th●いいですね。
  それから、踵と床面の間で感じている、反発の程度が変化していくか追ってみてください。
Pt◆わかります。このスポンジは硬いです。
Th●正解。そうですね。触れてから徐々に反発の力というか圧が増していきましたね。その感じでいいです。
  ではこれは？
Pt◆さっきよりやわらかいです。
Th●今度は、どこが触れたかということに注意してみましょう。
  今までは踵だったらどこでもよかったのですが‥‥今度はまず外側（あるいは内側）に触れたら、はい、って教えてください（多少股関節や足関節を操作し、接触する面を調整していく）。

Pt◆はい。今外側に触れたのがわかるようになってきました。

――中略――

Th●では、今度はですね。床面と踵との間でスポンジの反発が、圧力が感じられていますね。この時膝が伸びれば伸びるほど、踵で感じる圧はどうなるか、感じてみましょう。

Pt◆はい。
　えっと、踵に触れているものがつぶれていくとともに膝は伸びていくということでしょうか？　そんな感じですが‥‥。

Th●はい。その感じでいいです。
　では今度は膝の締まり具合といいますか、グッとくる感じが増すとき（と、あまりその感じがないとき）、踵の圧はどう相関しているか考えてみましょう。

Pt◆なるほど‥‥。
　踵で圧が増えるような感じがあるとき、膝の締まりはグッときますね。

Th●はい。
　ではこれはどうでしょう？（わざと、床面とスポンジの関係を解消し、何も踵では知覚できない設定にする）（図10）

Pt◆‥‥‥‥‥‥‥‥。
　何もないのか？　ないですね。

Th●正解です。ちょっと意地悪しました。

Pt◆（感じ）なかったもんな。いいのか（「ない」という知覚経験が正しかったことに対して自分自身に語りかけていた発語）。

症例は自らの踵という身体を介して体を支持するための素地として床面の硬度を知る訓練を経験していた。その最中、（この日おこなった訓練経験から）予測されうる知覚仮説にはない状態を設定した（あえて外すという設定）。それによって症例は、得られるはずの知覚が「ない」という経験をするのだ。この経験値は、何も足底からは感じられないということもありうるという「身体経験」の自信をつくる狙いがあった。介入初期では明らかな左右差があり、自分自身の知覚経験が不確かなもので、自信をもてるもので

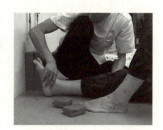

図10　踵の圧と膝の関係

はなかった。しかし、知覚の細分化による運動の多様性のレパートリーには、下肢の運動には足底の圧が関わらないこともある。「ない」と感じられることも確かにあるのだと自覚を、言い換えると自信をもつ必要があると思った。事実、症例Pはこの時「やられた。その手があったか」という気恥ずかしい顔も見せていた。羞恥心的要素はここでも、経験の記憶として強く刻むことに貢献している。

Th● 立ち上がるとかいうときも実はこのような関係性があると思っています。立とうとするときには、Pさんは…踵という身体部位は床と仲良くなるといいますか、良好な関係をとる必要があると思うのです。そして踵と膝（大腿部）もです。グッと入るときは、踵にはそれなりの圧がかかってましたね。

つまり、立つときには足の裏全体で体の体重を支えているのですが、Pさんの場合、指先で立とうとしている様子が著明だったのです。指先のほうで立とうとしてしまった理由のひとつは、頭の中の踵という身体の表象が腰を骨折したことがきっかけとなり、変質したからだと思います。だから、もう少し踵という場所を意識していただいたうえで、踵と膝のグッとした感じが同期するといいますか、協力する感じがほしいなと思っています。踵の存在が明らかになり、その踵が体重を支えてくれるようになると、自然と膝にも力が必要な分だけ入るような仕組みができてくると思います。

Pt◆ 言っていることがわかる気がします。

Th● では、今度は、親指と小指の存在とバランスについて一緒に考えてみましょう（座位で前足部の母趾と小趾で圧を認識する訓練）（図11）。

Pt◆ はい。

——約1か月後——

Th● では、自分で車いすからベッドへ移動してみましょうか。いけそうで

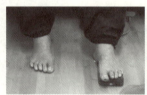 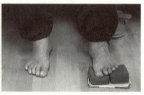

図11　母趾と小趾での圧の認識

すか？
Pt◆はい。やれる気がします（容易に立つ）（図12）。
Th●ばっちりですね。
今立ってもらいましたが、それほど頑張っている感じではなかったですか？ 以前の自分と比べてどうですか？
Pt◆体全体が力を入れなくてよい感じ。前はしがみついてる感じ。それでもダメだった。
でも今はどのように踏ん張ればいいかという感じがわかってきたので、余分な力はいらない感じですかね。1か月前とは全然違いますよ。
踵に注意することで、立ちやすいし、前後のバランスがとりやすい。また足の親指と小指に注意することで左右にバランスを崩しても、慌てないで対応できるようになりました。

訓練も徐々に進み、もう立ち上がり移乗動作はクリアされ、支持物がなくても立位保持が可能になったある日のこと、症例Pは「右足を出すと常に外に出てしまう気がする」と記述した。

Pt◆（歩行器を両手で支持して）右足をまっすぐ出そうするのですが、どうも足が外に出てしまうんですよ。
Th●そうですか？ まっすぐと思う感じでもう一度足を出せますか？
Pt◆こうです（本人は右股関節中間位のつもりで振り出すが、実際は右斜め前方へ足が出てしまう）。

症例Pに背臥位になってもらうよう求めた。
その後、股関節の内旋・外旋の課題を設定したセラピストとの対話が始まる。
評価してみると、股関節外旋位を「まっすぐ」と感じ、知覚仮説は踵の擦れ具合

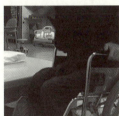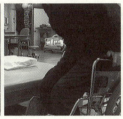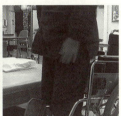

図12　介入1か月後の立ち上がり

や膝の向きで立てていた。そこで「注意」が股関節へ向くように仕向けていった。

 Th● 足先はどっちに向いてます？（股関節を外旋位にする）
 Pt◆ （足は）まっすぐに向いてます（股関節中間位になっていると認識）。
 Th● ではこれは？（股関節中間位にする）
 Pt◆ これは足が中に向いていますよ（股関節内旋位になっていると認識）。
 Th● では目で確認してみましょう。
 Pt◆ えー！（驚く）
 Th● どのようにしてその答えを導きましたか？
 Pt◆ 踵の擦れる感じで（ベッドと踵の接触によって）。
 Th● そうですか。ではこれではどうでしょうか？

ベッドの表面に対して踵が接触している感覚を手がかりに足の向きを認識していることがわかったので、そういう方法では答えを導けない設定に変更した。つまりセラピストが下肢を介助し、踵がベッドの表面に接触できない状況にしたわけだ。

確かに背臥位では踵の擦れた感じと足の向き（股関節）は、ある程度相関した関係になる。例えば背臥位から寝返りをする際には、股関節の外（内）旋と踵部の外（内）側の擦れ具合（触・圧覚）は相関するので、股関節の運動方向という空間性と踵部の接触面の変化は関連づけていく必要があり、いずれ訓練の対象となる。しかし今取り戻したいと考えていた機能は、股関節の方向性だ。いずれ意識しなくてもできる円滑な随意運動へつなげるために、股関節の運動覚に注意を向けてほしかったのだ。症例の記述からもわかるように、彼は歩行時において右足を振り出す際に、まっすぐに出そうと思っても外へ出てしまうと言っていたではないか。前方に障害物があったり人が歩いてきて自分の前に立ちはだかった場合、自ら瞬時に回避する動きをつくることを想定した場合、足の踵の擦れ具合を手がかりにしていくわけにはいかないのだ。

 Th● どうですか？
 Pt◆ わかりません。
 Th● 太ももの付け根ではどうですか？（他動運動で左右の動きを比較してもらう）
 Pt◆ （しばらく沈黙し、考えている様子のあと）あっ！そうか！

Th● 何があっそうか！ですか？
Pt◆ 違うんだということです。気づいたんです。太ももの付け根の感じが‥‥。
Th● あなたのいう「気づき」とはなんですか？
Pt◆ ここでの「気づき」っていうのは、記憶の曖昧模糊とした覚醒状態みたいなもので、自分の間違いに気づくことです。「気づき」の状態は瞬間的でホットな感じで、情動的で、すぐに色褪せてしまうものです。でも「自覚」の状態になると色褪せないのです。
　自覚とは自分の言動を脳裏に明確化することです。明確化とは、常識的にいえば、言語化することで、内容を整理し反復実践、つまり訓練をして、脳の神経回路を通すことです。熟慮のうえで知ったことといえます。Coll down！していて落ちついた感じですね。ですから自覚した事柄は、一度記憶したことですから、思いだすことが比較的容易に可能なのです。電球でいうと、消したり、つけたりのON-OFFを意図的に自由に頭の中で操作が可能ということです。
Th● よくわかりました。一つは自分が思っていたこととは違う、いわば、自分の考えていることと実際の身体のありようとの差異への「気づき」ですね。つまり、Ｐさんがいつも教えてくれてますね。これがヘーゲルのいう「意識の自己吟味」の重要性ということですか？
　二つ目は「気づき」と自覚の違いについてでしょうか。
Pt◆ そうですね。はい。

――中略――

Th● 他に今までの訓練を通して何か感じることがありますか？
Pt◆ 最初、立てないということはわかっていました。しかし何がそうさせているかはわからなかった。でもそれがわかったということかな。
Th● そのわからない何かを、わかるように気づかせてくれる存在がセラピストであり、訓練によって気づくことができた。つまりそういうことですか？
Pt◆ そうです。先生が言っていたように、できないことをただがむしゃらに反復するだけではダメなんです。無駄なところに力を入れて、悪戦苦闘してもダメなんです。
Th● 今まで受けたリハビリテーションで何か思うことはありますか？
Pt◆（座位からの立ち上がり訓練で）よく頭を下げて立ってくださいと言われて‥‥こうするんです！　と無理やり何度も立たそうとされました。立てま

せんでしたけど（笑）。

そんなことは言われなくてもわかってるんです。でもそれがわかっていても、転ぶのが怖くてできないから困っているのに‥‥。

Th● ここに来てから、訓練をして立てるようになりました。自分の身体の感じで何か変わったことがありましたか？

Pt◆ 立つのに全然力がいらなくなった。力を抜いていられるんですよね。前はしがみついて、という感じでした。

立つのに踵の働きが必要だなんて、意識していなかった。踵に注意を向けることで、それほど無駄な力がいらない。その立ち方がわかってから、立ったときのふらつきが少なくなりましたね。バランスを崩しても余裕ができました。踵に注意を向けることで。その後足の裏の外や内に体重が多く乗っている方向とバランスを崩しそうな感じが相関しているということが‥‥。

――中略――

Th● イメージされたこと、感じたことを言語化するということは、どういう意味だと思っておられますか？

Pt◆ コツを自覚することです。

Th● もう少しわかりやすく説明願えますか？

Pt◆ 感覚で捉えた世界を他者に伝えられるようにする言語化、この過程を経て動作の要点を明確に再記憶します。すると、後でこのことを振り返ったとき、いつでも自分で思いだせて、呟くことができるということです。

自分の心の中で自我と他の自我とが対話する際に、記憶をふんだんに活用しうる状態を、自覚しているっていうんじゃないんですか。

Th● 自覚は言語を介さないとできない？

Pt◆ もちろんそうです。

広い意味での言語を用いてきちっと整理する、頭に入れるということをしないと猿と一緒で、いつも同じことを繰り返すだけですよ。がむしゃらに頑張っているだけと同じです。

Th● つまり自覚するには意識化が必要で、自覚するということは感じた対象を焦点化させて記憶し、いつでも想起できるようにする。そのためには言語化が必要だということですね。

Pt◆ でなければ、特に作業が複雑になるほど、ものにならない。

健常者でさえもが、作業レベルにもよりますが、それを発展させて何かをしようと思ったとき、言語化がなされていなければ全くできないか、想像し難い困難を味わうことになるでしょう。

Th● では望まない形で出現してしまったＰさんの症状、つまり僕たちは病理といいますが、その病理を再びクリアにしていく、すなわち再び病理部分を治していくために感じてもらう、そしてその感じ、いわば「気づき」、この時に得られたことを言語化してもらい自覚してもらう、そして無意識のうちに普通に動作をしてもらう、つまり「気づき」で得られた事柄を自分の身体に意識してもらう、という今までやってきたこのプロセスは、治療上とても欠かせないことだったと（…略…）。

Pt◆ 私もそう思います。

「気づき」と自覚の円環

上記の症例Ｐの記述から、以下の４つの留意点が抽出された。

1) リハビリにおける患者の「気づき」には、気づくための基となる材料、すなわち現実の正否を計る尺度である健康時の経験に関する記憶を活用する。
2) 記憶している経験内容と現状との比較、つまり意識の自己吟味をし、判断を下すという一連の作用の進行を、徐々にでも円滑なものにしてゆくことが不可欠である。この時に、言語が役立つ。病状を本来的な動作像へと回復させるには、患者の自己意識内で自我（病態）と他の自我（健常）とが対話し訓練イメージを正確なものにすることが必要で、そのためには言語が欠かせない。このことはセラピストと患者との意思疎通で言語が必要なのと同じことである。
3) リハビリにおいて、できなかった何かができるようになる過程、誰が見てもわかる行為の円滑化には、最初患者にとって、動作の要点に関する「気づき」が必要である。
4) 再認識の過程を適切に活性化させるには、セラピストは患者に、動作回復の要領をアドバイスすることが重要である。

これらのことを図式化したのが図13である。訓練（ステップ①）では、その「気づき」を促すために、自分の身体に「関心」を、すなわち認知過程でいう注意、意識の向きを特定の場へ向かわせる働きを、特定の知覚対象（身体部位）に焦点化す

るように設定していく。そして患者はそのステップ①の中で、行為の失敗が生まれる本質——自己の身体の左右差などの差異に、身体を介した問題に解答をだしていく過程で気づく。

そしてステップ②では、同じ訓練状況であっても更に気づいたことを言語化し、差異を明確なものにする。訓練を反復することによって、特定の身体部位の再組織化がなされる。そして、このことが自覚される。

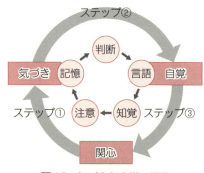

図13　気づきと自覚の円環

ステップ③では、その自覚が更に他の機能や、身体の細部へ進むための訓練に向かう。身体を介した脳の再組織化（再学習の過程）は、「気づき」によって形成を開始し、運動が適切かつ自然に行われるレベルへ至るためには、自覚が必要だということになる。

図13の内側の円環は再学習の過程、すなわち認知過程を表し、外側が身体を介した訓練によって生じる認知過程活性化に必要な、もうひとつの心的な過程を表している。私たちの体内で起きている脳の再組織化（再学習の過程）という現象は、それぞれの内円と外円が相互に行きかうような状態で作動し、自己が再形成（更新）されていると考えられる。

情動、とりわけ羞恥心のリハビリ上の意味

自己意識は常に他者を媒体としながら自己に還帰し、自己と一致する自己還帰の運動だ。これの意味する事柄を図式化したのが図14であり、情動との関係性を示したのが図15である。

その意味を羞恥心という観点から考察したいと思う。羞恥心とは習俗や慣習などに関する行為規範からの逸脱によって生じた、自己内から湧き上がってくるような感情、人前にでるのがためらわれるような気持ちで、生活維持のために社会性ないしは人間性に適応し、他者に同調しようとする思いだといえ

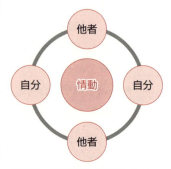

図14　自己意識（自覚）とは…

るだろう。

　この感情を、アダムとイヴがリンゴを食べたことによって生じた事態を例にとって比較してみたい。アダムとイヴが神から身を隠したり、下半身をイチジクの葉で隠したのは、彼らが「恥ずかしい」と感じたからである。では、なぜ恥ずかしかったのであろうか。ヘーゲルは、この事態を「内的分裂」と呼び、牧野はこの分裂を「意識をもつがゆえにひきおこされる分裂」だと解釈している[2]。

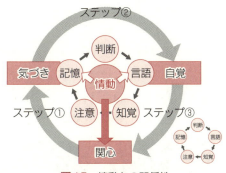

図15　情動との関係性

　この『旧約聖書』のエピソードの根本は、アダムとイヴに自他の区別に気づく能力が発生し、人間に何かと何かを分別する能力の備わったことを意味していると解釈できる。そして、他者という視点から自分を捉える能力が発生した。自己内に、自分とこれを見つめる良心との分裂が発生したのである。思春期を越え成年に達して以降もこの能力は、他人から自分がどう見えるか、どう思われているか、どう思われたか、という他者との時空間的な関係性の中で、生まれているといえる。差異に気づくこの能力が、他者との関係を維持する中で羞恥心につながり、自分自身をいっそう強く自覚するということになる。

　しかしリハビリの場合には、患者個人は健常時の明瞭な記憶を身につけていたのであって（発達障害はそうとはいえない）、自我と自我以外のものとの相違を知る前の子供の無思考状態とは決定的に異なる。子供は、親を中心とした近しい人にほとんどの面で助けてもらわなければ生活がままならない。これに対して患者は既に、社会生活を個人生活に優先させることを記憶している。それに反すれば、極論だが、自分の生命維持が成り立たなくなることを経験している。だから、恥ずかしいという感情が湧きもする（過去の善や悪の判断とそれに基づく行動化の記憶の想起）。恥ずかしいという情動的な記憶を、感慨込めて回顧することが、自分の身体の容体を再認識させるというきっかけ、つまり「気づき」になり、このことが身体機能回復の一助になるのである。ここでいう「恥ずかしいという感情」とは、患者自身に対して自尊心を傷つける「できなさ」を突き付けろという意味では決してない。

　やろうと思えばできる身体とそうではなくなってしまった身体の差異を、その事実をありのまま受け止めることで生じる感情のことだ（おそらく病識ではなく病覚

に近いと思う）。

結果

症例Pは自宅退院し、自分で上がり框に腰かけ、靴を脱いだり、杖歩行は勿論、手すりを把持すれば階段を昇降したりするまで回復した（図16）。

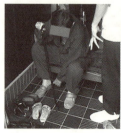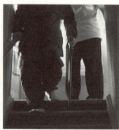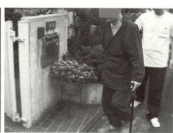

図16　退院後

症例自身のリハビリを介した意識経験

症例Pから以下のように文章を書面でいただいたので紹介しよう。

　　偶然恥ずかしさに襲われ（受傷、発症し、今までの自分とは異なる状態にさらされる）、生活維持のためにはスムーズな行動が必要だ、と感じたのであった。この時、その感情は、障害克服への抽象的可能性が啓いたのだ。羞恥心も自己意識形成の一端に位置付けられ、自己を客観視することにつながる情動なのだ。しかし確かに、恥ずかしさの度合いは患者によって異なるだろうが、この差によってリハビリテーションに対する患者の取り組む程度も違ってくる。だがこの違いは、訓練の過程で修正可能なものなのであろう。

　　患者の回復力は、実在的可能性であって、広い意味で訓練時には機会さえあれば、いつでも、どこでも、それを発揮することが多分に考えられる行動水準である。患者は現在もっている回復力に対応して、セラピストとの実在的な関係を結ぶ。この関係の中で患者の回復力は、羞恥心の強さやリハビリ環境を条件として、セラピストや本人の考えに基づいて訓練されてゆく。訓練経過は機会あるごとに、意図と結果とを一致させる自己還帰の運動によって注意が喚起

され、正否が反省され、自覚が高められてゆく。ここに指摘した条件には、セラピストが治療上の道具として用いているスポンジも含まれているのであるが、これは訓練の反復性と発展可能性とに必要な、永続性という絶対条件を満足させるものである。しかし、回復力の向上は結局、患者本人の主体的努力（意欲）によってしかもたらされないかもしれない。

　自己意識をもつ患者は、訓練経過中の一定時期までの回復力を反省し、回復力を対象化して考える。したがって、また、回復力の満足状態の内容を考えるようになる。そのように考えるようになるのは、患者の自己意識＝自我の自覚的向上に結びついているからである。

　回復力の発揮された結果が実績である。そして、実績は同時に回復力を増進させるという形で回復力に帰ってゆく。回復力を向上させるというこのことは、二つの面から考えられる。一つは患者個人にとってであり、もう一つは社会に対して、療法技術全体の進歩に対してである。障害克服の抽象的可能性は、何もせずに回復力、実在的可能性になるわけではない。それは訓練を何度も反復して、現実の回復力になるのである。その鍛錬は、患者から見れば、適切な訓練をするということである。妥当な運動をすれば正しい結果が得られる。これが実績である。つまり、或る練習をして何等かの実績を上げるというこのことは、同時に回復力を新たにレベルアップさせるということなのである。かくしてリハビリテーションは、概ね、個人の成長過程の再現であって、このことは個体発生が系統発生を繰り返すことと同じではないだろうか。そして、患者にとってのトレーニングの最終目標は、病前のように、本来的な動作を無意識のうちに行えるようにすることである。なお、リハビリテーションにおいては、患者のほとんどが社会での生活維持を経験してきているがゆえに、社会生活に復帰させる指導・訓練は、患者個人の記憶を梃子とするものなのである。

【何がリハビリテーションを深化させるか】
　症例Ｐからいただいた書面を読み直しリハビリテーション全般における「対話」の意味と重要性を再認識したので、その点を述べて終わりとしよう。

対話（二人称の対話と自己内対話）

　リハビリテーションの臨床における対話には、セラピストの側からみた側面と患

者の側からみた2つの側面があると思う（図1参照）。セラピスト側からは、患者の抱えた内的世界の理解のための言葉の「やりとり」という側面がある。それはまた治療的に意味のある言葉を患者に投げかけることである。この「治療的に意味のある言葉」とは、機能回復につながるきっかけとなる言葉のことであり、患者に自らの病理に関して「気づき」を促す言葉という意味である。促す言葉の内容としては、患者自らの身体を介した外界の感覚情報の（存在そのものや）変化、あるいは身体意識の変容などに対して、重要であるが患者自身が見落としている（見逃している）点についてである。従って見落としていた（見逃していた）点を発見する瞬間がリハビリテーションでいうところの患者の「気づき」である。

　なぜ促す必要があるか——それは患者ひとりでは気づけないからであり、時に羞恥心を揺さぶるようなことにつながると更に促進的となる。また患者の「気づき」は、セラピストとの対話（言語）によって生じさせられることが多いといえる。

　一方、患者にとってはどうか。患者は「（セラピストから）投げかけられた言葉によって自分自身の身体が訴えているものを感じ取り、あるいは訴えているものを感じ取りなおし、可能な限り経験している世界を言葉でセラピストへ表出する」という側面がある。当然、患者自身が抱えている内的世界を理解してほしいという願いをセラピストへ投げかけるという側面もある（受け取ってもらえると信じて）。

　では、患者がセラピストへ投げかける言葉が表出される直前には何が起きているのだろうか。そう、患者自身の脳では自己内対話がなされているはずである。ここでいう自己内対話とは、患者自身の頭の中で、自らの身体が訴えてくること（つぶやいてくること）と、それに応えること（つぶやきかえすこと）の2つをさす。

　では、つぶやきあう（自己内における対話の）目的は何だろう。それは、自らの身体に生じていることの「意味」を、自らが「理解」するためだと思う。自らの頭の中で、自分の身体に生じている事柄に関して、「（今）どう感じているか」、「どうしてそう思ったのか」などについて理解することではないか。

　自ら理解を進めるための場は自己の内（うち）、すなわち「脳」ということになるが、対話する場合、何について対話するかというテーマと対話のきっかけ（機会）が必要である。先ほども述べたが、このきっかけの多くは病理を抱えた患者自身だけではなかなかつくれない。だからセラピストの存在が必要といえる。セラピストによるきっかけ（機会）の提供は、言い換えると、患者の身体を介した問い（認知問題）のことを意味する。認知問題を提示することで初めて、患者自身は「何を自らに問えばいいか（自己の内で対話すればよいか）」が明らかになると思う。

つまり症例Pの言葉を借りれば、自我（病気後の自分）と他我（病前の自分の記憶にあるもう一人の自我）によって対話がなされるというわけだ。「身体を介した問い（認知問題）」に応えるためには、患者自身の身体を介した訴え（認知問題に対峙した際に入ってきた感覚情報）に耳を傾ける必要がでてくる（注意を特定の対象へ向け知覚すること）。そして身体を介した経験に対する傾聴（過去の身体経験の記憶と比較照合するという意味）であり、その声に対して答える、すなわち心の中で声をだしあって脳内で話し合う（内言語）ことなのである（図13参照）。

このように「自己内対話」という、言語を介すことによってなんとなく漠然とした身体経験のイメージの状態は明確な意識的経験となっていく。脳という生物学的な器官は、思考器官であるというならば、まさしく自己内対話をすることは、目には見えない現象なのだが、言語で思考するという「行為」そのものであるといえる。

このような流れが基本的なセラピストと患者の二人称の対話の世界である。このことは本書で紹介している症例Aから症例Pまでに共通している「やりとり」であり、この「やりとり」こそが、機能回復に必要な重要な要素であったことも気づいていただけたことだろう。

ところで、セラピストの自己内対話も当然あると思う。それは、患者から受け取った記述（経験を言語化した意識経験の内容）をセラピストの脳内で想起し、つぶやきながら（内言語）、一方で過去の担当した症例の記述と比較し類似点や差異についてつぶやく、あるいは過去の知識としての研究知見とすり合わせるというつぶやき、そして最終的な病態解釈へ導く過程のつぶやきがある。そして自ら導いた病態解釈に基づいて、患者に対してまた新たな「言葉を投げかける」。そして患者はそれを受け止め自己内対話を始める。このような二人のそれぞれの自己内対話は、訓練という環境下の中で円環的に流れ続けている。

おそらくこれが「自己意識は、常に他者を媒介しながら、自己に還帰し自己と一致する自己還帰の運動である」という意味だろう。この一文の具体性は、本書で紹介した多くの症例の訓練において展開された対話の中に見出せるだろうと思う。

言い換えると認知神経リハビリテーションの治療構造の中には、自己内対話が内包されている（知覚－注意－記憶－判断－言語という認知過程）。この自己内対話は、随意運動の学習メカニズム（Anokhin）における意図と結果の比較照合プロセスにも認められると思われる。つまり比較照合プロセスでは、自分が何をしようとしたかという運動意図（予測情報）と実際の結果（感覚フィードバック情報）が仮に違った場合、運動を修正するために、この２つの情報を言語的に比較する必要があ

る。なぜなら「どこ」を「どのように」修正すればよいか自覚できたほうが、その運動の修正は的確となることが多く、再現可能性が高いと考えられるからだ。

　本当に自覚できたほうが、再現可能性が高いのか。それはルリヤの言葉の一部を借りると以下のように説明できる（「08」章で詳細は記述）。人間は言語によって自らの注意を随意的に制御することで必要に応じた対象を知覚し、必要に応じて随意的に過去に戻り、想起の過程で最も重要と思われるものを選択することができ、また直接的経験から離れることを可能とし、（未来を）想像することができるようになった[8]（運動イメージの形成ができるようになった）といえる。つまり、病理を抱えた身体の回復（現在）は、生きてきた経験の記憶（過去）を活用し、あるべき姿を（未来を）想像するということが可能となったのだ。

　「自覚には言語が欠かせない」という症例Pの記述の意味がここでつながってくる。

　セラピストと患者間で繰り広げられる二人称の対話、およびその臨床の最中で互いになされている「自己内対話」によって、リハビリテーションは深化していく可能性があるのではなかろうか。

文献

1) ヘーゲル（牧野紀之・訳）：精神現象学3．鶏鳴出版，1981．
2) 牧野紀之：生活のなかの哲学．鶏鳴出版，1972．
3) 岩佐茂，島崎隆，他・編：ヘーゲル用語辞典(第6版)．未来社，1996．
4) 宮本省三，沖田一彦・編：認知運動療法入門―臨床実践のためのガイドブック．協同医書出版社，2002．
5) 本田慎一郎、宮口英樹：認知運動療法における患者の「気づき」と自覚―情動との関係性．第10回認知運動療法学術集会ポスター演題のスライドおよび準備資料，2009．
6) 苧阪直行：意識とは何か―科学の新たな挑戦．岩波書店，1996．
7) オリヴァー・サックス（金沢泰子・訳）：左足をとりもどすまで．昌文社，1994．
8) A. ルリヤ（天野清・訳）：ルリヤ 現代の心理学(上)．文一総合出版，1979，pp.117-127．

あとがき

　本書は、少しでもリハビリテーションの発展に寄与することができればという思い、そして患者の生きている世界を理解したいと望む人たちの役に少しでも立てればという思いで書いたものである。

　本書の内容は、一例反証という科学的研究の水準には至っていないかもしれない。振り返ってみると、様々な角度からの検査（評価）が足りなかったと感じている点が少なからずあるからである。したがって各所に首を捻らざるを得ないような学術用語の不適切な使用や論理的飛躍などが在るかもしれない。

　しかしながら、本書を読み終えた方々の心の中に、患者さんを理解し治療するための思考の手続き、病態解釈や具体的なアプローチの手助け、更にはリハビリテーションと脳の研究にとってもヒントになるキーワードの幾つかは残るように書きあげたつもりである。どうかこの点をお汲み取りいただいて至らない点はお許し願い、またご教示いただけたら幸いである。

謝辞

　リハビリテーションのセラピストになってから関わった全ての患者さんおよび家族さんに感謝している。私は治療する立場であるが、患者さんや家族さんと関わることで私自身も様々なことを学ばせていただいた。とりわけ、本書で症例として紹介することに対してご快諾いただいた方々（患者さんと家族さん）には、心より感謝している。リハビリテーションの発展は皆さんのご理解と協力によってのみ可能だからである。

　現在に至るまでに所属した医療機関の医師をはじめ関係職員に感謝している。とりわけ守山市民病院事業管理者の辻雅衛先生ならびに院長の野々村和男先生には本書出版に至るまで、私の臨床研究や活動について理解を示していただき、また日頃から様々な形で助けていただいた。心より感謝している。

　協同医書出版社社長の中村三夫氏および本書の編集担当者をはじめとして関わっていただいた方々に感謝している。中村三夫氏には、リハビリテーション業界に対して自分自身の生きてきた臨床経験を余すことなく表現する機会と場（単著）をいただいた。「もう思い残すことはない」といっていいほどである。また様々な本書の

担当の方々の力により、見ても読んでも楽しめるような「本」にしていただいた。心より感謝している。

　認知神経リハビリテーション学会の会長をはじめ、学会理事、監事の方々に感謝している。患者の生きている内的世界の広がりや、セラピストとして新しい世界をみせていただきながら、多くの教授を得た。とりわけ会長の宮本省三先生には、私のセラピストとして生きていく方向性、および居場所をつくっていただいた。宮本省三先生との出会いがなければ、うだつの上がらない人間のままだったと思う。心より感謝している。

　滋賀県認知神経リハビリテーション研究会の運営に関わっている玉木義規氏、日下部洋平氏、村部義哉氏に感謝する。定期的な勉強会を10年以上も継続し、共に機能回復を追求し続け、尽きることのない議論をしたおかげで様々な治療の修正や治療のアイデアも湧いた。その結晶の一部が本書であるといってもよい。とりわけ、玉木義規氏は、認知運動療法理論を学び始めた時期より「苦楽を共にしてきた」といえる親友の一人である。心より感謝している。

　今まで関わった同僚・後輩そしてセラピストの実習生に感謝している。臨床に関して議論し、指導させていだたく中で私のほうが成長させていただいた。心より感謝している。

　妻と息子に感謝している。二人が健康であったこと、そして仕事についての理解があったからこそ、本書を書きあげる時間が作れた。心より感謝している。

　以下の言葉を記して本書の最後としたい。

　　「プラトーは患者の脳ではなく、私たち自身の心の中にあるのだ」
　　　　　　　　　　　　　　　　　　　　　　　　　　　（ある恩師の言葉）

　　この言葉が今までの私を突き動した。そしてこれからも・・・・

　　　　　　　　　　　　　　　　　　　　　　　　2017年9月　本田 慎一郎

本田 慎一郎（ほんだ・しんいちろう）

1971年　北海道生まれ
2000年　日本福祉リハビリテーション学院卒業（作業療法士）
水口病院、甲西リハビリ病院、摂南総合病院、ヴォーリズ記念病院、
守山市民病院に勤務、現在に至る。
認知神経リハビリテーション学会理事

豚足に憑依された腕──高次脳機能障害の治療
（とんそく　ひょうい　　　　うで　　　こうじのうきのうしょうがい　ちりょう）

2017年11月10日　初版第1刷発行
ISBN 978-4-7639-2143-7　　定価はカバーに表示

著　者	本田慎一郎 ©
発行者	中村三夫
装　幀	岡　孝治（写真：Sunny Sally/Shutterstock.com）
印　刷	永和印刷株式会社
製　本	永瀬製本所
DTP	Kyodo-isho DTP Station
発行所	株式会社協同医書出版社
	〒113-0033　東京都文京区本郷3-21-10
	電話 03-3818-2361　ファックス 03-3818-2368
	郵便振替 00160-1-148631
	http://www.kyodo-isho.co.jp/　E-mail: kyodo-ed@fd5.so-net.ne.jp

JCOPY〈(社)出版者著作権管理機構 委託出版物〉

本書の無断複写は著作権法上での例外を除き禁じられています．複写される場合は，そのつど事前に，(社)出版者著作権管理機構（電話 03-3513-6969，FAX 03-3513-6979，e-mail: info@jcopy.or.jp）の許諾を得てください．
本書を無断で複製する行為（コピー，スキャン，デジタルデータ化など）は，「私的使用のための複製」など著作権法上の限られた例外を除き禁じられています．大学，病院，企業などにおいて，業務上使用する目的（診療，研究活動を含む）で上記の行為を行うことは，その使用範囲が内部的であっても，私的使用には該当せず，違法です．また私的使用に該当する場合であっても，代行業者等の第三者に依頼して上記の行為を行うことは違法となります．